小児コモン
60疾患
実践的ガイドライン活用術

編集
伊藤 秀一（横浜市立大学）

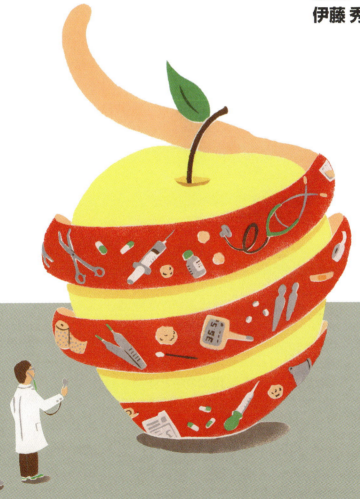

中山書店

【読者の方々へ】

本書に記載されているガイドライン等は,出版時の最新情報に基づいて編集しておりますが,これらは日々更新されているため,ご自身の診療にあたっては,各学会のホームページやMindsガイドラインセンター等でご確認されることをお勧めいたします.

また,本書で紹介している症例・事例は,個人情報保護のため,医学的に齟齬のない範囲で一部臨床情報を変えて記載している場合があります.

中山書店

推薦のことば

　私と「同途」の友である伊藤秀一教授編集による『小児コモン60疾患 実践的ガイドライン活用術』がこの度上梓されましたことを，こころよりお慶び申し上げます．

　本書は小児疾患の診療ガイドラインを知悉した専門家が，御自分の深い御経験と知識を総動員して，疾患の標準治療とその推奨度を示すと共に，検査・治療・対応の際に迷ったときの解決策が即座に得られるように，丁寧に編集されています．さらに，診療ガイドラインの限界を補填するために，「ピットフォール」や「留意点」の項目が設けられています．そもそも診療ガイドラインとは標準治療のことを意味しますが，実は一定の医療資源が保たれる環境下における最低限の治療レベルを示す指針であることを忘れてはならないと思います．同じ疾患名であっても患者さんによって病態がそれぞれ異なります．また，がんなどの遺伝子異常が原因となる疾患では，患者さんによって原因遺伝子が異なるだけでなく，同じ原因遺伝子であっても変異の場所や種類によって病態が異なることが明らかにされています．今や成人のがん領域では precision medicine を目指した治療法が確立されつつあります．小児領域にもこの方向性が導入されることは必然であり，小児の診療ガイドラインも将来は precision medicine を意識したものに成長してゆくことが期待されます．

　伊藤秀一教授はかつて私と共に苦労して Minds（日本医療機能評価機構）準拠の診療ガイドラインを作成した仲間でもあります．患者さんの団体の代表を加えて作成したその診療ガイドラインは当時 Minds から高く評価されたことを思い出しました．現場で使用されている診療ガイドラインを広い見地から先見性を持って解説した本書を私も御推薦したいと思います．多くの方に愛用されることを願います．

2019年3月

国立成育医療研究センター理事長
五十嵐　隆

第3章の扉

序
本書の編集にあたって

　小児科は幅広く，かつ奥深い診療科である．内科領域のほとんどを含むうえ，未熟児・新生児医学，臨床遺伝学など成人診療科にない専門領域を持ち合わせる．さらに，関連診療科の小児疾患の知識も要求される．そればかりか子どもは成長・発達する存在であり，そのドラマチックな過程を理解する必要がある．古典的な診療技術が重視され，多くのcommon diseaseを診療する総合診療を基本とするが，遺伝子治療を含む先進的治療も続々と導入されている．加えて，小児科医は医療のみならず，保健，福祉，教育，政策など社会への参画も求められる．そして，子どもたちの笑顔は未来の象徴であるとともに，私たち小児科医のモチベーションの源泉である．小児科学，それは"Long and endless, but exciting journey"である．

　EBMの概念の普及に伴い，過去10年ほどの間に診療ガイドラインや診療の手引きなどの診療ツールが次々に作成され，さらに日夜アップデートされている．医療者は常に最新知識を学び，それを意識した診療が要求されるようになった．大変な時代になったものだと痛感する．究極の総合診療医である小児科医は，目を通すべき診療ツールは他科と比較して自ずと多くなる．その数の多さは時に学習意欲を凌駕してしまう程である．皆さんのなかにも，診療ツールを購入あるいはダウンロードしたことですっかり安心してしまい，ほとんど目を通すこともなく書架で埃をかぶり，やがて新しい版を購入する羽目になったことはないだろうか．もっとも私もその口であるが．

　一方，多くの診療ツールを作成した立場から言わせてもらえば，エビデンスが低くともぜひ伝えたい重要な項目もあれば，それが高くとも実臨床にそぐわない項目もある．専門家の合意とはしばし妥協の産物であったりもする．伝えたいことは解説文に込められていたりするが，門外漢に理解せよというのは酷な話である．また，専門外領域の診療ツールを，目の前の患者に落とし込むと作業は，誰にとってもハードルが高い作業であろう．

　本書のユニークな点は，複数の患者例を用いて，小児科および関連領域のcommon diseaseの診療ツールの使い方を示した点である．典型例に加え，非典型例，重症例なども提示した．読者は患者の担当医の目線で，患者の問題を理解し，同時に診療ツールの用い方を体感することができる．各項目は診療経験の豊富な第一人者に執筆を依頼した．一流の専門家の患者の見立て，治療選択の道筋，さらに診療ツールの重要な点，行間に隠されたニュアンスなどを学習することができる．本書は無味乾燥になりがちな診療ツールと動き溢れる実臨床の架け橋になるものと確信している．肩に力を入れて本書を読む必要はないが，読んでいるうちに引き込まれること請け合いであり，読者には小児科学の魅力を再発見していただきたい．また，実際の診療ツールを手にとり熟読する契機となればなお幸いである．

　最後になるが，執筆をご快諾いただいた第一人者の先生方に深謝いたします．

2019年1月15日　　　　　　　　　蝋梅と日本水仙の香り漂う早春の横浜にて
横浜市立大学大学院医学研究科発生成育小児医療学

伊藤秀一

小児コモン60疾患 実践的ガイドライン活用術
目次

❶ 章　アレルギー疾患

食物アレルギー ………………………………………………………… 福家辰樹，大矢幸弘　2
新生児・乳児食物蛋白誘発胃腸症 …………………………………………… 山田佳之　8
アトピー性皮膚炎 ………………………………………………………………… 相原道子　13
気管支喘息 ………………………………………………………………………… 足立雄一　19
アレルギー性鼻炎 ………………………………………………………………… 岡本美孝　25

❷ 章　川崎病

川崎病の急性期治療 ……………………………………………………………… 鈴木啓之　31
川崎病の心臓血管後遺症 ………………………………………………………… 三浦　大　37

❸ 章　感染症

パリビズマブの投与基準 ………………………………………………………… 森岡一朗　43
敗血症 ……………………………………………………………………………… 福島亮介　49
細菌性髄膜炎 ………………………………………………………… 細矢光亮，鈴木重雄　54
MRSA 感染症 …………………………………………………………………… 齋藤昭彦　61

❹ 章　呼吸器疾患

呼吸器感染症 ……………………………………………………………………… 清水博之　66
慢性咳嗽 …………………………………………………………………………… 望月博之　70

❺ 章　耳鼻咽喉科疾患

急性中耳炎 ………………………………………………………………………… 林　達哉　76
滲出性中耳炎 ……………………………………………………………………… 伊藤真人　83
急性鼻副鼻腔炎 …………………………………………………………………… 保富宗城　89

❻章 循環器疾患

不整脈	岩本眞理	94
高血圧	藤田直也	99

❼章 消化器疾患

胃腸炎	上村克徳	105
便秘症	十河　剛	111
過敏性腸症候群	竹内一朗	118
急性虫垂炎	川瀬弘一，矢ヶ崎英晃，草川　功	124
腸重積症	浮山越史	129
鼠径部ヘルニア	長江逸郎	133

❽章 腎・泌尿器疾患

特発性ネフローゼ症候群	伊藤秀一	138
IgA 腎症	中西浩一	144
停留精巣	林　祐太郎，西尾英紀，水野健太郎	150
夜尿症	大友義之	156
膀胱尿管逆流	坂井清英	163
先天性水腎症	野口　満	172
検尿	柳原　剛	177

❾章 神経疾患

熱性けいれん	夏目　淳	183
けいれん重積	竹田加奈子，宮本雄策，山本　仁	187
頭痛	安藤直樹	193

⑩章 新生児疾患

発育性股関節形成不全（先天性股関節脱臼）…………坂本優子　198
ビタミンK欠乏性出血症……………………………………石田史彦　203
鉄欠乏性貧血…………………………………氏家岳斗，中野有也　210
未熟児動脈管開存症…………………………………………豊島勝昭　214
先天性高インスリン血症……………………………………志賀健太郎　220

⑪章 心身医学

不登校…………………………………………………………柳本嘉時　225
起立性調節障害………………………………………………梶浦　貢　231
摂食障害………………………………………………………鈴木雄一　237

⑫章 精神疾患

ADHD…………………………………………………………宮島　祐　242
自閉スペクトラム症…………………………………………宮本信也　248
チック症………………………………………………………金生由紀子　255
ディスレクシア………………………………………………小枝達也　261
虐待……………………………………………………………田﨑みどり　266
小児の強迫性障害……………………………………………石﨑優子　274

⑬章 先天異常

Down症………………………………………………………森貞直哉　278

14章 内分泌疾患

肥満症 ……………………………………………………………… 菊池　透　283
SGA性低身長症 …………………………………………………… 田中敏章　290
Basedow病 ………………………………………………………… 南谷幹史　295
糖尿病 ……………………………………………………………… 小林浩司　300
くる病 ……………………………………………………………… 都　研一　307

15章 皮膚疾患

血管腫 ……………………………………………………………… 神人正寿　311
蕁麻疹 ……………………………………………………………… 猪又直子　316
熱傷 ………………………………………………………………… 山本　康　323
痤瘡（にきび）…………………………………………… 軸屋そのこ，林　伸和　329

16章 その他の疾患

脊柱側弯症 ………………………………………………………… 中村直行　334
熱中症 ……………………………………………………………… 若杉雅浩　339

付録

ガイドライン推奨グレード／エビデンスレベル，入手先一覧 ……………… 346

索引 ……………………………………………………………………………… 356

執筆者一覧 (執筆順)

福家辰樹	国立成育医療研究センターアレルギーセンター総合アレルギー科
大矢幸弘	国立成育医療研究センターアレルギーセンター
山田佳之	群馬県立小児医療センターアレルギー感染免疫・呼吸器科
相原道子	横浜市立大学附属病院
足立雄一	富山大学大学院医学薬学研究部小児科学
岡本美孝	千葉大学大学院医学研究院耳鼻咽喉科・頭頸部腫瘍学
鈴木啓之	和歌山県立医科大学小児科
三浦　大	東京都立小児総合医療センター
森岡一朗	日本大学医学部小児科学系小児科学分野
福島亮介	藤沢市民病院救命救急センター小児救急科
細矢光亮	福島県立医科大学医学部小児科
鈴木重雄	大原綜合病院小児科
齋藤昭彦	新潟大学大学院医歯学総合研究科内部環境医学講座小児科学分野
清水博之	藤沢市民病院臨床検査科
望月博之	東海大学医学部専門診療学系小児科学
林　達哉	旭川医科大学頭頸部癌先端的診断・治療学講座
伊藤真人	自治医科大学とちぎ子ども医療センター小児耳鼻咽喉科
保富宗城	和歌山県立医科大学耳鼻咽喉科・頭頸部外科学講座
岩本眞理	済生会横浜市東部病院小児科
藤田直也	あいち小児保健医療総合センター
上村克徳	兵庫県立こども病院救急総合診療科
十河　剛	済生会横浜市東部病院小児肝臓消化器科
竹内一朗	国立成育医療研究センター消化器科
川瀬弘一	聖マリアンナ医科大学小児外科
矢ヶ崎英晃	山梨大学医学部小児科
草川　功	聖路加国際大学/聖路加国際病院小児科
浮山越史	杏林大学医学部小児外科
長江逸郎	東京医科大学消化器外科・小児外科
伊藤秀一	横浜市立大学大学院医学研究科発生成育小児医療学
中西浩一	琉球大学大学院医学研究科育成医学 (小児科) 講座
林　祐太郎	名古屋市立大学大学院医学研究科小児泌尿器科学分野
西尾英紀	名古屋市立大学大学院医学研究科小児泌尿器科学分野
水野健太郎	名古屋市立大学大学院医学研究科小児泌尿器科学分野
大友義之	順天堂大学医学部附属練馬病院小児科
坂井清英	宮城県立こども病院泌尿器科
野口　満	佐賀大学医学部泌尿器科学講座
柳原　剛	日本医科大学武蔵小杉病院小児科
夏目　淳	名古屋大学大学院医学系研究科障害児 (者) 医療学
竹田加奈子	川崎市立多摩病院小児科/聖マリアンナ医科大学小児科
宮本雄策	川崎市立多摩病院小児科/聖マリアンナ医科大学小児科
山本　仁	聖マリアンナ医科大学小児科
安藤直樹	城西こどもクリニック
坂本優子	順天堂医学部附属練馬病院整形外科
石田史彦	横浜市立大学附属市民総合医療センター総合周産期母子医療センター
氏家岳斗	昭和大学医学部小児科学講座
中野有也	昭和大学医学部小児科学講座
豊島勝昭	神奈川県立こども医療センター新生児科
志賀健太郎	横浜市立大学附属市民総合医療センター小児総合医療センター

柳本嘉時	関西医科大学小児科学講座	田中敏章	たなか成長クリニック
梶浦　貢	梶浦医院	南谷幹史	帝京大学ちば総合医療センター小児科
鈴木雄一	福島県立医科大学小児科	小林浩司	山梨厚生病院小児科
宮島　祐	東京家政大学子ども学部子ども支援学科	都　研一	福岡市立こども病院内分泌・代謝科
宮本信也	白百合女子大学人間総合学部発達心理学科	神人正寿	和歌山県立医科大学皮膚科学
金生由紀子	東京大学大学院医学系研究科脳神経医学専攻統合脳医学講座こころの発達医学分野	猪又直子	横浜市立大学大学院医学研究科環境免疫病態皮膚科学
小枝達也	国立成育医療研究センターこころの診療部	山本　康	横浜労災病院形成外科
田﨑みどり	横浜市中央児童相談所	軸屋そのこ	帝京大学医学部附属溝口病院皮膚科
石﨑優子	関西医科大学小児科学講座	林　伸和	虎の門病院皮膚科
森貞直哉	兵庫県立こども病院臨床遺伝科	中村直行	神奈川県立こども医療センター整形外科
菊池　透	埼玉医科大学小児科	若杉雅浩	富山大学大学院医学薬学研究部危機管理医学・医療安全学

小児コモン60疾患 実践的ガイドライン活用術

1章 アレルギー疾患

食物アレルギー

概要

アレルギー疾患のなかでも，とくに食物アレルギーの領域では多くの研究成果が日々国内外から発表される状況にある．日本小児アレルギー学会食物アレルギー委員会が作成した『食物アレルギー診療ガイドライン2016（Japanese Pediatric Guideline for Food Allergy 2016：JPGFA 2016）』[1]は，2012年版の発刊以降の食物アレルギー診療の進歩を受けて大幅な改訂となった．その改訂の特徴としては，食物アレルギーの管理方針の大原則である「正しい診断に基づいた必要最小限の食物除去」をさらに積極的に推し進めて「原因食品を可能な限り摂取させるにはどうすればよいか」という方向をめざしている点である．また，発症予防に関する重要な研究報告が次々に誕生した時期でもあり，さらに診断におけるアレルゲンコンポーネント（→ガイドラインの用語解説）の知識がよりいっそう重要になってきていることから，対応する章の充実を図っている．ガイドラインの対象は食物アレルギーの診療に携わるすべての医師であり，診療のうえで知っておくべき知識を記述することを基本コンセプトにおいているが，あくまで食物アレルギー診療の基本的な枠組みを示すものであり，診療方針を規定しているわけではない．まさに『JPGFA2016』自体が小児科common diseaseにおける実践的なガイドラインであり，ぜひ手にとって活用されたい．

ガイドラインのポイント

食物経口負荷試験で摂取させることをめざした少量総負荷量や単回負荷法を設定し，段階的に摂取を進めていく食物経口負荷試験目標量の設定を例示している．「栄養食事指導」「症状の重症度判定と対症療法」を独立して章立てし，「予知・予防」や「食物アレルゲンの知識」では最新の情報を充実させた．なお，アナフィラキシーの治療の際のアドレナリンとα遮断作用を有する抗精神病薬との併用禁忌が解除されたことなどを受け，2018年10月には『2018年改訂版』が発刊されている．

就学前の除去解除希望例

症例1：5歳，男児．
主訴：牛乳アレルギー（就学前の除去解除）．
現病歴：乳児期にアトピー性皮膚炎と診断され，血液検査で卵白および牛乳特異的IgE抗体が陽性のため除去を開始した．1歳2か月時に誤って牛乳を一口飲んでしまい全身に蕁麻疹が出たため，以後牛乳の除去を継続していたが，5歳ごろにアイスクリームを一口誤食した際には症状は出現しなかった．現在鶏卵は制限なく摂取している．就学にあたり牛乳の除去解除について相談があり受診した．
身体所見：全身状態良好．四肢関節屈側部に軽度の乾燥傾向はあるものの，その他明らかな異常所見を認めない．
検査所見：8か月時：総IgE 80.6 IU/mL，特異的IgE（UA/mL），（　）内クラス：牛乳21.03（4），カゼイン19.55（4）．5歳時：総IgE 295 IU/mL，特異的IgE（UA/mL），（　）内クラス：牛乳4.07（3），カゼイン3.15（2）．
治療・経過：耐性獲得確認を目的とし，牛乳の日常摂取量（full dose）の食物経口負荷試験を計画した．総負荷量を計200 mLと設定し，30分間隔，

❶食物経口負荷試験（オープン法）の総負荷量の例

摂取量	鶏卵	牛乳	小麦
少量 (low dose)	加熱卵黄1個，加熱全卵1/32個相当	3 mL 相当	うどん2〜3 g
中等量 (middle dose)	加熱全卵1/8〜1/2個相当	15〜50 mL 相当	うどん15〜50 g
日常摂取量 (full dose)	加熱全卵50 g（1個）	200 mL	うどん200 g 6枚切り食パン1枚

日常摂取量の総負荷量は小学生の1回の食事量を想定し，耐性獲得を確認する量を想定している．
乳幼児などでは必要に応じて総負荷量を減量することを考慮する．
少量の総負荷量は誤食などで混入する可能性がある量に設定し，ハイリスク例の初回の食物経口負荷試験を想定している．
負荷の摂取間隔は20分以上が望ましい．
（海老澤元宏ほか監．日本小児アレルギー学会食物アレルギー委員会作成．食物アレルギー診療ガイドライン2016. 2016[1]）

25 mL-75 mL-100 mL のオープン法により実施した．3回目摂取の15分後に，顔面頸部に限定する計3個の蕁麻疹と鼻汁が出現．バイタルに異常なく，その他呼吸器症状や消化器症状の出現はなかった．負荷陽性（グレード1：軽症）と判定し，抗ヒスタミン薬投与により症状は消失し，負荷試験終了とした．

誘発症状の重症度と摂取量を加味し"食べられる範囲"における部分解除を指示した．すなわち，緊急時対応のとれる環境を整えたうえで，自宅安静下においてまずは25 mL 程度の牛乳から摂取を開始し，陰性総負荷量である100 mL を上限として慎重に増量した．同時に，摂取可能量に相当する加工食品や調理方法に関する情報を管理栄養士より提供し，食生活の幅を広げるための食事指導を行った．

入学に際しては，まずは牛乳・乳製品の完全除去給食から開始となった．学校での除去解除は，負荷試験陰性が確認され，日常摂取量の牛乳を症状誘発なく摂取できることを確認した後に可能であることを説明した．

解説 食物アレルギーの原因食品を摂取する指導は，食物経口負荷試験（oral food challenge test：OFC）を行い食べられる範囲を決定することから始まる．『JPGFA2016』ではOFCの総負荷量として，少量，中等量，日常摂取量の3段階を例示している（❶）．少量のOFCが陰性であれば，それを超えない範囲で摂取を継続しながら，中等量のOFCに進む．中等量OFCが陰性でその総負荷量までを日常的に繰り返し摂取できれば日常摂取量のOFCを行い，それが陰性であれば除去解除の判断をする．

少量のOFCが陽性の場合は完全除去を指導することが原則であり，エピペン®を含めたアナフィラキシーに対する緊急時対応の指導を行い，専門医への紹介を考慮する（微量摂取を開始する指導は専門診療の範疇にあると考えるべきである）．一方，中等量以上のOFCが陽性の場合，その閾値量と誘発症状の重症度を勘案して食べられる範囲を指導し，その後，摂取量を増やすことを目的としたOFCを繰り返し実施する．

『JPGFA2016』の第8章「栄養食事指導」は長期管理で重要なポイントの一つであり，臨床医が心得るべきことは，必要最小限の除去，安全性の確保，栄養面への配慮，患者と家族のQOL維持・向上である（❷，❸）．OFCの結果をふまえつつ，除去する必要のあるものと摂取可能であるものについて具体的な食品名をあげるなどして，個々の患者に除去だけではなく可能な限り食べることをめざした食事指導を行うことが望まれる．そのためには，摂取したアレルゲン量を正確に把握する問診法，料理や加工食品に含まれるアレルゲン量に関する情報や経験が必要であり，その指導がで

❷栄養食事指導の原則

①必要最小限の除去
過剰な除去を避ける.「念のため」「心配だから」という理由だけで除去をしない.

②安全性の確保
十分な誤食防止対策をとる.周囲にも対応方法を理解してもらう.

③栄養面への配慮
定期的に栄養評価を行う.医原性の栄養不良を未然に防ぐ.

④患者家族のQOL維持
個々の患者,家庭環境に応じた指導をする.

(海老澤元宏ほか監.日本小児アレルギー学会食物アレルギー委員会作成.食物アレルギー診療ガイドライン2016. 2016[1])

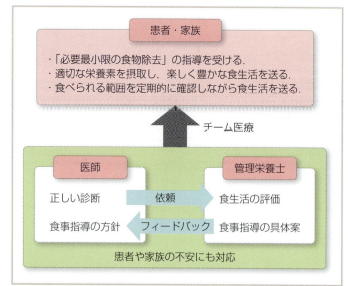

(『食物アレルギーの栄養指導の手引き2011』より転載)

❸管理栄養士との連携

きる管理栄養士は食物アレルギー診療の重要な存在といえよう.なお学校給食における対応は,「完全除去」か「除去解除」かの二者択一が原則であり,学校生活管理指導表(→ガイドラインの用語解説)にその配慮の必要性を記載する.

乳児アトピー性皮膚炎食物感作陽性例

症例2:5か月,女児.
主訴:長引く乳児湿疹,離乳食開始時期の相談.
現病歴:生後2か月より顔面や頸部に紅斑と丘疹・浸潤を伴う皮疹がみられ,次第にかゆがる様子があり,近医で予防接種の際に授乳中である母親の鶏卵や牛乳の除去を指導され実行したが,皮疹の変化は乏しかった.生後4か月ころよりジクジクした皮疹も加わり,体幹・関節部に広がり常に掻破する様子が認められた.皮膚科で乳児湿疹といわれ,ステロイド外用薬を処方されたが改善,悪化を繰り返すため当科を受診した.
身体所見:体重減少なし.バイタルに異常なし.表在リンパ節腫大なし.聴診所見に異常なし.ツルゴール低下なし.頭部,顔面,体幹,四肢屈側部に乾燥,紅斑,丘疹・浸潤,掻破痕,苔癬化を認める.
離乳食の摂取状況:10倍粥と大豆・根菜類は問題なく摂取.
検査所見:総IgE 220 IU/mL,TARC 4,500 pg/mL,特異的IgE(UA/mL):ヤケヒョウヒダニ1.17,イヌ<0.1,ネコ2.02,マラセチア1.26,卵白37.2,オボムコイド<0.1,牛乳0.52,小麦1.08.
治療・経過:臨床所見より中等症のアトピー性皮膚炎と診断した.問診によりステロイド外用薬の使用法としてごく少量を皮疹部へ擦り込むように塗布し数日で中止する状況が伺えたため,フィンガー・チップ・ユニットの法則に従い適切な外用塗布量を指導した.また,顔面は石けんを使用せずガーゼで拭くのみとしており,適切なスキンケア法(洗い方,すすぎ方,保湿剤の使用法)について説明した.皮疹部に対しては顔面にIV群,体幹四肢にIII群ステロイド外用薬を,1日複数回連日塗布を指示した.その後皮疹は寛解したが,その後も保湿外用薬を中心としたスキンケアおよびステロイド外用薬によりアトピー性皮膚炎の管理を継続した.

離乳食の開始時期に関しては,皮疹の寛解を確

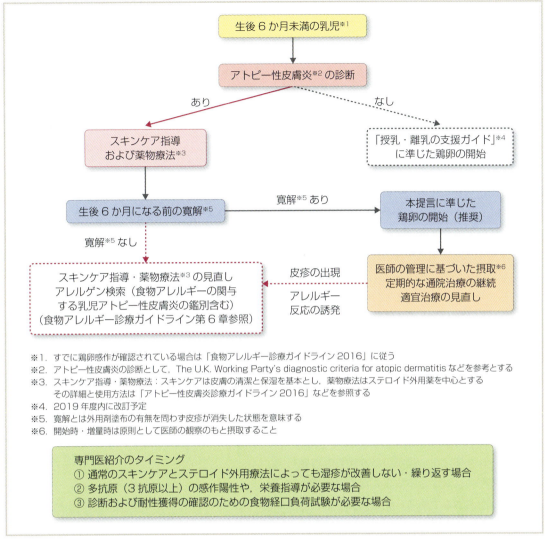

❹ アトピー性皮膚炎と診断された乳児における鶏卵導入のフローチャート
(福家辰樹ほか. 日小ア誌 2017[3])

認できた6か月時より固ゆで卵黄を1匙より開始．卵黄摂取の確認に続いて固ゆで卵白を小豆大1つ程度より開始した．この際，初回は院内での観察下で摂取し，一般的な育児書の記載よりも少量かつゆっくり増量するよう指示した．他の食品についても同様に少量から摂取を開始し，全卵として1〜2g程度摂取できることを確認後は卵白を相当量含む加工食品の情報を提供した．

離乳食を進める過程で皮疹のコントロールに苦慮することはなく，食物除去することなく1歳の時点で保湿中心の外用療法のみとなっている．

解説 『JPGFA2016』においては，離乳食開始時期はわが国の『授乳・離乳の支援ガイド』[2]に準拠し，生後5〜6か月ごろが適切であり，食物アレルギーの発症を心配して離乳食の開始を遅らせることは推奨されない，とコメントされている．また2017年（平成29年）に日本小児アレルギー学会食物アレルギー委員会より発表された「鶏卵アレルギー発症予防に関する提言」[3]においては，乳児期早期のアトピー性皮膚炎（かゆみを伴う乳児湿疹を含む）の存在は鶏卵アレルギー発症のリスクであり，スキンケアおよびステロイド

外用薬を中心とした薬物療法により湿疹を寛解させ，6か月ごろより微量でも鶏卵を開始していくことを推奨している．

近年，英国のLEAPスタディ[4]（生後4～10か月ハイリスク乳児を対象としたピーナッツ早期摂取による研究）や，わが国のPETITスタディ[5]（生後6か月アトピー性皮膚炎乳児を対象とした鶏卵早期摂取による研究）などの発症予防研究により，アレルギーの原因となりやすい食品において離乳食開始を遅らせることの不利益性が，高いエビデンスレベルで実証されつつある．そのため，先進諸国における離乳食ガイドラインにおいても開始時期を4～6か月とする記載が多い．「鶏卵アレルギー発症予防に関する提言」にPETITスタディを参考とした離乳食における鶏卵の進め方（❹）が一例として記載されているが，乳児期に安全かつ効果的に耐性を誘導させる食物の量や質，方法については現在も研究段階にあり，今後の課題といえる．

ピットフォール 食物アレルギー診療では，アレルゲン食品の除去を指示することはやさしく，それを解除する指導のほうがむしろ難しい．アレルギーに対する不安から保護者が除去継続を望めばなおさらである．完全除去を継続することは栄養障害の危険性やQOLの低下ばかりでなく，その後の感作を増強させる可能性もあり，保護者の希望だけで漫然と経過を追うのは望ましくない．多くの食品に関するアレルゲンの情報や，食物負荷試験を前提とした栄養指導を行うには，想像以上に高度な診療技術を要するため，アレルギー専門医に紹介することを考慮されたい．

留意点 『JPGFA2016』では，「経口免疫療法」について新規に章立てしている．そのなかで「食物アレルギーの一般診療として推奨しない」との姿勢をとりながらも，そのエビデンスや実施のポイントについて踏み込んだ解説をしている．『JPGFA2016』における定義は，「自然経過では早期に耐性獲得が期待できない症例に対して，事前の食物経口負荷試験で症状誘発閾値を確認した後に原因食物を医師の指導のもとで経口摂取させ，閾値上昇または脱感作状態とした上で，究極的には耐性獲得を目指す治療法」としており，医師の指導のもとで均一なプロトコールを有する臨床研究として行われるべきものである．増量計画が曖昧で患者任せの指導は，重症度の高い患者に対して高い危険を伴うため行うべきではない．

（福家辰樹，大矢幸弘）

文献

1) 海老澤元宏ほか監．日本小児アレルギー学会食物アレルギー委員会作成．食物アレルギー診療ガイドライン2016．東京：協和企画；2016．
2) 厚生労働省．授乳・離乳の支援ガイド．2007．https://www.mhlw.go.jp/shingi/2007/03/dl/s0314-10.pdf
3) 福家辰樹ほか．鶏卵アレルギー発症予防に関する提言．日小ア誌 2017；32：i-x．
4) Du Toit G, et al. Randomized trial of peanut consumption in infants at risk for peanut allergy. N Engl J Med 2015；372：803-13．
5) Natsume O, et al. Two-step egg introduction for prevention of egg allergy in high-risk infants with eczema（PETIT）: a randomised, double-blind, placebo-controlled trial. Lancet 2017；389：276-86．

ガイドラインの用語解説

- アレルゲンコンポーネント：食物を構成している多種類のタンパク質のうち、アレルゲン性を有する（IgE抗体結合能がある）タンパク質分子をアレルゲンコンポーネントという．アレルゲン性があると確認され遺伝子配列（およびアミノ酸構造）が同定されたものは，WHO と International Union of Immunological Societies（WHO/IUIS）によりアレルゲンとして命名される．アレルゲン名は，食物の学名を元にして，属（genus）名の頭文字三文字と，種（species）の一文字，および同定された順の通し番号で構成される（例：Ara h 1 はピーナッツ *Arachis hypogaea* で 1 番目に命名されたアレルゲン）．アレルゲンの分子特性により経口摂取による誘発症状，つまり臨床像も変化するため，原因アレルゲンコンポーネントを同定することは食物アレルギー診療に直結する．この分野のさらなる発展が期待される．

- 学校生活管理指導表：学校における食物アレルギー対応の目標は，食物アレルギーを有する児童生徒にも給食を提供し，すべての児童生徒が給食を含めた学校生活を安全にかつ楽しく過ごせるようにすることである．医師はその実現のために正しい診断に基づく情報提供を行う必要があり，学校生活管理指導表（アレルギー疾患用）の提出が必須とされている．また，管理職を委員長とした食物アレルギー対応委員会を設置し，組織として対応することを学校側に求めている．保育所ではすべての乳幼児に給食を提供することが前提であり，2011 年に厚生労働省より「保育所におけるアレルギー疾患生活管理指導表」の様式が公表された．いずれの生活管理指導表も，給食をはじめとする食物アレルギーに対する配慮を必要とする場合に記載する．しかし，これは対応の必要性を記載するだけのものであり，具体的な対応方針は各学校や保育所における対応委員会で実情をふまえたうえで決めることになる．食物アレルギーの診療にあたる医師は，その内容に関して指導や意見を求められたときには協力する必要がある．

1章 アレルギー疾患

新生児・乳児食物蛋白誘発胃腸症

概要

　食物アレルギーのうち主に消化器症状を呈するものが消化管アレルギーであり，本症は新生児期，乳児期（2歳未満）に嘔吐，血便，下痢，体重増加不良などの消化器症状で発症する．牛乳由来の調整粉乳が原因のことが多い．病態は非IgE依存性・非即時型アレルギー反応による食物蛋白誘発胃腸症（炎）である[1]．いくつかの同義の疾患名が存在する．『食物アレルギー診療ガイドライン2016』[2]では「新生児・乳児消化管アレルギー」として記載され，厚生労働省研究班の『新生児・乳児食物蛋白誘発胃腸症Minds準拠診療ガイドライン』[1]では新生児・乳児（非IgE依存性）食物蛋白誘発胃腸症（炎）と命名している．国際病名はnon-IgE-mediated gastrointestinal food allergy（non-IgE-GIFA）（→ガイドラインの用語解説）を用いている．non-IgE-GIFAはさらにfood-protein induced enterocolitis syndrome（FPIES），food-protein induced allergic proctocolitis（FPIAP）およびfood-protein induced enteropathy（FPE）に分類される[3]．とくにFPIESについては国際的ガイドライン[4]が存在し，acute（急性）とchronic（慢性）に分類されてもいる（→ガイドライン用語解説）．また，わが国の研究から好酸球性炎症を伴う症例が多いことが報告され，好酸球性消化管疾患（→ガイドラインの用語解説）の一つとしてとらえられることもある．国際的にはわが国の症例はchronic FPIESとして分類されるものが多いとされている．

ガイドラインのポイント

　本症はもともと小児消化器科，新生児科，小児外科，小児アレルギー科の分野で扱われており，疾患の認知が進み，一般小児科医が診療する機会が増えた．厚生労働省研究班の『新生児・乳児食物蛋白誘発胃腸症Minds準拠診療ガイドライン』は，診療分野間での概念や取扱いの違いをエビデンスに基づいて整備し，標準的な診療を示すことを目的に作成されている．

経口負荷試験による診断・耐性確認例

症例1：生後21日，男児．
主訴：嘔吐，粘血便．
現病歴：在胎39週2日，3,210 gで出生．生後，牛乳由来の調整粉乳（以下，普通ミルク）と母乳とを併用していた．時々，嘔吐があり，生後21日に粘血便も認め，近医を受診し，当院外科に紹介され入院した．入院時，2,700 gと体重減少はあったが活気不良はなかった．軽度脱水と判断し，絶食のうえ，点滴輸液を開始した．外科的疾患が除外され，新生児・乳児食物蛋白誘発胃腸症が疑われアレルギー科に転科となった．
身体所見：身長50 cm，体重2,710 g．血圧80/45 mmHg，脈拍数125回/分，腹部膨満はなく，活気は良好であった．
検査所見：白血球10,100/μL，（好酸球11%（1,111））．CRP <0.3 mg/dL，総IgE <2 IU/mL，牛乳，カゼイン，卵白，大豆，コメ，小麦の特異的IgEはいずれも<0.35 UA/mLであった．抗原リンパ球刺激試験（ALST）ではκカゼインが陽性であった．
治療・経過：普通ミルクを高度加水分解乳に変更し哺乳を再開した．粘血便，嘔吐ともに認めず，

❶重症度と治療ステップ

	Step 1	Step 2	Step 3	Step 4	Step 5
Ⅰ（重症）					
Ⅱ（中等症）					
Ⅲ（軽症）					

Ⅰ．重症：消化管穿孔，消化管閉塞，外科手術を要した，ショック，成長障害，低蛋白血症
Ⅱ．中等症：体重増加不良，疾患最盛期の症状スコアが20点以上
Ⅲ．軽症：体重増加不良を認めず，QOLの低下なし，少量血便持続など

Step 1．ミルクもしくは母乳の哺乳中止
Step 2．母親の食事を制限した母乳もしくは加水分解乳を中心とした栄養
Step 3．加水分解乳を中心とした栄養，抗アレルギー薬（保険適用外）
Step 4．絶食，アミノ酸乳，成分栄養剤
Step 5．絶食，中心静脈栄養，必要時は全身性ステロイド

（難病情報センター〈http://www.nanbyou.or.jp/entry/3935〉および好酸球性消化管疾患研究班．新生児・乳児食物蛋白誘発胃腸症Minds準拠診療ガイドライン[1]）

❷クラスター分類

クラスター1	嘔吐と血便	全消化管
クラスター2	嘔吐	上部消化管
クラスター3	体重増加不良，慢性下痢	小腸
クラスター4	血便	大腸

（Nomura I, et al. 2011[5]）

体重増加も良好となった．高度加水分解乳に変更2週間後，症状もなく体重増加も良好であったため経口負荷試験として普通ミルクを投与したところ3時間後に血便を認め，負荷陽性と考え，高度加水分解乳を継続した．その後，体重増加も良好となり時に血便はあったが，生後5か月ごろからは血便を認めることもなく経過し，離乳食ではコメ，大豆を少量から漸増して投与し問題なく，野菜を含めた離乳食も始めていた．生後7か月時に普通ミルクの経口負荷試験を行ったところ，4時間半後に嘔吐し活気低下となった．開始液10 mL/kgを輸液し改善した．負荷試験陽性と考え高度加水分解乳を継続し，牛乳，乳製品は除去とした．1歳4か月時に再度，普通ミルクの経口負荷試験を行い，その後2週間かけて増量したが問題なく負荷陰性と判断し，牛乳・牛乳製品の摂取を解除した．

解説 嘔吐と血便を伴い新生児期に発症しており，典型例と考える．消化器症状を伴う感染症，代謝性疾患，壊死性腸炎，炎症性腸疾患，外科疾患など他疾患の鑑別がまず重要であり，注腸造影や腹部超音波検査などを中心に鑑別診断が行われた．新生児を診察する医師から小児外科に紹介され，小児外科医が本症を疑いアレルギー科に紹介している．このことから新生児科，小児外科分野の医師にも本症が認知されることが必要なことがわかる．本症例は体重減少を伴うような嘔吐，血便であり中等症以上と考えられた（❶）．Nomuraらの分類（❷）[5]ではクラスター1にあたる．急性期は絶食として腸管の安静を保つことも重要である．まずは除去試験（1.強い推奨）として中等度加水分解乳では症状が出やすいので高度加水分解乳（1.強い推奨）を用いている．本症例よりさらに重症例では高度加水分解乳にも反応することがあり，アミノ酸調整乳や成分栄養が用いられる（1.強い推奨）．本症例は小児の三次病院で確定診断と耐性獲得確認のための負荷試験が行われているが，このように著明な活気低下などの重篤な症状を示すことがあるので，施行の可否は施設状況などを考慮して慎重に行う必要が

ある（2. 弱い推奨）．また負荷試験陽性の場合は耐性獲得が確認できるまで6か月から1年ごとに負荷試験を行う（1. 強い推奨）．

消化管内視鏡・粘膜生検例

症例2：生後7日，女児．
主訴：血便．
経過：在胎39週0日，2,900 gで出生．混合栄養を行っていた．生後4日から血便を認め，体重減少も通常より大きく，生後7日に当院の小児外科に紹介され入院した．
身体所見：身長48 cm，体重2,500 g（400 gの減少），腹部膨満，活気不良はなかった．
検査所見：Hb 13 g/dL，白血球16,000/μL，（好酸球16%），CRP 0.2 mg/dL，総IgE＜2 IU/mL，牛乳，カゼイン，卵白，大豆，コメ，小麦の特異的IgEはいずれも＜0.35 UA/mLであった．ALSTではκカゼインが陽性，便粘液中好酸球も陽性であった．
経過：脱水が存在すると考え点滴輸液を行い，翌日から高度加水分解乳を開始した．入院後の注腸造影ではS状結腸粘膜に粗糙な部分がみられ，下部消化管内視鏡検査では直腸からS状結腸にかけての連続性の発赤がみられた．病理所見は好酸球数200個/high power field（HPF）であり，Charcot-Leyden結晶を認めていた．病理診断は好酸球性大腸炎となった．血便の頻度は少なくなり，生後17日にはみられなくなり退院した．生後5か月時に牛乳関連の特異的IgE陰性を確認し，普通ミルクの経口負荷試験を行い，その後2週間かけて増量したが問題なく，負荷陰性と判断し牛乳，牛乳製品の摂取を解除した．

解説 消化器検査について，ガイドラインでは便粘液好酸球検査，内視鏡検査・粘膜生検はいずれも本症に必須の検査ではないが有用としている（2. 弱い推奨）．便粘液好酸球検査は好酸球性炎症を反映し，好酸球浸潤が著明な場合はより重症であることが予想される．本症例も便粘液好酸球検査陽性かつ病理所見にて高度な好酸球浸潤があり，さらに注腸造影に合致して内視鏡でも広範囲に及ぶ炎症が確認された．これらは診断精度を上げる所見と考えられる（2. 弱い推奨）．また内視鏡検査・粘膜生検は他疾患との鑑別に有用で，診断の正確度を増すと考えられる（2. 弱い推奨）．粘膜生検は体重増加不良例でFPEを疑ったときにも重要であり，FPEでは典型的な所見がある場合はそれ自体が診断の根拠となる．検査結果ではALSTが陽性であった．これは抗原特異性・感作の確認に重要であるが（2. 弱い推奨），ALST陽性は本症の診断に特異的な所見ではない（2. 弱い推奨）．本症例のように好酸球性消化管疾患（EGIDs）とも診断される例があり，一般にEGIDsで原因食物の除去を治療として行う場合もあることから，本症例でも除去試験として治療を開始し改善している（1. 強い推奨）．また本症例では原因除去のみで改善がみられたが，EGIDs合併例で難治の場合にはロイコトリエン受容体拮抗薬（保険適用外）やステロイド薬の使用も考慮される（2. 弱い推奨）．ただ主に成人や年長児のEGIDsで行われる6種抗原除去（→ガイドラインの用語解説）のような経験的抗原除去を行うことについては，少なくとも一般の医療機関で行うことは推奨できないとしている（3. 推奨できない）．

難治例

症例3：生後19日（発症時），男児．
主訴：血便．
現病歴：在胎25週，710 gにて出生．新生児科に入院した．日齢19に血便を認め，超音波所見にて腸管拡張があり絶食とした．日齢21に母乳を再開したがそれ以後は血便を認めなかった．その後，生後4か月に退院し，そのころから混合栄養となりミルクとして高度加水分解乳が使用されるようになった．退院後，生後6か月（修正2か月）時にアレルギー科を受診した．
身体所見（初回血便時）：身長32 cm，体重655 g．

腹部膨満があり，活気不良は著明ではなかった．

検査所見（初回血便時）：白血球 21,100/µL，（好酸球 12%（2,532）），CRP <0.3 mg/dL，総 IgE <2 IU/mL，牛乳，カゼイン，卵白，大豆，コメ，小麦の特異的 IgE はいずれも<0.35 UA/mL であった．ALST では κ カゼイン，ラクトフェリンが陽性であった．

治療・経過：新生児科退院後からアレルギー科受診（生後6か月）までの間に，月に数回，軽度の血便，水様便があり便回数が多い日もあったため，新生児科で母親の乳製品摂取の制限が指示されていた．生後7か月（修正3か月）になったころから血便や水様便はみられなくなったことから，生後10か月（修正6か月）に普通ミルクの経口負荷試験を行った．負荷3時間後に全身の発赤，紅斑，顔面腫脹を認め，不機嫌となった．ケトチフェンを投与し，皮膚症状は改善したが不機嫌で，飲みが悪く点滴輸液を行ったところ，翌日には改善した．負荷試験陽性と判断し，牛乳，牛乳製品の除去を継続した．1歳0か月（修正8か月）離乳食としておかゆを開始した．小さじ1杯程度の摂取で下痢が出現し，4日間の摂取を行い，皮膚の発赤も出現し，その後摂取を中止したが2週間，軟便，便回数増加がみられた．1歳6か月，コメの経口負荷試験を行い，陰性を確認し，家で増量し解除した．2歳になり牛乳の特異的 IgE が陽性（クラス3）となった．3歳になったとき即時型にも注意を払いながら牛乳経口負荷試験を行い，その後2週間かけて増量したが問題なく負荷陰性と判断し牛乳，牛乳製品の摂取を解除した．

解説 新生児期に血便を認め，本症と考えられた．超低出生体重児であり危険性が高いので負荷試験は行われなかったが（2. 弱い推奨），除去による改善は確認している（1. 強い推奨）．改善後，母親の乳除去をせずに母乳を使用したが症状の再燃はなく，乳除去を行わず母乳を継続した．また高度加水分解乳を併用している．母親の負担や不要な除去を避けるため，このような選択がされることもある．結果的に本症例は母親の乳除去をせずに母乳を継続している過程で再び血便を認めるようになり，完全には寛解していなかった可能性があった．その後，高度加水分解乳を継続のまま，母親の乳除去を開始して改善がみられている（1. 強い推奨）．事実，その後の普通ミルクの経口負荷試験は陽性を示し確定診断となった．

また牛乳抗原以外ではコメや大豆が原因のことがある．本症例も牛乳に加えコメが原因食物となった．このようなことから，本症では離乳食開始時のコメや大豆の摂取は少量から始めるなど注意が必要である．負荷試験では不機嫌や経口摂取不良があり遅発性に発症しているが，皮膚症状も認めていた．また一般に30%程度の症例は特異的 IgE が陽性となるといわれているが，本症例も経過中に牛乳関連の特異的 IgE が上昇した．急性期や負荷陽性時の症状として即時型や消化器以外の症状が出現する非典型例もあり，注意が必要である．予後については，このように耐性獲得まで時間のかかる例も存在する．しかし繰り返し負荷試験で確認し（1. 強い推奨），本症例でも最終的には耐性を獲得しており，基本的には予後良好な疾患である．

ピットフォール 国際的には non-IgE-GIFA については FPIES を中心に扱われることが多く，EGIDs との関連が議論されることも少ない．最近では国際ガイドラインでもわが国の症例が認識されてきているが国際的な認識との違いが残っている印象がある．『新生児・乳児食物蛋白誘発胃腸症 Minds 準拠診療ガイドライン』では欧文文献のみならず医学中央雑誌での検索も行っており，わが国でよくみられる症例を考慮して記載しているため，欧米との差異について，その対処を含め，まだ十分には補完できていない．

留意点 アレルギーとしての診断は抗原特異性の確認と除去ならびに経口負荷試験が基本であるが，とくに FPE や FPIAP を中心に病理診断に基づいた判断がなされることも

あり，その理解が必要である．また最近は好酸球性炎症がみられる例が増加していると思われるが，古くからの概念にある non-IgE-GIFA は好酸球性炎症以外の病態をとることが多く，好酸球の存在のみにとらわれず，鑑別して診療にあたることも重要と思われる．

（山田佳之）

文献

1) 好酸球性消化管疾患研究班．新生児・乳児食物蛋白誘発胃腸症 Minds 準拠診療ガイドライン（実用版）https://www.egid.jp/index/guideline（2019年3月閲覧）．
2) 日本小児アレルギー学会食物アレルギー委員会編．食物アレルギー診療ガイドライン 2016. 東京：協和企画；2016. p.144-8.
3) Nowak-Wegrzyn A, et al. Non-IgE-mediated gastrointestinal food allergy. J Allergy Clin Immunol 2015；135：1114-24.
4) Nowak-Wegrzyn A, et al. International consensus guidelines for the diagnosis and management of food protein-induced enterocolitis syndrome：executive summary-Workgroup Report of the Adverse Reactions to Foods Committee, American Academy of Allergy, Asthma & Immunology. J Allergy Clin Immunol 2017；139：1111-26. e4.
5) Nomura I, et al. Four distinct subtypes of non-IgE-mediated gastrointestinal food allergies in neonates and infants, distinguished by their initial symptoms. J Allergy Clin Immunol 2011；127：685-8. e1-8. DOI:10.1016/j.jaci.2011.01.019

ガイドラインの用語解説

- non-IgE-mediated gastrointestinal food allergy（non-IgE-GIFA）：いわゆる即時型に発症する IgE 依存性食物アレルギー以外の機序で発症する食物誘発性の消化管アレルギー．non-IgE-GIFA は，FPIES，FPIAP，FPE に分類される．
- acute と chronic FPIES：一定期間原因食物を除去している状況で原因食物を摂取した場合に急性に生じるものが acute FPIES，原因食物を摂取している過程のなかで症状を呈するものが chronic FPIES．
- 好酸球性消化管疾患（eosinophilic gastrointestinal disorders：EGIDs）：EGIDs は部位により好酸球性食道炎（eosinophilic esophagitis：EoE），好酸球性胃腸炎（eosinophilic gastroenteritis：EGE），好酸球性大腸炎（eosinophilic colitis：EC）に大別され（EC はしばしば EGE に包括される），薬剤性や炎症性腸疾患に続発する EGIDs も存在するが，これらは一般に各基礎疾患で呼称され，断りがなければアレルギー反応が主と考えられる一次性のものを EGIDs とよんでいる．IgE 依存性，非 IgE 依存性の両方の性質をもつ混合型と考えられている．
- 6種抗原除去（経験的抗原除去）：原因抗原が不明あるいは多数存在する場合に，アレルギー炎症の抑制を目的に経験的に食物アレルギーを発症させやすい抗原を中心に除去すること．EoE で使用されるようになり，EoE の原因として多い牛乳，鶏卵，小麦，大豆と即時型も含めた食物アレルギー全体で原因となりやすい食物から選ばれた 4（鶏卵，牛乳，小麦，豆類）ないしは 6 種（鶏卵，牛乳，小麦，大豆，ピーナッツ/種実類/木の実類，甲殻魚介類/貝類）の食物除去が一般的である．改善の後は 1 品ずつ再導入を行い，再導入時に陽性症状を示す食物が原因食物と考える．

1章 アレルギー疾患

アトピー性皮膚炎

概要

　日本アレルギー学会と日本皮膚科学会がそれぞれ診療ガイドラインを作成して定期的に改訂をしており，前者は主にアレルギー専門医を，後者は皮膚科専門医を対象とした内容となっていた[1, 2]．今回，それら2つの診療ガイドラインを統合し，アトピー性皮膚炎患者の診療に携わるすべての医師を対象として新しい知見を加えて『アトピー性皮膚炎診療ガイドライン2018年版』[3]が作成された．

　アトピー性皮膚炎は「増悪・寛解を繰り返す瘙痒のある湿疹を主病変とする疾患であり，患者の多くはアトピー素因を持つ」と定義される．多くは乳児期あるいは幼児期から発症して持続するか，軽快と再発を繰り返し，時に成人まで持続する．小児期にはほとんど皮疹がなく，思春期以降にストレスや環境の変化などにより発症することもある．アトピー素因（→ガイドラインの用語解説）は必須ではなく，全例でIgE抗体の高値がみられるわけではない．

　病態には皮膚の角層におけるバリア機能異常による障害（セラミドの産生低下やフィラグリンの発現異常ほか）とTh2型のアレルギー性炎症，瘙痒に伴う掻破による悪化が関与する．年齢により発症部位や症状も変化し，特徴的な皮疹としては乳幼児では顔面・頸部の滲出性紅斑，学童期以降は四肢を中心とした乾燥性の落屑性紅斑や苔癬化病変，思春期以降では顔面から上背部・上胸部にかけての強い紅斑があげられる．

　発症因子・悪化因子は個々の患者によって異なり，小児と成人でも異なる．乳幼児では食物アレルゲンが重要視されるが，それ以降はダニ・花粉・真菌・動物由来アレルゲンなどの環境アレルゲン，マラセチアやカンジダなど皮膚や消化管などの臓器に常在する真菌，皮膚の黄色ブドウ球菌，発汗，機械的刺激，ストレスなど多岐にわたる．

　治療は清潔の維持と保湿剤によるスキンケア，ステロイドやタクロリムスなどの外用薬による薬物療法，悪化因子に対する対策が重要である．病勢のバイオマーカーとしては末梢血好酸球数や血清LDH値が使用されてきたが，Th2型ケモカインであるTARC（→ガイドラインの用語解説）の血清中の値は病勢を最もよく反映し，客観的な治療効果判定に有用である．

ガイドラインのポイント

　詳細な解説と26のクリニカルクエスチョンにより，最新の情報とエビデンスに基づいた推奨される治療法を提示している．提示されている除外すべき疾患（❶）[2, 3]のうち小児では接触皮膚炎，疥癬，魚鱗癬，Netherton症候群が重要である．Netherton症候群はセリンプロテアーゼインヒビターをコードする遺伝子（SPINK5）の変異で生じる常染色体劣性遺伝性疾患で，アトピー性皮膚炎様の皮疹を生じ，頭髪は結節性裂毛で短く折れやすい．免疫不全による疾患としてはWASP遺伝子の異常によるX染色体連鎖劣性遺伝性疾患のWiskott-Aldrich症候群やSTAT3, TYK2, DOCK遺伝子などの異常がみられる高IgE症候群があげられている．

　また，重要な合併症（❷）[2, 3]のうち，顔面をたたくことによる網膜剥離と単純ヘルペス感染症であるKaposi水痘様発疹症，痂皮形成の著しい伝染性膿痂疹はとくに注意を要する．

治療のポイントとしては十分な保湿を行い（推奨度 1），ステロイド外用剤は部位により適切な強さの製剤を選択し，十分量を使用することが推奨されている（推奨度 1）（❸）[3]．軽快後にステロイドやタクロリムスの外用を突然中止するのではなく，使用回数を減らし再び悪化する前に外用するプロアクティブ療法が推奨されている（推奨度 2）．

❶除外すべき診断（合併することはある）

- 接触皮膚炎
- 手湿疹（アトピー性皮膚炎以外の手湿疹を除外するため）
- 脂漏性皮膚炎
- 皮膚リンパ腫
- 単純性痒疹
- 乾癬
- 疥癬
- 免疫不全による疾患
- 汗疹
- 膠原病（SLE，皮膚筋炎）
- 魚鱗癬
- Netherton 症候群
- 皮脂欠乏性湿疹

（日本皮膚科学会アトピー性皮膚炎診療ガイドライン作成委員会．アトピー性皮膚炎診療ガイドライン 2016 年版．日皮会誌 2016[2]；日本皮膚科学会，日本アレルギー学会アトピー性皮膚炎診療ガイドライン作成委員会．アトピー性皮膚炎診療ガイドライン 2018 年版．日皮会誌 2018[3]）

❷重要な合併症

- 眼症状（白内障，網膜剥離など）：とくに顔面の重症例
- カポジ水痘様発疹症
- 伝染性軟属腫
- 伝染性膿痂疹

（日本皮膚科学会アトピー性皮膚炎診療ガイドライン作成委員会．アトピー性皮膚炎診療ガイドライン 2016 年版．日皮会誌 2016[2]；日本皮膚科学会，日本アレルギー学会アトピー性皮膚炎診療ガイドライン作成委員会．アトピー性皮膚炎診療ガイドライン 2018 年版．日皮会誌 2018[3]）

❸ステロイド外用量の目安（FTU）

小児	軟膏使用量 FTU（1FTU = 0.5 g）				
	顔&頸部	上肢片側	下肢片側	体幹（前面）	体幹（背面）
3〜6 か月	1（0.5 g）	1（0.5 g）	1.5（0.75 g）	1（0.5 g）	1.5（0.75 g）
1〜2 歳	1.5（0.75 g）	1.5（0.75 g）	2（1 g）	2（1 g）	3（1.5 g）
3〜5 歳	1.5（0.75 g）	2（1 g）	3（1.5 g）	3（1.5 g）	3.5（1.75 g）
6〜10 歳	2（1 g）	2.5（1.25 g）	4.5（2.2 g）	3.5（1.75 g）	5（2.5 g）
成人	顔&頸部	上肢片側（腕&手）	下肢片側（大腿〜足）	体幹（前面）	体幹（背面）
	2.5（1.25 g）	3 + 1（2 g）	6 + 2（4 g）	7（3.5 g）	7（3.5 g）

（日本皮膚科学会，日本アレルギー学会アトピー性皮膚炎診療ガイドライン作成委員会．アトピー性皮膚炎診療ガイドライン 2018 年版．日皮会誌 2018[3]）

食物アレルギーを合併したアトピー性皮膚炎

症例 1：5 か月，男児．
主訴：瘙痒の強い顔面，四肢の紅斑．
現病歴：生後 2 か月ごろから紅斑が顔面，四肢にあった．近医で外用療法を行ったが軽快と悪化を繰り返した．外用は白色ワセリンのほか，少量のマイルドなステロイド軟膏を時々部分的に使用している．石けんの使用は禁じられており，軟膏が落ちにくいため白色ワセリンの使用もわずかである．母乳栄養．
身体所見：顔面の滲出性の紅斑と四肢の落屑性紅斑がみられる（❹）．診察中，常時掻破している．
検査所見：血清総 IgE 値 43 IU/mL，血清特異的 IgE 検査（Immuno CAP）にて，卵白クラス 3，

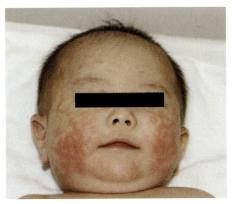

❹乳児アトピー性皮膚炎の顔面の紅斑と痂皮（症例1）

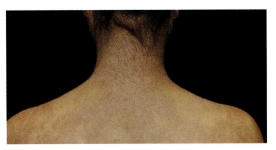

❺思春期アトピー性皮膚炎（症例2）
マラセチアアレルギー患者の項部〜背部の落紅性紅斑.

牛乳・大豆・小麦・米，コナヒョウヒダニは陰性．
治療・経過：入浴時には石けんを泡立てて使い，ヒドロコルチゾン酪酸エステル軟膏（ロコイド®軟膏）に亜鉛華単軟膏を重ね塗りし，保湿には白色ワセリン（プロペト®軟膏）を使用することとした．母親には毎日食べていた鶏卵の摂取を控えるよう指導した．その後皮疹は著しく軽快し，保湿剤のみで再燃はみられない．

解説 食物アレルギーの存在と石けん使用を禁止されていたこと，および保湿剤とステロイドの使用量について適切な指導がなされていなかったことなどから，皮疹が悪化した症例である．母親への原因食物の摂取制限と正しいスキンケアの指導を行い，十分な外用量の使用によって著しく軽快した．なお，食物アレルゲンに対する複数の特異的IgE抗体が高い場合はそれらの摂取を一律禁止することは適切でない．問診と検査から原因と強く疑われた食品について1〜2週間の除去試験と症状の安定後に負荷試験を行い，悪化要因と確定したら除去とともに代替え食品を紹介しつつ栄養指導を行う．

マラセチアアレルギーを合併したアトピー性皮膚炎

症例2：15歳，女子．
主訴：顔面体幹の紅斑．
現病歴：2〜5歳まで近医でアトピー性皮膚炎として治療され，以来，皮膚の乾燥所見のみで経過した．15歳時の3月に項部に瘙痒の強い紅斑が出現し，以後悪化して体幹や顔面，頸部，四肢にも拡大した．近医で3群（ストロングクラス）のステロイド軟膏と保湿剤の外用と抗ヒスタミン薬を処方されたが，両親がステロイド忌避（→ガイドラインの用語解説）の傾向があり外用量が少なく，軽度の改善をみるのみであり，受診した．
身体所見：顔面，項・頸部，背部，上胸部，四肢に落屑を伴う紅斑がみられた（❺）．
検査所見：血清総IgE値2,364 IU/mL，TARC 13,270 pg/mL，末梢血好酸球17.5％．血清特異的IgE検査（Immuno CAP）にて，食物アレルゲンは陰性，マラセチア（ピチロスポリウム）クラス5，カンジダ クラス3，コナヒョウヒダニ クラス2．
治療・経過：顔面は朝ケトコナゾールクリーム（ニゾラール®クリーム），夜はヒドロコルチゾン酪酸エステル軟膏（ロコイド®軟膏）を使用し，2週間後の軽快後にロコイド®軟膏をタクロリムス軟膏（プロトピック®軟膏）に変更した．さらに軽快後はこれらの外用はプロアクティブ療法（❻）[3]として隔日から1週間に1，2回程度の外用とした．体幹・四肢はフィンガー・チップ・ユニット（→ガイドラインの用語解説）を使って十分量のベタメタゾン酪酸エステルプロピオン酸エステル軟膏（アンテベート®軟膏）の1日2回の外用とニゾラール®クリームの併用を行った．4週間後に紅斑の大部分は色素沈着となり，顔面と

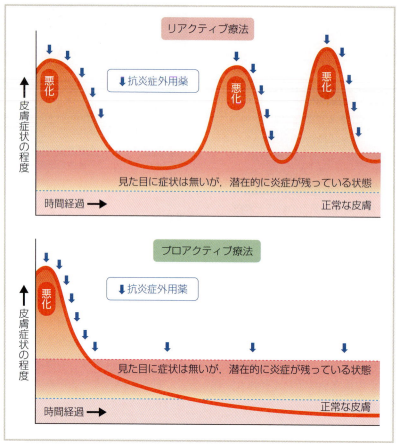

❻ アトピー性皮膚炎のプロアクティブ療法
（日本皮膚科学会, 日本アレルギー学会アトピー性皮膚炎診療ガイドライン作成委員会. アトピー性皮膚炎診療ガイドライン 2018 年版. 日皮会誌 2018[3]）

同様に徐々にプロアクティブ療法を導入してステロイドの塗布回数を減らし，保湿としてヘパリン類似物質含有軟膏（ヒルドイド®ソフト軟膏）を併用した．

解説 軽症のアトピー性皮膚炎の小児が思春期になり，マラセチアアレルギーを認めるとともに常在するマラセチアの多い顔面，頸部〜上背部，前胸部に落屑性紅斑が拡大した症例である．十分なステロイド外用と抗真菌薬のクリームを併用することにより軽快した．その後はプロアクティブ療法でコントロールは良好である．なお，経過中にニゾラール®クリームの接触皮膚炎が生じることもあるので，注意して観察する．なお，抗真菌薬の有効性については大規模試験による検証はなく，ガイドラインには慎重な使用が望まれるとある．

自家感作性皮膚炎を生じたアトピー性皮膚炎

症例3：12歳，男児．
主訴：全身の紅斑丘疹．
現病歴：乳児期にアトピー性皮膚炎と診断され，近医にて時々外用薬を処方されていた．12歳時の6月，下腿に瘙痒の強い紅色丘疹が多発するようになり，次第に下肢全体から上肢や顔面にも拡大した．近医でゲンタマイシン配合吉草酸ベタメタゾン軟膏（リンデロン®VG軟膏）と抗ヒスタミン薬を処方されたが軽快せず受診した．

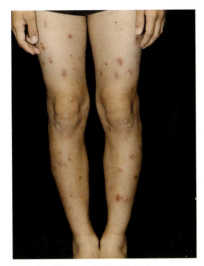

❼自家感作性皮膚炎を生じた
アトピー性皮膚炎（症例3）

身体所見：かゆみの強い紅色丘疹が上下肢および顔面に多発し，掻破によるびらんや痂皮を伴った（❼）．

検査所見：血清総IgE値1,052 IU/mL，TARC 532 pg/mL，末梢血好酸球13.3％，血清特異的IgE検査（Immuno CAP）にて，食物アレルゲンは陰性，マラセチア（ピチロスポリウム）クラス3，カンジダ クラス1，コナヒョウヒダニ クラス5，びらん部からの細菌培養は陰性．

治療・経過：四肢はジフルプレドナート軟膏（マイザー®軟膏）を外用し，亜鉛華単軟膏を貼付し，包帯保護した．顔面はプレドニゾロン吉草酸エステル酢酸エステル軟膏（リドメックスコーワ軟膏®）を塗布し，亜鉛華単軟膏を重ね塗りした．前医からの抗ヒスタミン薬は継続した．皮疹の軽快後はステロイドのランクダウンと保湿剤によるスキンケアを行った．

解説 アトピー性皮膚炎の小児の下腿の皮疹が悪化し，自家感作性皮膚炎を生じた症例である．2群（ベリーストロングクラス）のステロイドを塗布した上に亜鉛華単軟膏の貼付と包帯保護を行い，炎症の鎮静化と掻破からの保護により軽快した．明らかに膿痂疹を思わせる皮疹を認めるなど細菌二次感染が疑われた際には抗菌薬の5日間程度の併用も有効である．自家感作性皮膚炎は数か月間皮疹の新生を繰り返すことがあるので，経過観察しながらステロイドのランクダウンを慎重に行う必要がある．

 小児のアトピー性皮膚炎の場合，外用剤を適切に使用することにより1～2週間で著しい軽快をみることが多い．その際，すぐにステロイドを中止するとかゆみや皮疹の再燃をみることが多い．これを繰り返すと外用意欲が低下することになる．十分に皮膚の炎症が治まるまでステロイドを使用し，治まった時点で使用回数を減らすなどのステップダウンを行い，最後はプロアクティブ療法に移行する．

 抗ヒトIL-4/13受容体モノクローナル抗体（デュピクセント®）が2018年4月に発売開始となった．使用上の注意に「ステロイド外用剤やタクロリムス外用剤等の抗炎症外用剤による適切な治療を一定期間施行しても，十分な効果が得られず，強い炎症を伴う皮疹が広範囲に及ぶ患者に用いること」とあるが，小児には使用経験がなく，安全性は確立していない．治療効果が高い薬剤であるが，2週間ごとの投与を要する注射薬であり高額でもあること，中止後の再燃がかなりみられることから，安易に使用すべき薬剤ではない．

（相原道子）

文献

1) 片山一朗ほか監．日本アレルギー学会アトピー性皮膚炎ガイドライン専門部会作成．アトピー性皮膚炎診療ガイドライン2015．東京：協和企画；2015．
2) 日本皮膚科学会アトピー性皮膚炎診療ガイドライン作成委員会．アトピー性皮膚炎診療ガイドライン2016年版．日皮会誌 2016；126：11-155．
3) 日本皮膚科学会，日本アレルギー学会アトピー性皮膚炎診療ガイドライン作成委員会．アトピー性皮膚炎診療ガイドライン2018年版．日皮会誌 2018；128：2431-502．

ガイドラインの用語解説

- アトピー素因：①家族歴・既往歴に気管支喘息，アレルギー性鼻炎，アトピー性皮膚炎のいずれか，あるいは複数を有する，または② IgE 抗体を産生しやすい素因をさす．
- TARC（thymus and activation-regulated chemokine，CCL17）：白血球走化作用をもつケモカインの一種で，アトピー性皮膚炎ではさまざまな刺激によって表皮角化細胞などから産生が誘導または増強されることが知られている．過剰産生されると Th2 細胞を病変局所に引き寄せて IgE 抗体の産生や好酸球の活性化が起こり，アレルギー反応を亢進させる．アトピー性皮膚炎において特異性がみられ，重症になるほど著明に上昇し，軽快に伴いすみやかに低下することから，重症度評価に用いられている（推奨度 2）．小児では成人より基準値が高く，成長に伴って低下する．
- ステロイド忌避：ステロイドの副作用を恐れるあまり，患者や患者家族がステロイドの使用を拒否する状況をさす．ステロイドについての偏った情報と適切な使用法についての理解不足が引き起こす．
- 物理的刺激：大気の乾燥，衣類，毛髪，シャンプーや石けんなどの界面活性剤の過剰な使用などがあげられる．
- プロアクティブ療法（❻）（推奨度 2）：アトピー性皮膚炎の外用療法には，症状が出たときに治療するリアクティブ治療と，症状の出る前から予防的に治療するプロアクティブ治療の 2 種類がある．後者は過去に症状のみられた部位へのステロイドやタクロリムス軟膏の塗布回数を隔日から 1 週間に 2 回，1 回と減らし，これらを使用しない日には保湿剤のみを使用する方法である．これにより軽快増悪の波は小さくなりコントロールが良好となる．再燃をみた際には再び連日の外用に戻し，症状が安定したら再度プロアクティブ療法に戻す．
- フィンガー・チップ・ユニット（FTU）：口径 5 mm のチューブから，大人の手の人差し指の先から第 1 関節まで軟膏剤やクリーム剤を出すとおよそ 0.5 g になる．成人の手のひら 2 枚分の面積を塗る量の目安として使用される．

1章 アレルギー疾患

気管支喘息

概要

　気管支喘息は気道の慢性的なアレルギー炎症を基本病態とし，呼気性喘鳴や呼吸困難といった急性増悪を繰り返し，一部には気道の不可逆的変化（リモデリング）をきたす．小児喘息の多くはアトピー型（IgE 関連）であり，環境要因がその発症と増悪に関与するため，予防ならびに治療の観点から環境整備が重要である．また，以前は小児喘息の多くは思春期までに寛解するとされていたが，最近の報告では寛解率はそれほど高くなく，小児期の重症喘息は成人期に慢性閉塞性肺疾患（COPD）を発症するリスクになりうることが示されてきている．また，乳幼児喘息（→ガイドラインの用語解説）の診断は日常診療で使用可能な客観的な指標がないために難しく，誤診や過剰治療に注意が必要である．

ガイドラインのポイント

　わが国における『小児気管支喘息治療・管理ガイドライン（JPGL）』は 2000 年に初めて作成されて以降数年ごとに改訂され，最新版の『JPGL2017』[1] は Minds に準拠したかたちで作成されている．ガイドラインの普及とともに急性増悪による喘息死，救急受診，入院の数が激減したが，コントロールが不十分な例はいまだに少なくない．喘息の治療は，急性増悪に対する治療と長期管理に大別される．長期管理では，評価・調整・治療のサイクルを回すことで行う．具体的には，まず喘息の重症度を評価し，それに合わせた治療（ステップ1～4）を開始し，その後コントロール状態を評価し，運動を含めて日常生活が普通に行うことができることを目標として，ステップアップやダウンを行う．

コントロール不十分な気管支喘息の学童

症例 1：9歳，男児.
主訴：運動時の息苦しさ．
現病歴：乳児期より感冒罹患時に喘鳴を認めていたが，呼吸困難に至ることがないためそのまま経過観察され，3歳ごろにはいったん軽快した．しかし，6歳ごろから感冒罹患時に喘鳴と呼吸苦を再び認めるようになり，かかりつけ医からロイコトリエン受容体拮抗薬（leukotrien receptor antagonist：LTRA）を処方された．その後，感冒罹患時に喘息症状を認める頻度が少なくなったのでそのまま内服を継続していたが，最近になって学校から体育の時間にいつも咳き込んでいるとの連絡があり，家族が心配して来院した．問診によると，夜間も咳き込むことがあり，その際には以前に処方されていた β_2 刺激薬の吸入器を用いていた．
身体所見：努力呼吸はなく，聴診にて呼吸音は清で心音も整．ばち指なし．
検査結果：末梢血白血球 8,500/μL（好酸球 6%），総 IgE 450 IU/mL，ダニ特異的 IgE 抗体 クラス 5.
呼吸機能検査：スパイロメトリーで %FEV_1 93%，FEV_1/FVC 85%．β_2 刺激薬吸入後，%FEV_1 101%，FEV_1/FVC 93%．呼気一酸化窒素濃度（FeNO）56 ppb〔基準値<35 ppb〕．
治療・経過：LTRA を服薬中にもかかわらず喘息のコントロール状態が不十分と判断し，低用量

❶喘息コントロール状態の評価

評価項目	コントロール状態（最近1か月程度）		
	良好 （すべての項目が該当）	比較的良好	不良 （いずれかの項目が該当）
軽微な症状[*1]	なし	（≧1回/月）＜1回/週	≧1回/週
明らかな急性増悪（発作）[*2]	なし	なし	≧1回/月
日常生活の制限	なし	なし（あっても軽微）	≧1回/月
$β_2$刺激薬の使用	なし	（≧1回/月）＜1回/週	≧1回/週

[*1] 軽微な症状とは，運動や大笑い，啼泣の後や起床時などに一過性に認められるがすぐに消失する咳や喘鳴，短時間で覚醒することのない夜間の咳き込みなど，見落とされがちな軽い症状を指す．
[*2] 明らかな急性増悪（発作）とは，咳き込みや喘鳴が昼夜にわたって持続あるいは反復し，呼吸困難を伴う定型的な喘息症状を指す．

（日本小児アレルギー学会．小児気管支喘息治療・管理ガイドライン2017. 2017[1]）

の吸入ステロイド薬（inhaled corticosteroid：ICS）に変更．1か月後には症状は軽快し，3か月後の呼吸機能検査ではスパイロメトリーで%FEV_1 110％，FEV_1/FVC 98％．FeNO 18 ppbと改善していた．

解説 気管支喘息の基本病態は慢性的な気道のアレルギー炎症であり，長期管理薬として抗炎症作用のあるLTRAあるいはICSが用いられるが，経口薬としての利便性からLTRAが処方されることが多い．本症例でも一定の効果を認めていたが，良好なコントロール状態は得られていない（❶）．また，受診時の検査で1秒量（FEV_1）や1秒率（FEV_1/FVC）はそれほど低値ではないが，$β_2$刺激薬吸入薬に対する反応性を認め（小児では，成人における12％以上の増加という基準は満たさない場合が多い），さらにFeNOも高値であり，LTRAでは喘息が十分にコントロールされていないと判断される．治療の選択としては，①ステップ2の基本治療のままでLTRAを低用量ICSに変更するか，②ステップ2の追加治療としてLTRAに低用量ICSを追加することが考えられるが，LTRAとICSを併用すると服薬が煩雑となりアドヒアランスが低下する可能性がある．また本症例のようにFeNOが高値の例ではICSが有効な場合が多い．もし本症例が低用量ICSでもコントロールが十分に得られない場合には，『JPGL2017』のCQ5「小児気管支喘息患者の長期管理においてLTRAとICSのどちらが有用か？」に対して「中等症持続型以上の基本治療では，ICSを用いる（推奨度2，エビデンスレベルB）」ことが提案されており[2]，上記②への変更によってステップアップして中用量ICS単剤での治療とする．

繰り返す喘鳴の幼児

症例2：1歳8か月，男児．
主訴：感冒罹患時の喘鳴．
現病歴：生後6か月から保育所に通い始め，そのころから月に1回は発熱を伴う感冒に罹患するようになり，そのときには胸がゼロゼロし，咳込みがひどく，数日間夜間の睡眠障害を伴う状態であった．そのつど，かかりつけ医でLTRAと貼付$β_2$刺激薬を1週間程度処方されていたが，このようなエピソードを繰り返すため，ここ数か月間はLTRAと貼付$β_2$刺激薬を連日使用するように指導されていた．それでも軽快しないために受診した．今回は2日前より38℃台の発熱，鼻水，咳嗽を認め，昨夜は咳込みがひどく何度か嘔吐したという．また，最近は姉と一緒に遊んでいると時々咳込みを認めるようになるとのことであった．

既往歴：新生児期に特記すべきことなし．生後1か月ごろから乳児湿疹を認め，現在はアトピー性皮膚炎の診断のもと外用薬を使用中．上記の繰り

返すエピソードの間には咳嗽や鼻汁が完全に消失する時期があり，食事の際にむせることはない．
家族歴：両親ともスギ花粉症．4歳の姉は鶏卵アレルギー．
身体所見：体温 37.3℃，SpO_2 97%（room air），心拍数 105 回/分，呼吸数 28 回/分．診察中に湿性咳嗽を認め，鼻汁は白色粘稠．咽頭軽度発赤，扁桃肥大なし．胸部聴診にて両肺野にかすかな呼気時の低調性喘鳴，時に吸気時の水泡性ラ音を認めるが，左右差なし．皮膚は乾燥し掻破痕が散在．その他，特記すべき所見なし．
検査結果：末梢血白血球 12,000/μL（好中球 30%，リンパ球 53%，好酸球 3%），総 IgE 320 IU/mL，ダニ特異的IgE抗体 クラス 3．
治療・経過：$β_2$ 刺激薬の吸入を行ったが，啼泣が激しく効果の判断ができなかった（かかりつけ医で吸入したときにも，いつも啼泣して効果ははっきりしなかったとのことであった）．そこでスペーサを購入して自宅で患児にスペーサに慣れてもらい，LTRA と貼付 $β_2$ 刺激薬を中止して，pMDI タイプの ICS（低用量）を開始したところ上手に吸入できるようになった．2週間後には症状も安定してきたので ICS の吸入を1か月間でいったん中止すると症状が再燃したため，ICS 吸入を再開したところ症状が安定し，その後は感冒罹患時にも喘鳴は認めなくなり，咳で嘔吐することもなくなった．

解説 乳幼児で繰り返す呼気性喘鳴を認める症例に対しては，まず鑑別診断を行う（❷）．頻度の高いものとして慢性副鼻腔炎，胃食道逆流症，新生児期の呼吸障害後の慢性肺疾患などがあ

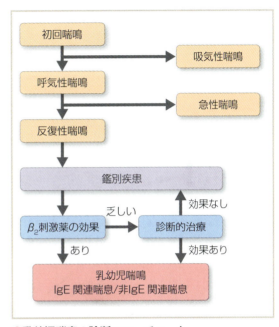

❷**乳幼児喘息の診断フローチャート**
（日本小児アレルギー学会．小児気管支喘息治療・管理ガイドライン 2017．2017[1]）

❸**乳幼児喘息の鑑別疾患**

呼気性喘鳴	
急性喘鳴	反復性喘鳴
〈頻度：高〉 　急性鼻副鼻腔炎 　気管支炎・肺炎 　急性細気管支炎 〈頻度：低〉 　食物アレルギーなどによるアナフィラキシー気道異物 〈頻度：稀〉 　腫瘍による気道圧迫（縦隔腫瘍など）	〈頻度：高〉 　慢性鼻副鼻腔炎 　胃食道逆流症 　慢性肺疾患（新生児期の呼吸障害後） 〈頻度：低〉 　気管・気管支軟化症 　先天異常による気道狭窄（血管輪や腫瘤など） 〈頻度：稀〉 　閉塞性細気管支炎 　気管支拡張症 　先天性免疫不全症（反復性呼吸器感染） 　心不全

（日本小児アレルギー学会．小児気管支喘息治療・管理ガイドライン 2017．2017[1]）

❹乳幼児 IgE 関連喘息の診断に有用な所見

- 両親の少なくともどちらかに医師に診断された喘息（既往を含む）がある．
- 患児に医師の診断によるアトピー性皮膚炎（既往を含む）がある．
- 患児に吸入アレルゲンに対する特異的 IgE 抗体が検出される．
- 家族や患児に高 IgE 血症が存在する（血清 IgE 値は年齢を考慮した判定が必要である）．
- 喀痰中に好酸球やクレオラ体が存在する（鼻汁中好酸球，末梢血好酸球の増多は参考にする）．
- 気道感染がないと思われるときに呼気性喘鳴を来したことがある．

（日本小児アレルギー学会．小児気管支喘息治療・管理ガイドライン 2017. 2017[1]）

げられるが（❸），本症例ではそれらの疾患に特徴的な症状や所見を認めなかった．一方，β_2 刺激薬の吸入を行ったが，啼泣が強いため効果の判定が困難であった．そこで，『JPGL2017』で示されている診断的治療（→ガイドラインの用語解説）を開始した．喘息の診断が容易ではない乳幼児では，このような手順を踏むことによって誤診や過剰治療を防ぐ．また，本児はダニ特異的 IgE 抗体が陽性，すでにアトピー性皮膚炎と診断されていること，両親にアレルギー歴があることなど，『JPGL2017』が示す乳幼児 IgE 関連喘息の診断に有用な所見（❹）をもっているため，β_2 刺激薬吸入への反応性は明らかではないが，乳幼児喘息と診断できる．本症例のように，貼付 β_2 刺激薬は使い方が簡便なために長期に使用されることが多いが，『JPGL2017』では経口ならびに貼付 β_2 刺激薬の使用は 2 週間を限度とするとしている（短期追加治療）．また，ICS を長期間服薬することについて不安に感じる保護者に対して，『JPGL2017』では CQ2「小児気管支喘息患者の長期管理において ICS の長期使用と成長抑制との関連はあるか？」に対して「ICS の長期使用は成長抑制と関連する可能性があるため，適切な投与を心がけることを推奨する（推奨度 1，エビデンスレベル B）」としている[3]．とくに乳幼児の場合には，適切な診断と評価を行ったうえで，ICS を用いるリスクとベネフィットを考慮して治療を選択すべきである．

重症喘息例

症例 3：14 歳，女子．
主訴：呼気性喘鳴と呼吸困難．
現病歴：幼児期早期から喘息と診断され，喘息の急性増悪のため何度も入院していた．小学校入学後にはいったん軽快したが，10 歳ごろから再び喘息症状を認めるようになった．かかりつけ医にて ICS を開始されたが，喘鳴と呼吸困難を繰り返し，急患センターを時々受診していた．そのため，ICS＋長時間作用性 β_2 刺激薬（long-acting β_2-agonist：LABA）の合剤と LTRA，さらにテオフィリン製剤も処方されたが十分にコントロールできないため，生物学的製剤の適応として紹介受診した．
既往歴：4 歳ごろから通年性のアレルギー性鼻炎．
家族歴：母親は小児期から喘息があり，今も時々内科を受診している．
身体所見：来院時には喘息症状なし．SpO_2 99%（room air）．身長 156 cm，体重 62 kg，肥満度 24%．下鼻甲介は蒼白・腫脹，胸部の呼吸音は清．
検査結果：末梢血白血球 7,300/μL（好酸球 4%），総 IgE 620 IU/mL，ダニ特異的 IgE 抗体クラス 6，ネコ皮屑特異的 IgE 抗体 クラス 5．
呼吸機能検査：スパイロメトリーで %FEV_1 78%，FEV_1/FVC 65%．β_2 刺激薬吸入後，%FEV_1 85%，FEV_1/FVC 76%．FeNO 103 ppb〔基準値＜35 ppb〕．
治療・経過：詳しい問診で「患児が 8 歳ごろに両親が離婚し，その後母と 2 人暮らし．母は昼も夜も働いていて患児の面倒をみる時間がなく，患児は 1 人で家にいることが多く，服薬は不規則になっている．また，ネコを 2 匹室内で飼っており，母は以前から喫煙している」との情報を得た．そこで，まず主治医と小児アレルギーエデュケーターが本人ならびに母親と面談し，現在の問題点を整理したうえで可能な解決策を相談したところ，母方の祖母が一緒に住むことになった．服薬は単剤のほうがアドヒアランスが向上すると考え，吸入指導を再度行ったうえで中用量 ICS＋LABA の

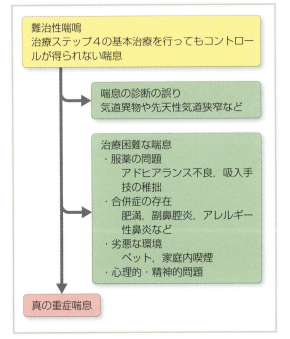

❺ 難治性喘息の概念
(日本小児アレルギー学会. 小児気管支喘息治療・管理ガイドライン2017. 2017[1])

合剤のみの治療とした．また，環境整備の方法についても話し合った．その後，喘息症状の頻度は減少傾向にあり，3か月後の受診時には，スパイロメトリーで%FEV$_1$ 89%，FEV$_1$/FVC 82%，FeNOは42 ppbと改善を認めた．今後は，肥満やアレルギー性鼻炎についても対応していく予定である．

解説 治療ステップ4の治療を行ってもコントロールが得られない場合は広い意味での難治性喘息ととらえ（❺），まず喘息の診断，服薬アドヒアランス（吸入手技を含め），合併症，環境，心理的要素などを見直す必要がある．本症例の場合にはβ_2刺激薬吸入による反応性があり（正常値にまでは達しないが），FeNOが高値であることから喘息と診断できる．一方，環境の問題があり，服薬は不規則で，肥満やアレルギー性鼻炎の合併症があり，さらにペットや受動喫煙など数多くの問題を抱えており，この段階では真の重症喘息との診断には至らない．本症例では，服薬アドヒアランスの改善ならびに環境整備を進めることで症状や検査結果が改善傾向にある．今後，体重を減らす努力やアレルギー性鼻炎の治療を追加することでさらに改善する可能性はあるが，それでも十分な改善が得られない場合には，真の重症喘息として生物学的製剤の適応になる．

ピットフォール 吸入薬は正しい手技で吸入することで適切な量の薬剤がターゲットとなる局所に到達できる．そのため，吸入指導はきわめて重要である．まず，患児の年齢に合わせた吸入機器と補助具の選択が重要である．一般的には，2歳以下ではマスクタイプのネブライザー，幼児ではマスク付きスペーサー＋pMDI（加圧噴霧式定量吸入器），学童ではDPI（ドライパウダー定量吸入器）が第1選択となる．しかし，**症例2**のように，短時間で吸入できるスペーサーとpMDIの組み合わせのほうが適している場合もあり，患児に合わせて工夫することが大切である．次に，それぞれの吸入機器（＋/－補助具）に適した吸入手技を実技を交えて患児と保護者に理解・体得してもらう必要がある．さらに，定期受診のたびに，あるいはコントロール状態が悪化したときに吸入手技の確認をすることも大切である．また，吸入を嫌がる乳幼児に対しては，補助具にかわいいキャラクターをつけて恐怖心を軽減させたり，絵本を読みきかせながら楽しい気持ちで吸入できるような工夫も必要である．

留意点 日本小児臨床アレルギー学会では，アレルギー疾患の適切な診療は多職種協働で行うことが大切と考え，高度なアレルギーの専門知識と指導技術をもったコメディカルスタッフ（看護師，薬剤師，管理栄養士）を小児アレルギーエデュケーター（pediatric allergy educator：PAE）として養成している．喘息については，基本病態の説明，長期管理薬の必要性や服薬方法，環境整備，急性増悪時の対処法などの指導を行い，またアトピー性皮膚炎のスキンケアや食物アレルギーの食事指導などもカバーし，

PAE はこれからのアレルギー診療において重要な役割を果たすものと期待されている．

（足立雄一）

文献

1) 日本小児アレルギー学会．小児気管支喘息治療・管理ガイドライン 2017．荒川浩一ほか監．東京：協和企画，2017．
2) 三浦太郎ほか．CQ5 小児気管支喘息患者の長期管理においてロイコトリエン受容体拮抗薬と吸入ステロイド薬はどちらが有用か？ 日小児アレルギー会誌 2017；31：313-25.
3) 田中裕也ほか．CQ2 小児気管支喘息患者の長期管理において吸入ステロイド薬の長期使用と成長抑制の関連はあるか？ 日小児アレルギー会誌 2017；31：208-15.

ガイドラインの用語解説

- 基本治療：重症度に応じた各ステップの主たる治療．
- 追加治療：各ステップの基本治療に追加もしくは併用する治療．基本治療によってコントロール状態が改善したものの，良好なコントロール状態に至らない場合に 1 か月以上の継続治療として考慮する治療．
- 短期追加治療：JPGL2017 から新たに提示されたもので，長期管理によってコントロール状態が安定している患児で感冒や季節性の変化などにより一過性にコントロール状態が悪化（急性増悪に至らない程度）した場合に使用する治療．貼付もしくは経口の β_2 刺激薬が該当する．漫然と使用せずに症状がコントロールされたらすみやかに中止する．2 週間以上必要である場合には，追加治療やステップアップを行う．
- 乳幼児喘息：5 歳以下の乳幼児で，24 時間以上続く明らかな呼気性喘鳴を 3 エピソード以上繰り返し，β_2 刺激薬吸入後に呼気性喘鳴や努力性呼吸と SpO₂ の改善が認められる場合を"乳幼児喘息"と診断する．
- 診断的治療：β_2 刺激薬の効果を認めない反復性喘鳴に対して，重症度に応じた長期管理薬を 1 か月間投与し，喘鳴がコントロールできた時点で投与を中止して経過観察し，増悪した場合には投与を再開して喘鳴コントロールの可否を判断すること．治療を実施している間は症状がなく，中止している間に症状が再燃する場合を"乳幼児喘息"と診断する．

1章 アレルギー疾患

アレルギー性鼻炎

概念

「鼻粘膜のⅠ型アレルギー疾患で，原則的には発作性反復性のくしゃみ，水性鼻漏，鼻閉を3主徴とする．」[1]

ただし，アレルギー性鼻炎においても好酸球をはじめ種々の炎症細胞浸潤が反応局所にみられ，即時相のみでなく鼻閉を主とした遅発相の形成，さらにはアレルギー性鼻炎の重症化，遷延化に関与すると考えられ，アレルギー性炎症としての特徴がクローズアップされている．アレルギー性鼻炎は，好発時期からは，通年性アレルギー性鼻炎と季節性アレルギー性鼻炎に大別され，季節性の多くは花粉による花粉症である．通年性アレルギー性鼻炎の原因抗原の90％はダニが占めている．花粉症を引き起こす花粉として国内では60種類以上が知られているが，大別すると樹木花粉と草木花粉になり，前者としてスギ，ヒノキ，シラカバなどが，後者としてはカモガヤ，ヨモギなどがある．そのほか米国で主な花粉抗原とされるブタクサも少なくない．ただ，日本の花粉症の特徴はスギ花粉による花粉症であり，患者数，症状の強さ，罹病期間の長さから他の花粉症とは区別される．ヒノキ花粉は，スギ花粉と共通抗原をもつことが知られているが，最近，スギ花粉には類似抗原が少量しか含まれていないCha o 3という成分がヒノキ花粉症の病状に大きな影響を与えている可能性が指摘されている．

ガイドラインの紹介

アレルギー性鼻炎の発症は小児も含め依然として増加しているが，診療の質の底上げを図る目的で1994年には『アレルギー診療ガイドライン』が刊行された．1995年に独立して『鼻アレルギー診療ガイドライン』として発行され，1999年以降，2002年版，2005年版と3年ごとに改訂が行われて，現在の2016年版[1]に至っている．新薬の紹介・追記，舌下免疫療法についての詳しい記載などが加わった．

重症鼻閉型通年性アレルギー性鼻炎：典型例

症例1：6歳，男児．
主訴：鼻閉．
現病歴：2年ほど前から口呼吸がみられ，朝方くしゃみも時々発作性にみられていた．いびきもみられることがあり，水性鼻漏もあり，小学校入学後に集中力を欠くと指摘され，6月に受診した．季節による症状の変動は明らかではない．
既往：喘息なし．小麦，卵，牛乳に対する食物アレルギーがみられたが，改善し，現在はとくに摂取制限はない．
身体所見：肥満はない，常時口呼吸がみられるが，努力呼吸はなく，胸郭変形もみられなかった．鼻内は浮腫状の粘膜腫脹が強く，水性鼻汁の付着がみられた．2度の口蓋扁桃肥大がみられた．
検査所見：鼻汁好酸球検査は陽性，特異的IgE抗体検査では，ダニクラス4，スギ花粉クラス3であった．上咽頭側面の単純X線像では咽頭扁桃（アデノイド）の肥大は軽度であった．
治療・経過：ダニを原因アレルゲンとする重症鼻

閉型通年性アレルギー性鼻炎が考えられ，ダニの駆除・回避の必要性について保護者に説明した．薬物治療として鼻噴霧ステロイドと第2世代抗ヒスタミン薬を投与した．2週間後の来院時には症状の改善がみられたため継続した．2か月後の来院時にはさらに改善して軽症となっていたため，抗ヒスタミン薬のみを投与したが，その後再び症状の増強があり，鼻噴霧ステロイド薬を併用した．今後の治療については，保護者と免疫療法の実施について相談中である．

解説 ダニを原因アレルゲンとする重症鼻閉型アレルギー性鼻炎と考えられる．鼻閉，口呼吸を訴える疾患として，小児では扁桃肥大，とくにアデノイド増殖症，副鼻腔炎の頻度も高く，鑑別する際の重要な点である．本症例では合併はみられるもののその関与は軽度と判断された．

最重症充全型スギ花粉症：非典型例

症例2：12歳，女児．
主訴：2月から5月にかけてのくしゃみ発作，水性鼻漏，目のかゆみ．
現病歴：3年前から2月に入ると1日10回以上の発作性くしゃみ，水性鼻漏，時に鼻閉や目のかゆみが認められるようになった．今年は症状が強く夜間もくしゃみや鼻閉がみられ，十分に睡眠がとれないときもあるため，3月上旬に受診した．
既往歴：喘息，アトピー性皮膚炎，食物アレルギーの既往はない．
身体所見：顔面には目の周りに少しくまがみられ，結膜の充血も認められた．鼻内は粘膜が発赤腫脹し，水性鼻汁の付着がみられた．口内では口蓋扁桃の肥大は1度，そのほかにはとくに異常は認められなかった．
検査所見：鼻汁好酸球検査は陽性（3+），血清特異的IgE抗体検査では，ダニクラス2，スギ花粉クラス4，ヒノキ花粉クラス1，イネ花粉クラス0であった．
治療歴：スギ花粉症と診断して，スギ花粉の曝露回避の指導を行い，鼻噴霧ステロイド，抗ヒスタミン薬，抗ロイコトリエン薬の内服投与，化学伝達物質遊離抑制薬の点眼を開始した．1週間後の来院時には症状は最重症から重症にやや改善していた．睡眠障害も改善はみられたものの，4月末まで時々発現していた．眠気や鼻の刺激感といった有害事象は明らかではなかったため治療を継続した．シーズン終了後にスギ舌下錠を用いた舌下免疫療法を開始予定である．

解説 スギ花粉症の最重症充全型と診断された．小児では目を頻回にこすることで，目の周りに黒いくまが生じることがある（allergic shiner）．ガイドラインに沿った薬物療法によっても症状の改善は思わしくなかった．スギ花粉飛散がピーク後に治療を開始したが，来年からは症状が軽い時期からの初期療法を勧めた．また，アレルゲン免疫療法について本人，保護者に説明すべきと考えられる．

アレルギー性鼻・副鼻腔炎：非典型例

症例3：10歳　男児．
主訴：粘性鼻漏．
現病歴：3年ほど前から季節を問わず，発作性くしゃみ，水性鼻漏が1日に5,6回認められていた．数か月来粘性の鼻漏が増え，1日に10回以上鼻をかむこともある．
身体所見：鼻粘膜には浮腫状粘膜腫脹と中等度の粘性鼻汁を認めた．
検査所見：鼻汁細胞診では好酸球と好中球の混在がみられた．特異的IgE抗体検査ではダニクラス4であった．単純鼻X線像では両側上顎洞にびまん性の陰影を認めた．
治療：第2世代の抗ヒスタミン薬の投与により，鼻漏の改善が認められた．鼻X線像でも陰影の改善傾向がみられた．

解説 アレルギー性鼻炎患者では副鼻腔に陰影がみられることがあり，アレルギー性鼻・

副鼻腔炎といわれる．とくに小児では成人に比べて頻度は高く，アレルギー性鼻炎患児の50〜70％にもみられるとされ，鼻閉，くしゃみといったアレルギー性鼻炎の症状に加えて粘性鼻漏を認めることがある．主として鼻腔粘膜の腫脹による副鼻腔の自然口の閉鎖の関与が大きいことが指摘されている．一般的には副鼻腔炎の症状は軽度で，アレルギー性鼻炎の症状が中心となる．副鼻腔炎の診断は，症状と鼻内所見（中鼻道に粘・膿性の分泌物）によって行われ，必要に応じてCT検査を行う．単純X線検査はとくに年少児では偽陽性が高いことに注意する．

アレルギー性鼻炎に伴うアレルギー性副鼻腔炎の多くは軽症で，治療はアレルギー性鼻炎の治療が中心となる．ただ，感染の合併があり，膿性鼻漏・後鼻漏，顔面痛などがみられれば症例の重症度に応じてアモキシシリンなどの抗菌薬の一定期間の投与が行われる[2]．

アレルギー性鼻炎の診断，治療についてまとめて解説する．

I型アレルギー疾患であり，常にアレルゲンの検索を考慮することが重要である．典型的な鼻症状（3主徴）をもち，鼻汁好酸球，特異的IgE抗体検査で陽性，誘発テストが陽性であれば，アレルギー性鼻炎およびその原因抗原が確実となる．すなわち，有症者で鼻汁好酸球検査，皮膚テスト（または血清特異的IgE抗体検査），誘発テストのうち2つ以上陽性ならアレルギー性鼻炎と確診できる．ただし，誘発試験そのものの手技の習得が必要で，また，小児では誘発試験の実施は必ずしも容易ではない．さらに，国内でディスクを用いる誘発テストで入手可能なものは，ハウスダストとヨモギの2種の抗原のみである．

● 診断にあたっての注意点
- アレルゲン特異的IgE抗体の存在（感作陽性）は，必ずしも発症や原因アレルゲンの特定を意味しない．感作陽性者のうちアレルギー性鼻炎発症者の割合（発症率）はアレルゲン，年齢などにより大きく異なる．
- 花粉症の花粉非飛散期には花粉症症状はなく，鼻内所見正常，鼻汁好酸球陰性で誘発テストも陰性のことが少なくない．
- 鼻汁好酸球検査は偽陰性のこともあり，一度の検査で陰性であってもアレルギー性鼻炎が疑わしければ再検する（ただし，花粉非飛散期には陰性）．
- 鼻内診察：前鼻鏡での鼻内診察は患者の負担が少なく，水性鼻汁分泌とともに通年性アレルギー性鼻炎では浮腫蒼白な特徴的粘膜所見が得られることも多い．花粉症では，粘膜はむしろ発赤を呈することが多い．そのほか，鼻中隔弯曲や鼻ポリープなどの有無の確認など，その後の治療に影響を与える情報を入手することができる．
- 血清総IgE値は高値を呈さないことも多く，抗原特異的IgE値との関連も浅く，必須の検査ではない．
- 血液中好酸球数も一定せず，鼻汁好酸球に比べて測定の意義はあまりない．
- 皮膚テストや誘発テストでは薬剤による影響がみられ，抗ヒスタミン薬，交感神経刺激薬，各種ステロイド薬などに注意が必要である．

● 重症度分類

アレルギー性鼻炎の3主徴でもあるくしゃみ発作，鼻漏，鼻閉の程度は❶のように分類される．くしゃみは1日の回数，鼻汁は1日の擤鼻回数，鼻閉は口呼吸の時間で分類される．重症度分類は，この症状の程度に基づいて行われるが，くしゃみと鼻漏の相関の程度は深く，どちらか強いほうを採用し，分類が行われる．また，アレルギー性鼻炎の重症度分類は，患者の重症度の評価のみならず，患者の治療効果，経過の評価，薬効など治療評価などにも用いられ，症状の強さや使用する薬物の内容をスコア化して評価する．その他，鼻内所見，アレルギー検査の程度分類，治療効果判定測定基準が別途定められている[1]．

❶ アレルギー性鼻炎の重症度分類

程度および重症度		くしゃみ発作または鼻漏				
		++++	+++	++	+	−
鼻閉	++++	最重症	最重症	最重症	最重症	最重症
	+++	最重症	重症	重症	重症	重症
	++	最重症	重症	中等症	中等症	中等症
	+	最重症	重症	中等症	軽症	軽症
	−	最重症	重症	中等症	軽症	無症状

□ くしゃみ・鼻漏型　■ 鼻閉型　▨ 充全型

各症状の程度は以下とする.

種類＼程度	++++	+++	++	+	−
くしゃみ発作（1日の平均発作回数）	21回以上	20〜11回	10〜6回	5〜1回	+未満
鼻汁（1日の平均擤鼻回数）	21回以上	20〜11回	10〜6回	5〜1回	+未満
鼻閉	1日中完全につまっている	鼻閉が非常に強く，口呼吸が1日のうち，かなりの時間あり	鼻閉が強く，口呼吸が1日のうち，ときどきあり	口呼吸は全くないが鼻閉あり	+未満
日常生活の支障度	全くできない	手につかないほど苦しい	（+++）と（+）の中間	あまり差し支えない	+未満

(鼻アレルギー診療ガイドライン作成委員会. 鼻アレルギー診療ガイドライン―通年性鼻炎と花粉症. 2016年版. 2015[1])

治療　治療の目標は，症状はないか，あっても軽度で日常生活に支障のない，薬もあまり必要ではない状態，症状は持続的に安定していて急性増悪があっても頻度は低く（年に数回，2週間程度），遷延しない状態，抗原誘発反応がないか，または軽症の状態になることである.

治療法としては以下のものが重要である[1].

- 患児・保護者とのコミュニケーション：疾患，病状，治療の必要性，治療法について十分な説明を行い，信頼関係を築くことが治療の第一歩となる．とくに，アレルギー性鼻炎では原因アレルゲンの除去・回避が必要で，患者自身によるセルフケアが重要である.
- アレルゲン除去と回避：I型アレルギー疾患ゆえ，意義はある．ダニが繁殖しやすいカーペット，ぬいぐるみを避け，寝具は丸洗いをする，可能なら原因ペットに接触しない指導も重要である．スギ花粉症では花粉飛散情報や予報についても入手が可能となっており，患者のセルフケアに役立たせたい．マスクや眼鏡の使用，屋内に花粉を入れない，花粉の付着を防ぐ衣服や帽子の使用も推奨される．ただ，マスクを装着していても完全に花粉の侵入を防げるわけではなく，風量などにも大きな影響を受ける.
- 薬物治療：患児の病型（鼻閉が中心の鼻閉型と，くしゃみあるいは鼻漏が中心のくしゃみ・鼻漏型に大別）と重症度に合わせた治療法が指針として記載されている．薬剤の特徴を考慮して十分な量を投与し，症状の改善をみながらステップダウンを図ることが重要である.

●薬物治療のポイント

薬物治療にあたっては，まず患者の症状から重症度を分類する．1日に鼻をかむ回数が5回を超える，あるいは鼻が詰まって口呼吸をすることがあると中等症になる．医療機関を受診するスギ花粉症患者の多くは中等症以上と考えられる.

病型は大きく3つに分類される．①くしゃみや鼻水が中心のくしゃみ・鼻漏型，②鼻閉が中心の

鼻閉型，③鼻閉が強いがくしゃみや鼻汁も強く合併する充全型である．花粉症では，中等症以上のくしゃみ・鼻漏型には抗ヒスタミン薬内服に鼻噴霧ステロイド薬を，鼻閉型，充全型には抗ロイコトリエン薬に鼻噴霧ステロイド薬，さらに抗ヒスタミン薬の内服の併用が推奨されている．通年性アレルギー性鼻炎では中等症であってもまずは，抗ヒスタミン薬，抗ロイコトリエン薬，あるいは鼻噴霧ステロイド薬の単剤での治療が，改善がみられない場合にはこれらを併用することが推奨されている．このような花粉症治療での比較的早期からの併用薬の推奨の背景には，通年性アレルギー性鼻炎とは異なり，スギ花粉症は花粉飛散開始前までは無症状であった多くの患者が，飛散開始とともに多量の花粉抗原の曝露を受けて激しい症状を示すことから「急性疾患」としてとらえられ，迅速に症状の改善が求められることがある．

● 点鼻血管収縮薬・ステロイド薬

さらに，最重症でとくに鼻閉が強い症例では容易に薬物治療に反応しない場合もある．患者は鼻呼吸ができず強い睡眠障害があり，学習や仕事への集中力が大きく損なわれている．その場合には7～10日に限って点鼻血管収縮薬の併用を勧める．長期の点鼻血管収縮薬の使用は逆に鼻閉を増強し，鼻漏の原因となり薬剤性鼻炎を引き起こすので注意が必要である．さらに，糖尿病の合併がない症例では，やはり1週間程度，ステロイドの内服を併用すると有効な場合が多い．ステロイド薬の筋注はデポ製剤として保険では認められているが，投与後3週にわたり副腎機能は強く抑制され，月経や皮膚注射部にも影響が出る．国際的にも使用は推奨されていない．

● 花粉症の予防的治療

一方，例年花粉症の症状が強い患者には，次年度の花粉飛散期前や初期に治療を受けることを勧めておく．花粉曝露を反復して受けていると症状が強くなり，鼻粘膜の過敏性も亢進して薬物治療を開始しても改善までに時間がかかる．症状が軽いときから治療を開始することで花粉飛散ピーク時も含めて症状をコントロールしやすく，QOLの改善にもつながることが示されている．花粉飛散前のまったく症状がないときからの薬物治療の開始を勧める報告もあるが，現状では花粉飛散開始時期を一定の精度で特定することが困難である以上，現実的ではなく，また，軽い症状が発現してから開始しても（早期治療）十分効果は認められている[3]．

● アレルゲン免疫療法（減感作療法）

現在唯一根本治療となりうる治療法である．とくに皮下注射により原因アレルゲンの投与を行う方法は，古い歴史を有する．たとえ治癒に至らなくとも約7割の患者で症状が改善され使用薬剤を減らすことが可能であり，その効果は長期に及ぶことが期待されている．ただし，短所として，まれとはいえ副作用があり，1,000～2,000回の注射に1回の喘息症状，250万回に1回程度の重いアナフィラキシー反応の誘導がみられるとされていること，投与後30分間は医師の管理下におく必要があること，2年以上50回以上の通院が必要であること，無効例も少なからず存在する，といったことがある[4]．近年，舌下免疫療法が登場し注目されている．従来の抗原の皮下注射による抗原特異的免疫療法に代わる方法として，口腔粘膜を利用した抗原の粘膜投与である．医師の指導下ではあるが，自宅での投与が可能であり，重篤な副作用が減少するので患者の負担が著しく軽減されるものとして注目されている．2年以上，可能なら3年以上の投与が推奨されているが，終了後も長期の効果の持続が期待され，アレルギー性鼻炎の自然経過を改善する治療法として期待されている．

アレルギー性鼻炎は喘息の発症危険因子として知られるが，喘息の発症の抑制効果も報告されている．2014年10月からスギ花粉舌下液，2016年6月からスギ花粉舌下錠が市販され[5]，ダニについても2015年から発売され，2018年から12歳未満の患児にも適応が拡大されている[6]．ただ，効果発現までには2か月程度必要なこと，口内のかゆみや腫脹などの局所の副作用の頻度は高い（ほとんどは軽症で治療の必要なく自然に改善）

などの課題がある．処方にあたっては学会が主催する，あるいは監修した講習会やe-learningの受講をして資格を得る必要がある．しかし，このような制度により患者への説明が徹底されているためか，危惧された治療脱落者は比較的少ないことが報告されている．免疫療法の適応は軽症を含むすべての患者であるが，本治療の長所，短所を十分説明のうえインフォームド・コンセントを得る必要がある．

● **手術治療**

根本治療に至るわけではなく，長期成績は不足している．通常，小児では適応は少ない．

● **専門医などへの紹介**：効果が認められないのに漫然とした薬物投与の継続は避けなければならない．鼻中隔弯曲症や鼻ポリープ合併など鼻内構造異常を有していることもある．膿粘性鼻漏が続くときには，慢性副鼻腔炎の合併を疑う必要がある．また，アレルゲン特異的免疫療法の意義を考え，実施可能な医師に紹介する．

（岡本美孝）

文献

1) 鼻アレルギー診療ガイドライン作成委員会．鼻アレルギー診療ガイドライン—通年性鼻炎と花粉症．2016年版．東京：ライフ・サイエンス；2015．
2) 日本鼻科学会編．急性鼻副鼻腔炎診療ガイドライン2010年版（追補版）．日鼻誌 2014；53：27-84．
3) Yonekura S, et al. Randomized double-bind study of prophylactic treatment with an antihistamine for seasonal allergic rhinitis. Int Arch Allergy Immunol 2013；162：71-8．
4) 日本アレルギー学会編．スギ花粉症におけるアレルゲン免疫療法の手引き．改訂版．東京：メディカルレビュー社；2018．
5) 日本鼻科学会編．アレルギー性鼻炎に対する免疫療法の指針．日鼻誌 2012；51：119-54．
6) 日本アレルギー学会編．ダニアレルギーにおけるアレルゲン免疫療法の手引き．改訂版．東京：メディカルレビュー社；2018．

2章 川崎病

川崎病の急性期治療

概要

　川崎病は，川崎富作博士が1967年にその疾患単位を発表してから半世紀が経過したが[1]，原因が今なお不明であるため根本的治療法が確立されていない．この50年あまり，初期標準治療（→ガイドラインの用語解説）は何度も変遷を経て現在に至り[2]，その結果，冠動脈後遺症（coronary artery lesions：CAL）の発症率は低下し続けており，2017年に報告された第24回川崎病全国調査によると2.3%になっている．しかしながら，患者発生数は右肩上がりで年間15,000人以上にも達しているため，依然，年間350人前後の子どもたちがCALを発症している．川崎病治療の最大の目標は，「血管炎による血管壁破壊を早く抑え込み，その結果，CALの発症率を減じる，あるいはゼロにする」である．2012年に日本小児循環器学会から出された『川崎病急性期治療のガイドライン』[3]を参考にして，CALを合併させない診療をめざしたい．

ガイドラインのポイント

　『川崎病急性期治療のガイドライン』（2012年）では，初期標準治療に対する抵抗例があることを想定して，1st line，2nd line，3rd lineの3段構えの治療方法を用意している（❶）．典型例であっても治療反応性が異なり，3つの治療方法の組み立て方が治療戦略上重要である．不応予測スコア（❷）を用いることで2nd lineに記載されているステロイド治療をアップグレードさせるなど，初期強化治療（→ガイドラインの用語解説）の戦略も考慮している．

1st line 治療適応の典型例

症例1：1歳1か月，女児．
主訴：発熱，眼球結膜充血，BCG接種部位の発赤．
現病歴：第1病日から39℃台の発熱があり，近医を受診．発熱以外の症状はなく解熱薬のみの処方を受け，経過観察となった．第4病日，眼球結膜充血が出現したため近医を再受診し，口唇の発赤，四肢体幹の発疹，頸部リンパ節腫大，四肢末端の硬性浮腫，BCG接種部位の発赤も認めたため，当科に紹介となった．
身体所見：体温39℃，身長75.6 cm，体重10.45 kg．眼球結膜充血，口唇の発赤・出血，体幹・手掌・両足背に発疹，頸部リンパ節腫大を認め，BCG接種部位に発赤・腫脹もみられた．
検査所見：赤血球458万/μL，Hb 11.1 g/dL，白血球17,380/μL（好中球65.9%），血小板29.7万/μL，Na 134 mEq/L，K 4.9 mEq/L，AST 35 IU/L，ALT 17 IU/L，CRP 7.14 mg/dL．
治療・経過：入院時，発熱4日目以外の5主要症状を認めたため，川崎病と診断した[4]．免疫グロブリン静注療法（intravenous immunoglobulin：IVIG）不応予測の群馬のスコアは，治療開始4病日（≦4, 2点），血小板29.7万（<30万, 1点），月齢13（>12, 0点）で3点，ローリスク群であった．この点もふまえて，『川崎病急性期治療のガイドライン』治療アルゴリズム（❶）[3]に沿って，2 g/kg/日のIVIGとアスピリン30 mg/kg/日（Class Ia, Grade A, ❸）の治療に踏み切った．IVIG開始前に心断層エコー検査を行ったが，両側冠動脈は正常範囲であった．経過は良好で，翌日には解熱し，その他の主要症状は3〜4日間で

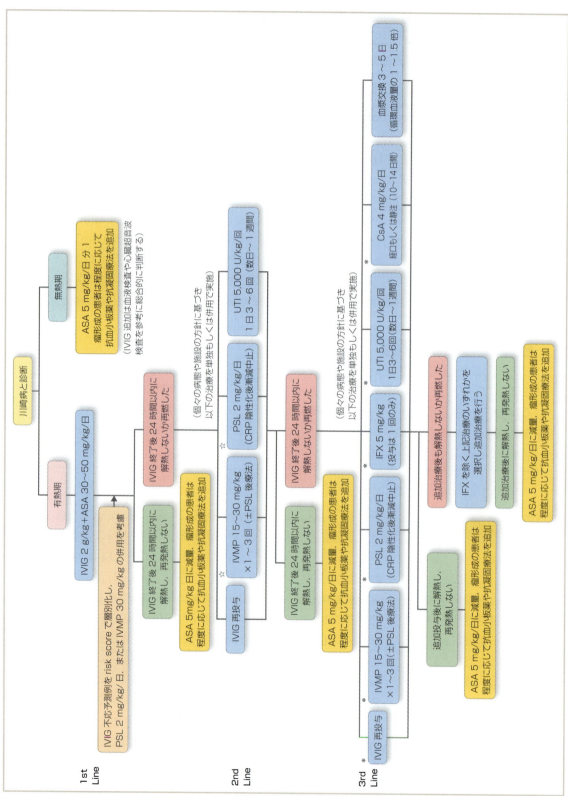

❶川崎病急性期治療のアルゴリズム

リスクスコアで層別化した場合，2nd line の☆印を 1st line にアップグレードし，また 3rd line の＊印を 2nd line にアップグレードしても良い．
(佐地勉ほか．川崎病急性期治療のガイドライン（平成 24 年改訂版）．2012[3])

消失した．その後，再発熱や症状の再燃なく，また，心断層エコー検査でも冠動脈拡張は認めなかったため，第14病日に退院となった．

解説 川崎病血管炎に対する基本方針は，診断後可能な限り早期に（9病日，少なくとも10病日までに）血管炎を抑えることであり，この目的のために初期標準治療（1st line）としてIVIG＋アスピリン併用療法を行う．ただし，この初期標準治療の中核をなすIVIG治療に抵抗する例が約20％存在するとされる．この不応例を予測する3スコア（大阪，久留米，群馬のスコア）が提案されており，このスコアでIVIG不応が予測される症例に対しては2nd lineに記載されているプレドニゾロン（Class Ib, Grade B，保険適用）またはメチルプレドニン（IVMP；Class Ib, Grade C，オフラベル）を1st lineにアップグレードして初期治療に併用して良いとされている[5]．

最新（2015～2016年）の第24回川崎病全国調査による1st line治療の現状は，93.5％の症例（29,543例）がIVIGを受けており，このうちIVIG単独が87％（25,690例）で，IVIG＋ステロイドの併用療法は13％（3,853例）で，RAISE Studyの結果をふまえて，1st lineにステロイドを併用する症例数が増加傾向にある．

❷不応予測スコア（群馬スコア）

	閾値	点数
Na	133 mmol/L 以下	2点
AST	100 IU/L 以上	2点
治療開始（診断）病日	4病日以前	2点
好中球%	80％以上	2点
CRP	10 mg/dL 以上	1点
月齢	12か月以下	1点
血小板数	30万/mm^3 以下	1点

カットオフ値：5点以上．

3rd line治療を要した例

症例2：4歳3か月，男児．
主訴：発熱，眼球結膜充血，BCG接種部位の発赤．
現病歴：第1病日から39℃台の発熱があり，近医を受診．感冒と診断を受け総合感冒薬を処方された．第3病日には，発熱，口唇紅潮以外に症状はなく解熱薬のみの処方を受け，経過観察となっ

❸ガイドライン（2012年）に記載されている治療法のエビデンスレベル，推奨度，保険適用

	治療法	エビデンスレベル	推奨度	保険適用
1st line, 2nd line	1）IVIG 　初期治療としてのIVIG 　IVIG不応例に対するIVIG再投与	Class Ia Class Ⅲ	Grade A Grade B	有 （有）
	2）プレドニゾロン（PSL） 　① IVIG不応予測例に対するIVIG＋PLS初期併用療法 　② IVIG不応例に対する追加治療	Class Ib Class Ⅱb	Grade B Grade C	有 無
	3）メチルプレドニン（IVMP） 　① 初期治療としてのIVIG＋IVMP併用 　② IVIG不応例予測に対するIVIG+IVMP初期併用療法 　③ IVIG不応例に対する追加治療	Class Ib Class Ib Class Ⅱb	Grade C Grade B Grade B	無 無 無
	4）ウリナスタチン（UTI） 　① 初期治療としてのIVIG+UTI併用 　② IVIG不応例への追加治療	Class Ⅱa Class Ⅱb	Grade B Grade C	無 無
2nd line, 3rd line	1）インフリキシマブ（IFX） 　IVIG不応例に対する追加治療	Class Ⅱb	Grade C	無*
	2）シクロスポリンA（CsA）	Class Ⅲ	Grade C	無
	3）血漿交換	Class Ⅲ	Grade C	有

＊：2015年12月に保険適用．

た．第5病日，眼球結膜充血が出現したため近医を再々受診し，四肢体幹の発疹，頸部リンパ節腫大，四肢末端の硬性浮腫も認めたため，当科に紹介となった．

身体所見：体温39℃，身長94 cm，体重14.7 kg，眼球結膜充血，口唇の発赤・出血，頸部リンパ節腫大，体幹・手掌・両足背に発疹，BCG接種部位に発赤・腫脹を確認した．

検査所見：赤血球449万/μL，Hb 11.4 g/dL，白血球8,370/μL（好中球81.5％），血小板23.6万/μL，Na 133 mEq/L，K 3.5 mEq/L，AST 116 IU/L，ALT 197 IU/L，CRP 11.2 mg/dL．

治療・経過：入院時，発熱5日目で6主要症状すべてを認めたため，川崎病と診断した[4]．群馬のスコアは，血清Na，AST，好中球比率，CRP，血小板から8点であったが，1st line治療として，2 g/kg/日の初回IVIGとアスピリン30 mg/kg/日の投与を開始した．治療開始前に心エコー検査を行ったが，異常を認めなかった．初回IVIG後解熱せず，むしろCRPは25.3 mg/dLに上昇した．そこで，第7病日に2nd line治療として，2回目のIVIG（2 g/kg/日）を行ったが，第8病日も解熱しなかったため，3rd lineとしてシクロスポリンA（CsA；ClassⅢ, Grade C，オフラベル）の投与（4 mg/kg/日，経口投与）を開始した．以後の経過は良好で，第9病日には解熱し，他の主要症状も3～4日間で消失した．その後，症状の再燃はなく，また，心断層エコー検査でも異常を認めなかったため，第17病日にCsAを中止し，第19病日に退院となった．この間CsAのトラフ値は90～110 ng/mLであったが，解熱していたので増量は行わず経過をみた．

解説 3rd line治療は，1st line，2nd lineでも解熱しない症例に対して準備されている治療法であり，2nd line治療に記載される4つの選択肢以外にインフリキシマブ（IFX；ClassⅡb, Grade C，オフラベル→保険適用）[6]，シクロスポリンA（CsA）[7]，血漿交換（ClassⅢ, Grade C，保険適用）[8]が記載されている．実際には，各施設でそれぞれに薬剤，治療法を選択してプロトコールを作成しているのが現状である．

CsAは，Ca^{2+}/NFAT経路の下流にあるカルシニューリンの脱リン酸化を抑制することでT細胞や免疫担当細胞の抑制作用をもつとされ，強い免疫抑制作用をもつ．この薬剤が注目されるに至ったのは，イノシトール1,4,5-三リン酸3-キナーゼC（ITPKC）やカスパーゼ3（CASP3）の遺伝子多型が川崎病罹患感受性に，またIVIG抵抗性やCAL発症に関与すると報告されたことに始まる．両遺伝子多型はいずれもCa^{2+}/NFAT経路活性化に作用するため，この経路に抑制作用をもつCsAが川崎病血管炎抑制作用をもつことが予想された．実際に，IVIG不応例に対するCsA療法はすでに多施設観察研究がなされて安全性・薬物耐用性ともに臨床的有用性が報告されている[7]．投与量は，経口的にCsA（ネオーラル®）4 mg/kg/日を朝夕2回に分けて服用させ，60～200 ng/mLを目標トラフ値として投与量を4～8 mg/kg/日に調整する．

非典型例

症例3：5か月，女児．
主訴：発熱，発疹．
現病歴：当科入院11日前に，発熱，眼球結膜充血を認め，翌日も発熱が持続したため，A病院小児科を受診．CRP 6.6 mg/dLと炎症反応高値のため，入院としセフォタキシム治療を受けた．3日後（当科入院8日前），解熱し退院となった．4日後（入院4日前）A病院外来を再診した．CRP 9.8 mg/dL，心エコーで左冠動脈主幹部3.0 mm，右冠動脈2.8 mmと軽度の冠動脈拡張を認めたためアスピリン5 mg/kg/日が開始され，1週間後外来再診の予定となった．しかし，4日後（入院当日），38℃台の再発熱と大腿部に発疹を認めたため，B病院小児科を受診したところ冠動脈拡張を指摘され，川崎病の疑いで当院紹介となった．

身体所見：身長65.5 cm，体重7.3 kg，体温37.6℃，

心音，呼吸音は正常．大腿部に紅斑を認めたが，眼球結膜充血，口唇紅潮・いちご舌，頸部リンパ節腫脹，四肢末端に所見は認めなかった．

入院時検査：白血球 20,680/μL，CRP 7.08 mg/dL と炎症反応の高値を認めた．心電図は ST-T 変化を認めず正常範囲であった．しかし，心エコーで左冠動脈前下行枝（LAD）に 8.7 mm の巨大瘤，右冠動脈（RCA）に連珠状に連なる瘤，中枢側から 8.9 mm，9.1 mm，11.1 mm の巨大瘤，さらに末梢にも 4〜5 mm の連珠状の瘤を認めた．以上から主要症状は 2 つであるが，左右巨大冠動脈瘤を合併した川崎病と診断した．

入院後の治療と経過：入院時，川崎病として第 12 病日であり，37.6℃の微熱と炎症反応高値が残存し，また，すでに巨大冠動脈瘤の形成を認めた．ガイドライン上は川崎病の抗炎症治療としては，第 1 選択は IVIG であるが，巨大瘤内の血栓形成を誘発する可能性が高いため選択しなかった[9]．まだ比較的強い炎症反応が残存しており，この血管炎と血管壁破壊阻止の目的として，ウリナスタチン（オフラベル）を使用した[10]．また，経過から瘤の急速な増大が疑われたため，瘤破裂予防のためプロプラノロールの投与を行った[11]．併せて，瘤内血栓形成のリスクが高いと判断し，PT-INR 2.5 をターゲットに，ワルファリン量を調整し，さらに，ヘパリン（15 単位/kg/時）の持続点滴，アスピリン 5 mg/kg/日の内服も併用した．

しかし，第 14 病日に LAD，RCA の瘤内血栓を確認したため，t-PA（tissue-plasminogen activator：34.8 万単位/kg を 1 時間で静注）を 4 日間連続投与し，血栓の消退を確認した．このような管理によって瘤の破裂や心筋梗塞などのイベントを起こさずに第 101 病日で退院となったが，退院時，LAD に 12.1 mm，RCA に最大径 20.0 mm をはじめとした複数の巨大冠動脈瘤を残した．

解説 急性期にすでに（巨大）冠動脈瘤形成を認める例に対して確立された治療方法はなく，苦慮することが多い．IVIG 不応例を多く治療する施設では，発熱や強い炎症反応が持続しつつ，すでに冠動脈瘤が生じている症例を治療することも多い．治療のポイントは，①継続する炎症の抑制，②瘤内血栓形成の予防と生じた際の対策，さらに，③急激に増大する瘤では瘤破裂の予防，この 3 つを同時並行させる治療となる．

■ 抗炎症

急性期に瘤形成があり，かつ強い炎症所見が残存する症例に対しては，通常の川崎病症例と同様に，できるだけ早期の炎症抑制から血管壁破壊を阻止し，一方で，瘤内血栓形成を防止する 2 つの対策を同時に行うことが重要である．第 1 選択は IVIG であるが，すでに複数回の IVIG を受けて，高濃度の IgG になっている場合，血液の過粘度から血栓形成に注意が必要となる．とくに 6 mm 以上の瘤を形成し，冠動脈内に乱流が存在する状態では血栓形成の危険が高いため，さらなる IVIG やステロイドを使用する際には，ヘパリンやワルファリンで十分な抗血栓療法を併用して血栓形成に細心の注意が必要である．

■ 血栓の予防と生じた際の対策

新しい瘤においてはフレッシュな内膜損傷から血栓形成のリスクが高い．その予防のため，かなり厳格な抗血小板・抗凝固療法が必要である．ヘパリンの持続点滴やアスピリン・ワルファリン内服を行う．PT-INR 値は 2.5 前後を目標にする．上記のようなヘパリン・アスピリン・ワルファリンなどの抗血小板・抗凝固薬の投与下でも，中等瘤や巨大瘤内に血栓が形成されるリスクが高い．もし，血栓が生じた場合には，早期に t-PA の経静脈投与は有用である．t-PA を 34.8 万単位/kg/回を 1 時間で静注し，これを 3〜4 日間の連続投与で血栓が消失し有効であった症例を複数経験している．

■ 瘤破裂の予防

急激に冠動脈瘤の増大を認める症例では瘤破裂による突然死の危険が報告され，血圧のコントロールが大切とされる．完全鎮静し挿管管理下の厳密な血圧管理が重要とされるが，その完全鎮静化の期間も不明である．発病後 1 か月以内の破裂が

多いとされるので，一応の目安にはなるが[11]，瘤破裂のリスクをもつ患児の急性期管理については，生命に直結する事象でもあり，今後の大きな課題である．

川崎病治療のゴールは本項の最初にも記したように「CALをいかに抑制するかないしはゼロにする」ことであり，発熱が持続するとCALの頻度が増大するため，第9～10病日以内に発熱，血管炎を抑え込む必要がある．第5病日前後に入院することが多いので，わずか4～5日間という短い時間のなかで，単一の治療法を試み，不応な場合に次の手段を繰り出すのは不十分な治療戦略といわざるをえない．1st，2nd，3rd lineにあげられている治療手段を，初回からいくつか組み合わせた初期強化治療は，短時間内に炎症を抑え込むことを目標とするのに適した治療戦略と考えられる．一方，初回IVIGによって解熱した例からも瘤や巨大瘤を生じることを時に経験することから，不応予測スコアによる選別によらない全例に使用できる初期強化治療の確立が今後の方向性と考えられる．さらなる治療研究の進歩を期待したい．

（鈴木啓之）

文献

1) 川崎富作．指趾の特異的落屑を伴う小児の急性熱性皮膚粘膜淋巴腺症候群（自験例50例の臨床的観察）．アレルギー 1967；16：178-222．
2) 荻野廣太郎．初期治療の歴史的変遷．小児科 2009；41：41-56．
3) 佐地勉ほか．川崎病急性期治療のガイドライン（平成24年改訂版）．日小児循環器会誌 2012；28：S1-28．
4) 厚生労働省川崎病研究班．川崎病（MCLS，小児急性熱性皮膚粘膜リンパ節症候群）診断の手引き．2002．
5) Kobayashi T, et al. Efficacy of immunoglobulin plus predonisolone for prevention of coronary artery abnormalities in severe Kawasaki disease : a prospective, randamised, open, blinded-endpoint trial. Lancet 2012；379（9826）：1613-20.
6) Masuda H, et al. Infliximab for the treatment of refractory Kawasaki disease : a nationwide survey in Japan. J Pediatr 2018；195：115-20. e3.
7) Suzuki H, et al. Cyclosporin A treatment for Kawasaki disease refractory to initial and additional intravenous immunoglobulin. Pediat Infect Dis J 2011；30：871-6.
8) Mori M, et al. Efficacy of plasma exchange therapy for Kawasaki disease intractable to intravenous gamma-globulin. Mod Rheumatol 2004；14（1）：43-7.
9) 吉岡美咲ほか．開始が遅れたガンマグロブリン大量療法中に冠動脈瘤内血栓を生じた川崎病の2例．日児誌 1993；97：1970-6.
10) Kanai T, et al. Ulinastatin, a urinary trypsin inhibitor, for the initial treatment of patients with Kawasaki disease : a retrospective study. Circulation 2011；124（25）：2822-8.
11) Miyamoto T, et al. Rupture of a coronary aneurysrn in Kawasaki disease : a rare case and review of the literature for the past 15 years. J Thorac Cardiovasc Surg 2014；147：e67-9.

ガイドラインの用語解説

- 初期標準治療：川崎病と診断がついた患児に対してまず行われる治療のことで，2012年のガイドラインでは1st line治療として記載されている．具体的に推奨される治療法は，免疫グロブリン大量療法（IVIG 2 g/kgを24時間で静注）＋アスピリン（30～50 mg/kg/日 経口）である．
- 追加治療：初期標準治療（初回IVIG）の終了後24時間に解熱しない（37.5℃未満にならない）症例に対して考慮される治療のことである．ガイドラインでは2nd line治療として記載されている．
- 初期強化治療：初期標準治療に不応な症例が約20％存在するとされる．そこでさまざまな臨床指標からIVIG不応を予測するスコア（群馬スコア，久留米スコア，大阪スコア）が考案され，このようなスコアを用いてIVIG不応が予測される症例に対して，初期標準治療（IVIG＋アスピリン）になんらかの治療を追加する場合に初期強化治療とよばれる．具体的には，2012年のガイドラインでは不応予測例に対して，IVIG＋アスピリンに加えて，2nd lineに記載されているステロイド（プレドニン2 mg/kg/日またはメチルプレドニン10～30 mg/kg/回を1～3回）の静注を併用してもよいとされ，このような治療が初期強化治療とされる．

2章　川崎病

川崎病の心臓血管後遺症

概要

　川崎病の最大の合併症は，冠動脈瘤（→ガイドラインの用語解説）をはじめとする心臓血管後遺症である．冠動脈瘤（拡大を含む）は，無治療では20～30％に出現し，免疫グロブリン静注療法（intravenous immunoglobulin therapy：IVIG）とアスピリン経口投与による標準治療を行っても，2～3％に認められる．冠動脈瘤は径の大きさによって，小動脈瘤（拡大），中等瘤，巨大瘤に分類される．瘤は小さいほど正常化（退縮）しやすく，大きいほど冠動脈狭窄・閉塞による虚血性心疾患が生じやすい．小児や若年成人の虚血性疾患の原因になり，大流行があった1980年代の患者の加齢，なお増加傾向にある新規発生数を鑑みると，今後さらに冠動脈瘤合併例の管理が重要になると予想される．

ガイドラインのポイント

　冠動脈瘤合併例，虚血性心疾患などの適切な管理を目的として，日本循環器学会から『川崎病心臓血管後遺症の診断と治療に関するガイドライン』が2003年に発刊され，2008年，2013年[1]と改訂されてきた．現在，次の改訂作業が開始されている．急性期冠動脈瘤の大きさと退縮や狭窄といった変化を加味した重症度分類に基づき（❶），診療方針がまとめられている（❷）．川崎病の診療に関わる小児科医のみならず，他科の医師にも有用な内容になっている．

❶ 川崎病心臓血管病変の重症度分類

a. 急性期冠動脈瘤の分類	・小動脈瘤（ANs）または拡大（Dil）：内径4mm以下の局所性拡大所見を有するもの 　年長児（5歳以上）で周辺冠動脈内径の1.5倍未満のもの ・中等瘤（ANm）：4mm＜内径＜8mm 　年長児（5歳以上）で周辺冠動脈内径の1.5倍から4倍のもの ・巨大瘤（ANl）：8mm≦内径 　年長児（5歳以上）で周辺冠動脈内径の4倍を超えるもの
b. 重症度分類	心エコー検査，ならびに選択的冠動脈造影検査などで得られた所見に基づいて，以下の5群に分類する． 　Ⅰ．拡大性変化がなかった群：急性期を含め，冠動脈の拡大性変化を認めない症例 　Ⅱ．急性期の一過性拡大群：第30病日までに正常化する軽度の一過性拡大を認めた症例 　Ⅲ．Regression群：第30病日においても拡大以上の瘤形成を残した症例で，発症後1年までに両側冠動脈所見が完全に正常化し，かつⅤ群に該当しない症例 　Ⅳ．冠動脈瘤の残存群：冠動脈造影検査で1年以上，片側もしくは両側の冠動脈瘤を認めるが，Ⅴ群に該当しない症例 　Ⅴ．冠動脈狭窄性病変群：冠動脈造影検査で冠動脈に狭窄性病変を認める症例 　　（a）虚血所見のない群：諸検査において虚血所見を認めない症例 　　（b）虚血所見を有する群：諸検査において明らかな虚血所見を有する症例
参考条項	中等度以上の弁膜障害，心不全，重症不整脈などを有する症例については，各重症度分類に付記する．

（日本循環器学会ほか．川崎病心臓血管後遺症の診断と治療に関するガイドライン[1]）

❷ガイドラインのまとめ

	重症度	病態	診断,経過観察	治療	生活指導,運動指導
I	拡大性変化がなかった群	川崎病既往が動脈硬化性病変に進展する要因となる可能性については,明らかなエビデンスはない.	発症後5年までは経過を観察する.経過観察は30病日,60病日,6か月,1年および発症後5年の時点とし,心電図,心エコー,必要に応じて胸部X線写真を加える.最終チェック時に負荷心電図検査を行うのが望ましい.	遠隔期には原則として,治療は必要としない.急性期以降に冠動脈瘤のない症例では,アスピリンなどの抗血小板薬の内服は中止しても構わない.	生活・運動面での制限はしない.学校生活管理指導表は発症後5年以上経過していれば,「管理不要」とする.その後の管理については保護者(または本人)との協議による.生活習慣病の重複を生涯に渡り避けるようにすべき点が重要である.とくに中学・高校生に対する生活習慣病予防の教育(脂質の測定,禁煙,肥満予防など)が必要である.
II	急性期の一過性拡大群	急性期の冠動脈では,組織学的に血管炎が中膜外層から始まり,内膜に及ぶのが認められる.心エコーでびまん性の冠動脈の拡大がみられ,30病日までに正常径に戻る群.			
III	Regression群	発症から1〜2年後に起こることが多く,小〜中の動脈瘤でしばしばみられる.退縮部位で冠動脈拡張能の低下,血管内皮機能の異常や内膜の著明な肥厚が報告されている.成人期に同部位を責任部位とする急性冠症候群を合併したとの報告がある.	原則としては,小学校入学時まで1年ごとに心電図,心エコー,胸部X線写真を行う.その後,小学校4年時,中学校入学時,高等学校入学時まで負荷心電図を含めた観察を続ける.急性期の冠動脈瘤の内径が大きい症例では,種々の画像検査*を組み合わせて経過を追跡する.	必要に応じてアスピリンなどの抗血小板薬の服用を継続.	生活・運動面での制限はしない.I,IIに準じる.
IV	冠動脈瘤の残存群	回復期以後に残存する瘤が後遺症とされる.組織的には炎症が進行し内弾性板が破綻し,汎血管炎となる.その後,内・外弾性板が断片化となり動脈圧に耐えられなくなって破綻し瘤の形成に至る.巨大冠動脈瘤を有する症例のなかには,有意な狭窄性病変を有していなくても心筋虚血を合併することがあるので注意を要する.	負荷心電図および種々の画像検査*を組み合わせて経過観察を行わなければならない.とくに,急性期の冠動脈瘤の内径が大きい症例では心筋虚血を合併している可能性があり,2〜5年ごとに負荷心筋シンチグラフィを行うことが望ましい.	アスピリンなど抗血小板薬の服用を継続する.巨大冠動脈瘤形成例,冠動脈瘤内血栓例に抗凝固薬を必要とする場合がある.有意な狭窄性病変を有しない巨大冠動脈瘤の症例で心筋虚血を合併する場合には,CABGが適応となる場合がある.	生活・運動面での制限はしない.学校生活管理指導表は「E可」とする.巨大瘤を有する場合には学校生活管理指導表は「D禁」とし,発症後1年以降で変化がない場合は「E禁」もありうる.
V-a	冠動脈狭窄性病変群(虚血所見のない群)	中等以上の瘤で発症後,比較的早期に血栓により閉塞する症例がみられる.突然死がある一方,無症状の閉塞も約2/3を占めている.閉塞後に再疎通血管や側副血行路が発達し心筋虚血所見の改善をみる場合も多い.遠隔期に出現,進行する局所性狭窄は右冠動脈に比べて著しく,左冠動脈,とりわけ左前下行枝近位部,主幹部に出現頻度が高い.狭窄や閉塞に進展する可能性は瘤が大きいほど高く,長期経過観察で狭窄が出現している可能性がある.	一生を通じての経過観察が必要であり,症例ごとにオーダーメードの計画を立てなければならない.負荷心電図および種々の画像検査*を組み合わせて経過観察を行わなければならない.観察時期は個々の症例で異なるが,おおむね3〜6か月ごとにチェックする.	アスピリンなど抗血小板薬の服用を継続する.虚血発作の予防,心不全の治療として,Ca拮抗薬,硝酸薬,β遮断薬,ACE阻害薬,ARBを併用する.	生活・運動面での制限はしない.学校生活管理指導表は巨大瘤以外は「E可」とする.薬物治療の必要性について説明し服薬を守るよう指導する.また,虚血時の症状,対応についても指導する.狭窄性病変が改善しない限り,年1回以上の経過観察が必要である.
V-b	冠動脈狭窄性病変群(虚血所見を有する群)			V-aと同様に薬物療法を行い,運動負荷心電図や負荷心筋シンチグラフィなどで虚血が証明されれば,CABG,または,適切なPCIを考慮する.	運動制限が必要.状態により「D」以上の区分で判断する.運動部活動は「禁」とする.運動負荷検査の評価,心筋虚血の評価などにより「A」〜「D」区分の判断をする.服薬の重要性について十分に指導する.

*画像検査:心エコー(負荷を含む),負荷心筋シンチグラフィ,選択的冠動脈造影,IVUS,MRI,MRA,MDCTなど.
(日本循環器学会ほか.川崎病心臓血管後遺症の診断と治療に関するガイドライン[1])

急性期の一過性拡大群

症例1：6歳，男児．

入院経過：1歳3か月時に発熱があり，感冒の診断で近医に通院していた．眼球結膜充血と発疹もあったが，4病日に解熱しいずれも消失した．その後も微熱が時々あり，12病日に再び高熱になり受診した．不全型川崎病の疑いで行った心エコーで，右冠動脈に3.5 mm（Zスコア+4.5）の拡大を認め，IVIG 2 g/kg/日とアスピリンによる治療を行った．すみやかに解熱し，アスピリン少量を処方し，23病日に退院した．

退院後経過：30病日の心エコー検査では，右冠動脈は2.7 mm（+2.4）と正常化し，左冠動脈も主幹部2.5 mm（+2.2），前下行枝1.9 mm（+1.4）と正常範囲であった．62病日の心エコーも異常なく，アスピリンを中止した．

発症6か月と1年後の検査にも異常はなかった．以後，1年ごとに観察し，発症5年後のマスター負荷心電図と心エコーも正常であったため通院を終了とした．翌年の小学校入学に備え，「管理不要」とした学校生活管理指導表を作成した．急性期カードを渡し，本人に病歴を伝えることと成人期の注意点について説明した．

解説 軽度の炎症が持続し冠動脈拡大をきたした"くすぶり型"で，30病日には正常化した一過性拡大（→ガイドラインの用語解説）の症例である（❶）．一過性拡大例は冠動脈正常例と同様に管理してよいとされている．経過観察の目安は，発症後30病日，60病日，6か月，1年後，5年後である（❷）．検査は，心電図と心エコーを基本とし（勧告の程度クラスⅠ），必要に応じて胸部X線検査を行う．最終チェック時には，負荷心電図検査を行うことが望ましい．

アスピリン少量の経口投与（3～5 mg/kg/日，分1）は継続し，冠動脈病変がないことが確認できれば中止する（❷，勧告の程度クラスⅢ）．中止時期の目安は，ガイドラインでは発症後3か月とされているが，上記経過観察の目安に合わせ2か月で中止することが一般的である．生活・運動の制限は不要で，学校生活管理指導表は「E可（運動制限なし）」とする．発症後5年以降では，患者・保護者と協議のうえ，通院を終了してよい．川崎病の一生の予後は不明であるので，患者には病歴を正確に伝える必要がある．通院終了時には，「川崎病急性期カード」あるいは診療情報提供書を渡し，生活習慣病予防についてのアドバイスを行うことが望ましい．

冠動脈瘤の残存群

症例2：11歳，女児．

入院経過：7歳時，発熱と左頸部リンパ節腫脹のため5病日に入院した．抗菌薬を静注したが高熱が続き，他の主要症状も出現し8病日に川崎病と診断した．IVIG 2 g/kg/日の投与により9病日に解熱したが，冠動脈瘤を合併した．アスピリンの少量投与に加え，ジピリダモール5 mg/kg/日，分3の内服を開始した．退院後に冠動脈瘤の管理目的で，大学病院に紹介された．

退院後経過：32病日の心エコーで右冠動脈に径6.5 mm（+9.7），左冠動脈前下行枝に径7.0 mm（+8.7）の瘤を認めた．アスピリンとジピリダモールの内服を続け，外来で経過観察していたところ瘤は次第に縮小化した．発症6か月時に行った心臓カテーテル検査では，右冠動脈に径5.3 mm（+7.5），左冠動脈前下行枝に径3.6 mm（+3.9）の瘤があった（❸）．

ジピリダモールは中止し，アスピリン単剤で経過観察した．この間の運動負荷心電図と薬物負荷心筋シンチグラフィ（myocardial perfusion imaging：MPI）は正常であった．発症後5年目に行ったMRIによる冠動脈造影（magnetic resonance coronary angiography：MRCA）で冠動脈瘤の退縮（→ガイドラインの用語解説）を確認し，アスピリンは中止した．以後も定期的にフォローアップする予定である．

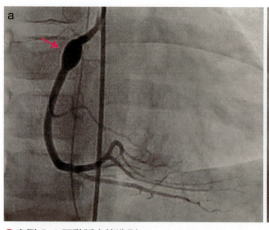 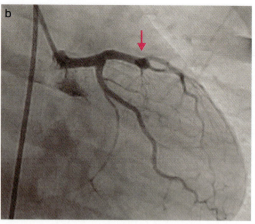

❸ 症例2の冠動脈血管造影
a：右冠動脈，b：左冠動脈．
発症6か月後に行った心臓カテーテル検査による冠動脈造影では，右冠動脈近位部（#1）の瘤は径6.5 mmから5.3 mmへ，左冠動脈前下行枝近位部（#6）の末梢の瘤は径7.0 mmから3.6 mmへといずれも縮小している（➡）．

解説　頸部リンパ節腫脹が先行し，診断が遅れ中等瘤を合併した年長児例である（❶）．冠動脈径は6 mm以上で，狭窄性病変や石灰化病変の頻度が高いと考えられる．中等瘤では，発症後1年以内は1～3か月ごとに心電図（可能であれば負荷心電図），心エコー，必要時には胸部X線検査を行う．発症1年後も瘤が残存した例では（重症度分類Ⅳ），引き続き3～6か月ごとに同様の検査を行う（❷．勧告の程度クラスⅠ）．発症1年以内に冠動脈瘤が正常化した場合も（退縮群，重症度分類Ⅲ），おおむね1年ごとにフォローアップする．小動脈瘤（拡大）（心エコー分類A-3）の退縮例では，拡大所見が消失するまでは3か月ごと，以後は小学校入学時まで1年ごと，小学校4年時，中学校入学時，高等学校入学時まで観察を続ける．

冠動脈瘤の画像評価として，心臓カテーテル検査による冠動脈造影検査はゴールドスタンダードに位置づけられる．しかし，侵襲性が高いため，多列造影CT（multi-detector row computed tomography：MDCT）あるいはMRCAも普及している．心筋虚血の評価には運動負荷心電図が簡便であるが，確実に検出するためには運動か薬物による負荷をかけたMPI，心筋血流MRI，心エコーといった画像検査を行う必要がある．以下，ガイドラインにおける冠動脈瘤合併例（重症度分類Ⅳ，Ⅴ）に対するこれらの検査（勧告の程度クラスⅠ）の記載を要約するが，小児に対する検査の可否や精度，鎮静のリスクの問題もあり，方針は施設によりさまざまである．

心臓カテーテル検査は，瘤の径が6 mm未満の例（心エコー分類A-4-1）では症例ごとに考慮されるが，6 mm以上の例（A-4-2）では少なくとも回復期早期と退縮時に実施し，適宜検査を追加する．A-4-1に対し心臓カテーテル検査を行わない場合でも，5年ごとを目安にMDCTあるいはMRCAで冠動脈をチェックするほうが望ましい．A-4-2では心筋虚血のリスクが高く，退縮例を含め2～5年ごとに負荷MPIが推奨される．症状や検査で虚血が示唆された際はMPIをふまえ，心臓カテーテル検査を行う．

冠動脈瘤残存例では，程度によらずアスピリン少量を投与するが（勧告の程度クラスⅠ），退縮例では中止可能である．ジピリダモール，パナルジン，クロピドグレルといったアスピリンと作用機序の異なる抗血小板薬の適応は，ガイドラインには明示されていない．中等瘤でのアスピリンとの併用，巨大瘤でのアスピリンおよびワルファリ

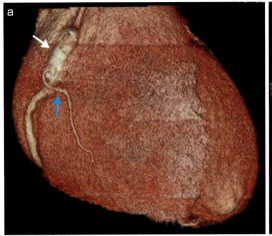
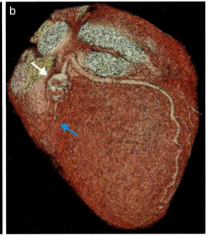

❹ 症例3の冠動脈造影CT
a：右冠動脈，b：左冠動脈．
発症13年後に行ったCTによる冠動脈造影．a：右冠動脈近位部（#1）に石灰化を伴う径12 mm，長さ18 mmの瘤があり（⇨），その末梢に狭窄を認める（➡）．b：左冠動脈前下行枝近位部（#6）に径12 mmの瘤があるが血流は乏しく（⇨），末梢は閉塞している（➡）．

ントの併用などが行われている．中等瘤では，生活・運動の制限は不要で，虚血所見がなければ学校生活管理指導表は「E 可」とする．

冠動脈狭窄性病変群

症例3：17歳，男子．
入院経過：0歳5か月時，4日間の発熱と不機嫌を主訴に受診し，川崎病の診断で入院した．5病日からIVIG 1 g/kg/日，2日間とアスピリンで加療したが発熱が持続し，IVIGを2回追加し12病日に解熱した．冠動脈は9病日から拡大し，巨大瘤となった16病日からワルファリン0.1 mg/kg/日，分1経口投与を開始した．冠動脈瘤の変化がなく，プロトロンビン時間国際標準比（PT-INR）が安定したことを確認し，退院とした．33病日の心エコーでは，右冠動脈に13 mm（+18.0）と5 mm，左冠動脈前下行枝に11 mm（+7.1）の瘤が認められた．
退院後経過：アスピリンとワルファリンの内服を続け，発症3か月後に行った心臓カテーテル検査でも両側性冠動脈瘤がみられた．3歳時の心臓カテーテル検査では，左冠動脈瘤が閉塞していたが，症状はなく有意な虚血所見はみられなかった．

16歳時，激しい運動時に胸部圧迫感を訴えるようになった．負荷MPIで虚血所見があり，胸部CTでも有意な冠動脈狭窄を認めた（❹）．循環器内科医と協議し冠動脈バイパス手術を勧めたが，本人と家族の希望に応じ他院でロタブレーターを実施し奏功した．

解説 IVIG不応例で巨大瘤を生じ，長期的に狭心症を呈した症例である（❶，重症度分類V）．現在であれば，IVIG以外の治療法を早期に選択し，冠動脈瘤を抑制できた可能性がある．巨大瘤は，退縮することは少なく虚血性心疾患に進展するリスクも高く，個々に診療計画を立てなければならない．最近の報告[2-4)]では，巨大瘤の退縮率は19%，主要心イベント発生率は18〜23%であった．通院の間隔や検査の方針は，中等瘤と同様であるが，より注意深くフォローアップすべきである．発症1年以降で安定していても，3〜6か月ごとに診療し，症状や検査の変化に気をつける必要がある．心臓カテーテル検査，MDCT，MRCA，負荷心筋血流MRI，負荷MPI，負荷心エコーなども定期的な実施を計画す

る（勧告の程度クラスⅠ）．

退縮しない限りはアスピリン少量投与を継続し，他の抗血小板薬やワルファリンを適宜併用する．ワルファリンの適応は，中等度～巨大瘤形成例，急性心筋梗塞既往例，冠動脈の血栓様エコーの出現などである（勧告の程度クラスⅠ）．ワルファリンは PT-INR の 2.0～2.5 を目標に調節し，食品や薬物との相互作用に留意する．心筋梗塞の好発時期である発症後 1～2 年以内は[4]，厳重な管理を要する．長期に安定した場合のワルファリンの中止時期には，一定の見解はない．巨大瘤が残存している場合には，管理指導表は「D（強い運動を制限）」とし，発症 1 年以降で安定している場合には「E 禁（運動部活動を制限）」にしてもよい．

冠動脈瘤の重症度は，径の実測値で分類されている（❶）．小児では成長や体格の影響があることから，米国心臓病学会のガイドラインでは径の Z スコアに基づき分類され[5]，日本のガイドラインの改訂版にも反映される予定である〔2 以上 2.5 未満：拡大，2.5 以上 5 未満：小瘤，5 以上 10 未満かつ実測値 8 mm 未満：中等瘤，10 以上または実測値 8 mm 以上：巨大瘤〕．日常診療でも，とくに乳児や年長児では Z スコアを参考にするほうがよく，不全型の診断にも有用である可能性がある．一方で，健常児を対象に算出した Z スコアを大きな径に適用することは慎重であるべきで，実測値と併せた評価は必須である．

ガイドラインではエビデンスレベルが記載されていないが，参考文献のほとんどは後向き研究に基づきレベルが低い．冠動脈瘤合併例の長期予後をふまえた日常生活の指導，薬物療法の妥当性，カテーテル治療やバイパス手術の有効性など，真に適切な管理法はよくわかっていない．小児の後天性心疾患の最大の原因として，川崎病の心血管後遺症に関するエビデンスを日本から世界に発信する目的で，冠動脈瘤患者のレジストリ研究が始まっている．

（三浦　大）

文献

1) 日本循環器学会ほか．川崎病心臓血管後遺症の診断と治療に関するガイドライン（2013 年改訂版）．http://www.j-circ.or.jp/guideline/pdf/JCS2013_ogawas_h.pdf
2) Friedman KG, et al. Coronary artery aneurysms in Kawasaki disease：risk factors for progressive disease and adverse cardiac events in the US population. J Am Heart Assoc 2016；5：e003289.
3) Miura M, et al. Association of severity of coronary artery aneurysms in patients with Kawasaki disease and risk of later coronary events. JAMA Pediatr 2018；172：e180030.
4) Fukazawa R, et al. Nationwide survey of patients with giant coronary aneurysm secondary to Kawasaki disease 1999-2010 in Japan. Circ J 2017；82：239-46.
5) McCrindle BW, et al. Diagnosis, treatment, and long-term management of Kawasaki disease：a scientific statement for health professionals from the American Heart Association. Circulation 2017；135：e927-9.

ガイドラインの用語解説

- 拡大性変化：冠動脈の径が正常値を超えて拡大するもの．ガイドラインに正常値の記載がないが，5 歳未満 3 mm 未満，5 歳以上 4 mm 未満とする論文が多い（それぞれ 3 mm 以下，4 mm 以下とする文献もある）．
- 一過性拡大：急性期に拡大し，30 病日までに正常化する例．
- 冠動脈瘤：拡大と小動脈瘤は同義で扱われている．中等瘤と巨大瘤は 5 歳未満では径 4 mm と 8 mm，5 歳以上では周辺の冠動脈径の 1.5 倍と 4 倍で区分されている．
- 退縮（regression）：30 病日以降に拡大・瘤を残した後，冠動脈が正常化するもの．ガイドラインでは，表記（英語と日本語）や時期（発症後 1 年以内に限るか否か）の記載に混乱がみられる．

3章 感染症

パリビズマブの投与基準

概要

パリビズマブ（シナジス®）は新生児と乳幼児のRS（respiratory syncytial）ウイルス感染による重篤な下気道疾患の発症抑制を目的として，2002年に早産児と気管支肺異形成が適応疾患として承認され，その後，2005年に先天性心疾患，2013年に免疫不全とDown症が適応拡大されてきた．そのような経緯から現在，日本小児科学会の7つの分科会（日本新生児成育医学会，日本小児感染症学会，日本小児呼吸器学会，日本小児循環器学会，日本小児リウマチ学会，日本小児血液・がん学会，日本小児腎臓病学会）が関与した3つのガイドラインが存在している．これらは5〜15年前に作成されたものであり，RSウイルス流行時期も含め，現在の状況と乖離がみられはじめている．そこで，2018年9月に日本小児科学会に『日本におけるパリビズマブの使用に関するガイドライン』改訂検討ワーキンググループが設置され，ガイドラインの改訂の議論が開始されている．

ガイドラインのポイント

パリビズマブの添付文書に，効能・効果に関連する使用上の注意として，「本剤の投与に際しては，学会等から提唱されているガイドライン等を参考とし，個々の症例ごとに本剤の適応を考慮すること」と記載されている．そのため，保険診療においては，ガイドラインが重要な位置を占める．近年のわが国の傾向としてRSウイルス流行の開始とピークの早期化がみられている．そのため，2018年4月に日本小児科学会は，日本におけるパリビズマブの使用に関するガイドラインのなかの流行期間の記載を「日本の多くの地域では，RSウイルス流行期は通常10〜12月に開始し，3〜5月に終了する」から「各年度のRSウイルス流行時期は年度によって変動している」に改訂した．

早産児例

症例1：在胎34週1日，出生体重1,892g，女児（2月生まれ）．

妊娠分娩歴・現病歴：母親は妊娠33週5日より切迫早産で加療を受けていた．妊娠34週1日に前期破水し分娩が進行し，頭位経腟分娩で出生した．出生後，NICUに入院し，新生児一過性多呼吸に対し2日間の酸素投与，黄疸に対し光線療法を受けた．経腸栄養も順調に進み，日齢21（修正37週1日）の2月に体重2,160gで退院した．退院時にパリビズマブを投与した．

経過：退院後，外来で成長・発達のフォローアップを行った．在胎34週出生の早産児で，当年度の2月はRSウイルスの流行が終息しておらず，退院時の2月（0か月齢）と3，4月（1，2か月齢）にパリビズマブの投与を行った．父親は喫煙者で受動喫煙の曝露があり，翌年度はRSウイルスの流行がみられた9月（6か月齢）よりパリビズマブ投与を開始した．その後，RSウイルスの流行期間に重篤な下気道炎に罹患することはなかった．

慢性肺疾患例

症例2：在胎27週2日，出生体重510g（−3.5SD），男児（9月生まれ）．

妊娠分娩歴・現病歴：母親は妊娠初期より妊娠高

血圧症候群を発症し，妊娠22週ごろより胎児発育不全を認めた．妊娠27週2日に妊娠高血圧腎症の増悪，胎児発育停止のため，緊急帝王切開で出生した．出生後，NICUで超早産・超低出生体重児，small for gestational age（SGA）児としての定型的な急性期の呼吸・循環管理を受けた．経腸栄養も徐々に進み，未熟児貧血や未熟児網膜症などの慢性期の管理が行われた．日齢45に気管挿管下の人工呼吸管理から離脱したが，慢性肺疾患Ⅲ型のため酸素依存が持続し，在宅酸素療法を導入のうえ，日齢169（修正51週3日）の3月に体重2,878gで退院した．

経過：退院後，外来で成長・発達のフォローアップを行った．在胎27週出生の超早産児で在宅酸素療法を有する慢性肺疾患であり，退院の翌年度はRSウイルスの流行の兆しがみられた7月（10か月齢）よりパリビズマブ投与を開始した．その後，RSウイルスの流行期に重篤な下気道炎に罹患することはなかった．

先天性心疾患例

症例3：生後7か月，女児（1月生まれ）．
妊娠分娩歴・現病歴：二絨毛膜二羊膜双胎の第1子．在胎38週0日，双胎で陣痛が発来したため，緊急帝王切開で出生した．出生体重は2,668gであった．出生後は正期産児として管理され，7日齢に退院した．生後4か月健診で，胸骨左縁第2〜4肋間でLevine分類Ⅱ〜Ⅲ/Ⅳの収縮期雑音を指摘された．心臓超音波検査で径3.8 mmの左右短絡の動脈管開存症と診断し，フロセミドとカプトプリルの内服を開始した．
経過：循環動態の異常を示す先天性心疾患の乳児であり，RSウイルスの流行の兆しがみられた8月（7か月齢）よりパリビズマブ投与を開始した．その後，RSウイルスの流行期に重篤な下気道炎に罹患することはなかった．

パリビズマブ投与開始前にRSウイルス細気管支炎を発症した早産児例

症例4：在胎29週5日，出生体重1,234 g，男児（5月生まれ）．
妊娠分娩歴・現病歴：母親は妊娠29週2日に破水し子宮収縮を認め，母体搬送された．入院後，安静および子宮収縮抑制薬にて加療された．しかし，妊娠29週5日に完全破水，臨床的絨毛膜羊膜炎のため，緊急帝王切開で出生した．出生後，NICUで早産・極低出生体重児としての定型的な急性期の呼吸・循環管理を受けた．経腸栄養も徐々に進み，未熟児貧血などの慢性期の管理が行われた．日齢70（修正39週5日）の7月に体重2,874gで退院した．
経過：在胎29週出生の早産児であり，退院後，外来で9月よりパリビズマブの投与を開始する予定であった．3か月齢の8月に咳嗽，哺乳力低下，活気の低下があり，救急外来を受診した．体温は36.5℃であったが，呼吸音は減弱し喘鳴を聴取した．胸部X線写真で肺門部に索状影と右上肺野に軽度の浸潤影を認めた．RSウイルス迅速抗原検査が陽性であり，RSウイルス細気管支炎の診断で入院した．入院後，酸素投与，輸液，気管支拡張薬の吸入，去痰薬の内服で加療を行った．状態が改善し，入院10日後に退院した．

解説 ガイドラインや手引きに基づくパリビズマブの投与の適応を❶に示す[1-3]．**症例1〜3**は，パリビズマブの投与の適応を有する典型的な早産児（**症例1**），超早産児で慢性肺疾患の症例（**症例2**）と先天性心疾患の症例（**症例3**）である．**症例1**は，在胎期間34週でRSウイルス流行期にNICUを退院したため，2〜4月までパリビズマブの投与が行われた．さらに，受動喫煙の曝露のリスクファクターがあったため，翌年度はRSウイルスの流行が始まった6か月齢の9月からパリビズマブの投与が行われた．**症例2**は，在胎期間27週および慢性肺疾患で酸素療法の治療が行われていた，RSウイルス感染で重篤

❶ ガイドライン（手引き）に基づくパリビズマブの投与の適応

早産児 [1]
- ✓ 在胎期間 28 週以下（または出生体重 1,000 g 未満程度）で出生し，RS ウイルス流行開始時に生後 12 か月齢以下のもの
- ✓ 在胎期間 29〜32 週（または出生体重 1,000〜1,800 g 程度）で出生し，RS ウイルス流行開始時に生後 6 か月齢以下のもの
- ✓ 在胎期間 33〜35 週で出生し，RS ウイルス流行開始時に生後 6 か月齢以下で，RS ウイルス感染症のリスクファクター*をもつ乳幼児については，投与の必要性を個別に判断し，必要に応じて投与を考慮する
    - *リスクファクター
        - 呼吸器疾患のある小児
        - RS ウイルス流行期に NICU を退院する小児
        - 人工換気療法または長期酸素療法を受けた小児
        - 退院後に託児所・保育所を利用する小児
        - 受動喫煙に暴露される小児

慢性肺疾患 [1]
- ✓ 生後 24 か月齢以下の小児のうち，慢性肺疾患を有し，RS ウイルス流行開始前の 6 か月間の治療（酸素吸入，利尿薬，コルチコステロイド，気管支拡張薬など）を要した乳幼児
- ✓ 生後 24 か月齢〜4 歳の児のうち，慢性肺疾患を有し，RS ウイルス流行開始時に酸素吸入を受けている小児（ただし，保険適用対象外）

先天性心疾患 [2]
- ✓ RS ウイルス感染流行開始時に生後 24 か月齢以下の先天性心疾患児で，以下の症状等が認められる場合
    - 明らかに循環動態の異常を示す
    - 未手術のもの，もしくは部分的修復術や姑息術を受け，症状が残存している
    - 術前または術後において肺高血圧を有している
    - 手術（心臓または心外手術），心臓カテーテル検査が予定されている
    - 循環動態の異常は軽度だが，呼吸器疾患を合併している
- ✓ RS ウイルス感染流行開始時に生後 24 か月齢以下の先天性心疾患児で，有意な症状を認めない，もしくは完全修復術を施行された乳幼児において，以下の症状/症候群を有する場合
    - 染色体異常，遺伝子異常を有する
        - ・21 トリソミー（Down 症候群）
        - ・他のトリソミー
        - ・22q11.2 欠失症候群　等
    - その他の先天奇形を伴い，呼吸器系の機能的，器質的異常を有する
- ✓ RS ウイルス感染流行開始時に生後 24 か月齢以下の乳幼児で心筋症，不整脈等を有し，明らかに循環動態の異常を示す場合
- ✓ RS ウイルス感染流行開始時に生後 24 か月齢以下の先天性心疾患を有する乳幼児であっても，以下の状態の場合は適応に含まれない
    - 循環動態の異常を認めない心疾患
        - ・小さな体肺短絡性疾患（心房中隔欠損，心室中隔欠損，動脈管開存　等）
        - ・軽症の弁狭窄，弁逆流
    - 手術およびカテーテル治療により完全修復された場合

先天性・後天性免疫不全症 [3]
- ✓ 以下の先天性・後天性免疫不全児で，生後 24 か月齢以下で RS ウイルス流行シーズンを迎える場合
    - T 細胞機能異常を呈する原発性免疫不全症（複合性免疫不全，DiGeorge 症候群，Wiskott-Aldrich 症候群，毛細血管拡張性運動失調症など）
    - HIV 感染，ステロイド・免疫抑制剤の使用など，後天的に生じた明らかな T 細胞機能低下状態

造血器悪性腫瘍・固形腫瘍・骨髄不全症・造血幹細胞移植および固形臓器移植 [3]
- ✓ 以下の場合で，生後 24 か月齢以下で RS ウイルス流行シーズンを迎える場合
    - 同種造血幹細胞移植
        造血が改善するまでの自家造血幹細胞移植
        高度の骨髄抑制が予想される化学療法施行中または施行予定者
        再生不良性貧血などの免疫抑制を伴う骨髄不全症
    - 高度な臓器不全・免疫低下のある臓器移植・造血幹細胞移植予定患者およびその移植後

❶つづき

腎臓，リウマチ・炎症性疾患および免疫抑制を伴う薬剤の使用[3]

✓以下の（1）または（2）を満たし，生後24か月齢以下でRSウイルス流行シーズンを迎える場合
- （1）以下の疾患に対する副腎皮質ステロイド薬，免疫抑制薬，生物学的製剤の使用
  - リウマチ性疾患（若年性特発性関節炎，全身性エリテマトーデス，若年性皮膚筋炎など），自己炎症症候群，炎症性腸疾患など
  - ネフローゼ症候群・慢性糸球体腎炎など
- （2）使用薬剤にかかわらず以下の腎疾患を有する児
  - 先天性ネフローゼ症候群
  - 慢性腹膜透析・血液透析中

Down症候群[3]

✓以下の合併症・既往症・検査値異常を1つ以上呈したDown症候群の児のうち，生後24か月齢以下でRSウイルス流行シーズンを迎える場合
- 解剖学的または生理的・機能的異常：顕著な巨舌，舌根沈下，気道軟化症などによる気道狭窄および合併する無呼吸，肺高血圧，肺低形成・異形成，肺気腫様変化
- 呼吸器またはウイルス感染症の既往：ウイルス感染症・呼吸器感染症による入院の既往
- 免疫に関する検査データ異常：リンパ球減少あるいはT細胞減少（月齢により基準値が異なるが，リンパ球数はおおむね2,000/mm^{3}以下，T細胞数はおおむね1,000/mm^{3}以下程度を1つの目安とする）

（パリビズマブの使用に関するガイドライン作成検討委員会．日児誌2002[1]；ガイドライン作成検討委員会．日児誌2004[2]；森雅亮ほか．日児誌2014[3]）

化するハイリスク児である．退院の翌年度はRSウイルスの流行が始まっており，児の状態と合わせて，10か月齢の7月からパリビズマブの投与が行われた．**症例3**は，循環動態の異常を示す動脈管開存症で，内服加療も受けていた．RSウイルスの流行が始まった7か月齢の8月からパリビズマブの投与が行われた．以上の3症例は，RSウイルスの流行期間，毎月のパリビズマブの投与により，RSウイルスの流行期間にRSウイルス感染による重篤な下気道疾患の発症を抑制できた．

しかしながら，**症例4**は，在胎29週出生の早産児でパリビズマブの適応であったが，パリビズマブの投与を開始する前にRSウイルス細気管支炎を発症した．ここで課題となるのは，パリビズマブをRSウイルス流行初期に適切に投与するためにはどうするかである．近年のわが国のRSウイルスの流行曲線をみると，年度によって変動しているとともに，流行のピークが早期化していることがわかる（❷）[4]．「ガイドラインのポイント」に記したように「各年度のRSウイルス流行時期は年度によって変動している」に改訂された（❸）[5]．

ピットフォール

『日本におけるパリビズマブの使用に関するガイドライン』には，パリビズマブの初回投与日と投与期間について，「パリビズマブの有効性を高めるためには，RSウイルス流行開始時までに血清抗体価を予防に必要なレベルまで高めておく必要がある．このため，初回投与はRSウイルス流行が開始する前に行い，流行が終了するまで継続する」と記載されている[1]．パリビズマブは流行期間中，体重1kgあたり15mgを毎月1回筋肉内に投与する．初回投与より2回目投与後により十分な血中濃度が得られる．RSウイルス流行時期が年度や地域によって変動しておりなかなか予測が難しいこともあるが，流行が始まる1か月前から（流行の兆しがあるとただちに）投与を開始することが望ましいと考えられる．

留意点

各年度のRSウイルス流行時期が年度によって変動している現状において，流行開始時期をどのように判断するかが重要である．しかしながら，現在のところ，RSウイルス流行開始や終息を決める基準がない．山上らは，小児科定点医療機関から一定点あたり0.3

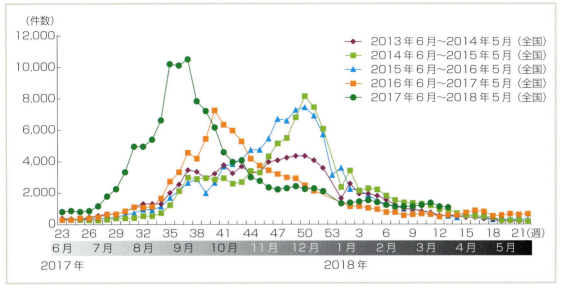

❷ 全国におけるRSウイルス感染症の報告件数の推移（2013～2018年）
（山下英臣ほか．Prog Med 2018[4]）

❸『日本におけるパリビズマブの使用に関するガイドライン』改訂前後の対照表

改訂前	改訂後
2）用量と投与計画 1．パリビズマブの初回投与日と投与期間 　パリビズマブの有効性を高めるためには，RSV流行開始時までに血清抗体価を予防に必要なレベルまで高めておく必要がある．このため，初回投与はRSV流行が開始する前に行い，流行が終了するまで継続する． 　日本の多くの地域では，RSV流行期は通常10～12月に開始し，3～5月に終了する．しかし，地域差があり，各都道府県において各年度のRSV流行開始時期にばらつきがあることから，入手し得るデータを参考に，パリビズマブの投与開始時期と終了時期を決定することが重要である．	2）用量と投与計画 1．パリビズマブの初回投与日と投与期間 　パリビズマブの有効性を高めるためには，RSV流行開始時までに血清抗体価を予防に必要なレベルまで高めておく必要がある．このため，初回投与はRSV流行が開始する前に行い，流行が終了するまで継続する． 　各年度のRSV流行時期は年度によって変動している．さらに，地域差があり各都道府県において各年度のRSV流行開始時期にばらつきがあることから，感染症発生動向調査等，入手し得るデータを参考に，パリビズマブの投与開始時期と終了時期を決定することが重要である．

（日本小児科学会予防接種・感染症対策委員会「日本におけるパリビズマブの使用に関するガイドライン」の一部改訂について．日本小児科学会ホームページ http://www.jpeds.or.jp/uploads/files/20180426palivizumab_kaitei.pdf[5]）

または0.4報告/週を提案している[4]．現行のガイドラインにおいて，RSウイルスの流行には「地域差があり，各都道府県において各年度のRSウイルス流行開始時期にばらつきがあることから，感染症発生動向調査等，入手し得るデータを参考に，パリビズマブの投与開始時期と終了時期を決定することが重要である」と明記されている[1,5]．RSウイルス感染流行初期からパリビズマブを適切に投与するために，今後，RSウイルス流行開始や終息を決める基準を明確にすることで，わが国で混乱なくパリビズマブの使用ができるようになろう．

（森岡一朗）

文献
1）パリビズマブの使用に関するガイドライン作成検討委員会．RSウイルス感染症の予防について（日本におけるパリビズマブの使用に関するガイドライン）．日児誌 2002；106：1288-92．
2）ガイドライン作成検討委員会．先天性心疾患児におけるパリビズマブの使用に関するガイドライン．日児誌

2004 ; 108 : 1548-51.
3) 森雅亮ほか．免疫不全およびダウン症候群におけるパリビズマブの使用の手引き．日児誌 2014 ; 108 : 1548-51.
4) 山上英臣ほか．RSV 感染症の流行期開始時期の検出．Prog Med 2018 ; 38 : 771-7.
5) 日本小児科学会予防接種・感染症対策委員会．「日本におけるパリビズマブの使用に関するガイドライン」の一部改訂について．日本小児科学会ホームページ http://www.jpeds.or.jp/uploads/files/20180426 palivizumab_kaitei.pdf（2018 年 4 月）

3章 感染症

敗血症

概要

　現在世界では数秒に1人が敗血症で命を落としているといわれている．本邦で敗血症は永らく，重症細菌感染症，菌血症と同義語で用いられてきた．しかし，敗血症は感染に伴う全身性炎症反応症候群（systemic inflammatory response syndrome：SIRS）であると定義されてから，敗血症を早期に認識し，早期に介入することの重要性が認識されてきた．世界では敗血症による死亡数を減らすことを目的に，"surviving sepsis campaign guideline"（SSCG）が2004年に発表され，以後4年ごとに改訂を繰り返し，2016年版（SSCG2016）[1]が最新版となっている．また，その間，成人敗血症（→ガイドラインの用語解説）の定義も変化した[2]．しかし，小児敗血症[3]（→ガイドラインの用語解説）に関しては，成人とは異なり定義に変化はない．重要なのは小児に多くみられるウイルス感染症でも敗血症を呈することを知り，敗血症に対する早期認識，早期介入が予後を改善することを理解して診療にあたることである．そして，早期認識には，基本的な身体所見，バイタルサインが重要であることを認識しておくべきである．

ガイドラインのポイント

　『日本版敗血症診療ガイドライン2016』[4]は2012年に日本集中治療学会が発表したガイドラインを，より理解しやすく，かつ質の高いガイドラインにすることで広い普及をめざし，2016年日本救急医学会と合同で発表された．そして本ガイドラインからは小児の項目も追加された（なお，SSCG2016では小児に関しては扱われていない）．小児に関しては15項目のクリニカルクエスチョンに対し，エビデンスに基づいた診断，管理・治療法が提示されている．一方，ガイドラインの大半は，成人敗血症に対する内容となっているが，それらの項目もエビデンスに基づいており，小児敗血症の診療において参考になる．

尿路感染症による敗血症例

症例1：5か月，女児．
主訴：発熱．
現病歴：発熱初日に救急外来を受診．全身状態は良好で哺乳も良好．発熱以外に症状はなく，尿路感染症を疑い尿検査を施行（カテーテルにより導尿）したところ尿白血球反応陽性，尿亜硝酸塩陽性となり，尿路感染症の診断で静脈路確保，採血後入院となった．
初診時身体所見：体温39.3℃，脈拍数165回/分，呼吸数36回/分，SpO_2 98%，CRT（毛細血管再充満時間）は2秒未満，大泉門膨隆なし，呼吸音正常，心音整，心雑音聴取せず，その他異常所見を認めなかった．
初診時検査所見：白血球 21,000/μL（好中球88%，リンパ球9%），CRP 2.1 mg/dL．
治療・経過：病棟入院後，心拍数190回台/分の頻脈，60回/分の多呼吸，呻吟を認め，四肢には網状皮斑，下肢のCRTも4秒と延長．血圧は78/42 mmHgであった．代償性ショックと判断し，細胞外液20 mL/kgを急速投与．抗菌薬は未投与だったために第3世代セフェム系抗菌薬を投与．同時に心臓超音波検査を施行した．心機能は問題

❶ ショックを示唆する身体所見

頻脈
末梢冷感
毛細血管再充満時間の延長（2秒以上）
網状皮斑，蒼白などの皮膚所見
意識の変容
中枢，末梢の脈触知の減弱
頻呼吸や呼吸努力
尿量低下

なかったが，下大静脈の虚脱を認め，細胞外液をさらに 20 mL/kg/dose を計2回投与したが，心拍数 180〜190 回/分，呼吸数 60 回/分，痛み刺激にかろうじて反応する程度まで意識レベルが低下した．敗血症性ショック（→ガイドラインの用語解説）と判断し，気管挿管・人工呼吸器管理，カテコラミン投与の方針となり，気管挿管を実施し集中治療室（ICU）入室となった．ICU 入室後，不安定な循環に対しては，アドレナリンの持続投与（0.05 μg/kg/分）を開始した．

解説 尿路感染症は乳児にみられる細菌感染症の主たるものの一つである．発熱以外にはとくに症状もない乳児を診察した際には尿路感染症を疑い，尿検査は必須であるが，初診時には比較的全身状態が良好なことが多い．しかし，治療には抗菌薬投与が不可欠であり，治療介入が遅れると容易に敗血症を呈することがあるため，乳幼児においてはとくに注意が必要な感染症である．

敗血症を疑った場合，まずは生理学的な評価を行い，とくにショック症状（❶）を呈しているか評価を行う．これらを認めた場合，酸素投与をすみやかに開始し，評価・介入を進める（❷）．まずは細胞外液 20 mL/kg/dose を 10 分程度で投与し，循環の再評価を行う．末梢の脈の触れ，心拍数，血圧，皮膚所見，CRT，乳酸などを参考にする．決して1つの指標だけで評価しない（エキスパートコンセンサス / エビデンスなし）．60 mL/kg/dose をおおよその上限に細胞外液を投与するが，それでもショック症状が遷延する場合には，気管挿管，人工呼吸器管理，カテコラミン投与を検討する．カテコラミンの選択に関してはアドレナリンが第1選択とされ（エキスパートコンセンサス / エビデンスの質 C），成人敗血症性ショックに対しては第1選択であるノルアドレナリンは（推奨度1/エビデンスレベル B），小児例に関しては，心拍出量が維持され，末梢血管が拡張している症例において第1選択薬として考慮してもよいとされている．また，小児領域では比較的使用されやすいドーパミンに関しては，アドレナリンとの比較試験で死亡率を上げる可能性が指摘されている．しかし，実際には小児科医がショックの患者を目の前にした際，ドーパミンが選択されうる．ドーパミンの使用を否定はしないが，仮にドーパミンで管理を開始したとしても，必ず再評価を行い，病態に応じてアドレナリン，ノルアドレナリン，ドブタミン，ミルリノンなどを選択する（エキスパートコンセンサス / エビデンスなし）．また，敗血症の初期蘇生における心機能評価には，心臓超音波検査を実施することが推奨される（成人の項　エキスパートコンセンサス / エビデンスなし）．

パレコウイルス感染症による敗血症例

症例 2：2 か月，男児．
主訴：発熱．
現病歴：朝から発熱を認め近医受診．低月齢の発熱のため総合病院小児 ER 紹介となる．
身体所見：全身状態不良，全身に網状皮斑，呼吸数 42 回/分，呻吟あり，脈拍数 186 回/分，血圧 68/32 mmHg，CRT 4 秒，体温 38.9℃，大泉門膨隆なし，口腔咽頭異常所見なし，呼吸音正常，心音整，易刺激性強い．
治療・経過：代償性ショックの状態と判断し，酸素投与下で，すみやかに導尿し尿検体採取，末梢静脈路確保（同時に血液培養，血液検査提出）し，生理食塩水 20 mL/kg を 10 分で急速投与した．また，第3世代セフェム系抗菌薬を投与．生理食塩水負荷によって心拍数 170 回台/分に下がったが，網状皮斑は残存し，CRT も 3 秒と延長した

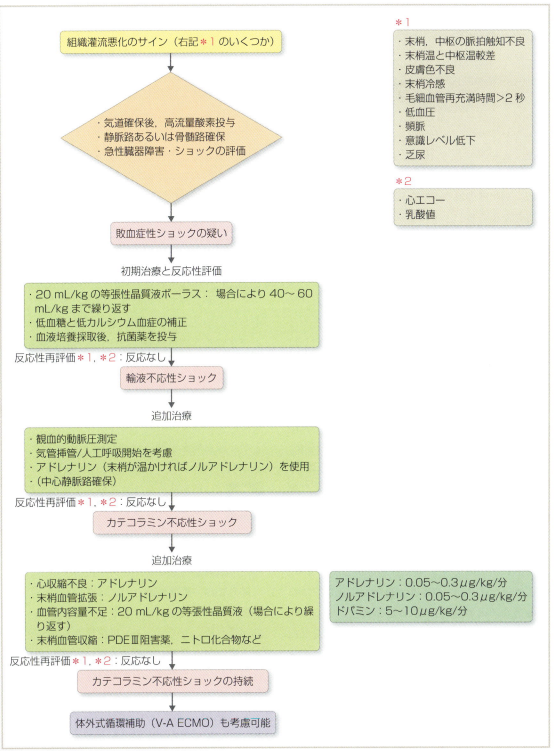

❷ 小児敗血症性ショック初期治療アルゴリズム
(日本集中治療学会・日本救急医学会編. 日本版敗血症診療ガイドライン 2016. 2017[4])

❸ qSOFA 基準

意識変容
呼吸数 ≧ 22 回/分
収縮期血圧 ≦ 100 mmHg

感染症もしくは感染症が疑われる場合，3 項目のうち 2 項目が当てはまれば敗血症を疑う．

ままで，生理食塩水 10 mL/kg を追加投与した．安静時には心拍数 160 回台/分まで減少．呻吟も改善，網状皮斑はうっすら残ったがショック状態は脱したと判断し，モニター下で腰椎穿刺を実施し髄液を採取した．経過観察のため ICU 入室となった．入室後は酸素投与，細胞外液を用いた維持輸液，抗菌薬投与によって管理．全身状態が安定したため翌日には一般病棟へ転棟となった．後に各種培養検査は陰性，咽頭ぬぐい液のウイルス分離検査よりパレコウイルスが検出され，パレコウイルス感染症による敗血症の診断に至った．

解説 敗血症は，本邦では永らく，重症細菌感染症，とくに血液培養検査にて細菌が検出される菌血症と同等の意味で用いられてきたが，感染症に惹起された SIRS と定義されてからは（エキスパートコンセンサス/エビデンスなし），細菌感染である必要はなく，ましてや菌血症である必要もなくなった．実際はウイルス感染症においても感染初期に敗血症を呈することがあり，細菌感染症による敗血症と同様の介入が必要になる．細菌感染症は重症，ウイルス感染症は重症ではないと考え，その診断に CRP 値を参考にする傾向があるが（たとえば「CRP 値の上昇は軽度なためウイルス感染症が疑わしい」など），CRP 値で病原体の分類や重症度を評価することはできない．また，成人の患者に対しては qSOFA（quick sequential（sepsis-related）organ failure assessment，❸）というスクリーニングツールが提唱され，敗血症を早期に疑う際に使用されているが，これは CRP などのバイオマーカーを必要としない．いずれ小児患者に対しても，qSOFA に準ずるような敗血症のスクリーニングツールが提唱されるはずである．抗菌薬投与のタイミングに関しては，ガイドライン上では成人の項目に，敗血症もしくは敗血症性ショックと認識したら，血液培養採取後の抗菌薬投与が推奨され，他の培養検体に関しては必要に応じて抗菌薬投与前に採取することが推奨されている（エキスパートコンセンサス/エビデンスなし）．とくに髄液検査に関しては侵襲度が大きいこともあり，患者の状態が落ち着いていない場合（ショックが遷延している場合など）にはその適応を検討する必要がある．

ピットフォール 小児，とくに新生児，早期乳児は状態の変化が非常に速い．初診時に全身状態が良好でも短時間で急速に悪化することがあるため，入院後は適切なモニター下での管理が望まれる．細菌感染症で多くみられる尿路感染症は診断がつき次第，すみやかに抗菌薬投与を行う．現時点で，敗血症診断において推奨されているバイオマーカーはない．検査結果を待って介入するのではなく，病歴，身体所見，バイタルサインから敗血症を早期に認識する．

留意点 敗血症性ショックのステロイド投与に関して解説しておく．細菌性髄膜炎に対する抗菌薬投与前のステロイド投与に関しては，神経学的予後を改善するという報告もあるが，敗血症性ショックに対するステロイド投与に関しては，標準治療としては「行わない」ことが弱く推奨されている．しかし，輸液蘇生への反応が乏しく，カテコラミン抵抗性のショックを呈し，絶対的副腎不全が疑われる場合には，ストレス量のヒドロコルチゾンの補充を行うとの意見がある[4]．

（福島亮介）

文献

1) Rhodes A, et al. Surviving sepsis campaign : international guidelines for management of sepsis and septic shock 2016 : Intensive Care Med 2017 ; 43 :

304-77.
2) Singer M, et al. The third international consensus definitions for sepsis and septic shock (Sepsis-3). JAMA 2016；315：801-10.
3) Goldstein B, et al. International consensus conference on pediatric sepsis：international pediatric sepsis consensus conference, definitions for sepsis and organ dysfunction in pediatrics. Pediatr Crit Care Med 2005；6：1-8.
4) 日本集中治療学会・日本救急医学会編．日本版敗血症診療ガイドライン 2016（J-SSCG2016）ダイジェスト版．東京：真興交易；2017．

日本集中治療学会ホームページ
http://www.jsicm.org/pdf/jjsicm24Suppl2-2.pdf
日本救急医学会ホームページ
http://www.jaam.jp/html/info/2017/pdf/J-SSCG2016_honpen.pdf

参考図書

- 日本集中治療学会小児集中治療委員会．日本での小児重症敗血症診療に関する合意意見．日集中医誌 2014；21：67-88．

ガイドラインの用語解説

- （成人）敗血症：「感染症に対する制御不能な宿主反応に起因した生命を脅かす臓器障害」とされ，2016年に発表された Sepsis-3 に準じた定義となっている．診断基準としては，①ICU 入院患者であれば，感染症が疑われ，急激に SOFA スコアが 2 項目以上で上昇する場合に診断される．②ICU 外の患者であれば，qSOFA 2 項目以上で敗血症を疑う．最終的な診断は①に準ずる．
- （成人）敗血症性ショック：「死亡率を増加させる可能性のある重篤な循環，細胞，代謝の異常を有する敗血症のサブセット」とされ，適切な輸液負荷にもかかわらず，平均血圧 65 mmHg 以上を維持するために循環作動薬を必要とし，かつ血清乳酸値＞2 mmol/L を認める場合に診断される．
- 小児敗血症：「感染症により惹起された SIRS」と，小児では Sepsis-3 以前の定義が残っている．
- 小児重症敗血症：成人では「重症敗血症」は定義から消え，「敗血症」に含まれるようになったが，小児では「臓器障害を伴う敗血症」と定義される．ただし，ガイドライン上では「重症敗血症」を「敗血症」として扱うことを許容している．
- 小児敗血症性ショック：「心血管系機能異常を伴う敗血症・重症敗血症」と定義されるが，必ずしも低血圧（低血圧性ショック）である必要はなく，代償性ショックの状態も含まれる．

細菌性髄膜炎

概要

細菌性髄膜炎は，初期治療が患者の転帰に大きく影響するため，緊急対応を要する疾患（neurological emergency）として位置づけられている．新たな抗菌薬が開発され検査方法が進歩した近年においても，十分に満足しうる治療成績とはいえない．その大きな要因として，適切な抗菌薬の投与の遅れが指摘されている．このような背景から，2006年11月に日本神経学会，日本神経感染症学会，日本神経治療学会の3学会合同で『細菌性髄膜炎診療ガイドライン』を作成した．これは，細菌性髄膜炎の早期診断と適切な治療の早期開始に少なからず寄与したと考えられたが，公表から数年を経過し，わが国における年齢階層別起炎菌の分布，耐性菌の頻度，宿主のリスクファクター，侵襲性細菌感染症ワクチンの導入による発症数や起炎菌の変化などを考慮した，最近の日本の疫学的状況に基づく改訂が求められ，2014年12月に改訂版となる『細菌性髄膜炎診療ガイドライン2014』[1]が公表された．

2010年11月からインフルエンザ菌b型（Hib）ワクチンと小児用肺炎球菌ワクチン（PCV）の接種費用が公費助成され，2013年4月からは両者が定期接種ワクチンとなり，接種率が高く維持されるようになった．これによりHibによる髄膜炎はほぼなくなり，肺炎球菌による髄膜炎も導入前の約25%に減少し，それもほとんどがワクチンに含まれない血清型によるものとなっている．このように，2014年の改訂時に比べても小児の細菌性髄膜炎の疫学的状況はさらに変化しており，現在『細菌性髄膜炎診療ガイドライン』の改訂が必要な時期になりつつある．

ガイドラインのポイント

細菌性髄膜炎と臨床診断された場合，髄液塗抹標本のグラム染色にて菌が検出されれば，染色結果で想定される菌に対する抗菌薬を選択する．グラム染色の結果が得られない場合，免疫不全状態になければ，新生児期，1か月～4か月未満，4か月～16歳未満に分け，起炎菌とその薬剤感受性を想定し，抗菌薬を選択する．免疫不全状態にあるときは，MRSAを含むあらゆる菌種が原因になることを想定し，バンコマイシンを含む抗菌薬の併用療法を選択する．また，頭部外傷，脳室シャント，脳外科的処置後の場合，やはりMRSAを含むさまざまな菌種が原因になるため，バンコマイシンを含む抗菌薬の併用療法を選択する（❶）．

肺炎球菌による髄膜炎例

症例1：5歳，男児．
主訴：発熱．
既往歴：Hibワクチン1回（3歳），PCV7 2回（11か月，1歳11か月）接種歴あり．
現病歴：X－4日より38℃台の発熱，咳嗽，鼻汁が出現した．X－3日には一度解熱したが，X－2日より再び39～40℃の発熱が出現し，X－1日には腹痛も出現したため近医を受診し加療された．しかし，その後も間欠的腹痛は改善しなかったため，X日に同院を再診し，血液検査にて白血球42,500/μL，CRP 20.0 mg/dLと著明な炎症反応の上昇を認めたため，同日に当科に紹介され入院

した．

身体所見：JCS 0，体温 39.8℃，心拍数 120 回/分，血圧 126/94 mmHg，項部硬直（−），Kernig 徴候（−），呼吸音清，心雑音なし，腹部平坦軟で圧痛なし．

検査所見：［血液検査］白血球 37,800/μL（好中球 84％），CRP 25.0 mg/dL，フィブリノゲン 87.1 mg/dL，D ダイマー 13.5 μg/mL，血糖 139 mg/dL，［髄液検査］細胞数 2,938/μL（顆粒球 72％），タンパク質 123 mg/dL，糖 49 mg/dL，［培養検査］血液培養 *Streptococcus pneumoniae*（血清型 15A 型），髄液培養陰性．［薬剤感受性試験］PCG 1 μg/mL，ABPC 2 μg/mL，CTX 0.5 μg/mL，PAPM 0.12 μg/mL，MEPM 0.5 μg/mL，VCM 0.5 μg/mL．

臨床経過：入院時検査にて著明な炎症反応を認め，重症細菌感染が疑われたため，血液培養検査を施行したのちセフトリアキソン（CTRX）投与を開始した．同日の夕方より髄膜刺激症状が出現したため腰椎穿刺を施行し，髄液所見より細菌性髄膜炎と診断し，CTRX にパニペネム・ベタミプロン（PAPM/BP）を追加し，デキサメサゾンとトロンボモジュリンを併用して髄膜炎治療を開始した．

治療開始後は解熱傾向となり，入院 2 日の血液検査で炎症反応は大幅に低下し，凝固系の改善も認められ，入院 9 日の髄液検査では髄液細胞数 19/μL（好中球 4/μL），髄液培養陰性であった．CTRX を 14 日間，PAPM/BP を 18 日間投与して中止とした．その後は髄膜炎の再燃なく，後遺症も認めなかった．

解説 基礎疾患のない 5 歳の小児の細菌性髄膜炎であったため，『細菌性髄膜炎診療ガイドライン 2104』のフローチャート（❶）[1)]に従い，抗菌薬に「CTRX＋PAPM/BP」を選択し，副腎皮質ステロイド薬の併用投与を行った．

入院時，重症細菌感染症の診断にて CTRX の投与を開始した．その後に髄膜刺激症状が出現したため，抗菌薬投与後の髄液検査となり，細胞数の増加，タンパク質上昇，糖低下と細菌性髄膜炎の所見を呈しながら，塗抹標本のグラム染色や髄液培養検査では菌を検出できなかった．入院時の血液培養からペニシリン耐性肺炎球菌（PRSP）が同定されたことから，肺炎球菌性菌血症・髄膜炎と診断した．

本例は，PCV7 を 2 回接種されており，PCV7（および PCV13）に含まれていない 15A 型による菌血症・髄膜炎であり，薬剤感受性試験では，PCG の MIC（最小発育阻止濃度）が 1 μg/mL であった．米国 CLSI（Clinical and Laboratory Standard Institute）の髄膜炎における肺炎球菌の耐性基準は ≧ 0.12 μg/mL であり，耐性菌であった．選択した PAPM/BP と CTRX に対しては感受性であったが，MEPM に対しては非感受性であり，『細菌性髄膜炎診療ガイドライン 2014』に示されているとおり，肺炎球菌が疑われる場合のカルバペネムは PAPM/BP を選択するのが良いと思われる．近年は Hib ワクチン既接種者における Hib 髄膜炎はほとんどみられなくなっており，Hib ワクチン接種歴が確認され肺炎球菌の可能性が高い場合は「PAPM/BP＋CTX または CTRX」を選択するのが良いであろう．

本例においては治療開始後解熱傾向であったため，入院 14 日に CTRX を中止し，PAPM/BP 単剤として治療を継続したが，入院 17 日に嘔吐，激しい腹痛，発熱が認められた．腹部単純 CT にて胆嚢内に胆石を示唆する高吸収域の石灰化病変を認め，胆石発作による間欠的腹痛と考えられた．短期間に形成された結石であり，CT で高吸収像を呈する（カルシウム結石）ことより CTRX による偽胆石が疑われ，脂肪制限食などによる保存的治療を行い，入院 31 日に胆石の消失を確認した（❷）．

髄膜炎菌による髄膜炎例

症例 2：13 歳，男子．
主訴：発熱，嘔吐，頭痛，発疹．
現病歴：生来健康．X−1 日の未明から発熱を認

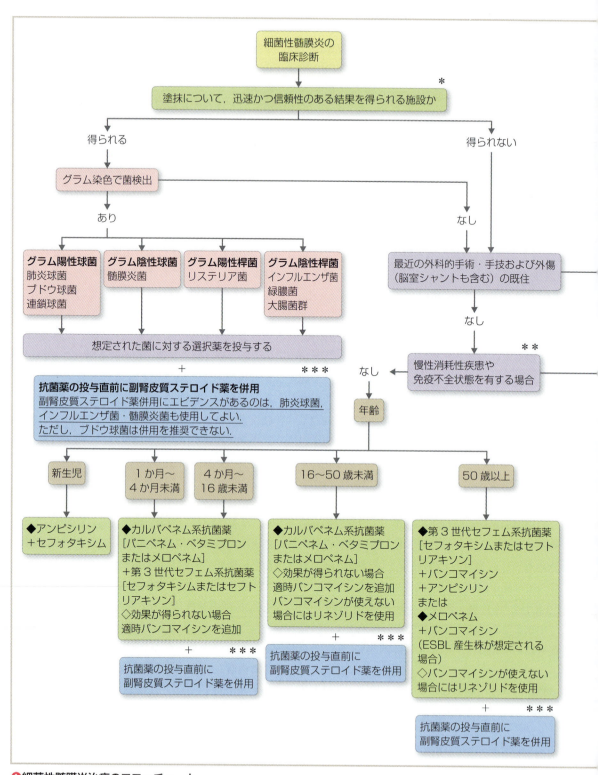

❶細菌性髄膜炎治療のフローチャート
＊，＊＊省略．
＊＊＊新生児および頭部外傷や外科的侵襲に併発した細菌性髄膜炎では，副腎皮質ステロイド薬の併用は推奨しない．
（日本神経学会，日本神経治療学会，日本神経感染症学会監．「細菌性髄膜炎診療ガイドライン」作成委員会編．細菌性髄膜炎診療ガイドライン 2014；2014[1]）

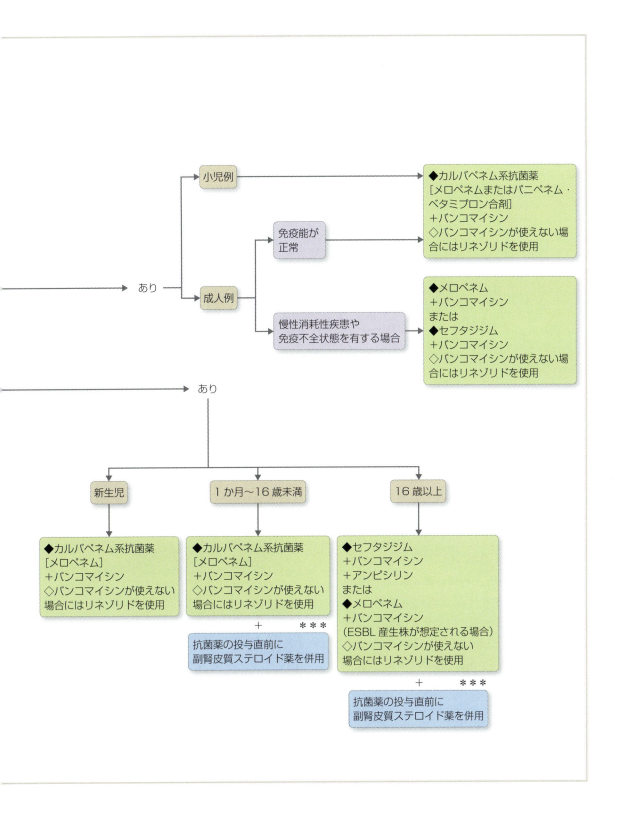

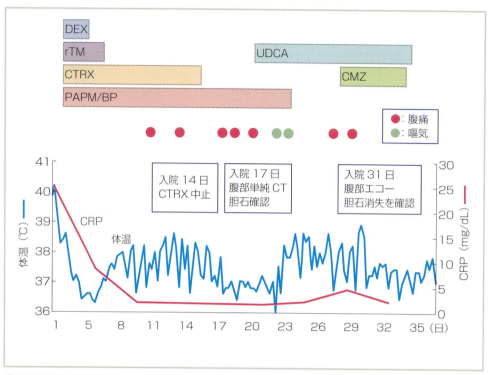

❷肺炎球菌性髄膜炎の臨床経過（症例1）
DEX：デキサメタゾン，rTM：リコンビナントトロンボモジュリン，CTRX：セフトリアキソン，PAPM/BP：パニペネム・ベタミプロン，UDCA：ウルソデオキシコール酸，CMZ：セフメタゾール．

め，近医にて加療を受けた．X日，嘔吐・頭痛あり，顔面・下肢・前腕に紫斑・紅斑（❸）が出現し，歩行時のふらつき，便失禁も認め，当科受診し入院した．

身体所見：JCS 1，体温38.6℃，心拍数100回/分，血圧113/63 mmHg，両側前腕に紅斑，眼瞼と下肢に紫斑，項部硬直（＋），Kernig徴候（＋）．

検査所見：[血液検査]白血球19,500/μL（好中球92％），CRP 27.8 mg/dL，FDP 20.0 μg/mL，Dダイマー7.91 μg/mL，血糖115 mg/dL，[髄液検査]細胞数5,285/μL（顆粒球95％），タンパク質346 mg/dL，糖65 mg/dL，[培養検査]上咽頭培養陰性，血液培養陰性，髄液培養 Neisseria meningitidis（血清型Y型，遺伝子型23型）．

臨床経過：細菌性髄膜炎と診断．抗菌薬にMEPM＋CTRXを選択し，副腎皮質ステロイド薬併用で治療を開始した．重症感染症のためIVIGも併用した．

治療開始後の経過はほぼ順調で，入院5日には

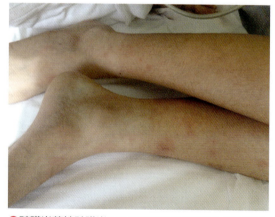

❸髄膜炎菌性髄膜炎にみられた下腿の紫斑（症例2）

白血球6,600/μL，CRP 1.6 mg/dL，髄液細胞数211/μL（顆粒球40％），髄液培養陰性，入院12日には白血球4,600/μL，CRP 0.94 mg/dL，髄液細胞数22/μL（顆粒球0％），髄液培養陰性と検査値の改善が認められた．MEPMを4日間，CTRXを10日間投与して中止としたが，その後の再燃もなく，後遺症なく退院した（❹）．

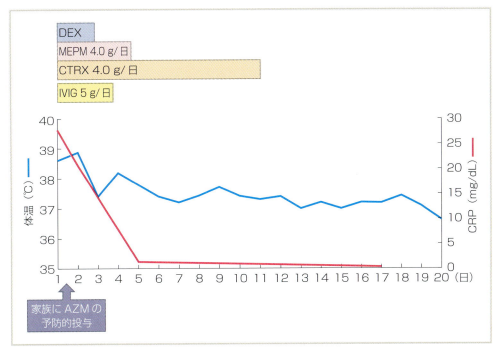

❹髄膜炎菌性髄膜炎の臨床経過（症例2）
DEX：デキサメタゾン，MEPM：メロペネム，CTRX：セフトリアキソン，IVIG：免疫グロブリン，AZM：アジスロマイシン．

解説 基礎疾患のない13歳の細菌性髄膜炎であったため，『細菌性髄膜炎診療ガイドライン2104』のフローチャート（❶）[1]に従い，抗菌薬に「MEPM＋CTRX」を選択し，副腎皮質ステロイド薬の併用投与を行った．

その後，検査部より髄液塗抹のグラム染色にてグラム陰性双球菌が検出されたとの連絡があり，皮膚所見と合わせて髄膜炎菌性髄膜炎が強く疑われた．後に髄液より *Neisseria meningitidis* が分離され，国立感染症研究所にて血清型Y型，遺伝子型23型と同定され，髄膜炎菌性髄膜炎と確定した．薬剤感受性試験は，ABPCを含めすべてに感受性であった．

血液培養からは菌の検出はなかったが，突然の高熱や皮膚の出血斑，意識障害，血液所見などより菌血症からDIC，ショック（Waterhouse-Friderichsen症候群）に至る直前の病態と考えられたが，『細菌性髄膜炎診療ガイドライン2104』に従った初期治療により後遺症なく回復した．

散発的な髄膜炎菌感染症の患者に曝露した家族内接触者での罹患率は，一般集団における罹患率の500～800倍高いとされており，患者の発症7日前以内の濃厚接触者には予防内服が推奨されており，家族に対しAZM 500 mgの経口単回投与を行った．現行のガイドラインには濃厚接触者への予防内服に関する記載がないので，改訂の際には記載が望まれる．

髄膜炎菌には血清型A, B, C, D, X, Y, Z, E, W-135, H, I, K, Lの13種類があるが，髄膜炎の起因菌としてはA, B, C, Y, W-135が多い．このうち，わが国ではA, C, Y, W-135の4つの血清型に対するワクチンが2015年5月に認可されている．どのような対象に対して接種を勧めるか，検討が必要である．

ピットフォール 『細菌性髄膜炎診療ガイドライン2014』は，2011年時点におけるわが国の疫学的情報をもとに，年齢階層別にみた起炎菌の推定頻度，耐性化率などから，選択する抗菌薬の推奨を示している．しかし，Hibワク

チンやPCVの普及により，近年の細菌性髄膜炎の発生状況は大きく変わってきている．とくに，Hibによる髄膜炎がほぼ消えたこと，PCVに含まれない血清型による肺炎球菌性髄膜炎があることを考慮した薬剤選択を考える必要があり，今後のわが国におけるエビデンスの集積と解析結果をもとに，ガイドラインの改訂を行う必要がある．

細菌性髄膜炎の診断と治療において留意すべき点を示す．

①細菌性髄膜炎を疑った場合，脳ヘルニアの臨床徴候や画像所見を認めたならば，髄液検査をせずに，2セットの血液培養検査を提出し，すみやかに抗菌薬による治療を開始する．
②抗菌薬の選択は，髄液塗抹標本のグラム染色にて菌が検出されたら，それを参考に決定する．グラム染色の結果がすぐに得られない場合は，既往症や基礎疾患，年齢をもとに起炎菌を推定し，耐性化を考慮して抗菌薬を選択し，すみやかに投与を開始する．
③抗菌薬の髄液への移行性を考慮して，初期より十分量を投与する．
④新生児を除き，乳幼児，学童，成人においては，副腎皮質ステロイド薬の併用（抗菌薬投与の10〜20分前）が推奨される．
⑤起炎菌が分離され，その薬剤感受性試験の結果が判明したら，それに合わせて投与抗菌薬を見直す．ただし，途中での投与量の減量は原則行わない．
⑥治療よりも発症予防がより重要であるので，HibワクチンとPCVの接種率を高く保つ必要がある．

『細菌性髄膜炎診療ガイドライン2014』は，発行される以前の疫学情報をもとにしているため，現状に合わないところがあることをふまえ，また多くの場合に当てはまるようにつくられてはいるが，個々人により状況が少しずつ異なることを加味し，ガイドラインに盲従するのではなく，そのエッセンスを利用するようにすべきであろう．今後，最近のわが国の疫学的状況に基づいて，『細菌性髄膜炎診療ガイドライン』を改訂する必要がある．

〔細矢光亮，鈴木重雄〕

文献

1) 日本神経学会，日本神経治療学会，日本神経感染症学会監，「細菌性髄膜炎診療ガイドライン」作成委員会編．細菌性髄膜炎診療ガイドライン2014．東京：南江堂；2014．

MRSA 感染症

概要

MRSA（→ガイドラインの用語解説）は，院内のみならず，市中でも分離される頻度の高い耐性菌である．とくに NICU での未熟児，新生児や基礎疾患のある児が感染すると重篤となり，治療に難渋することもある予後の悪い感染症である．小児に有効な抗菌薬の種類は限られているため，確実な診断と有効な治療を行う必要がある．

『MRSA 感染症の治療ガイドライン』は，日本化学療法学会と日本感染症学会から発行されたもので，2013 年に初版が発行され，2014 年に改訂版，そして，今回の 2017 年改訂版[1]が最新版である．MRSA の疫学，院内感染対策，抗 MRSA 薬の種類と特徴，疾患別の抗 MRSA 薬の選択と使用，TDM（→ガイドラインの用語解説），各薬剤の特徴などについて，サマリーに推奨度を付記し，簡潔な文献の考察を加えた内容となっている．小児の内容は，「小児領域感染症」という項目でまとめられており，その記載は少ないが，小児の MRSA 感染症の治療に重要な内容が含まれている．

ガイドラインのポイント

薬剤耐性菌が大きな問題となり，抗菌薬の適正使用の重要性に重きがおかれ，各施設で抗菌薬の管理プログラム（antimicrobial stewardship program：ASP）の導入[2]が進んでいる現在，抗MRSA 薬を適正に使用することの意義はきわめて大きい．なぜなら，有効な薬剤の選択は限られており，とくに治療の中心となるバンコマイシンは，投与量，投与間隔が児の年齢によって異なるため，TDM を行いながら，投与量や投与間隔を調整する必要がある．以上より，抗 MRSA 薬だけに焦点を絞った本ガイドラインは，その適正使用において，各施設の ASP の運営における抗 MRSA 薬使用の指針として重要な役割を果たしているといえる．

MRSA による膿痂疹例

症例 1：6 歳，男児．
主訴：1 週間続く悪化する発疹．
現病歴：1 週間前から上腕，腹部などを中心に集簇した発疹を主訴に来院した．発疹は，紅斑を伴う丘疹で，一部，痂皮や honey crusted lesions を認めたため，伝染性膿痂疹の診断で，近医にて抗菌薬の軟膏と第 3 世代セファロスポリン系薬剤の経口投与を受けたが，発疹はさらに広がり，悪化傾向にあるため，当院を受診した．なお，発熱などの全身症状は認めない．
身体所見：体重 19.5 kg，身長 121 cm，体温 36.3℃，脈拍数 85 回/分，呼吸数 20 回/分，血圧 98/68 mmHg．全身状態良好．右上腕と右下腹部に集簇した発疹を認め，その広がりはそれぞれ 3 cm 大，5 cm 大であった．また，右前腕，左前腕，右下腿にも，1〜2 cm 大に広がる集簇した同様の発疹をみた．発疹は紅斑を伴う丘疹で，一部，痂皮や honey crusted lesions を認めた．
治療・経過：右腹部の発疹の痂皮部分の培養で MRSA が検出された．MRSA は ST 合剤に感受性を示していたこと，発疹の広がりが著しかったため，薬剤を経口の ST 合剤（トリメトプリムの量で 10 mg/kg/日，12 時間おき）に変更した．投与後 2 日目には発疹の改善がみられ，計 7 日間

の投与を行い，発疹は完全に改善した．

解説 MRSAによる伝染性膿痂疹の患児である．市中におけるMRSA感染症は広がりをみせており，通常の黄色ブドウ球菌や溶連菌に有効な抗菌薬で効果がない場合は，MRSAを起因菌として考慮する．軽症の場合は効果のある軟膏による局所の治療でよいが，この症例のように発疹に広がりがある場合では，経口薬での治療は速効性が期待できる．MRSAに効果のある経口抗菌薬は，ST合剤，テトラサイクリンなどであるが，テトラサイクリンは8歳未満の児に使用すると歯牙の黄染，エナメル質の形成不全などをきたすので禁忌である[3]．なお，ST合剤の皮膚軟部組織感染症およびブドウ球菌感染症に対する保険適用はないが，治療薬に限りがあるので使用することもある．

MRSAによる関節炎・骨髄炎例

症例2：2歳，男児．
既往歴：乳児期よりアトピー性皮膚炎．
現病歴：入院3日前から，38℃台の発熱と右足の痛みとともに，跛行がみられるようになった．入院の前日から痛みが強く，立てなくなり，横になっていることが多くなった．
身体所見：体重12 kg，身長87 cm，体温38.8℃，脈拍数128回/分，呼吸数34回/分，血圧102/64 mmHg．全身状態良好．右股関節部の圧痛，開排制限あり．発赤なし．皮膚は，膝と肘の屈側部，首などに湿疹を認める．一部に搔破した傷あり．
検査結果：白血球19,800/μL（好中球75％，リンパ球18％，単球7％），CRP 4.4 mg/dL．右股関節の超音波検査で関節腔内に膿の貯留を確認，膿培養と血液培養でMRSA陽性．
治療経過：右股関節の化膿性股関節炎の診断で，整形外科にコンサルテーションし，右股関節腔内の切開・排膿を行った．ブドウ球菌を想定し，最初はセファゾリン（100 mg/kg/日，8時間おき）を開始したが，入院2日目に血液培養からMRSAが同定されたため，バンコマイシン（60 mg/kg/日，6時間おき）を開始した．投与4回目前のTDMでは，トラフ値（→ガイドラインの用語解説）が9.5 μg/mLと低く，投与間隔を6時間おきとした．次のTDMでも，トラフ値は11.2 μg/mLと低かったため，投与量を80 mg/kg/日としたところ，15.3 μg/mLとなり，この投与量で治療を継続した．発熱はバンコマイシン投与開始48時間後に解熱し，右股関節の痛みも徐々に改善，入院10日目には，右足に荷重し，立ち上がることができるようになった．入院10日目に右股関節のMRI T2強調画像で右大腿骨の近位端に高信号を認め，骨髄炎と診断された．そのときのCRPはすでに陰性化していたが，有効な経口薬がなかったため，バンコマイシンの静注治療を計6週間行った．

解説 MRSAによる右股関節の関節炎，骨髄炎の症例である．MRSAの侵入経路は，おそらくアトピー性皮膚炎の擦過部位からと想定された．バンコマイシンの投与量と投与間隔は，小児の年齢によって大きく異なる[4]．一般的な推奨は，30～40 mg/kg/日，6～8時間おきであるが，重症感染症では，60～70 mg/kg/日，6～8時間おき，治療目標はAUC/MIC > 400 mg·h/Lが推奨されている．本ガイドラインでは，とくに乳幼児での血中濃度が上がりにくいことを想定し，投与間隔は，13歳未満はすべて6時間おきの設定である（❶）[1]．また，投与間隔の調整に限界がある場合（4時間おきなど）は，投与量を上げることもあるので，投与量に関しては，今後の検討が必要である．したがって，TDMを確実に行い，適切な投与量，投与期間で治療しなくてはならない．バンコマイシンの副作用として，腎障害，過敏症（red person症候群；全身の紅斑など），聴力障害などが代表的であるが，とくに腎障害はトラフ値との関与がいわれているので[5]，トラフ値を上げすぎない（< 20 μg/mL）ことも重要である．また，バンコマイシン以外にも，小児では，テイコプラニン，アルベカシンな

❶ 小児に対する抗MRSA薬の用法・用量

薬剤	投与量	TDM目標値
バンコマイシン*	小児： 1か月～12か月　1回15 mg/kg　1日4回（6時間ごと） 1歳～6歳　　　1回20 mg/kg　1日4回（6時間ごと） 7歳～12歳　　　1回15 mg/kg　1日4回（6時間ごと） 13歳～17歳　　1回15 mg/kg　1日3回（8時間ごと） 18歳以上　　　1回15～20 mg/kg 　　　　　　　　1日2回（12時間ごと） 新生児： 生後1週までの新生児：1回10～15 mg/kg 　　　　　　　　　　　1日2回（12時間ごと） 生後1週以後の新生児：1回10～15 mg/kg 　　　　　　　　　　　1日3回（8時間ごと）	トラフ値10～20 μg/mL （重症感染症では15～20 μg/mL）
テイコプラニン*	小児：1回10 mg/kg　12時間ごとに3回、以後1日1回 新生児：初回16 mg/kg　以後8 mg/kg　1日1回	トラフ値10～20 μg/mL
アルベカシン*	小児：1回4～6 mg/kg　1日1回（必要に応じて1回 　　　2～3 mg　1日2回） 新生児：小児と同量（TDMにより投与間隔を調節）	トラフ値2 μg/mL以下 ピーク値9～20 μg/mL
リネゾリド	12歳未満：1回10 mg/kg　1日3回（8時間ごと） 12歳以上：1回10 mg/kg　1日2回（12時間ごと） 　　　　　（最大600 mg 1日2回）	―
ダプトマイシン**	小児：1回6～10 mg/kg　1日1回	―

対象となる疾患は成人と同様．
*十分な有効性と安全性を確保するために，必ずTDMを実施し，用法・用量を調節することが重要である．
**国内未承認（小児）．
（日本化学療法学会・日本感染症学会 MRSA感染症の治療ガイドライン作成委員会．MRSA感染症の治療ガイドライン―2017年改訂版．感染症学雑誌 2017；91：273-375[1])）

どの静注薬が代替薬として用いられることもあるが，この場合も❶に示すようにTDMを行い，有効な血中濃度で治療する必要がある．患児に腎障害があり，バンコマイシンが使用しにくいときには，テイコプラニンがオプションとなる．経口薬のあるリネゾリドもオプションにはなるが，小児での経験は少なく，2週間を超える長期投与による血小板減少などの副作用を考慮しなくてはならない．また，海外の市中のMRSAではクリンダマイシンが経口薬としてよく使われているが，国内のMRSAの感受性パターンとは異なることが多いため注意が必要である．

小児では，関節炎に骨髄炎を合併することが多く，関節炎をみた場合，関節周囲の骨髄炎の評価も同時に行わなくてはならない[3]．なぜなら，関節炎の治療期間は，2～3週間であるのに対し，骨髄炎を合併している場合は，4～6週間の治療期間が必要だからである[4]．骨髄炎の評価には，病初期から病変を同定できるMRIが有用である．

MRSA中心静脈ライン感染症例

症例3：2か月，女児．
主訴：心臓手術後の発熱．
現病歴：Fallot四徴症に対して，Blalock-Taussigシャント術を3日前に施行した．前日から39℃台の発熱を認めたが，とくに呼吸器，消化器症状はない．
身体所見：体重 4,270 g，体温 39.1℃，脈拍数 162回/分，呼吸数 48回/分，血圧 70/52 mmHg，SpO_2 95％．［全身状態］ぐったりしている，右肘部の末梢中心静脈カテーテル挿入部に発赤あり，［心臓］前胸部を中心にLevine Ⅲ/Ⅳの収縮期雑音あり，［肺野］清，［腹部］平坦軟，［四肢］チ

アノーゼなし．

検査所見：白血球 26,000/μL（好中球 82％，リンパ球 14％，単球 4％），血小板 324,000/μL，BUN 2 mg/dL，Cre 0.2 mg/dL，CRP 8.2 mg/dL，AST 32 IU/L，ALT 43 IU/L．末梢と中心静脈ラインからの血液培養でともに MRSA 陽性（中心静脈ラインからのものが末梢に比べ，約3時間早く陽性になった）．

治療・経過：中心静脈ライン感染の診断により，中心静脈ラインを抜去し，バンコマイシン（60 mg/kg/日，6時間おき）を投与．TDM を投与4回前に実施したところ，トラフ値が 15.2 μg/mL であったので，同投与量・間隔で継続した．再検した血液培養は陰性，心エコーでも心臓内に疣贅などないことを確認し，計2週間の投与を行った．

解説 MRSA による中心静脈ライン感染症の患児である．血流感染症であるので，TDM を行いながら有効な血中濃度で確実に治療を行う必要がある．血液培養陽性の期間が長いと，心内膜炎や他の臓器へ感染が広がる可能性がある．

この症例では，発熱以外の症状がなく，末梢中心静脈カテーテル挿入部の発赤があったため，中心静脈ライン感染症を疑い，末梢と中心静脈ラインの両方から血液培養を採取した．中心静脈からのものが末梢に比べて2時間以上早く陽性になると，中心静脈ラインの中の菌量が末梢のそれよりも多いことが中心静脈ライン感染症を示唆する所見として知られており，その臨床的意義が小児で確認されている[6]．

また，治療後にも血液培養が持続的に陽性となる場合がある．そのような場合には，TDM による確実な有効血中濃度を維持するほか，血管内にフォーカスがある可能性を考え，心エコーで心内膜炎の有無，中心静脈ライン挿入部のエコーなどで血管内の血栓の有無などを繰り返し確認する必要がある．

ピットフォール 小児の抗 MRSA 薬の基軸は，最もデータの蓄積のあるバンコマイシンであり，確実な TDM を実施して有効な血中濃度を維持し，治療しなくてはいけない．とくに乳幼児のバンコマイシン血中濃度は，腎排泄が高いために上がりにくいことが多いので，とりわけ重症例では6時間おきでの投与で始め，TDM によって投与間隔を短くしたり，時には投与量を上げることも必要となる．また，MRSA を含むブドウ球菌に対する治療期間は，他の細菌よりも長い期間を要することが多く，確実な治療期間で治療することが必要である．

留意点 本ガイドラインの多くは，成人の MRSA 感染症を想定して書かれているので，小児の内容には限りがある．また，小児の骨髄炎に対する ST 合剤の使用が推奨されているが，成人においてはデータが蓄積されているものの，小児ではデータが少なく，その使用には注意が必要である．また，いくつかの感染症に対して代替薬としてリネゾリド，ダプトマイシンの使用が推奨されているが，小児でのデータは乏しく，使用に関しては同様に注意が必要である．また，作成メンバーの多くに複数の利益相反の申告があること，製薬会社の社員が作成メンバーに含まれていることは特記すべきことで，その解釈をする際に留意が必要と考える．

（齋藤昭彦）

文献

1) 日本化学療法学会・日本感染症学会 MRSA 感染症の治療ガイドライン作成委員会．MRSA 感染症の治療ガイドライン—2017年改訂版．感染症学雑誌 2017；91：273-375．
2) Dellit TH, et al. Infectious Diseases Society of America and the Society for Healthcare Epidemiology of America guidelines for developing an institutional program to enhance antimicrobial stewardship. Clin Infect Dis 2007；44：159-77．
3) Long SS, et al. Principles and practice of pediatric infectious diseases. 4th ed. Philadelphia：Churchill Livingstone/Elsevier；2012．
4) Bradely JS, Nelson JD. 2016 Nelson's Pediatric

Antimicrobial Therapy. 22th ed. Philadelphia：American Academy of Pediatrics；2016.
5) McKamy S, et al. Incidence and risk factors influencing the development of vancomycin nephrotoxicity in children. J Pediatr 2011；158：422-6.
6) Acuna M, et al. Differential time to positivity and quantitative cultures for noninvasive diagnosis of catheter-related blood stream infection in children. Pediatr Infect Dis J 2008；27：681-5.

ガイドラインの用語解説

- MRSA：メチシリン耐性黄色ブドウ球菌（methicillin resistant *Staphylococcus aureus*）のことで，国内では市販されていない抗ブドウ球菌ペニシリンであるメチシリンに耐性を示すものをさす．国内では，第1世代セファロスポリン（セファゾリン）に耐性のものと同義と考えてよい．
- トラフ値：抗菌薬を投与する直前の最低薬剤血中濃度．通常，投与後3～4回目の直前に測定する．
- TDM：therapeutic drug monitoring のこと．抗菌薬の血中濃度をモニタリングし，至適血中濃度に保つことで，有効な治療効果を期待する．効果の予測にはトラフ値が重要で，トラフ値が低い場合は投与間隔を短くする（8時間おきを6時間おきになど）．なお，バンコマイシンでは，10～20 μg/mL，重症感染症では15～20 μg/mL，テイコプラニンでは10～20 μg/mL を目標とする．

4章 呼吸器疾患

呼吸器感染症

概要

　小児の診療において感染症の頻度はきわめて高く，そのなかでも呼吸器（上気道，気管支，肺）は最も頻度が高い感染臓器である．頻繁に遭遇する疾患群であるがゆえに，呼吸器感染症に対する適切なマネージメントは大切であり，とくに近年は薬剤耐性菌の増加が社会問題にもなっているため，疫学的知見も常にアップデートする必要がある．日本政府の「国際的に脅威となる感染症対策関係閣僚会議」は2016年4月，国内初の薬剤耐性（Antimicrobial Resistance：AMR）対策アクションプランを発表したが，そのなかの重要項目の一つが抗微生物薬の適正使用である．新規に開発される抗菌薬が現在ほとんど存在しない状況で，薬剤耐性菌は増加する一方であり，頻度の高い感染症における抗菌薬の不適切な使用は厳に慎まなければならない．そのためにもガイドラインの存在は一般臨床医にとって，診療の道しるべになるため上手に活用するワザを身につけておくべきである．

　2017年に日本小児呼吸器学会・日本小児感染症学会から『小児呼吸器感染症診療ガイドライン2017』が発刊された[1]．初版は2004年で，その後2007年，2011年と改訂され，現在の2017年版に至っている．この間にHibワクチン，肺炎球菌ワクチンをはじめとして，日本でも多くのワクチンが順次定期接種化され，小児感染症の疫学，治療薬，薬剤感受性などは大きく様変わりしている．最新のガイドラインを参考にしながら，個々の患者に合わせた現時点でのベストな診療を心がけていただきたい．

ガイドラインのポイント

　『小児呼吸器感染症診療ガイドライン2017』は，肺炎球菌やマイコプラズマの薬剤感受性が近年になり改善傾向にあることも考慮され改訂された．さらに，より日常診療のなかで使いやすいように，一般小児科医がもつと思われるクリニカルクエスチョンに対して，最新のエビデンスに基づいて推奨される治療法を提示している．感染症は専門家による意見が分かれやすい領域でもあり，それぞれの推奨レベルに対するガイドライン作成委員の投票結果が盛り込まれている点がユニークである．

A群連鎖球菌による扁桃腺炎

症例1：5歳，男児．
主訴：咽頭痛．
現病歴：生来健康．3日前から咽頭痛が出現し，昨日から発熱も認めたため外来を受診した．
身体所見：体温38.5℃．扁桃腺が発赤・腫大しており一部白苔の付着を認めた．前頸部リンパ節腫脹あり．胸部・腹部所見は異常なし．体幹，四肢に発疹なし．
検査所見：全身状態は良好であったため血液検査は実施しなかった．迅速抗原検査で溶連菌陽性，アデノウイルス陰性．
治療・経過：身体所見よりA群連鎖球菌による扁桃腺炎や，アデノウイルスやEBウイルスによる咽頭炎を疑い迅速抗原検査を行ったところ溶連菌が陽性であり，A群連鎖球菌による扁桃腺炎と確定診断した．AMPC（アモキシシリン）40 mg/kg/日 分2を10日間分処方し，水分摂取を積極的に促すよう保護者に指導した．患児は内服治療

を開始した翌日に解熱を得られ，咽頭痛も消失した．抗菌薬は予定通り10日間を飲み切った．

解説 典型的なA群連鎖球菌による扁桃腺炎の症例である．咳嗽や鼻汁などの気道症状が目立たず，強い咽頭痛が症状の中心になる．一方，10～20％の患者では，腹痛，下痢などの腹部症状を呈したり，全身性の小丘疹を伴う，いわゆる猩紅熱を引き起こす場合もある．A群連鎖球菌は病原性が強く，時に扁桃周囲膿瘍や咽後膿瘍など，扁桃腺から周囲近傍の組織に進展して膿瘍を形成することがあり，抗菌薬治療が望ましい．また，抗菌薬治療はリウマチ熱の予防や伝播防止という目的もある．なお，溶連菌感染後の急性糸球体腎炎は抗菌薬治療による予防効果は証明されていない．

A群連鎖球菌は従来からペニシリン系抗菌薬10日間治療が基本である．しかし，近年になり，セフェム系抗菌薬による治療の有用性が示されるようになり，さらに短期間治療（5～7日間）でも有効との報告もある．一方でセフェム系抗菌薬5日間治療はペニシリン系抗菌薬10日間治療に比べて，除菌率が低いとの報告もある[2]．とくに注意すべき点は，抗菌薬のスペクトラムである．ペニシリン系抗菌薬はグラム陽性球菌のカバーが主体であるが，セフェム系抗菌薬はグラム陰性桿菌まで拡大されており，広域抗菌薬である．ペニシリン耐性肺炎球菌（PRSP）やβラクタマーゼ非産生ペニシリン耐性インフルエンザ菌（BLNAR）の増加は経口セフェム系の乱用が原因とも考えられており，ペニシリン系抗菌薬で十分に治療が可能であるA群連鎖球菌に対してセフェム系抗菌薬をルーチンに使用することは，抗菌薬適正使用の観点からは慎まなければならない．

ペニシリン系抗菌薬の投与量および投与回数は，『小児呼吸器感染症診療ガイドライン2017』によるとAMPC 30～50 mg/kg/日 分2～3と記載されている（推奨度A）．一方で米国のIDSA（Infectious Diseases Society of America）ガイドラインではAMPC 50 mg/kg/日 分1～2を推奨している[3]．治療期間が10日間と長期であるためアドヒアランスに不安がある場合は，あえて分割回数を減らすことも検討するべきである．

ペニシリン系抗菌薬にアレルギーがある場合，セフェム系抗菌薬であれば第1世代セフェム系で十分治療可能でありCEX（セファレキシン）25～50 mg/kg/日 分2～4を選択する．βラクタム系にアレルギーがある場合は，マクロライド系抗菌薬（AZM〈アジスロマイシン〉10 mg/kg/日 分1またはCAM〈クラリスロマイシン〉15 mg/kg/日 分2や，CLDM〈クリンダマイシン〉20 mg/kg/日 分3）を選択する．ただし，近年はマクロライドの耐性率は上昇しているため注意が必要である．

肺炎球菌による市中肺炎

症例2：3歳，女児．

主訴：発熱，咳嗽，鼻汁．

現病歴：生来健康．5日前から咳嗽と鼻汁が出現し，3日前から発熱を認めた．近医を受診し，感冒の診断で鎮咳去痰薬と解熱薬を処方された．その後も発熱は持続し，咳嗽が悪化したため再診した．

身体所見：体温39.2℃，呼吸数32回/分，SpO_2 98％．呼吸窮迫症状を認めた．胸部聴診上は左肺に fine crackle を聴取した．

検査所見：白血球 16,500/μL，CRP 8.4 mg/dL，胸部X線写真で左肺野に浸潤影を認めた．

治療・経過：臨床症状と画像所見より市中肺炎と診断した．呼吸窮迫症状を認めており，また炎症反応が高値であったため細菌性肺炎の可能性も考慮して，ABPC（アンピシリン）150 mg/kg/日静注治療を開始した．治療開始2日後に解熱を得られ，呼吸窮迫症状も消失した．合計5日間抗菌薬治療を継続し，退院とした．

解説 生来健康な小児の市中肺炎の症例である．肺炎の原因微生物の多くはウイルスか細菌であるが，それを予測することは困難である．たとえば，細菌性肺炎の場合，ウイルス単独あるいはマイコプラズマ肺炎に比べて白血球数が多く，CRP が高いことが多いが，オーバーラップする範囲が大きいため，いわゆる炎症反応の数値単独での鑑別は困難である[4]．臨床症状の強さ，検査所見などから総合判断して，抗菌薬投与を行うか否かを決定するしかない．本症例では酸素化不良はないものの，多呼吸が顕著であり，呼吸不全に至る可能性があると判断した．さらに炎症反応は比較的高値であることや，胸部 X 線写真で区域性の肺浸潤影を認めたことから肺炎球菌，インフルエンザ菌，モラキセラ・カタラリスなどによる細菌性肺炎を考えた．

通常，感染症治療において細菌感染を疑い抗菌薬を開始する際には培養が必須である．成人の肺炎では喀痰を培養して原因菌の分離・同定に努める．ところが小児では自己の意思で痰を喀出することは難しい．上咽頭（鼻咽頭）培養で代用することがよく行われているが，乳幼児では健常な状態でも肺炎球菌やインフルエンザ菌の保菌率は高いため，肺炎の真の原因菌とは必ずしも一致しない．血液培養（→ガイドラインの用語解説）は小児市中肺炎入院例でも陽性率は 0.5％程度とされ，ルーチンで実施することは現実的でない．以上から，あえて培養検体は採取せずに抗菌薬治療を開始し，最後まで継続するというマネージメントも仕方がないであろう．

抗菌薬の選択に関しては『小児呼吸器感染症診療ガイドライン 2017』によると，ABPC が第 1 選択である（推奨度 A）．ただし，β ラクタマーゼ産生菌の関与が疑われる場合（インフルエンザ菌の一部，モラキセラ・カタラリス，嫌気性菌など）は ABPC/SBT（アンピシリン・スルバクタム）や CTRX（セフトリアキソン）が推奨される（推奨度 A）．また BLNAR に対しては CTRX が確実である．したがって，これらの耐性菌がすでに検出されている場合や重症例では，CTRX あるいは CTX（セフォタキシム）などが選択肢である．

緑膿菌による人工呼吸器関連肺炎

症例 3：6 歳，男児．
主訴：発熱，酸素化不良．
現病歴：心臓手術後 5 日目，挿管・人工呼吸器管理中に突然発熱を認めた．同時に酸素化が不良になり，吸引回数も増加した．
身体所見：体温 38.6℃，PaO_2 60 Torr，PCO_2 120 Torr（SIMV モード），SpO_2 96％．胸部聴診上は両肺野に fine crackle を聴取した．
検査所見：白血球 23,500/μL，CRP 4.8 mg/dL，胸部 X 線写真で両肺野に浸潤影を認めた．
治療・経過：尿検査は異常なし，術創部に感染徴候は認めず，臨床症状と画像所見より人工呼吸器関連肺炎（ventilator-associated pneumonia：VAP）と診断した．気管内から吸引した痰をグラム染色したところ，多数の好中球に混じり，グラム陰性桿菌を認めた．医療関連感染症であり，緑膿菌や薬剤耐性腸内細菌なども想定して PIPC/TAZ（ピペラシリン・タゾバクタム）静注治療を開始した．翌日，血液培養および気管痰の培養からエンテロバクターが検出された．感受性の結果を確認し，CTRX に de-escalation した．抗菌薬治療開始後，すみやかに解熱を得られ，酸素化も改善した．合計 1 週間抗菌薬治療を継続した．

解説 気管挿管，人工呼吸器管理中に発症した肺炎であり，人工呼吸器関連肺炎の症例である．原因微生物は市中肺炎とはまったく異なり，グラム陰性桿菌，とくに緑膿菌やアシネトバクターなどの通常環境から検出される菌や，クレブシエラや大腸菌などの腸内細菌に加えて，黄色ブドウ球菌も原因になる．すなわち，第 3 世代セフェム系，第 4 世代セフェム系，PIPC/TAZ，カルバペネム系などが推奨される（推奨度 C1）．適切な気道検体から採取された喀痰のグラム染色所見があらかじめわかっていれば，グラム陰性桿菌，グラム陽性球菌のどちらをメインにするべきかわ

かるため，ある程度ターゲットを絞ったエンピリックセラピーも検討できる．

多剤耐性菌の可能があれば，PIPC/TAZやカルバペネム系，あるいはVCM（バンコマイシン）併用を検討するべきである．多剤耐性菌のリスク因子として，① 過去90日以内の抗菌薬使用歴，② 現在入院後5日以上，③ 多剤耐性菌の多い地域や病棟，④ healthcare associated pneumoniaのリスク因子，⑤ 免疫抑制状態があげられる[5]．またMRSA保菌のリスク因子としては，① 2週間以上の広域抗菌薬投与歴，② 長期入院の既往，③ MRSA感染や定着の既往があげられている．

治療期間は質の高いエビデンスは存在せず，『小児呼吸器感染症診療ガイドライン2017』によると緑膿菌や黄色ブドウ球菌以外は7〜10日間が目安となる．

ピットフォール　感染症の疫学は気象条件，地理的条件，ワクチンの接種状況など非常に多岐にわたる因子が関わっているため，流動的である．現在のガイドラインが幾年も先の将来まで，等しいレベルで推奨されるものとは限らない．ガイドラインはあくまでそれまでに報告された多数のエビデンスを集積，解析した結果，その時点における指針であることを十分に認識したうえで，利用することが大切である．

留意点　小児の呼吸器感染症に限らず，疾患の発病を未然に防ぐ予防医療は今後さらに重要視される．『小児呼吸器感染症診療ガイドライン2017』においては人工呼吸器関連肺炎（VAP）を予防するために必要な手段と，予防接種対象呼吸器疾患であるインフルエンザ，麻疹，百日咳の予防に関して推奨が記載されている．

（清水博之）

文献

1) 日本小児呼吸器学会・日本小児感染症学会．小児呼吸器感染症診療ガイドライン2017．東京：協和企画；2017.
2) 清水博之ほか．A群β溶連菌に対するペニシリン系とセフェム系抗菌薬の除菌率及び再発率．日児誌 2013；117：1569-73.
3) Shulman ST, et al. Clinical practice guideline for the diagnosis and management of group A streptococcal pharyngitis：2012 update by the Infectious Diseases Society of America. Clin Infect Dis 2012；55：1279-82.
4) Nakayama E, et al. Rapid optimization of antimicrobial chemotherapy given to pediatric patients with community-acquired pneumonia using PCR techniques with serology and standard culture. J Infect Chemother 2007；13：305-13.
5) American Thoracic Society, Infectious Diseases Society of America. Guidelines for the management of adults with hospital-acquired, ventilator-associated, and healthcare-associated pneumonia. Am J Respir Crit Care Med 2005；171：388-416.

ガイドラインの用語解説

- **血液培養**：血液培養は本来無菌な環境である血液中に含まれる病原微生物を，増殖させて検出する検査である．小児呼吸器感染症の微生物検査診断において血液培養の感度は決して高くない．さらに小児では痰の喀出が難しく，原因微生物の確定が困難であることが多い．しかし菌血症を合併した肺炎であれば，血液培養を実施することで原因微生物が特定でき，最適治療につなげることが可能である．小児の肺炎において，全例で血液培養を行うことはコストベネフィットを考えると過剰な検査と思われるが，呼吸不全あるいは人工呼吸器管理を要する重症肺炎では積極的に血液培養を採取する意義はある．

- **洗浄喀痰**：喀痰の品質分類にGeckler分類が知られている．すなわち得られた喀痰をグラム染色し，好中球と扁平上皮細胞をカウントして，喀痰が下気道の炎症を反映しているか否かを判断する．小児で上気道に存在する常在菌が含まれないように喀痰を採取することはきわめて難しい．そこで，採取した喀痰を滅菌生理食塩水で洗浄しながら，できるだけ唾液成分の混入を抑えて，膿性な部分だけを拾い上げて培養を行うことで，真の原因微生物を検出することができる．

4章 呼吸器疾患

慢性咳嗽

概要

　小児科の日常診療で，咳嗽は最も頻繁に遭遇する主訴の一つである．しばしば治療抵抗性の咳嗽も認められるうえ，鑑別すべき疾患が多いため，診断に苦慮する症例も少なくない．成人と小児では咳嗽性疾患の頻度に相違がみられ，一方，海外でも小児に特化した咳嗽のガイドラインが刊行されているものの，咳嗽の原因疾患の頻度や重症度が国による習慣，風土や保険診療の相違から異なり，ただちに活用することは困難である．このため，わが国の小児の咳嗽に特化した咳嗽のガイドラインが求められていた．これを受けて，2014年に日本小児呼吸器学会から『小児の咳嗽診療ガイドライン』[1]が刊行されるに至った．あくまで咳嗽を核とし，かつ多角的な視点から，疾患や治療法を必要十分にまとめたガイドラインであるため，小児の日常臨床でおおいに役立つと期待される．

ガイドラインのポイント

　『小児の咳嗽診療ガイドライン』は，呼吸器の専門医のみならず，一般実地医家や研修医にも役立つように図表を多用し，わが国の小児の咳嗽に特化したわかりやすいガイドラインをめざしている．着目すべきは，咳嗽疾患や治療薬についても咳嗽を中心に据え置くことに徹底し，可能な限りエビデンスを求め，それぞれ簡潔に解説していることである．さらに，小児の急性，遷延性，慢性の咳嗽のほか，救急外来で対応する咳嗽についても，わかりやすいフローチャートによる診断へのアプローチが示されている．咳嗽に関連したOTC薬や漢方薬についての項目などは，臨床でただちに活用できると思われる．

心因性咳嗽による慢性咳嗽例

症例1：12歳，男児．
主訴：持続する咳嗽．
現病歴：生来健康であったが，3か月前より咳嗽が持続するため他院を受診し，鎮咳去痰薬のほか，抗菌薬，吸入ステロイド薬も投与されたが改善しないため，当院に紹介受診となった．咳嗽は乾性の犬吠様咳嗽で，患児に咳嗽を止めるよう指示しても抑制できなかった．
既往歴：特記事項なし．
家族歴：母親に精神疾患．
身体所見：特記事項なし．
検査所見：血液・生化学検査にて異常なし．各種病原体検査では，百日咳，マイコプラズマ，クラミジア・ニューモニエ，結核は陰性であった．呼吸機能検査，胸部単純X線検査，副鼻腔X線検査では異常なく，呼気一酸化窒素濃度（FeNO）5.0 ppb〔小児の基準値＜35.0 ppb〕，アストグラフ法によるメサコリン吸入試験では気道過敏性亢進はみられなかった（Dmin＞49.99 unit〔7.0 unit以下で亢進あり〕）．
治療・経過：本人，家族の同意のもと入院精査とし，自家作製の咳モニター（❶）にて，終夜の咳嗽の評価を行った[2]．睡眠の確認はベッドサイドに固定したビデオカメラにて行った．咳嗽音は特徴的な犬吠様咳嗽であったが，この咳嗽音は覚醒時のすべての咳嗽で認められた（❷）[3]．咳モニターの結果とこれまでの検査結果から心因性咳嗽（→ガイドラインの用語解説）と診断し，母親に

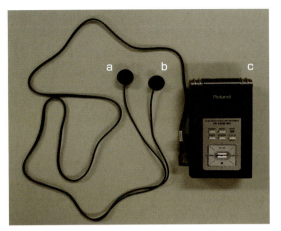

❶咳モニター
a：振動計，b：マイクロフォン，c：レコーダー．
マイクロフォンは第2肋間の鎖骨中線上に，振動計は臍と胸骨上窩の中央に固定する．
(Hirai K, et al. Pediatr Pulmonol 2015[2])

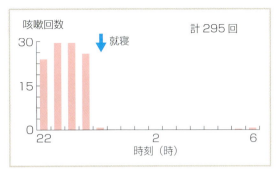

❷心因性咳嗽の終夜の咳嗽パターン
(Imai E, et al. Respir Investig 2017[3])

説明したところ納得し，同意のもと当院の児童精神科を受診した．児童精神科では，境界型人格障害，うつを指摘され，心理療法と内服薬を開始し4週間後に咳嗽は改善した．

解説 心因性咳嗽の臨床症状の特徴に，犬吠様（barking），あるいは雁の鳴き声様（honking）の乾性咳嗽が発作性に反復すること，さらにその咳嗽は就寝中には消失することが指摘されている[4]．年長の学童以降に多くみられる傾向がある．連続して咳嗽を続けるのは体力を必要とするが，本症例では，覚醒時の咳嗽回数は30分間で80回前後と短時間での著しい咳嗽回数が認められた．これまでの検討から，急性気道感染症患者の終夜の咳嗽回数は18回，喘息児では143回であったため，本症例の咳嗽の激しさが推測できる．一方，就寝後には咳嗽回数が著減した．

われわれは『小児の咳嗽診療ガイドライン』にも紹介されている終夜に測定可能な咳モニターの結果を診断に用いたが[1]，睡眠中は咳嗽が消失するという特徴は心因性咳嗽だけの特徴ではないという報告も散見される．慢性咳嗽の患者で咳嗽の性状や出現のタイミングを調べた研究では，心因性咳嗽の特徴とされた犬吠様咳嗽は，胃食道逆流症や後鼻漏症例にもみられたと報告されている．また本来，健常児においては，夜間の咳嗽はほとんど認められないと報告されている．特徴的な咳嗽の問診のみで心因性咳嗽の診断に至るものではないが，深夜の睡眠中の咳嗽がないことは本人のQOLを悪化させないことや，慢性咳嗽の多くは夜間に咳嗽がみられることから「呼吸器疾患として重症ではない」ことを理解させることは，本人，両親ともに大きな安堵を生み，心因性咳嗽の治療を進めていくうえで有利である．

当院におけるこれまでの多くの心因性咳嗽の症例では，疾患が診断されたことから改善をみるものが多かったが，学校生活のストレスやいじめからの逃避，基礎疾患に発達障害があることなど，複雑な原因をはらんでいる症例もみられるため，カウンセリングを含む細やかな対応が必要となる[1]．本症例は，次のステップとして精神科による治療により改善をみたが，咳嗽に逃避する症例の多くは，これまでに咳嗽による疾病利得のあった症例だけでなく，本来の咳嗽疾患を合併する心因性咳嗽の症例もあることを念頭におくべきである．

喘息による慢性咳嗽例

症例2：5歳，女児．
主訴：持続する咳嗽．
現病歴：4か月前から夜間に乾性咳嗽，時に湿性咳嗽がみられたため，他院を受診したところ，鎮

❸ 小児喘息の長期管理に関する薬物療法プラン（5歳以下）

治療ステップ		治療ステップ1	治療ステップ2	治療ステップ3	治療ステップ4
長期薬物治療	基本治療	発作の強度に応じた薬物療法	下記のいずれかを使用 • LTRA • 低用量 ICS • DSCG	中用量 ICS	高用量 ICS （LTRA の併用も可）
	追加治療	下記のいずれかを使用 • LTRA • DSCG	上記治療薬を2つ，もしくは3つを併用	上記に LTRA を併用	以下を考慮 • 高用量 ICS＋β_2 刺激薬（貼付） • ICS のさらなる増量 • 全身性ステロイド薬
短期追加治療		貼付薬もしくは経口薬の β_2 刺激薬（数日から2週間以内）			
		コントロール状態が改善したら中止する．改善が不十分ならばステップアップを考慮する．			
発作治療		• SABA 頓用			

LTRA：ロイコトリエン受容体拮抗薬，DSCG：クロモグリク酸ナトリウム，ICS：吸入ステロイド薬，SABA：短時間作用性吸入 β_2 刺激薬．
（日本小児アレルギー学会．小児気管支喘息治療・管理ガイドライン2017. 2017[5]）

咳去痰薬，ロイコトリエン受容体拮抗薬が順次処方された．明らかな改善はみられず，2週間前に上気道炎を罹患してからさらに咳嗽が悪化したため来院した．
既往歴：3歳まで喘鳴の既往あり．
家族歴：父母ともにスギ花粉症．
身体所見：胸部聴診で喘鳴，呼気延長はみられなかった．
検査所見：総 IgE 228.4 IU/mL，抗原特異的 IgE 抗体：ハウスダスト 152.1 UA/mL，コナヒョウヒダニ＞100.0 UA/mL，呼吸機能検査では FVC（％予測値）88.7％，FEV_1 99.2％，MMF（最大呼気中間量）122.1％，FeNO 22.3 ppb であった．アストグラフ法によるメサコリン吸入試験では気道過敏性に中等度亢進（Dmin 0.547 unit）がみられた．胸部単純Ｘ線検査，副鼻腔Ｘ線検査では異常はみられなかった．
治療・経過：反復する喘鳴の既往と家族歴，血液検査結果，気道過敏性亢進の存在から，アトピー型の気管支喘息（以後，喘息）による慢性咳嗽と診断した．再度の問診で，夜間の咳嗽出現時に時々喘鳴が認められることがわかったため，小児喘息の治療ステップ3（『小児気管支喘息治療・管理ガイドライン2017』[5]）を開始し，中用量の吸入ステロイド薬にロイコトリエン受容体拮抗薬を加え，短期追加治療として β_2 刺激薬（貼付薬）を使用したところ，2週間後には著しい改善がみられた．

解説 喘息は慢性咳嗽の原因となる代表的疾患である[1]．反復する喘鳴や呼吸困難が確認された症例で喘息を疑うことは比較的容易であるが，喘鳴を伴わない咳喘息（→ガイドラインの用語解説）も認められるため，初診時から明確な診断のための諸検査を行うことを心がけるべきである．小児の喘息ではアトピー素因を有することが多いこと，3歳までに80％が発症することが診断の参考になるが，確定診断に至るには気道の可逆性や気道過敏性の証明が有意義である．喘息には長期管理が重要であり，急性増悪（喘息発作）がみられないコントロール良好な期間を長期に維持するためにも，治療開始時に治療方針を示し，患者教育を行うことが重要である．

本症例は遷延する咳嗽が際立っていたため，喘息の診断や積極的な治療が遅れたケースと考えられた．治療の実際は『小児気管支喘息治療・管理ガイドライン』に準じ（❸）[5]，現在，長期管理においても患児の QOL は改善している．慢性の気道炎症により気道過敏性が確立され，気道に刺激が加わることにより気道狭窄が発生し，咳嗽，

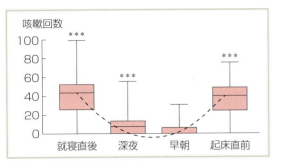

❹ 喘息の終夜の咳嗽パターン
***：早朝と比較して，$p<0.001$．
(Hirai K, et al. Ann Allergy Asthma Immunol 2016[6])

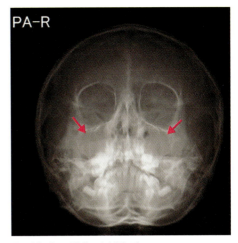

❺ 副鼻腔X線像（症例3）
両側の上顎洞で透過性の低下がみられる．

喘鳴などの呼吸器症状が引き起こされること，すなわち，喘息が慢性炎症性疾患であるという考え方は，喘息の診断，予防，管理にとって重要な意味をもつ．当院では治療開始時に，薬物療法の説明だけでなく，母親に喘息日記を渡して記入することを義務づけ，掃除などの環境調整の指導を行い，受動喫煙に対しては厳しく指導している．

喘息の咳嗽の特徴として，主に湿性咳嗽であること，特徴的な呼気性の高調性喘鳴（wheezes）を伴うことが多いこと，咳嗽は深夜や早朝に多い傾向にあることが報告されている（❹）[6]．本症例はメサコリンによる気道過敏性検査で喘息の診断を行ったが，3年後の再検査ではこの吸入閾値の改善（Dmin 12.45 unit）がみられており，治療が適切であることを確かめることができた．一般診療で気道過敏性の計測は困難であるが，β_2刺激薬の吸入前後にスパイロメータを用いてFEV_1を測定し，その改善をみる気道可逆性試験は簡便に行えるため，推薦したい．成人同様，毎日，ピークフローを測定し喘息日記に記載すること，スパイロメータによる肺機能検査を適時行うことは，小児の長期管理においても望まれる．

びまん性汎細気管支炎の慢性咳嗽例

症例3：8歳，男児．
主訴：持続する咳嗽，喘鳴．
現病歴：7歳から咳嗽と呼気性喘鳴が出現し，近医にて喘息と診断，治療がなされた．これまでに3回，喘息発作と診断されて入院治療を行い，全身性ステロイド薬による治療を受けたが喘鳴は消失せず，原因精査のため当院を紹介受診した．
既往歴：6歳時にネフローゼ症候群を発症，現在もプレドニゾロン内服にて治療中である．慢性副鼻腔炎も治療中である．
家族歴：父母がアレルギー性鼻炎，兄がアトピー性皮膚炎．
身体所見：身長 123.1 cm（−0.67SD），体重 25.8 kg（−0.29SD），体温 37.2℃，心拍数 78回/分，血圧 106/78 mmHg，呼吸数 22回/分，SpO_2 98%（room air），全肺野にて呼気性喘鳴，湿性ラ音が聴取された．
検査所見：血液検査では，白血球 13,800/μL（好中球 76.4%），赤血球 488×10⁴/mL，Hb 14.0 g/dL，Ht 40.7%，血小板 21.0×10⁴/mL，CRP 0.29 mg/dL，赤沈1時間値 22 mm，総IgE抗体 229 IU/mL，抗原特異的IgE抗体：スギ＞100 UA/mL，ヒノキ 44.0 UA/mL，寒冷凝集反応 512倍であった．肺機能検査では，FVC（％予測値）49.4%，FEV_1 49.0%，MMF 38.1%，FeNO 14.8 ppbで，β_2刺激薬吸入後のFEV_1の変化は+5.7%で気道可逆性は陰性であった．胸部単純X線検査では両側上肺野に網状影，両側下肺野に浸潤影を認め，胸部CTでも両側下肺野で背側を中心とした浸潤影を

認めた．治療中の慢性副鼻腔炎のX線像を❺に示す．

治療・経過：当初，喘息と診断し，プレドニゾロンの経口投与を含めた治療を行ったが反応は乏しかった．呼気性喘鳴に加え断続性ラ音を聴取したことや画像所見などから，改めてびまん性汎細気管支炎を疑い，エリスロマイシンを用いたが効果が乏しかったため，成人に準じてクラリスロマイシンに変更したところ，症状の改善傾向がみられた．

解説 遷延する咳嗽がみられ，アトピー素因を有し，難治性喘息として長く治療された症例である．一方，びまん性汎細気管支炎は両肺にびまん性に存在する呼吸細気管支領域の慢性炎症を特徴とし，呼吸機能障害をきたす疾患である[7]．小児ではきわめてまれな疾患であるが，本症例の患児は，厚生労働省の研究班による「びまん性汎細気管支炎の診断の手引き」（1998（平成10）年）の診断基準があてはまり，最終診断がなされている[8]．高率に慢性副鼻腔炎の合併を認めることから，発症になんらかの免疫学的防御機構の障害が想定されているが，本症例では，ネフローゼ症候群のため長期の全身ステロイド投与が行われていたことによる易感染性が発症に影響していた可能性が考えられた．

咳嗽に関連する疾患は数多く，咳のガイドラインに記載のない希少な疾患も多い．海外の小児の咳嗽のガイドラインでは，遷延性細菌性気管支炎（protracted bacterial bronchitis：PBB）が注目されているが，わが国ではきわめてまれであり，これまでにも定義に基づいた診断による遷延性細菌性気管支炎の報告はない．日本では早期に抗菌薬を使うため，副鼻腔炎を含めた後鼻漏症候群や慢性気管支炎なども，おそらく海外とは異なる頻度と思われる．さらに，嚢胞性線維症（cystic fibrosis）も欧米ではポピュラーであるが，アジアではきわめてまれな疾患である．

ピットフォール 『小児の咳嗽診療ガイドライン』[1]では，登場する疾患や薬剤について，すべて咳嗽を中心に簡潔にまとめられており，わが国の小児の咳嗽疾患の縦割り，横割りを行うには最適と思われる．しかしながら機動性が重視されているため，各疾患の診断法，治療法の詳細については，専門書を参照することが推奨される．また，疾患については，発症頻度からも感染症とアレルギー疾患が中心となり，希少の症例については至らない点もみられることを理解されたい．なお，『小児の咳嗽診療ガイドライン』にOTC薬品の項目があるのは，OTC薬品を使用してから受診した患者の治療にあたって必要な情報を提供するためである．

留意点 小児の咳嗽疾患の初診時の問診は重要で，咳嗽の回数や性状，経過など，個々の症例の特徴をすべて確認すべきである．これらを正確に把握することにより，原因疾患の診断とその後の治療選択が容易となる．既往歴，家族歴も重要であり，アレルギー性疾患の有無，肺炎・中耳炎などの既往，さらに結核を含む家族内感染症の有無などを確認する．そのほか，予防接種歴にも注目する．診察では，全身状態，バイタルサインのチェックに加え，胸部聴診に重点をおく．各種抗原検査や肺機能検査，胸部X線写真などの画像検査と合わせれば鑑別診断は容易となる．『小児の咳嗽診療ガイドライン』にも謳われているように，原因疾患を突きとめることを第一とし，必要な検査を適時行いつつ治療を進めていくことが大切である．咳嗽が遷延する場合，いくつかの咳嗽疾患のオーバーラップがある可能性にも留意されたい．

（望月博之）

文献

1) 日本小児呼吸器学会編．小児の咳嗽診療ガイドライン．東京：診断と治療社；2014. p135-7.
2) Hirai K, et al. A new method for objectively evaluating childhood nocturnal cough. Pediatr Pulmonol 2015；50：460-8.

3) Imai E, et al. An objective evaluation of nocturnal cough and cough pattern in children with psychogenic cough. Respir Investig 2017；55：334-7.
4) McGarvey LPA, et al. Psychogenic cough in a schoolboy: evaluation using an ambulatory cough recorder. Pediatr Pulmonol 2003；36：73-5.
5) 日本小児アレルギー学会．小児気管支喘息治療・管理ガイドライン 2017．荒川浩一ほか監．東京：協和企画；2017．
6) Hirai K, et al. Objective measurement of frequency and pattern of nocturnal cough in children with asthma exacerbation. Ann Allergy Asthma Immunol 2016；117：169-74.
7) Honnma H, et al. Diffuse panbronchiolitis：a disease of the transitional zone of the lung. Chest 1983；83：63-9.
8) 厚生労働省特定疾患調査研究班．平成 10 年度報告書．DBP の診断指針改訂と重症度分類策定．1998．p.109-11.

ガイドラインの用語解説

- 咳嗽反射経路：咳嗽の発生する神経ネットワークとして，求心性神経の Aδ 線維（有髄神経）と C 線維（無髄神経）により刺激が咳中枢に伝わり，咳嗽が誘発される．
- 咳嗽の分類：小児でも成人の分類と同様に，咳嗽の持続期間に基づき，3 週未満を急性咳嗽，3 週以上 8 週未満を遷延性咳嗽，8 週以上を慢性咳嗽と定義する．
- 中枢性鎮咳薬：咳中枢に直接作用し，鎮咳作用を示す．麻薬性と非麻薬性に分類されるが，中枢性鎮咳薬の投与はあくまで対処療法であり，安易な投与を行わないことが重要である．
- 咳喘息：喘鳴や呼吸困難を伴わない慢性の乾性咳嗽が認められる．呼吸機能は正常であるものの，気道過敏性の亢進がみられ，気管支拡張薬が有効である．慢性の気道炎症が病態の基本と考えられ，治療・管理は喘息に準じる．
- 心因性咳嗽：発作性，反復性の激しい乾性咳嗽がみられ，通常の薬物療法に抵抗性を示す．睡眠中に消失する傾向があるのが特徴である．除外診断を行い，発症，経過に関与する心理社会的因子を明らかにすることができれば，それに対応することで改善する．

5章 耳鼻咽喉科疾患

急性中耳炎

概要

　急性中耳炎は1歳までに62〜75%，3歳までに83%が少なくとも1回は罹患するとされ，小児期に抗菌薬処方の対象となる代表的な疾患である．抗菌薬処方を含めた適切な疾患マネージメントの失敗が，1990年代の後半から2000年初頭にかけて経験した小児急性中耳炎の著しい難治化を招いた．その後，抗菌薬処方を含めた疾患マネージメントの適正化に向けた活動の結果，耐性菌の蔓延と疾患の難治化をともに克服しつつある．その中心的役割を担ったのが，2006年に発表された『小児急性中耳炎診療ガイドライン』であった．

　このガイドラインは2018年版[1]に至るまで3回の改訂を経験したが，基本方針に大きな変化はない．「薬剤耐性（AMR）対策アクションプラン」が2016年4月に発表され，さらに具体的方策が記された「抗微生物薬適正使用の手引き」が公表された．手引きに急性中耳炎に関する記述はないが，手引きが示す抗菌薬治療の基本である「適切な薬剤を」，「必要な場合に限り」，「適切な量と期間」処方するという考え方は，本ガイドラインにも初版から採用されている．ガイドラインにこの方針がどのように表現されているかを理解したうえで利用すると，判断に悩む場面での応用が可能になる．

　複数のガイドラインが欧米からも発表されている．しかし，耐性菌の状況，医療環境などの背景が本邦と異なっているため，海外のgood practiceをそのまま適用することは困難である．これが感染症診療の特徴であり，その点もガイドラインを使用するうえでよく知っておく必要がある．

ガイドラインのポイント

　本ガイドラインは耳鼻咽喉科のみならず小児科，救急科など，小児急性中耳炎を診療するすべての医師を対象に作成された．①将来の患者のために耐性菌を増加させないこと，②目の前の患者を治癒に導くことが二大目標である．抗菌薬処方の対象となる急性中耳炎を診断するためには，鼓膜所見の評価は必須である点に注意したい．この点は米国小児科学会から発表されたガイドライン[2]でも同様であり，耳鏡を用いた診察のトレーニングがガイドライン使用の前提となる．①軽症例には抗菌薬を使用せずに3日間経過を観察する，②抗菌薬を使用する場合にはアモキシシリンを第1選択とする，③3〜5日後臨床的効果（症状と鼓膜所見）を評価し，効果に乏しければ抗菌薬をスイッチする，④このスイッチに備えて初診時に鼻咽腔細菌培養検査を実施する，というのが基本的な方針である．肺炎球菌（*Streptococcus pneumoniae*）とインフルエンザ菌（*Haemophilus influenzae*）は急性中耳炎の二大原因菌である．肺炎球菌の耐性化はある程度克服されつつあるが，インフルエンザ菌の耐性株にはアモキシシリンのみでの対応が難しい．このため抗菌薬のスイッチが必要となる．中耳腔からのすみやかな排膿を実現する鼓膜切開は，抗菌薬に頼らない治療としてAMR対策上も重要である．しかし，耳鼻咽喉科医以外が実施することは難しく，日ごろから鼓膜切開の実施が可能な医療機関と連携をとることの重要性もガイドラインには明記されている．

軽症例

症例1：8歳，男児．
主訴：左耳痛．
現病歴：3日ほど前から咳嗽と鼻漏が出現した．今朝未明から左耳が痛いと訴えたため受診した．受診時に左耳痛は軽度残存していた．
身体所見：体温36.6℃．右鼓膜に病的所見を認めず．左鼓膜の後上方に発赤を認めるが，鼓膜は全体に透明感があり，膨隆を認めなかった．気密式耳鏡により鼓膜の可動性を確認した．
治療・経過：鼓膜の一部に発赤を認めたが，鼓膜の透明感は失われておらず，膨隆がなかったこと，気密式耳鏡により鼓膜の可動性が確認できたことからも，中耳腔の含気は保たれ，貯留液は存在しないと考えられた．軽症と診断し，抗菌薬は処方せず，アセトアミノフェンのみ頓用で処方した．3日後の再来時には耳痛はなく，左鼓膜の発赤は消失していた．

解説 小児急性中耳炎のうち，抗菌薬投与が必要で有効なのは細菌性炎症に限られる．細菌性を示唆する所見として最も重要なのは，鼓膜の膨隆と中耳炎に由来する耳漏であることが明らかにされている[3,4]．いずれも，中耳腔の膿性貯留液に由来し，中耳貯留液が存在しなければ抗菌薬投与の対象とはならない．したがって，急性中耳炎の診断には鼓膜の詳細な評価が欠かせない（推奨の強さ：強い推奨）．鼓膜の観察には，耳鼻咽喉科であれば顕微鏡や内視鏡が用いられるが，それ以外の科では携帯型の拡大式耳鏡による観察が望ましい．さらに気密を保ち外耳道を加圧・減圧して鼓膜の可動性を観察することにより中耳腔内の貯留液の有無がある程度わかる．可動性が消失していれば，貯留液が存在するといえる．耳痛は重要な中耳炎の症状であるが，とくに低年齢小児では表出が曖昧なため評価が難しい．また，発熱も中耳炎の重要な症状の一つであるが，中耳炎に特異的な所見ではない．鼓膜の発赤が明らかな場合は中耳炎の有力な根拠となるが，診察時の啼泣によって容易に鼓膜が発赤するなど，評価が難しい場合もある．

ガイドラインでは年齢，症状，鼓膜所見の各スコアを合計して重症度を決定し（推奨の強さ：推奨），重症度に応じた治療アルゴリズムを推奨している（❶，❷）．2歳未満は急性中耳炎の難治化のリスクファクターとして知られている．本症例では年齢スコアは0点，耳痛は高度とはいえず1点，発赤が2点，合計3点となり軽症例に分類される．

❶ 年齢・症状・鼓膜所見の各スコアと重症度分類

項目	スコア		
年齢（24か月未満）	3		
耳痛	0 （なし）	1 （痛みあり）	2 （持続性の高度疼痛）
体温	0 （37.5℃未満）	1 （37.5〜38.5℃）	2 （38.5℃以上）
啼泣・不機嫌	0 （なし）	1 （あり）	
鼓膜発赤	0 （なし）	2 （鼓膜の一部）	4 （鼓膜全体）
鼓膜膨隆	0 （なし）	4 （部分的）	8 （鼓膜全体）
耳漏	0 （なし）	4 （鼓膜観察可）	8 （鼓膜観察不可）

軽症：5点以下，中等症：6〜11点，重症：12点以上．

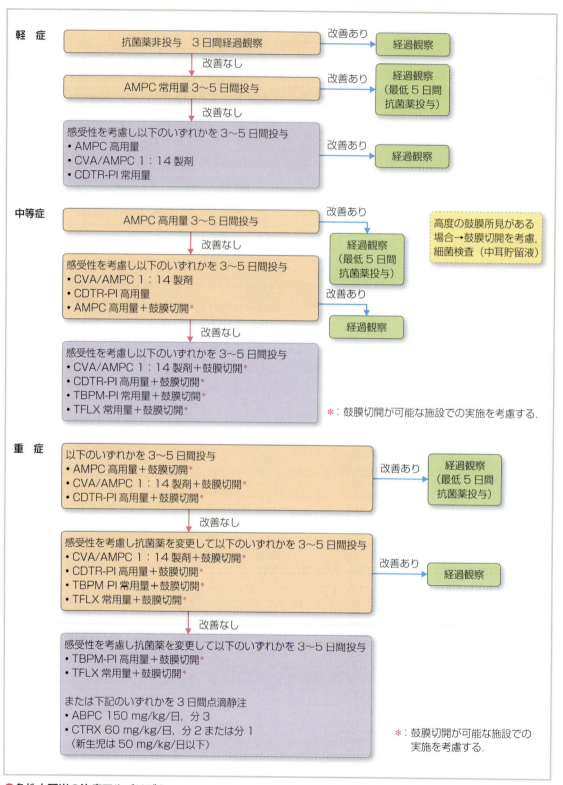

❷ 急性中耳炎の治療アルゴリズム
(日本耳科学会, 日本小児耳鼻咽喉科学会, 日本耳鼻咽喉科感染症・エアロゾル学会編. 小児急性中耳炎診療ガイドライン 2018 年版. 2018[1])

軽症例では自然治癒が十分期待されるため，抗菌薬は処方せずに経過を観察する．ただし，3日後には治療効果を評価し，治癒に向かわない症例を拾い上げることが重要である．抗菌薬の処方は「必要な場合に限る」というAMR対策の基本が，ガイドラインではこのように実現されている．本ガイドラインでは，3日の経過観察というきめ細やかなフォローを可能にする本邦の医療制度も最大限利用している．

留意点 RSウイルス感染症は急性中耳炎を併発しやすい．通常，病初期には鼓膜の発赤や膨隆は明らかでなく貯留液が確認される程度であることが多い．しかし，その後肺炎球菌による細菌性中耳炎に移行する例が少なからずみられる．初診時に軽症であっても，その後の経過観察が重要である．

中等症から重症例

症例2：14か月，女児．
主訴：発熱，不機嫌．
現病歴：3日前から水様性鼻汁と咳嗽がひどくなり，昨晩38℃の発熱がみられた．同時に機嫌が悪く，寝つきも悪かった．
身体所見：来院時の体温は38.2℃．拡大耳鏡にて右鼓膜全体の発赤と後上部の軽度膨隆を認めた．左鼓膜は含気も良好で炎症所見を認めない．両側の外鼻孔から黄色の鼻汁が溢れている．咽頭後壁に後鼻漏が確認できるが，口蓋扁桃や軟口蓋に発赤腫脹を認めない．
治療・経過：生後24か月未満（3点），発熱（1点），不機嫌（1点），鼓膜全体の発赤（4点）と部分的膨隆（4点）から合計13点で重症と診断した．外鼻口付近の鼻汁を清拭後，外鼻口経由でシードスワブ2号を挿入し，鼻咽腔拭い液を採取した．これを細菌検査に提出し，クラブラン酸・アモキシシリン（CVA/AMPC）1：14製剤96.4 mg/kg/日と乳酸菌製剤を4日間処方した．抗菌薬内服翌日から解熱し，機嫌もよくなった．しかし，4日後の再来時，右鼓膜の発赤と膨隆は残存し，鼓膜は全体的に黄白色調を呈していた．細菌検査の結果，肺炎球菌は分離されず，インフルエンザ菌の耐性株であるBLNAR（β-lactamase non-producing ampicillin resistant *H. influenzae*）が多数検出された．感受性試験にてセフジトレンに感受性を示したことから，セフジトレン・ピボキシル（CDTR-PI）18 mg/kg/日を5日間処方した．再来時，臨床症状の再燃はなく，右鼓膜に混濁が残るものの，発赤および膨隆は消失していた．

解説 本症例のように，重症に分類されるような症例の第1選択抗菌薬はアモキシシリンあるいはクラブラン酸/アモキシシリンである（推奨の強さ：推奨）．ガイドラインの重症アルゴリズムの第1選択欄にセフジトレン・ピボキシルの記述もあるが，これは他施設ですでに抗菌薬投与を受けた後に再来した場合の備えであり，「既投与の抗菌薬と診察時の所見，鼓膜所見を考慮し，対象症例，軽症，中等症，重症のいずれに相当するかを推測し，アルゴリズムに準拠」した治療を行うためと考えるべきである．初回投与期間は5日間とするが，3〜4日目に治療効果を評価すべきである（推奨の強さ：推奨）．効果が乏しければ，抗菌薬をスイッチすることも考慮する．このとき，初診時の細菌培養検査の結果が抗菌薬の選択に有用である．スイッチしない場合であっても効果が不十分であれば抗菌薬を継続投与することになる．したがって，トータルの投与期間は症例に応じて異なる．これが可能なのは，医療機関へのアクセスが容易であることが条件となるため，適応できない地域もありうる．欧米では一般に医療機関へのアクセスが本邦ほど容易ではないため，投与目標期間をはじめから細かく設定する傾向にある．

ピットフォール 第1選択抗菌薬の効果が不十分である場合，抗菌薬をスイッチする必要に迫られる．これに備え，初診時に細菌培養検査を実施することが有用である．耳漏および鼻咽

腔拭い液を材料とする場合，本来の原因菌以外の混入菌の存在に注意する．黄色ブドウ球菌（Staphylococcus aureus），表皮ブドウ球菌（Staphylococcus epidermidis）などは健常児では混入菌と考えるべきである．菌の混入を防ぐには，耳漏の場合，一度外耳道内の耳漏を清拭し，新たに貯留した耳漏を採取するとよい．可能であれば，生理食塩水20 mL程度で洗浄した後に検体を採取すると，混入の可能性を低くすることができる．鼻咽腔培養の場合，鼻前庭の痂皮，鼻汁を清拭除去した後に，細菌検査用の綿棒を鼻底に対して水平に挿入し，鼻咽腔後壁で数回回転させると，良い検体を採取することができる．

留意点　肺炎球菌結合型ワクチン（pneumococcal conjugate vaccine：PCV）の公的助成の拡大，さらには2013年からの定期接種化の結果，ワクチン血清型の肺炎球菌による急性中耳炎の減少が報告されている．ワクチン血清型に多く含まれていた耐性株の減少も観察される．インフルエンザ菌による急性中耳炎の比率が増加している可能性があるが，第1選択抗菌薬をペニシリン系から変更すべきではない．ワクチンはすべての肺炎球菌血清型をカバーするわけではないこと，強い病原性を考慮すると最初のターゲットは肺炎球菌であるべきこと，ペニシリン後の候補抗菌薬であるセフェム系はペニシリン系に比べて耐性株を誘導しやすかった歴史をもつこと，新たな抗菌薬の登場が期待できない現状でトスフロキサシンなどの濫用による耐性株の増加は是非とも避けなければならないことが理由である．

一方で，本邦で蔓延するBLNARに対して，ペニシリン系の効果は十分ではない．少なくともアモキシシリンのみで完結するほどストーリーは単純ではない．第3世代セフェム系抗菌薬であるセフジトレン・ピボキシルはインフルエンザ菌に対する最小発育阻止濃度（minimum inhibitory concentration：MIC）に優れるが，組織移行性に課題があるため増量投与することでBLNARにも対応可能となる．貴重な武器としての第3世代セフェム，経口カルバペネム，小児用キノロンが使える環境を失わないよう，賢く使用していくことが抗菌薬適正使用のカギであることを，難治化を経験した世代として後進に伝えたい．

反復例・難治例

症例3：10か月，女児．

主訴：繰り返す耳漏と発熱．

現病歴：生後6か月から両側の急性中耳炎をほとんど途切れることなく繰り返し，近医耳鼻咽喉科クリニックに通院していた．耳漏の細菌検査でペニシリン耐性肺炎球菌（penicillin resistant S. pneumoniae：PRSP）が分離され，感受性があると思われるセフジトレン・ピボキシル，ファロペネムでも効果がないため，生後10か月で当科を紹介された．紹介時点で両側とも5回目の急性中耳炎であった．

家族歴・背景：生後2か月から集団保育，母乳栄養は生後2か月まで，双子（二卵生）の妹も急性中耳炎を繰り返している．

身体所見：体重10 kg，発熱36.7℃，右鼓膜全体が発赤膨隆し，ツチ骨柄，ツチ骨短突起などの鼓膜のランドマークは確認できない．左外耳道に膿性の耳漏が充満していた．これを綿棒で除去して鼓膜を観察すると，左鼓膜は右と同様に全体が発赤膨隆し，鼓膜のランドマークは消失していた．

検査所見：前医で実施された耳漏の細菌検査の結果，肺炎球菌，インフルエンザ菌，モラクセラ・カタラーリス（Moraxella catarrhalis）のほか，黄色ブドウ球菌，表皮ブドウ球菌が分離されていた．

治療・経過：排膿が不十分と判断し，受診同日，局麻下に両鼓膜換気チューブ留置術を実施後，入院のうえ，アンピシリン150 mg/kg/日を4日間静注投与した．両側の耳漏が停止したため退院したが，退院2週間後に左急性中耳炎の再燃を認め再入院した．カルバペネム系抗菌薬のメロペネム50 mg/kg/日を6日間投与したが耳漏の停止は得られなかった．このため，静注用人免疫グロブリ

ン 2.5 g を開始したところ，耳漏はすみやかに停止した．1 か月半後に両側耳漏を再発したため，外来にて再度免疫グロブリンを静注投与した．耳漏は停止し，以後急性中耳炎の再発はない．

解説 反復性中耳炎は急性中耳炎を繰り返す病態であり，「過去 6 ヵ月以内に 3 回以上，12 ヵ月以内に 4 回以上の急性中耳炎に罹患」する場合と定義されている[1]．急性中耳炎の難治化のリスクファクターとして，2 歳未満の低年齢，集団保育，母乳栄養期間の短縮などが知られている．これらのリスクファクターをもつ小児急性中耳炎の難治例の増加は，1997 年以降共働き世帯が専業主婦世帯を上回った時期に一致しており，小児をとりまく環境の変化との関連が示唆される．**症例 3** はこれらのリスクファクターをすべて備えていた．

ガイドラインでも経口抗菌薬でコントロールができない急性中耳炎に対して，静注抗菌薬治療を推奨している（推奨の強さ：推奨）．アンピシリンは肺炎球菌に良好な抗菌効果を示すが，PK/PD（pharmacokinetics/pharmacodynamics）を考慮すると，1 日 3 回以上の分割投与が望ましい．一方，セフトリアキソン（CTRX）はインフルエンザ菌のみならず肺炎球菌にも良好な抗菌作用を有し，さらに半減期が長く 1 日 1 回の投与で良好な効果が得られることから，入院が難しい患者に対して外来で使用することができる．これらの抗菌薬治療は単回の急性中耳炎には有効であるが，反復を予防することはできない．反復性中耳炎には鼓膜換気チューブ治療が有効である（推奨の強さ：推奨）．反復性中耳炎に対する鼓膜換気チューブ留置は米国のガイドラインでも推奨されているが，チューブ留置治療が保険適用として認められているのは滲出性中耳炎に対してのみである点に注意が必要である．観血的な治療を実施できない施設では，チューブ留置術を実施可能な医療機関にコンサルトする必要がある．

チューブを留置してもなお感染を繰り返す症例は，免疫機能の低下も考慮する．母胎からの移行免疫は生後 6 か月前後で最低となり，自己の免疫グロブリン産生量が十分となる 2 歳前後に至るまでは，一生のなかでも最も免疫機能が不十分な時期である．肺炎球菌とインフルエンザ菌の多糖体を抗原とする防御抗体は IgG2 分画に含まれており，これを静注投与で補充するのが免疫グロブリン静注療法（IVIG 療法）である．この治療によりチューブ留置でも制御不能な反復性中耳炎の制御が期待できる（推奨の強さ：推奨）．ただし，血液製剤である点を考慮し，十分なインフォームドコンセントは不可欠である．**症例 3** はやや古い症例であるが，現在，静注用人免疫グロブリン製剤が反復性中耳炎に対する保険適用を取得している．使用条件として，①過去 6 か月間に急性中耳炎として 4 回以上繰り返している（ガイドラインの反復性中耳炎の定義と異なる），②起炎菌は肺炎球菌またはインフルエンザ菌である，③血清 IgG2 値が 80 mg/dL 未満を持続していることを満たす必要がある点に注意が必要である．

ピットフォール **症例 3** のような一時的免疫不全状態は，成長とともに改善されるのが一般的である．IVIG 療法が無効な症例，2 歳以上になっても軽快しない反復性中耳炎の場合は，先天的な原発性免疫不全症候群（primary immunodeficiency：PID）の可能性を考慮し，専門医への紹介が望ましい．

留意点 **症例 3** では 4 か月の間に急性中耳炎を 5 回繰り返し，その間ペニシリン中等度耐性肺炎球菌（penicillin intermediately resistant *S. pneumoniae*：PISP）と BLNAR が複数回検出されており，使用条件の①と②を満たす．しかし，1 回目投与前の血清総 IgG2 値は 86.1 mg/dL，2 回目投与前は 136 mg/dL と基準に達していなかった．**症例 3** では肺炎球菌特異的 IgG2 を測定し，これが基準値を下回っていたため投与を決定したが，一般の臨床現場で肺炎球菌特異的 IgG2 値を測定することは難しい．難治な反復性中耳炎症例のうち，血清 IgG2 値が基準を

満たさない例はほかにも多いとの指摘もある．IVIG療法を必要とする患者が治療を受ける機会を逸している可能性があり，これは今後の課題である．

（林　達哉）

文献

1) 日本耳科学会, 日本小児耳鼻咽喉科学会, 日本耳鼻咽喉科感染症・エアロゾル学会編. 小児急性中耳炎診療ガイドライン2018年版. 東京：金原出版；2018.
2) Lieberthal AS, et al. The diagnosis and management of acute otitis media. Pediatrics 2013；131：e964-99.
3) Hoberman A, et al. Treatment of acute otitis media in children under 2 years of age. N Engl J Med 2011；364：105-15.
4) Tähtinen PA, et al. A placebo-controlled trial of antimicrobial treatment for acute otitis media. N Engl J Med 2011；364：116-26.

5章　耳鼻咽喉科疾患

滲出性中耳炎

概要

　滲出性中耳炎（otitis media with effusion：OME）は幼少児期に多い中耳疾患である．就学前に90％の児が一度は罹患し[1]，小児に難聴を引き起こす最大の原因であるにもかかわらず，医師の間で小児OMEの診断や治療法などの臨床管理に幅が大きかったことから，「医師によって治療方針がまったく異なっている」かのように受け止められがちな疾患であった．本邦では『小児滲出性中耳炎診療ガイドライン』[2]の初版が2015年に刊行されたが，これは本邦の実情に即した小児OMEの臨床管理の指針を示したものである．本ガイドラインの特徴は，関係するすべての臨床家に対して「中耳貯留液や鼓膜の病的変化などのOMEそのものだけではなく，周辺器官の炎症病変に対する配慮」を求めていることである．

ガイドラインのポイント

　本ガイドラインでは，小児OMEの病態を考慮して，患児が急性中耳炎や鼻副鼻腔炎，アレルギー性鼻炎などの周辺器官の感染・炎症を合併しているときには，それらに対する適切な保存治療を行うことを推奨している（推奨度A）．しかし，周辺器官の感染・炎症を合併していないときには，漫然とした抗菌薬の投与は行うべきではない（推奨度D）．そして，発症から3か月以上改善しない慢性のOME症例では，鼓膜換気チューブ留置術の適応を検討すべきである（推奨度A）．しかし，実際には診断後早期に積極的治療を開始すべき症例や，軽度難聴症例に対する取扱いなど，ガイドラインだけでは判断できない症例が多い．より積極的な外科治療が必要なのは次のような症例である．①難聴が原因となりうる言語発達や構音の異常，さまざまなQOLの低下などの臨床症状がすでにみられる場合，②難聴の程度や鼓膜の病的変化が強い場合，③保存的にコントロール困難な反復性中耳炎（→ガイドラインの用語解説）を合併する場合，④明らかに難治性の経過が予想される場合である．

小児OME初発例：ガイドラインに則った典型例

症例1：3歳2か月，男児．
主訴：難聴，いびき，夜間の無呼吸・咳．
現病歴：2週間前に耳痛の訴えがあったが，一晩で症状は改善した．半年ほど前からいびきと夜間の無呼吸，夜間の咳込みがみられ，近医小児科を受診．喘息の所見はなく，鎮咳去痰薬を処方された．最近聞き返しが多く，難聴を疑われて耳鼻咽喉科を受診した．
現症：診察時にも口呼吸がみられ，完全鼻閉の状態であった．膿性鼻漏，後鼻漏（鼻漏がのどへ流れ落ちること）がみられ，口蓋扁桃は中等度の肥大を認めた．両耳とも鼓室内には貯留液が充満しており（❶a, b：鼓膜所見），右鼓膜は軽度の充血と膨隆がみられたが，鼓膜所見だけからでは急性中耳炎後の無症候性中耳貯留液（asymptomatic middle ear effusion：ASMEE）（→ガイドラインの用語解説）との鑑別は難しかった．聴力検査では32.5 dBの難聴を認め，単純X線検査ではアデノイドが後鼻孔を閉塞しており（❶c），右上顎洞陰影をはじめとした副鼻腔炎の所見であった（❶d）．

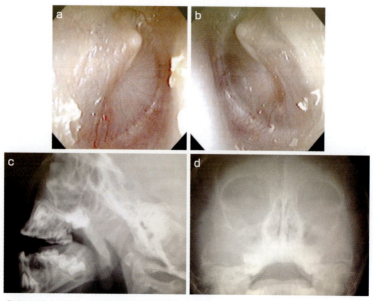

❶ 滲出性中耳炎・重症鼻副鼻腔炎例（症例 1）
a：鼓膜所見．右鼓膜は軽度充血と膨隆を認めた．
b：鼓膜所見．左鼓膜は軽度内陥と鼓室内貯留液を認めた．
c：咽頭 X 線像．アデノイドにより後鼻孔は閉塞していた．
d：副鼻腔 X 線像．両側上顎洞の粘膜肥厚を認めた．

診断：小児 OME，小児鼻副鼻腔炎，睡眠時無呼吸症（アデノイド肥大）．咳症状は，鼻副鼻腔炎の増悪による後鼻漏が原因と考えられた．

治療：小児 OME については経過観察として，合併する鼻副鼻腔炎の治療を開始した．『急性鼻副鼻腔炎診療ガイドライン 2010 年版 追補版』[3] のスコアリングシステムに沿って重症度を判定すると，本症例は重症例に一致したのでアルゴリズムに沿った治療を開始した．アモキシシリン高用量を合計 10 日間投与したところ，粘性鼻漏はみられるものの後鼻漏は消失して咳嗽も改善した．右鼓膜の充血は消失したが，両側の OME は改善せず，また鼻呼吸障害・夜間の無呼吸も消失しなかったため，以後もカルボシステインを継続投与しつつ経過を観察した．

しかし，初診後 3 か月間の経過観察・保存的加療でも OME の改善はみられず聞き返しが多いままであり，睡眠時のいびき・無呼吸も以前と変わらず認められた．簡易型睡眠時無呼吸検査において中等症の睡眠時無呼吸症と診断し，初診後 4 か月目に手術（両鼓膜チューブ留置術＋アデノイド切除術）を行った．

解説 本症例は典型的といえる小児 OME の症例で，難聴と夜間の呼吸症状を主訴に来院した 3 歳 2 か月の男児である．最近咳込みも多いが喘息などの下気道病変はみられず，対症的に鎮咳去痰薬を処方されたが，なかなか改善しないとのことであった．本症例では初診時に，視診のみでは急性中耳炎後にみられる ASMEE と OME との鑑別は難しかった（❶ a, b）．このように鼓膜所見だけからは，急性中耳炎か OME かの区別がつきにくい症例も多く，その鑑別は急性炎症症状（耳痛，耳をよく触る，発熱など）があるかどうかで判定することになる．小児 OME の約半数は，急性中耳炎を契機に発症もしくは以前からあったものが発見されることが知られている．しかし，このような治癒期の急性中耳炎に対しては抗菌薬投与の必要はなく，鼓膜に充血が残っているからといって，漫然と抗菌薬を処方し続けること

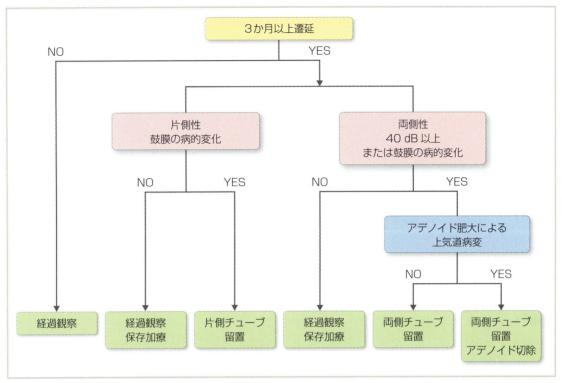

❷ 小児滲出性中耳炎の診療アルゴリズム
(日本耳科学会, 日本小児耳鼻咽喉科学会編. 小児滲出性中耳炎診療ガイドライン2015年版. 2015[2])

は避けるべきである.

このような症例において,『小児滲出性中耳炎診療ガイドライン』では次のような対応を推奨している. ❷に本ガイドラインの診療アルゴリズムを示すが, 初期の3か月間は「経過観察」となっている(推奨度A). これは発症3か月以内ではOMEに対する治療ではなく, 合併する周辺器官の病変があればその治療を行うべきであるとの考えに基づいている. 本症例では耳については, 急性中耳炎後の状態やOMEは抗菌薬投与の対象とはならなかったが, 鼻副鼻腔炎を合併していたため, まずは急性鼻副鼻腔炎のガイドラインに沿った抗菌薬治療を開始した. また急性中耳炎を起こしやすい2〜3歳未満の乳幼児では, 急性中耳炎の炎症活動期には急性中耳炎のガイドラインに沿った治療(抗菌薬投与を含む)をすべきである. しかし小児OME症例において, 周辺器官に細菌感染を伴わない場合には, 漫然とした抗菌薬の投与は抗菌薬による副作用と耐性菌増加という害を

引き起こすことから, 行うべきではない.

局所処置や自己通気(→ガイドラインの用語解説)などの薬物以外の保存治療については, 有効性のエビデンスは不足しているのが現状である. しかしエビデンスがないということは, その治療が無効であるということを示すものではなく, 本ガイドラインでは外科的治療までの経過観察期間中において施行を検討してもよいとされている(推奨度B).

合併症を伴う症例:ガイドラインに則った診療に疑問が残った症例

症例2:2歳6か月, 男児.
主訴:言葉の遅れ, 難聴, いびき, 夜間の無呼吸.
現病歴:2歳を過ぎてもまったく言葉を話さないため, 難聴の精査目的に紹介受診. 以前からいびきと夜間の無呼吸がみられた.
現症:両耳とも鼓室内貯留液を認めた. 口蓋扁桃

は中等度の肥大を認めたが，鼻漏，後鼻漏はみられなかった．標準純音聴力検査では軽度難聴であったが，ティンパノグラム（→ガイドラインの用語解説）はB型（鼓膜の可動性がきわめて不良なことを示す）を示した．
診断：小児OME，言語発達遅滞，睡眠時無呼吸症疑い．
治療：3か月間は経過観察の方針としたが，3か月後にもOMEの改善はみられず，睡眠時のいびき・無呼吸も以前と変わらなかった．簡易型睡眠時呼吸検査では軽症の睡眠時無呼吸症の診断であり，当科初診後5か月目に手術（両鼓膜チューブ留置術）を行った．

解説 本症例は，一見ガイドラインに則った治療でうまくいった症例のようでもある．ガイドラインでは，3歳以下の症例では急性中耳炎の関与を考慮して鼓膜チューブ留置術の適応についてはより慎重な対応を推奨しており，また発症後の3か月間は「経過観察」が基本である．この発症3か月の「経過観察期間」においては，OMEのすべての症例に対して薬剤などの保存治療を行うのではなく，鼻副鼻腔炎やアレルギー性鼻炎などの周辺器官の病変を合併する症例を選んで，それぞれの病変に対する保存的治療を行うことを推奨している．本症例では鼻副鼻腔炎や明らかな急性中耳炎は合併していなかったため抗菌薬治療の対象とはならず，ガイドラインに則って保存的治療は行わずに3か月間の経過観察を行った．

本症例における問題点は，初診時に2歳6か月であったがまったく言葉を話さない状態であったことである．自然経過を観察した後，当科初診後5か月目にようやく鼓膜チューブ留置術を施行した．しかし，言語発達遅滞などの難聴に伴う諸症状がすでにみられる場合には，ガイドラインどおりの3か月間の経過観察で時間を無駄にすることなく，より早期の外科治療介入をすべきであったかもしれない．

遷延例・難治例：ガイドラインに則った診療を行わなかった症例

症例3：7歳，女児．
主訴：両側性難聴，右病的鼓膜．
現病歴：学校検診で右鼓膜の癒着傾向を指摘され，近医から手術を勧められて当科を受診した．睡眠時呼吸障害やいびきはみられず，明らかな鼻副鼻腔炎やアレルギー性鼻炎，繰り返す急性中耳炎のエピソードはなかった．
現症：右鼓膜は緊張部後方と弛緩部の強い内陥と鼓室内貯留液を認め，左鼓膜も軽度の内陥と鼓室内貯留液を認めた（❸a, b）．聴力検査では両側中等度難聴であり，中耳単純X線検査では両耳ともに乳突蜂巣の発育不良が認められた（❸c, d）．
診断：両側性慢性OME（右病的内陥鼓膜）．
治療：当科初診後4週目に両側鼓膜チューブ（長期型）留置術を施行した．術後鼓膜の内陥は改善し，正常聴力（20 dB）まで改善した．

解説 本症例は3か月間の経過観察を行わずに鼓膜チューブ留置を行った症例である．中耳単純X線検査では両耳ともに乳突蜂巣の発育不良が認められ，両耳ともにこれまで長期間にわたりOMEが持続していたものと推測された．このように鼓膜の病的変化が強いときや難聴の程度が強いとき，長い経過のOMEが疑われる場合などでは，3か月間の経過観察にこだわらずに早期の積極的な外科治療を行うことを検討すべきである．また，使用する鼓膜チューブも一般的な短期型ではなく，最初から長期型を用いてもよいと考える．

鼓膜換気チューブには，求められる留置期間に応じて短期型チューブと長期型チューブがあり，本ガイドラインでは原則として初回の鼓膜チューブ留置においては短期型チューブを用いることを推奨している．これは，長期型チューブでは鼓膜の永久穿孔などの合併症が起こりやすいためである．しかし，鼓膜内陥の強い症例や難治化傾向の

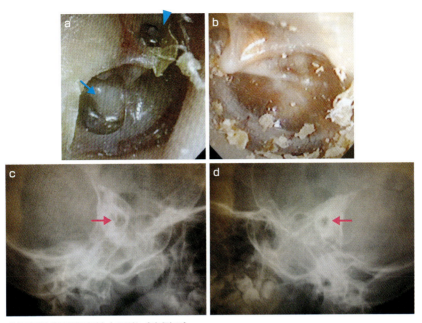

❸ **両側性慢性滲出性中耳炎（症例3）**
a：鼓膜所見．右鼓膜は鼓膜緊張部後方（→）と弛緩部（▶）に強い内陥と鼓室内貯留液を認めた．
b：鼓膜所見．左鼓膜は軽度の内陥と鼓室内貯留液を認めた．
c，d：中耳 X 線像．乳突蜂巣の発育不良を認めた（→：外耳道）．

強い症例では，初回の手術から長期型を使用したほうがよい場合もある．さらに非常に強い内陥症例では，通常のチューブではすぐに排泄されてしまうため，subannular-T tube（通常の鼓膜チューブとは異なり，鼓膜輪の下に留置するタイプ）を用いるなどの工夫も必要である．

『小児滲出性中耳炎診療ガイドライン』では，3か月以上改善しない両側の小児 OME 症例では，両側の鼓膜換気チューブ留置術を検討することが推奨されている（推奨度 A）．また鼓膜の内陥や癒着などの病的変化が出現した場合にも，片側でも鼓膜チューブ留置が推奨されている（推奨度 A）．本例では難聴の程度は中等度であり，鼓膜はとくに右耳で強い内陥がみられた．当科初診時には周辺器官に感染・炎症所見はみられず，OME そのものに対する対応が求められる症例である．X 線検査では長期にわたり両側の OME が存在していた可能性が高いことから，両側の鼓膜チューブ留置術を施行した．実際の臨床では，小児 OME で 35 dB 以上の難聴を示すのは全体の 20％程度であり，多くの症例の難聴の程度は 25〜39 dB の軽度難聴である．実際の臨床現場においては，40 dB 以上の中等度難聴を示す少数の症例ではガイドラインどおりに外科治療を選択すればよいが，圧倒的に多い 25〜39 dB の軽度難聴症例では治療方針の決定に迷う症例があるのが現状である．

ピットフォール 本邦の『小児滲出性中耳炎診療ガイドライン』のアルゴリズムで示されているのは，外科治療が明らかに適応となる場合である．しかし，反復する急性中耳炎の関与が大きい 3 歳未満の症例や，多数を占める軽度難聴例，さらに発症後 3 か月以下の症例に対しては，アルゴリズムに従うだけでは適切な治療が困難な症例が多いことを忘れてはならない．

留意点 ガイドラインのアルゴリズム（❷）には対応が明記されていない，3歳未満の症例や軽度難聴例，発症後3か月以下の

症例に対して，より積極的な対応が求められるのは次の場合である．

①難聴が原因となりうる言語発達や構音の異常，さまざまなQOLの低下などの臨床症状がすでにみられる場合
②難聴の程度や鼓膜の病的変化（内陥・接着や鼓膜癒着）が強い場合
③保存的にコントロール困難な反復性中耳炎を合併する場合
④明らかに難治性の経過が予想される場合（遷延例や鼓膜チューブ脱落後の再発例）

（伊藤真人）

文献

1) Tos M. Epidemiology and natural history of secretory otitis. Am J Otol 1984；5：459-62.
2) 日本耳科学会，日本小児耳鼻咽喉科学会編．小児滲出性中耳炎診療ガイドライン 2015年版．東京：金原出版；2015.
3) 日本鼻科学会編．急性鼻副鼻腔炎診療ガイドライン 2010年版 追補版．日本鼻科学会誌 2014；53（2）：27-84.

ガイドラインの用語解説

- 滲出性中耳炎：「鼓膜に穿孔がなく，中耳腔に貯留液をもたらし難聴の原因となるが，急性炎症症状すなわち耳痛や発熱のない中耳炎」と定義される中耳炎．すなわち，急性中耳炎以外で鼓室内貯留液を認める病態の多くを含んでいる．
- 反復性中耳炎（reccurent acute otitis media）：過去6か月以内に3回以上，12か月以内に4回以上の急性中耳炎に罹患する状態．とくに2歳未満の乳幼児期に多い病態である．
- 無症候性中耳貯留液（asymptomatic middle ear effusion：ASMEE）：急性中耳炎の後に約3週間〜1か月間遷延する中耳貯留液で，急性炎症症状を伴わない状態．
- 自己通気：自分で「耳抜き」を行うこと．「鼻風船（オトベント®）」などの器具を用いて，家庭で自ら，耳管を経由して中耳内に空気を入れる治療．
- ティンパノグラム：外耳の気圧を連続的に変化させながら，鼓膜の振動のしやすさを計測したグラフ．滲出性中耳炎ではピークがなく平坦なB型を示す場合が多い．

5章 耳鼻咽喉科疾患

急性鼻副鼻腔炎

概要

急性鼻副鼻腔炎とは,「急性に発症し,発症から4週間以内の鼻副鼻腔の感染症で,鼻閉,鼻漏,後鼻漏,咳嗽といった呼吸器症状を呈し,頭痛,頬部痛,顔面圧迫感などを伴う疾患」と定義される.多くは急性鼻炎に引き続き生じ,そのほとんどが急性鼻炎を伴い急性鼻副鼻腔炎の病態をとる.本邦においては,2010年に『急性鼻副鼻腔炎診療ガイドライン』[1]が作成された.その後,急性鼻副鼻腔炎に対するアモキシシリンの処方が認められ,さらに肺炎球菌迅速診断キットが本症の細菌抗原診断として保険収載されたため,2013年に『急性鼻副鼻腔炎診療ガイドライン追補版』[2]が作成された.

ガイドラインのポイント

『急性鼻副鼻腔炎診療ガイドライン追補版』では,急性鼻副鼻腔炎の診療において,臨床症状と鼻所見からなるスコアリングシステムを用いた重症度分類(❶)とともに,重症度に基づき抗菌薬治療(❷)を行うことが推奨されている.また,中鼻道より原因菌の細菌検査を施行するとともに,排膿を目的とした鼻汁の吸引および自然口開大処置などの鼻処置を優先することが推奨されている.軽症例あるいは病初期ではウイルス性の可能性が高く,5日間は抗菌薬を投与せず対症治療により経過観察する.中等症以上の症例では抗菌薬治療を行い,5日目に改善が認められない場合には,原因菌の薬剤感受性に応じ抗菌薬を選択する.第1選択薬は,ペニシリン系抗菌薬のアモキシシリンが推奨される.

	症状・所見	なし	軽度/少量	中等度以上
臨床症状	鼻漏	0	1 (時々鼻をかむ)	2 (頻繁に鼻をかむ)
	不機嫌・湿性咳嗽 (小児)	0	1 (咳がある)	2 (睡眠が妨げられる)
	顔面/前頭部痛 (成人)		1 (がまんできる)	2 (鎮痛剤が必要)
鼻腔所見	鼻汁・後鼻漏	0 (漿液性)	2 (粘膿性少量)	4 (中等量以上)

軽症:1~3　中等症:4~6　重症:7~8

❶急性鼻副鼻腔炎のスコアリングシステムと重症度分類
(日本鼻科学会.急性鼻副鼻腔炎診療ガイドライン2010年版(追補版).2014[2])

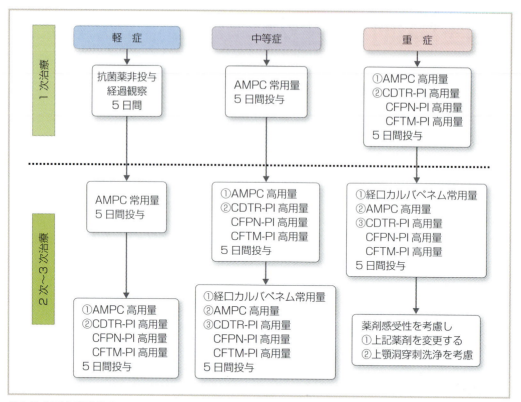

❷ 急性鼻副鼻腔炎治療アルゴリズム（小児）
AMPC：アモキシシリン，CDTR-PI：セフジトレンピボキシル，CFPN-PI：セフカペンピボキシル，CFTM-PI：セフテラムピボキシル．
（日本鼻科学会．急性鼻副鼻腔炎診療ガイドライン2010年版（追補版）．2014[2]）

粘性鼻漏を主訴とした急性鼻副鼻腔炎軽症例

症例1：4歳，男児．
主訴：粘性鼻漏．
現病歴：3日前ごろから粘性鼻漏が増えてきた．咳はない．粘性鼻漏が続くため医療機関を受診．
治療・経過：鼻腔所見では粘性鼻汁を少量認めるが，後鼻漏は認めない．湿性咳嗽はなく，消炎治療を行うとともに鼻処置にて経過観察した．

解説 鼻副鼻腔炎は急性鼻炎・急性上気道炎に併発することが多く，副鼻腔の自然口を通じて逆行性に感染が副鼻腔に波及する．その後，炎症による鼻腔粘膜や副鼻腔粘膜の腫脹により自然口が狭小化，閉鎖されると炎症性の分泌物が副鼻腔内に充満する．したがって臨床的名称として，急性鼻副鼻腔炎（acute rhinosinusitis）が妥当と考えられる．ライノウイルス，RSウイルス，パラインフルエンザウイルスなどのウイルス感染で初発し，2次的に細菌感染が引き起こされる．肺炎球菌，インフルエンザ菌，モラクセラ・カタラーリスなどが主な原因菌となる．

治療においては，重症度に基づいた治療選択が重要である．スコアリングシステム（❶）を用いて重症度を評価する(推奨グレードB)．本症例は，全スコアは3点（鼻漏1点，不機嫌・湿性咳嗽0点，鼻汁・後鼻漏2点）と軽症例であり，抗菌薬治療は行わず，5日間の対症治療により経過観察する(推奨グレードB)．

American Academy of Pediatrics（AAP）[4]の指針では，小児の急性鼻副鼻腔炎に対する抗菌薬の適応は，①10日間以上続く鼻汁・後鼻漏や日中の咳を認めるもの（10-Days Mark），②39℃

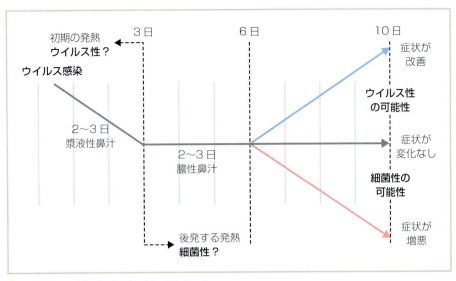

❸ 10-Days Mark と Double Sickening
(Wilson T. http://www.salempediatricclinic.com/dealing-with-the-common-cold-or-is-it-something-else/)

以上の発熱と膿性鼻汁が少なくとも3日以上続き重症感のあるもの，③感冒に引き続き約1週間後に再度の発熱や日中の鼻汁・咳の増悪がみられる場合とされ，それ以外の状況では抗菌薬投与を行わずに経過観察することが推奨されている．このなかでも，10-Days Mark は急性鼻副鼻腔炎の経時的病態の変化を考える際に有用である．漠然と10日間の経過観察を行うのではなく，経過観察中には症状の変化・増悪（Double Sickening）に注意する（❸）．症状の増悪がある場合には急性細菌性鼻副鼻腔炎と判断し，すみやかに抗菌薬の適正使用に基づく治療を行うことが肝要である．

膿性鼻漏と湿性咳嗽を主訴とした急性鼻副鼻腔炎重症例

症例2：4歳，男児．
主訴：膿性鼻漏，湿性咳嗽．
現病歴：5日前ごろから粘性鼻汁と夜間の湿性咳嗽が出現した．3日前から37℃の発熱があり，2日前から膿性鼻汁とともに湿性咳嗽を認めた．夜間の湿性咳嗽が続くため医療機関を受診．
治療・経過：鼻腔所見では多量の粘膿性鼻汁とともに，咽頭に粘膿性後鼻漏を認めた．アモキシシリン高用量計7日間投与するとともに鼻処置を行った．

解説 スコアリングシステム（❶）を用いた重症度評価（推奨グレードB）では，全スコアは8点（鼻漏2点，不機嫌・湿性咳嗽2点，鼻汁・後鼻漏4点）と重症例であり，中鼻道からの原因微生物の細菌培養検査を行うとともに，アモキシシリン高用量による抗菌薬治療を行った（推奨グレードA）．

急性鼻副鼻腔炎の治療においては，重症度に応じた治療が重要となる．上気道感染症の多くはウイルス感染によって初発し，その後に細菌感染症が続発すると考える．すなわち，ウイルス感染は鼻腔のみでなく副鼻腔にも及ぶため，ウイルス性上気道炎の多くは鼻副鼻腔炎を引き起こす．初段階のウイルス相では，ウイルス性上気道炎が発症するとともに，粘膜の障害や繊毛機能の障害が引き起こされ，鼻汁や咳などの症状が生じる．しかし，多くの場合にはこれらの症状は軽微であり1週間程度で収まることが多い．一方，副鼻腔は解剖学的に複雑な構造をしており，分泌物の排泄口

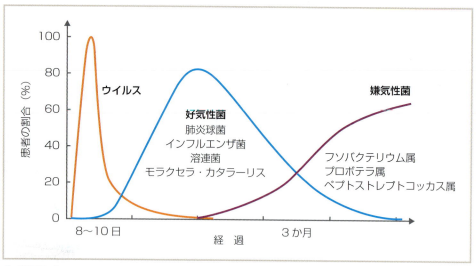

❹ 感染相（infectious phase）
（Brooks I. http://www.antimicrobe.org/e.asp）

（ostiomeatal complex：OMC）は閉鎖しやすく，ウイルス感染後の病態が長引くと容易に細菌感染が続発する．最初に起こる細菌感染は，肺炎球菌やインフルエンザ菌のような好気性菌による細菌相へと移行する．好気性細菌感染の多くでは臨床症状は中等症から重症となり，抗菌薬による治療を必要とする．急性鼻副鼻腔炎がウイルス性かあるいは細菌性かどうかの病態を考えるうえでは，経時的な感染相の変化と重症度を考慮することが重要である（❹）．また，鼻汁の吸引および自然口開大処置などの鼻処置を優先して行うことが推奨されている（推奨グレードC1）．

急性鼻副鼻腔炎の原因菌である肺炎球菌とインフルエンザ菌の耐性化率が高いため，抗菌薬治療においては，これらの細菌に感受性のある抗菌薬の投与が必要となる．β-ラクタム系抗菌薬のうち，とくにペニシリン系抗菌薬は，高用量で使用する．抗菌薬の投与期間は7〜10日間行うことが適当と考える（推奨グレードC1）．また，セフェム系抗菌薬の有効性を示す報告もあるが，高用量での使用が推奨される（推奨グレードA）．

　AMPC 常用量：40 mg/kg
　AMPC 高用量：75〜90 mg/kg
　CDTR-PI 高用量*：18 mg/kg
　CFPN-PI 高用量*：13.5 mg/kg
　CFTM-PI 高用量*：18 mg/kg
＊投与の必要性を判断したうえで，適切とされる場合に投与することが望ましい．

急性鼻副鼻腔炎が関与する中耳炎 - 結膜炎症候群例

症例：2歳9か月，女児．
主訴：鼻漏，湿性咳嗽．
現病歴：受診前日から39℃の発熱を認め，近医小児科を受診．RSウイルス感染症と診断された．眼漏が著明で細菌性結膜炎を認めるとともに，膿性鼻漏と湿性咳嗽を伴った．
治療・経過：鼓膜の軽度膨隆を認め両側急性中耳炎と診断し，膿性後鼻漏も認めた．鼻汁の塗抹細菌検査ではグラム陽性球菌2＋，グラム陰性球菌3＋であった．細菌培養検査では，モラクセラ・カタラーリスと肺炎球菌が検出された．クラブラン酸アモキシシリンを計10日間投与し，鼻漏，眼漏，鼓膜所見は改善した．

 急性結膜炎と急性中耳炎が併発することは1966年にCoffyにより中耳炎 - 結膜炎

症候群として報告されており，とくに乳幼児では急性中耳炎と急性細菌性結膜炎が併発することが多い．中耳炎－結膜炎症候群のほとんどで，急性鼻副鼻腔炎を併発しており，中鼻道，結膜分泌物，中耳貯留液から検出された肺炎球菌やインフルエンザ菌は，遺伝子多型性においても同一株であることが示されている．そのため，急性中耳炎や急性細菌性結膜炎を起こす原因菌の感染源として急性鼻副鼻腔炎の併発が重要と考えられている．本症例は，中耳炎－結膜炎症候群の背景に，急性鼻副鼻腔炎が関与することを示す一例である．

モラクセラ・カタラーリスの多くは生後早期より常在細菌叢を形成し，感冒などのウイルス感染に併発して容易に急性中耳炎の起炎菌（直接的病原菌）となる．また，β-ラクタマーゼを産生することによりβ-ラクタム系抗菌薬を分解し，共存している病原細菌（肺炎球菌やインフルエンザ菌）の増殖を助ける「間接的病原菌」として重要となる．

ピットフォール　小児急性鼻副鼻腔炎の診断において，画像診断は鼻腔所見の評価を優先したうえで行うことが望ましい（推奨グレードC1）．すなわち，急性鼻副鼻腔は，臨床症状および鼻腔所見で診断することが可能である．小児では啼泣などによっても副鼻腔陰影の増強が起こることや，副鼻腔炎を疑われていない症例においてもCTで副鼻腔粘膜の肥厚が高率に認められることから，X線診断（単純撮影，CT）の判断には注意を要する．眼窩蜂窩織炎，眼窩骨膜下膿瘍，硬膜下膿瘍，硬膜外膿瘍，髄膜炎，脳膿瘍，海綿静脈洞血栓症などの頭蓋内合併症，Pott's puffy tumor（前頭骨膜下膿瘍）などの合併症が疑われる場合には，CTが推奨される（推奨グレードB）．

留意点　本邦における急性鼻副鼻腔炎の特徴は，薬剤耐性菌の分離頻度が高いことがあげられ，急性細菌性鼻副鼻腔炎の原因菌の薬剤感受性が欧米と本邦において異なる点が重要となる．すなわち，欧米における治療指針の基盤となる原因菌の薬剤感受性においては，ペニシリン耐性肺炎球菌（PRSP）に代表される肺炎球菌の薬剤耐性化が問題とされている反面，インフルエンザ菌についてはβ-ラクタマーゼ産生株が多いことが特徴である．一方，本邦においてはβ-ラクタマーゼ非産生アンピシリン耐性インフルエンザ菌（BLNAR）が主な薬剤耐性菌である．急性鼻副鼻腔炎における薬剤耐性（antimicrobial resistance：AMR）対策と抗菌薬の適正使用においては，アモキシシリンを第1選択薬とするとともに，本邦における薬剤耐性菌の分離頻度にも注意する必要がある．

（保富宗城）

文献

1) 日本鼻科学会．急性鼻副鼻腔炎診療ガイドライン2010年版．日本鼻科学会会誌 2010；49；143-247．
2) 日本鼻科学会．急性鼻副鼻腔炎診療ガイドライン2010年版（追補版）．日鼻誌 2014；53；27-84．
3) Chow AW, et al. Infectious Disease Society of America. IDSA clinical practice guideline for acute bacterial rhinosinusitis in children and adults. Clin Infect Dis 2012；54；e72-112.
4) Wald ER, et al. American Academy of Pediatrics. Clinical practice guideline for the diagnosis and management of acute bacterial sinusitis in children aged 1 to 18 years. Pediatrics 2013；132；e262-80.
5) Sugita G, et al. Genetic characteristics of Haemophilus influenzae and Streptococcus pneumoniae isolated from children with conjunctivitis-otitis media syndrome. J Infect Chemother 2014；20；493-7.

6章 循環器疾患

不整脈

概要

　小児の不整脈は小児疾患全体からみれば頻度は多くないが，なかには致死的不整脈も含まれるため，その診断と治療は重要である．また成人では虚血性心疾患に伴う不整脈や心房細動の頻度が多いのに対し，小児では特発性，WPW症候群のように先天性に副伝導路をもつもの，遺伝性不整脈，器質的心疾患に伴うものでは先天性心疾患，心筋症，心臓手術後などが主である．

　不整脈診療は近年大きな進歩がみられた．QT延長症候群をはじめとする遺伝性不整脈（カテコラミン誘発多形性心室頻拍，Brugada症候群，QT短縮症候群，進行性心臓伝導障害）の原因チャネル遺伝子や調節遺伝子の数多くの解明，カテーテルアブレーションによる不整脈治療，植込み型除細動器（implantable cardioverter defibrillator：ICD）や心室再同期療法（cardiac resynchronization therapy：CRT）などの新しい植込み型治療機器の進歩などである．小児において薬物治療は重要な治療手段であるが，非薬物治療の適応例もあり，診断・治療は進歩し続けている．

ガイドラインのポイント

　小児不整脈治療のガイドラインは2000年に発行されたが，不整脈診療の大きな変化に伴い2010年9月に小児循環器学会より『小児不整脈の診断・治療ガイドライン』[1)]が発行された．従来の各種不整脈の解説に加え，遺伝性不整脈の遺伝子診断が可能となり，その機序や治療法を解説している．代表的な遺伝性不整脈であるQT延長症候群ではタイプ別の治療法が示された．後半は抗不整脈薬治療の解説で，投与量や注意点が細かく記載され，多くの現場で活用されている．

WPW症候群に伴う上室頻拍の発作例

症例1：8歳，男児．
主訴：動悸．
現病歴：小学1年時の学校心臓検診にて心電図でδ波を認めWPW症候群と診断された．頻拍発作の既往はなく，年1回の経過観察となった．運動会の練習中に突然動悸が出現し，嘔気・めまいを伴ったため保健室で休んでいた．そのとき養護教諭により200回/分の頻脈を確認され，救急車要請，病院に搬送となった．
身体所見：意識清明，顔色やや蒼白，脈拍数195回/分，血圧90/62 mmHg，胸部では心雑音なし，呼吸音清，腹部所見異常なし，浮腫なし．
検査所見：心電図ではnarrow QRSの頻拍（200

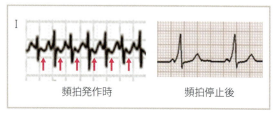

❶症例1の心電図

回/分）を認めた．I誘導・V2誘導にてQRS波の後に陰性P波（逆伝導による）を認め，short RP tachycardiaであった（❶）．
治療・経過：静脈路を確保し心電図を記録しながらATP急速静注（0.1 mg/kg）を施行，いったん頻拍発作は停止したが5秒後に再発した．投与量を増やして再度ATP急速静注（0.2 mg/kg）

を施行し頻拍は頓挫した．洞性脈（心拍数80回/分）となり以前から学校心臓検診でみられているδ波を伴うQRS波形を呈していた．発作の持続時間は45分であった．動悸出現時の対応として，息こらえや顔面冷却などの副交感神経刺激による停止を試みること，発作が頓挫しない場合は病院を受診することを指導した．学校での運動管理区分はE禁とし，体育の授業での運動制限は行わなかった．頻拍発作時には運動をやめて発作時対応をすることとした．初回発作より2か月後に運動中に再度頻拍発作が出現し，数回の息こらえと冷水を飲むことによって発作は15分後に頓挫した．今後また頻拍発作を繰り返す可能性があることや本人がサッカー部活動を希望していることから，夏休みにカテーテルアブレーションを施行し根治した．

解説 WPW症候群に伴う上室頻拍発作の症例である．心臓検診の心電図ではδ波を認め，副伝導路は確認されていた．頻拍発作時のQRSはnarrowで，刺激伝導系の房室結節を下行し副伝導路を上行する正方向性の房室回帰性頻拍であった．WPW症候群に伴う頻拍発作はこの経路が最も多い．治療のターゲットとしては房室伝導と副伝導路がある．ATPは房室結節の伝導抑制作用があり，初めに発作停止を試みるのに適している．0.1 mg/kgで停止しなければ0.3 mg/kgまで増量可能で，短時間作用であるため繰り返しの使用が可能である．また副交感神経刺激（息こらえ，顔面冷却など）による房室伝導抑制で発作を頓挫させることも時に有効なので試みる価値はある．発作が再発する場合には作用時間の持続する薬剤（フレカイニド，ソタコール，β遮断薬など）に変更する．頻拍発作を繰り返す場合には，カテーテルアブレーションによる根治も検討する．

頻拍発作が運動によって誘発される場合の運動制限については担当医の判断となるが，頻拍発作を自覚して適切な対応ができる状況であれば必ずしも制限は必須ではないと考える．低年齢で動悸を訴えられず，運動で頻拍発作が誘発される場合は，治療によって症状が安定するまでは学校生活管理区分でDなどの制限を行うこともある．

ショックを伴う上室頻拍例

症例2：1か月，女児．
主訴：哺乳力低下，多呼吸．
現病歴：来院日の朝4時より哺乳力低下があり，8時ころ呼吸が荒く啼泣が弱々しかった．その後低体温に気づき救急車でA病院に搬送．受診時に体動はなく低体温で全身に網状チアノーゼを認めた．高度の低血糖と代謝性アシドーシスがあり，ブドウ糖の静注で開眼し体動がみられた．全身状態不良のため大学病院に転送しICU入室となった．
身体所見：体温33.5℃，心拍数260 bpm，収縮期血圧75 mmHg，呼吸数50回/分，啼泣は弱く全身状態不良，心音はgallop rhythm，肝腫大あり（季肋下4 cm触知），ぐったりして皮膚は蒼白．四肢末梢冷感あり．
検査所見：前医での検査データ：静脈血ガス分析でpH 6.784，pCO$_2$ 39.7 mmHg，BE −28.5 mmol/L，血液検査で血糖値2 mg/dL，BUN 30 mg/dL，Cre 0.67 mg/dL，K 6.4 mmol/L，Cl 199 mmol/L，AST 1,417 IU/L，ALT 606 IU/L，LDH 4,330 IU/L，UA 13.9 mg/dL，CK 1,146 IU/L，APTT 108.6秒，PT-INR 10.8%，フィブリノゲン<30 mg/dL，FDP 3,141 μg/mL．
治療・経過：覚醒状態・体動や体温の変化にかかわらず脈拍は260回/分以上を呈していた．食道誘導心電図を記録し，室房伝導が1:1のshort PRパターンの上室頻拍と診断した．心エコーで左室収縮力は低下（LVFS；左室内径短縮率15%）していた．食道誘導からの高頻拍刺激は効果なく，ジゴシン静注も試みたが心拍数が少し低下したのみであった．DCショック5Jを施行したところ頻拍は停止し（❷），洞調律に復帰し心拍数は140 bpmとなった．洞調律の心電図ではδ波を認めWPW症候群による房室回帰性頻拍と診断した．その後は全身状態，検査データ，心エコー所見と

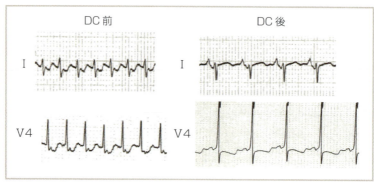

❷ 症例2の心電図

もに回復した.

解説 ショック,多臓器不全,低血糖,意識障害を呈した新生児症例である.重篤な症状の原因は長時間持続した発作性上室頻拍（paroxysmal supraventricular tachycardia：PSVT）による循環不全とそれに合併した多臓器不全であった.PSVTはおそらく10時間以上は経過していた.ICU入室時には低血糖,意識障害,ショック状態の原因として重症感染症,頭蓋内出血などの疾患が想定された.しかし洞性頻脈としても心拍数が高いことと体温や体動の状況による心拍数の変化がないことから不整脈が疑われた.12誘導心電図,食道誘導心電図にてPSVTと診断された.心機能低下例では使用できる抗不整脈薬は限られる.それは多くの抗不整脈薬が陰性変力作用を持ち合わせているからである.本例では陰性変力作用のないジゴシンを選択し,すみやかに頻拍を停止させるためにDCを施行した.その後,抗不整脈薬（フレカイニド,ソタコール：いずれも副伝導路の伝導抑制）による発作予防を行い,12歳時にカテーテルアブレーションにて根治した.乳児においてはアブレーションのリスクと合併症の率が高いため,薬物でコントロールできるのであれば安全にできる体格になってからアブレーションを施行するのが望ましい.それまでは家族と本人への発作時の脈拍確認と対応（顔面冷却,息こらえや頓服薬の追加,病院受診）の教育が重要である.

機能性房室ブロックを伴った先天性QT延長症候群例

症例3：1か月,女児.
主訴：徐脈.
現病歴：1か月健診で徐脈を指摘され紹介受診した.
身体所見：全身状態良好,脈拍数70回/分,心雑音なし,呼吸音清,腹部に肝腫大なし,四肢末梢冷感なし.
検査所見：12誘導心電図にて2峰性T波とQT延長を認めた.ホルター心電図ではQT延長に伴う機能性2:1房室ブロック,心室期外収縮からtorsade de pointes（TdP）への移行を認め5秒ほどで自然停止した（❸）.QT延長症候群の遺伝子検索を依頼しKCNH2（Ikrカリウムチャネル）の遺伝子異常と判明,LQT2と診断した.
治療・経過：β遮断薬（クラスⅠ～Ⅱa）とメキシレチン（クラスⅡa）を併用し,QT短縮とTdP予防を試みた.房室伝導は1:1伝導となり,TdPはホルター心電図で認めなくなった.5歳のとき夜間睡眠中に光刺激で心室性不整脈が誘発され,けいれん,意識消失,尿失禁を呈した.入院中モニターで徐脈時に音や光の刺激があるとTdPが誘発された.徐脈時にQT延長が増強し心室性不整脈が誘発されるため,ペースメーカー植込みを施行し,最低心拍数を80 bpmとした.それ以後不整脈発作はほとんどみられなくなった.18歳時にペースメーカーからICDに変更し

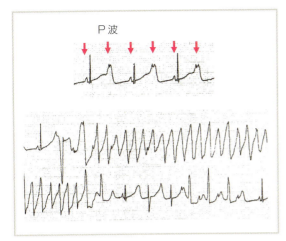

❸ 症例3の心電図

た（クラスⅠ）．ICD植込み後1年に1回ほどTdPに対するICD作動がある．

解説 QT延長症候群のTdP発作は運動中・睡眠中などに起こるが，遺伝子異常のタイプや個人によって異なる．本例は乳児期にQT延長による機能性房室ブロックを伴うTdPを認めた重症例である．徐脈時にTdPが誘発され，ペースメーカーによる徐脈回避が発作予防に奏功した．

ピットフォール 不整脈の診断は時々難しいことがある．心電図を読む基本はP波とR波の同定とその関係性を確認することである．P波が見えにくい場合は，12誘導のなかでP波が最も見えやすい誘導で心電図を読んでいく．時には食道誘導心電図で確認し診断に至る場合もある．またQT延長症候群をはじめとする遺伝性不整脈では，特徴的な心電図，突然死の家族歴，失神の既往などの病歴が重要である．

留意点 不整脈では治療法として薬物療法と非薬物療法（カテーテルアブレーション，ペースメーカーやICDなどのデバイス治療）がある．抗不整脈薬の多くは陰性変力作用を併せ持つため心機能低下例では使いにくい場合がある．またQT延長作用を併せ持つ薬剤は2次性QT延長を起こすため，心電図のチェックを行う．出現している不整脈に有効な薬剤を選び，副作用のチェックをする．注意したいのは2剤・3剤と併用薬が増えることである．抗不整脈薬の併用により副作用（QT延長，催不整脈性や心機能低下など）のリスクが増すことを認識しておかなければならない．

（岩本眞理）

文献

1) 小児循環器学会「小児不整脈の診断・治療に関する検討委員会」．小児不整脈の診断・治療ガイドライン．日本小児循環器学会雑誌 Supplement 2010.

参考図書

- 日本循環器学会．循環器病の診断と治療に関するガイドライン．遺伝性不整脈の診療に関するガイドライン（2017年改訂版）．http://www.j-circ.or.jp/guideline/pdf/JCS2017_aonuma_h.pdf
- 日本循環器学会．循環器病の診断と治療に関するガイドライン．心房細動治療（薬物）ガイドライン（2013年改訂版）．http://www.j-circ.or.jp/guideline/pdf/JCS2013_inoue_h.pdf
- 日本循環器学会．循環器病の診断と治療に関するガイドライン2012．小児期心疾患における薬物療法ガイドライン．http://www.j-circ.or.jp/guideline/pdf/JCS2012_sachi_h.pdf

ガイドラインの用語解説

- リエントリー：上室頻拍の大半がリエントリーを機序とする．WPW 症候群では副伝導路と房室結節を回路に含み「房室回帰性頻拍（atrioventricular re-entrant tachycardia：AVRT）」とよぶ．房室結節の二重伝導路を回路とする頻拍は「房室結節回帰性頻拍（atrioventricular nodal re-entrant tachycardia：AVNRT）」とよぶ．
- 心房細動のレートコントロールとリズムコントロール：心房細動そのものを停止させる場合をリズムコントロールまたは除細動とよぶ．再発を繰り返す例では除細動せずに心室拍数を適切に調整するレートコントロールを行う場合も多い．
- 非持続性と持続性心室頻拍：30 秒以上続く心室頻拍を持続性，30 秒未満のものを非持続性と定義している．
- 単形性と多形性心室頻拍：心室頻拍中の QRS 波形が単一波形のものを単形性，2 種類以上の波形がみられるものを多形性心室頻拍として区別する．多形性心室頻拍は，QT 延長症候群，Brugada 症候群，カテコラミン誘発多形性心室頻拍などの「遺伝性不整脈」や心筋炎・心筋症などの器質的心疾患に伴うなど重症不整脈の可能性があるため注意が必要である．

6章 循環器疾患

高血圧

概要

本邦小児の血圧健診では小学校高学年から高校生の1〜3％に高血圧が見いだされる。二次性高血圧は症例数は多くはないが小児では成人よりも頻度は高く，低年齢や重度の高血圧では二次性高血圧の可能性が高くなる。一方，小児・思春期の高血圧の多くは本態性高血圧（→ガイドラインの用語解説）であり，約半数は肥満を伴う。成人と比較すれば少数ではあるが，今後の生活の欧米化に伴い将来は増加が予測される。小児の高血圧は成人の高血圧への移行が問題として指摘されており，成人後の心血管疾患，慢性腎疾患などのリスクファクターとして今後ますます管理の重要性が増していくであろう。

ガイドラインのポイント

『高血圧治療ガイドライン2014』（日本高血圧学会）[1]は成人の高血圧を中心に，高血圧の疫学，診断，生活管理や薬物療法などの治療方針について，幅広い内容を網羅している。

『小児期心疾患における薬物療法ガイドライン』（日本循環器学会ほか2010-2011年度合同研究班報告）[2]では「降圧薬」の章において小児高血圧の定義や一般的治療指針，薬物療法の治療方針，重症高血圧や二次性高血圧の治療などのほか，小児に使用可能な降圧薬について詳細に記載されている。このガイドラインは現在，次版の改訂作業が進められている。

『小児腎血管性高血圧診療ガイドライン2017』（日本小児腎臓病学会編）[3]は小児の腎血管性高血圧の診断・治療に特化したガイドラインである。

腎実質性高血圧症

症例1：14歳，男子．
主訴：血圧高値．
現病歴：2歳ごろから有熱性尿路感染症（febrile urinary tract infection：fUTI）を反復した．その後の精査で右膀胱尿管逆流（vesicoureteral reflux：VUR）を指摘され，8歳時に逆流防止術を実施．10歳ごろから血圧高値を指摘されるようになり，14歳時に精査目的で受診した．
身体所見：身長168.4 cm（+0.4SD），体重62 kg（+0.6SD），血圧147/87 mmHg．
検査所見：Cr 0.84 mg/dL，eGFR 92.55 mL/分/1.73 m^2．レニン活性，アルドステロン，カテコラミンは正常範囲内．［心エコー］心筋肥大軽度，［24時間自由行動下血圧測定（ABPM）（→ガイドラインの用語解説）］1日平均151/96 mmHg，昼間153/96 mmHg　夜間148/96 mmHg．［腎静態シンチグラフィ（DMSA）］右腎（8.2 cm）は萎縮，左腎（10.5 cm）に腎瘢痕．
治療・経過：腎実質性高血圧と診断．バルサルタンを40 mg/日で開始し80 mg/日まで増量したが十分な降圧は得られなかった．アムロジピン5 mg/日の併用を開始したが奏効せず，さらにアテノロール50 mg/日の併用も開始し，3剤の併用で血圧は低下傾向となった．

解説　逆流性腎症による腎実質性高血圧の症例である．fUTIが正しく診断されず見逃されている症例もあり，原因不明の高血圧の症例の

❶高血圧のカテゴリーとステージの判定基準

	1歳以上13歳未満	13歳以上
正常血圧 (normal BP)	・90 パーセンタイル未満	・120/80 mmHg 未満
正常高血圧症 (elevated BP)	・90 以上から 95 パーセンタイル未満 もしくは ・120/80 mmHg 以上から 95 パーセンタイル未満	・拡張期血圧が 80 mmHg 未満 かつ ・収縮期血圧が 120〜129 mmHg
stage 1 高血圧症	・95 パーセンタイル以上から 95 パーセンタイル +12 mmHg 未満 もしくは ・130/80〜139/89 mmHg	・130/80〜139/89 mmHg
stage 2 高血圧症	・95 パーセンタイル +12 mmHg 以上の場合 もしくは ・140/90 mmHg 以上	・140/90 mmHg 以上

パーセンタイルの基準は，米国小児高血圧ガイドラインをもとにしている．
(Flynn JT, et al. Pediatrics 2017[4])

❷日本で小児への適応のある降圧薬

カルシウム拮抗薬	
アムロジピン	6 歳以上 1 回 2.5 mg，1 日 1 回（1 日最大 5 mg） ・参考：海外の小児投与量：2.5〜5 mg/日あるいは 0.06〜0.3 mg/kg/日，1 日 1 回
アンギオテンシン変換酵素阻害薬（ACEI）	
エナラプリル	生後 1 か月以上 1 回 0.08 mg/kg　1 日 1 回，適宜増減（1 日最大 10 mg）
リシノプリル	6 歳以上 1 回 0.07 mg/kg　1 日 1 回，適宜増減（1 日最大 20 mg）
アンギオテンシンⅡ受容体拮抗薬（ARB）	
バルサルタン	6 歳以上 体重 35 kg 未満　1 回 20 mg，1 日 1 回 体重 35 kg 以上　1 回 40 mg，1 日 1 回　適宜増減（ただし体重 35 kg 未満の場合 1 日最大 40 mg） ・参考：日本小児 CKD 研究グループの投与量 　開始量：1 回 0.5 mg/kg　1 日 1 回（1 日最大 40 mg） 　維持量：1 回 0.5〜1.7 mg/kg/日（体重 35 kg 未満：1 日最大 40 mg，体重 35 kg 以上：1 日最大 80 mg）

場合には詳細な病歴の聴取とともに腎静態シンチグラフィ，腎超音波検査などの腎尿路の精査も考慮すべきである．

　小児の高血圧は，性別，年齢別の基準値に基づいて診断する（推奨グレード C1）．小児の高血圧の基準値として最も広く用いられるのは 2017 年に改編された米国小児科学会のガイドライン[4] の血圧基準値である．すべてを紹介することはできないが，http://pediatrics.aappublications.org/content/pediatrics/early/2017/08/21/peds.2017-1904.full.pdf で参照可能である．この血圧基準値を用いて，収縮期・拡張期血圧の一方または両方が，日または週を変えて 3 回以上基準を満たした場合に ❶ に従い，定義・分類する．

　腎実質性高血圧は小児の二次性高血圧で一番高頻度であり，小児の二次性高血圧の 70〜80％ を占めるとの報告もある．降圧薬の第 1 選択としてはタンパク尿減少効果や慢性腎臓病（CKD）の進行抑制効果も期待できるアンギオテンシン変換酵素阻害薬（ACEI）やアンギオテンシンⅡ受容体拮抗薬（ARB）があげられ，ACEI や ARB で効果が不十分である場合には長時間作用型カルシ

ウム拮抗薬（CCB）の併用が推奨される（推奨グレードC1）（❷）．利尿薬に関しては体液貯留がある症例で使用する．β遮断薬は小児の腎性高血圧治療における第2選択薬に位置づけられている．

降圧薬は原則として単剤から開始し，血圧をみながら漸増し，最大投与量まで到達または副作用が出現した場合は別な系統の第2選択薬の追加を検討する．降圧目標は各年齢の90パーセンタイル以下とする．腎実質性高血圧ではしばしば夜間高血圧を伴うことも報告されており，最近はABPMによる管理も推奨されている．

腎血管性高血圧症

症例2：15歳，女子．
主訴：頭痛，高血圧．
現病歴：中学校の学校健診で高血圧を指摘された．頭痛の訴えもあり，精査加療目的で入院となった．
身体所見：身長153.0 cm（-0.8SD），体重42.7 kg（-1.1SD），血圧 右上肢 162/112 mmHg，左上肢 159/102 mmHg．
検査所見：Cr 0.62 mg/dL，Cr-eGFR 94.7 mL/分/1.73 m^2，Na 141 mEq/L，K 3.5 mEq/L，Cl 103 mEq/L，レニン活性 3.3 ng/mL/時（安静臥位での基準値：0.3〜2.9 ng/mL/時），アルドステロン 32.2 pg/mL（臥位での基準値：29.9〜159 pg/mL），甲状腺機能，カテコラミンその他異常なし，［DMSA］左右差など明らかな異常なし，［腹部超音波検査］腎実質の左右差や腎血管の狭窄所見なし，［カプトプリル負荷腎シンチグラフィ］有意な所見なし，［CT血管撮影（CT angiography：CTA）］右腎動脈狭窄（＋）．
治療・経過：腎血管性高血圧と診断．心筋肥大の所見や高血圧性網膜症も認めた．降圧療法はニカルジピンの持続投与から開始した後，長期作用型CCBの内服へ移行したが，血圧のコントロールは不良であった．その後，経皮的血管拡張術（PTA）を実施した．しかし，その後再び血圧が上昇し，バルサルタン 20 mg/日の投与を開始したが効果なく160 mmHgを超える高値を示し，再度実施したCTAで右腎動脈に再狭窄と左腎動脈にも狭窄所見を認めた．最終的に右自家腎移植を施行し，術後血圧は安定し降圧薬は中止できた．手術時の病理結果から線維筋性異形成（fibromuscular dysplasia：FMD）と診断された．

解説 FMDによる腎血管性高血圧（renovascular hypertension：RVH）の女子例である．成人のRVHでは動脈硬化性病変が基盤となるのに対し，小児ではFMDや神経線維腫症1型，大動脈炎症候群，Williams症候群などが背景にある場合が多い．

RVHではstage 2の重症高血圧を呈する場合が多く，診断に有用とされる（推奨グレードB）．両側の腎実質障害が存在する場合には血清 Cr, Kの上昇が認められるが，レニン-アンジオテンシン-アルドステロン（RAA）系の亢進の結果としてKの低下も認められることがある．血漿レニン活性（PRA）は，上昇を認める症例が多いが，両側の腎動脈に狭窄病変を有する症例では正常範囲を示す例も少なくなく，PRAは必ずしも有用ではない（推奨グレードC2）．小児RVHの確定診断を行うために最も有用な検査はCTAである（推奨グレードB）．超音波検査は非侵襲的なスクリーニング検査として用いられるが（推奨例ベルC1），精度は検査術者の熟練度の影響を受けやすく，末梢性の病変を見逃しやすいなどの理由から，確定診断のために有用とはされていない（推奨レベルC2）．カプトプリル負荷腎シンチグラフィは小児腎血管性高血圧の診断の感度・特異度は高くなく，診断確立のための検査として有用とはいえない（推奨グレードC2）．

治療の基本は，可能なかぎり侵襲の少ない方法で狭窄の解除をめざすことであり，長期的な血圧のコントロールだけでなく，長期的な腎機能予後を悪化させないことは常に念頭においておく．

薬物療法としては，RAA系によらない降圧薬（Ca拮抗薬，β遮断薬，利尿薬など）による治療に抵抗することが多い．両側腎動脈狭窄による

RVHの症例では急激なGFR低下をきたす危険性がありACEIやARBは原則禁忌（推奨レベルC2）であることに留意しておくべきである．片側性かつ軽度～中等度の腎動脈狭窄の症例ではACEIやARBを用いる（推奨レベルC1）が，片側性であっても腎動脈本幹の高度狭窄がある場合には，患側腎機能を悪化または廃絶する可能性があり，注意が必要である．したがって両側性の腎血管狭窄や腎機能廃絶につながる腎動脈本幹の高度狭窄の存在が否定されるまではRAA系阻害薬は用いるべきではない．RAA系阻害薬以外の降圧薬ではコントロールできない難治例や，血管形成術などの観血的治療の不能例や不応例に対してやむなくRAA系阻害薬を用いる場合には腎シンチグラフィなどを用いて分腎機能の変化を評価しつつ慎重に用いる必要がある．

小児RVHでは経皮的腎血管形成術（PTRA）が第1選択として推奨され（推奨レベルC1），可能なかぎりPTRAによる根治をめざす．PTRAが困難な症例では外科的腎血管形成術が推奨される（推奨レベルC1）が，ステント留置術の有用性は確立していない（推奨レベルC2）．腎血管の広範な狭窄や多発性狭窄など外科的腎血管再建術が困難な例では，自家腎移植も選択肢である（推奨レベルC1）．

急性重症高血圧症

症例3：8歳，男児．
主訴：けいれん/意識障害，高血圧．
現病歴：1週間前より近医クリニックにて感冒症状のため治療中．自宅にて頭痛を訴え嘔吐した後にけいれんしたため救急搬送された．
身体所見：身長129.0 cm（+0.2SD），体重31.0 kg（+0.6SD）と普段より約3.0 kgの増加．血圧160/110 mmHg．
検査所見：脈拍数85回/分，呼吸数35回/分とやや促拍．X線，CTにて心拡大と両側の胸水，腹水を認めた．尿所見はpH 7.5，タンパク（−），潜血（−）．血清Cr 0.35 mg/dL．

治療・経過：意識レベルが回復後も呼吸状態は悪く酸素化が保てなかった．原因不明の高血圧のため当初ニカルジピンの持続投与で降圧管理を開始．溢水の所見も認めたため利尿薬の投与も実施したところ利尿も得られ，数時間の経過で収縮期血圧130 mmHg前後に低下した．その後，ニカルジピンを漸減中止し，それにあわせてアムロジピン5 mgを開始した．その後も血圧は100～120/60～90 mmHgと安定していた．約10日の後にアムロジピンの内服も中止したが血圧は正常であった．

入院時の血液検査の結果ではC3 15 mg/dL，C4 17 mg/dL，ASO 593 IU/mL，ASK 5,120倍，抗核抗体陰性であった．

急性期に実施した頭部MRIで右後頭葉の一部にT2WI/FLAIR highの病変を認め，可逆性後頭葉白質脳症（PRES）に一致する所見であり，脳波で両側後頭部優位に2～3 Hz徐波を認めたが，退院前にはMRI・脳波所見とも正常化を確認した．

解説 急性重症高血圧（acute severe hypertension）の男児例である．血液検査では高血圧とともに補体の低下，ASO・ASKの上昇を認めたが，尿所見がないことから，溶連菌感染による腎外症候性急性糸球体腎炎から高血圧性脳症に至ったものと診断した．

急性重症高血圧症で問題となるのは，脳症，急性腎障害，心不全など，標的臓器障害である．多くの場合，二次性高血圧の症例であるため，原疾患の検索と標的臓器の評価が必要である．

急性重症高血圧症は命に関わる合併症へ進展しうる状態であるため，治療はただちに開始すべきであり，治療薬は短期作用型の降圧薬を使用する．危険な合併症を発症しておらず，内服薬が服用可能な状態であれば，内服の降圧薬で治療を開始してもよい．重度の合併症をすでに発症しており，より厳密な血圧コントロールを必要とするために降圧薬の経口投与ができない場合には，降圧薬の経静脈投与が必要となる（❸）．このような場合

❸ **急性重症高血圧症に用いる降圧薬**

重度の合併症（脳症，心不全など）を発症している場合（高血圧緊急症）	
ニカルジピン	1～3 μg/kg/分　持続静注
	注意点：反応性の頻脈，顔面紅潮，動悸，低血圧
ニトロプルシド	0.53～10 μg/kg/分　0.2 μg/kg/分ずつ増量（3 μg/kg/分以下で持続）
	注意点：2 μg/kg/分以上の投与速度で投与する場合は，総投与量が 500 μg/kg 以上になると体内における解毒処理能力を超えてシアンが生成される．
重篤な臓器障害を発症していない場合（高血圧切迫症）	
ニフェジピン	0.25～0.5 mg/kg/回　経口
	注意点：成人では重症高血圧への使用は脳梗塞と心筋虚血を惹起するため危険とされているが，小児では＜0.25 mg/kg の少量投与では有効とする報告もある．
ヒドララジン	0.2～0.6 mg/kg/回　静注　4 時間ごと
クロニジン	0.05～0.1 mg/kg/回　経口

においては，降圧速度は最初の 8 時間で目標とする血圧値までの降圧の幅の 25％を超えないとすべきであり，その後 12～24 時間かけて目標とする血圧値まで降圧させるべきである．このような症例での急性期の血圧の目標値は 95 パーセンタイル前後である．

RAA 系阻害薬（ACEI，ARB）の使用における注意：高 K 血症や腎機能の悪化をきたすことがあるため定期的に血清 K 値や Cr 値を測定することが必要である．小児科の日常診療のなかでは，急性胃腸炎罹患時など脱水をきたす可能性がある場合にはとくに注意が必要であり，罹患期間は服薬の中断を指導しておくなどの配慮が必要である．

RAA 系阻害薬は胎児への催奇形性や胎内死亡の危険性があることから，妊婦または妊娠の可能性のある婦人には禁忌である．妊娠可能な年齢の女性に対してやむをえず投与の継続が必要な場合は，確実な避妊が必要な点について留意すべきである．

血圧の測定方法：
- 測定前に刺激のある薬剤や食事は避ける．
- 5 分間以上の安静（座位，背もたれで背中を支え，足は床につける）を保つ．
- 肘窩が心臓の高さになるように右腕を挙上して支え，右腕で測定する．
- カフのゴム囊は，上腕周囲長の 40％以上の幅で 80～100％の長さとする．
- カフの下端は肘窩より 2～3 cm 上方となるようにする．
- 聴診器は上腕動脈の拍動の上，肘窩の中央で近位，カフの遠位端より下に当てる．
- Korotkoff 第 1 音（K1）を収縮期血圧，K5 を拡張期血圧とする．K5 が 0 mmHg でも聴取される場合は再度測定し，同様であれば K4 を拡張期血圧とする．

自動血圧計の扱い：
- 初回の測定は自動血圧計でも聴診法でもよい．ただし自動血圧計で 90 パーセンタイルを超える血圧値の場合は聴診法よる再検が必要である．

血圧計の精度検定と定期的な較正：
- 自動血圧計は，小児を対象とした精度検定をパスした機種を用いる（以下のサイトで確認可能：http://www.dableducational.org/　2019 年 2 月最終閲覧日）．
- 自動血圧計，アネロイド式血圧計とも，定期的な較正メンテナンスがなされていることが望ましい．

（藤田直也）

文献

1) 日本高血圧学会高血圧治療ガイドライン作成委員会編. 高血圧治療ガイドライン2014. https://www.jpnsh.jp/data/jsh2014/jsh2014v1_1.pdf
2) 日本循環器学会ほか2010-2011年度合同研究班報告. 小児期心疾患における薬物療法ガイドライン. http://www.j-circ.or.jp/guideline/pdf/JCS2012_sachi_h.pdf
3) 日本小児腎臓病学会編. 小児腎血管性高血圧診療ガイドライン2017. 東京：診断と治療社；2017.
4) Flynn JT, et al. Clinical practice guideline for screening and management of high blood pressure in children and adolescents. Pediatrics 2017；140. doi：10.1542/peds.2017-1904.

 ガイドラインの用語解説

- **本態性高血圧**：明らかな原因を有する二次性高血圧と白衣高血圧を除外した状態．小児・思春期の高血圧の多くは本態性高血圧であり，肥満や家族歴と関連することが多い．肥満とともに小児の本態性高血圧は成人期の本態性高血圧への移行が問題であり，食事療法や運動療法など生活習慣の指導が重要となる（推奨グレードC1）．
- **24時間自由行動下血圧測定（ambulatory blood pressure monitoring：ABPM）**：携帯式の自動血圧計を用いて夜間就寝中も含めた血圧の日内変動を記録する．診察室血圧と合わせて，白衣高血圧，仮面高血圧，夜間高血圧などの診断に不可欠である．
- **白衣高血圧**：診察室で測定した血圧は高血圧を呈するが，診察室外では正常血圧を示す状態．診断には家庭血圧測定やABPMが必要である．
- **仮面高血圧**：診察室血圧は正常血圧であっても，診察室外の血圧ではで高血圧を示す状態．

7章 消化器疾患

胃腸炎

概要

小児の急性胃腸炎に対して，米国では2003年に米国疾病管理予防センター（Centers for Disease Control and Prevention：CDC）が小児急性胃腸炎治療（経口補水および栄養学的療法）改訂ガイドライン[1]を発表し，米国小児科学会（American Academy of Pediatrics：AAP）もこれに同調するかたちとなった．欧州では2009年に英国国立医療技術評価機構（National Institute for Health and Care Excellencce：NICE）ガイドライン[2]，2014年に欧州小児栄養消化器肝臓学会（European Society for Paediatric Gastroenterology Hepatology and Nutrition：ESPGHAN）の改訂ガイドライン[3]が発表され，治療の標準化が世界的な広がりをみせていた．

一方，日本では一部の学会でガイドライン作成の動き[4]があったものの正式なガイドラインや推奨治療の発表には至らなかった．しかし，急性胃腸炎は日常診療のみならず救急医療の現場でも小児科医，救急医に多大な負担をもたらすコモンディジーズであり，輸液療法に頼らない経口補水療法（oral rehydration therapy：ORT），食事療法，薬物療法などエビデンスに基づいた診断・治療・予防の標準化を求める動きが年々大きくなったのは必然と考えられた．この動きに応え，2012年に日本小児救急医学会が小児急性胃腸炎診療ガイドラインの作成に着手し，他学会との協働や社会的ニーズにも配慮しながら作業を進め，2017年に『小児急性胃腸炎診療ガイドライン2017』[5]を発表した．本項では，治療の中心的役割を果たすORTについて概説する．

ガイドラインのポイント

日常診療や救急診療で遭遇することが多く患者数も多い軽度〜中等度の病態，すなわち軽度〜中等度の体液量減少症（脱水症）を呈するウイルス性胃腸炎を主な対象にしている．重度脱水症やショックに対する経静脈輸液療法や特殊な病態（溶血性尿毒症症候群など）を呈する細菌性腸炎などの治療には言及していない．クリニカルクエスチョンを17個に集約し，小児科医のみならず救急医，総合診療医，家庭医など小児のプライマリケアに関わる医療者全体を対象と考え，使いやすくコンパクトな内容にまとめられている．軽度〜中等度脱水症に対してはORTを治療の大きな軸としており，薬物療法と食事療法，ロタウイルスワクチンと感染防止対策についても言及している．

エビデンスの総括と推奨度に関する表現は以下の通りとなっている．

推奨作成のためのエビデンスの総括
A（強）：強い確信，B（中）：中等度の確信，C（弱）：確信は限定的
総合的に判断された推奨度
推奨度1：強い推奨，推奨度2：弱い推奨

体液量減少症（脱水症）の臨床的評価例

症例1：2歳4か月，男児，生来健康．
主訴：非胆汁性/非血性嘔吐，水様下痢．
現病歴：受診前日夜に嘔吐が3～4回あり，直後に黄～黄白色水様下痢が1回あった．その後嘔吐はなかったが，2～3時間ごとに酸臭を伴う比較的多量の黄白色水様下痢を繰り返し，活気が乏しくなったため外来を受診した．経過中，発熱・血便・腹痛の訴えはなかった．
身体所見：病前体重不詳．意識清明で活気はおおむね良好だが，泣いても流涙は少ない．体温37.2℃，呼吸数25回/分，脈拍数130回/分．四肢末梢冷感なく，毛細血管再充満時間（capillary refill time：CRT）1秒．眼窩の落ちくぼみはないが，口腔粘膜はやや乾燥（ねばねば）している．心肺に異常所見を認めず，腹部は平坦・軟，圧痛なく腸蠕動音は減弱．
診断・治療方針：病歴・身体所見からウイルス性胃腸炎に伴う軽度の脱水症と診断し，経静脈輸液療法（intravenous fluid therapy：IVT）ではなくORTを実施する方針とした．

 解説 診療アルゴリズムを❶に示す．急性胃腸炎の症状（発熱，嘔吐，下痢，経口摂取不良など）で引き起こされる有害事象の中心は脱水

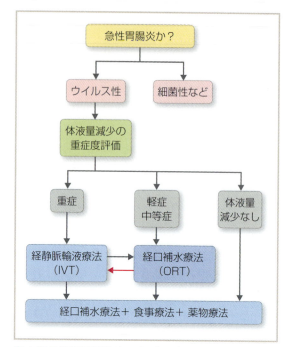

❶ 小児急性胃腸炎診療アルゴリズム
（日本小児救急医学会診療ガイドライン作成委員会編. 小児急性胃腸炎診療ガイドライン 2017. 2017[5]）

❷ 体液量減少に起因する症状の総合的評価

症状	最小限の脱水または脱水なし（体重の3%未満の喪失）	軽度から中等度の脱水（体重の3～9%の喪失）	重度の脱水（体重の9%を超える喪失）
精神状態	良好，覚醒	正常，疲労または落ち着きがない，易刺激性	無欲状，嗜眠傾向，昏睡
口渇	正常に飲水．液体を拒否することもある	口渇，水をほしがる	ほとんど水を飲まない，飲むことができない
心拍数	正常	正常～上昇	頻脈，重症例では徐脈
脈の性状	正常	正常～減弱	減弱，か細く触知，触知不能
呼吸	正常	正常～速迫	深い呼吸
眼	正常	わずかに落ちくぼむ	深く落ちくぼむ
涙	あり	減少	なし
口・舌	湿潤	乾燥している	乾ききっている
皮膚ツルゴール	すぐに元に戻る	2秒未満で元に戻る	元に戻るのに2秒以上かかる
毛細血管再充満	正常（2秒未満）	遅延	遅延（4～5秒以上），ほとんど再充満しない
四肢	温かい	冷たい	冷たい，まだら状，チアノーゼ
尿量	正常～減少	減少	ほとんど出ない

（King CK, et al. MMWR Recomm Rep 2003[1]）より筆者が日本語訳）

❸体液量減少評価ツール

【10項目】体液量減少評価ツール	【4項目】体液量減少評価ツール
全身状態不良（強いぐったり感，反応不良）	全身状態不良（強いぐったり感，反応不良）
頻脈（>150/分）	口腔粘膜が乾燥している
呼吸パターンの異常	泣いても涙が出ない
眼球が落ちくぼんでいる	毛細血管再充満時間>2秒
泣いても涙が出ない	
口腔粘膜が乾燥している	
橈骨動脈が触知しづらい	
毛細血管再充満時間>2秒	
皮膚ツルゴールの低下	
尿量減少	

10項目スコア			4項目スコア		
項目数	体液量減少の重症度	欠乏量（%）	項目数	体液量減少の重症度	欠乏量（%）
1～2	軽度	1～3	1	軽度	1～3
3～6	中等度	4～6	2	中等度	4～6
7～10	重度	>6	3～4	重度	>6

(Shaw KN, Bachur RG, editors. Fleisher&Ludwig's Textbook of Pediatric Emergency Medicine 7th edition. LW&W；2015 より筆者が日本語訳)

❹小児臨床体液量減少スケール

症状	0	1	2
外観	正常	疲労，落ち着きのなさ，易刺激性	無欲状，嗜眠傾向（意識レベル低下）
眼	正常	軽度の落ちくぼみ	著明な落ちくぼみ
口腔粘膜（舌）	湿潤	ねばねばしている	乾燥している
涙	あり	減少	出ない

スコアの合計	体液量減少の重症度
0	体液量減少なし
1～4	軽度の体液量減少
5～8	中等度～重度の体液量減少

(Guarino A, et al. J pediatr Gastroenterol Nutr 2014[3]より筆者が日本語訳)

症であり，胃腸炎の診断と同時に脱水症の有無を迅速に評価する必要がある．脱水症評価のゴールドスタンダードは体重測定だが，病前体重が不正確な場合やさまざまな理由で現場での体重測定が困難なことがあり，症状や身体所見を用いて脱水症の程度を推測することが推奨される（エビデンス総括A，推奨度1）．脱水症は軽度・中等度・重度の3段階に分類するものが多く，代表的な基準を❷に示す．また，より臨床的に重要な身体所見4項目を用いた評価ツールを❸，❹に示す．❸の身体所見10項目を用いた場合の評価と4項目（全身状態，口腔粘膜所見，流涙の程度，CRT）を用いた場合の評価の正確性はほぼ同等とされている．❹に別の4項目（全身状態，眼の落ちくぼみ，口腔粘膜所見，流涙の程度）をスコア化（合計0～8点）して脱水症の程度を判断するツールを示すが，これを用いてスコア化すると本症例は2点（外観：0，眼：0，口腔粘膜：1，流涙：1）となり，軽度（3～5％程度）の脱水症と臨床診断できる．脱水症がないか，もしくは軽度～中等度脱水症のある小児急性胃腸炎に対する初期治療としてはIVTより経口補水液（oral rehydration solution：ORS）を用いた ORT が推奨される（エビデンス総括 A，推奨度 1）．胃腸炎による軽度〜中等度脱水症に対して ORT を用いた 16 の前方視的研究を検討したメタ分析[6]において，ORT は①少なくとも IVT と同等の効果を有し，②重大な合併症の頻度が少なく，③診療に伴う院内滞在時間が短い，という結論が得られている．医療リソース適正使用の観点からも，本症例ではまず ORT を実施することが理にかなっている．

適切な ORS を用いた ORT の実施例

症例 2：1 歳 6 か月，女児，生来健康．
主訴：約 6 時間前から誘因なく頻回の非胆汁性嘔吐を 6〜7 回繰り返している．自宅でイオン飲料をコップ 1 杯摂取させたが直後に嘔吐したため受診．受診後に酸臭を伴う水様下痢 1 回あり，嘔気も持続している．保育園でノロウイルス胃腸炎が流行している．
身体所見：病前体重不詳．活気良好で眼窩落ちくぼみなし．流涙は十分だが口唇・口腔粘膜はやや乾燥している．体温 37.8℃，呼吸数 35/分，脈拍数 135/分．四肢末梢冷感なく，CRT 1 秒．腹部は平坦・軟，圧痛なく腸蠕動音減弱亢進なし．

診断・治療：病歴と身体所見からウイルス性胃腸炎とそれに伴う最小限〜軽度の脱水症と診断した．適切な組成の市販 ORS（OS-1®）を保護者に購入してもらい，少量・頻回（スプーン小さじ 1 杯を 3〜5 分程度の間隔で）の ORT を指導し，保護者に院内で実施してもらった．受診時には嘔気が残存していたが，少量・頻回摂取による ORT で嘔吐することなく，医療者の観察下で 30 分間 ORT を反復して実施できた．

解説 欧米のガイドラインが推奨する ORS の組成と日本で入手可能な医薬品・病者用食品・一般飲料の組成の比較を❺に示す．小腸からの水電解質吸収における生理学的機序（ナトリウム[Na]-グルコース[Glu]共輸送）から①低浸透圧（＜285 mOsm/L），②溶液の Na：Glu モル比＝1：1，の 2 条件を満たす ORS が理想的とされている．また，低浸透圧 ORS は高浸透圧（311 mOsm/L）ORS と比較して嘔吐回数と下痢の量がそれぞれ 20〜30％減少し，IVT 実施率を 30％減少させるとされている[7]．ORS の組成において Glu 18 g=100 mmol → 13.5 g/L=75 mmol/L であることから，WHO（2002）ORS が低浸透圧（245 mOsm/L）かつ Na：Glu モル比＝1：1

❺欧米のガイドラインが推奨する ORS と日本で入手可能な医薬品・病者用食品・一般飲料の組成の比較

区分		Na	K	Cl	Mg	P	塩基	炭水化物	浸透圧
		mmol/L						g/L	mOsm/L
海外のガイドライン	WHO（2002）	75	20	65			30	13.5	245
	ESPGHAN（1992）	60	20	60			30	16	240
	AAP（1985）	50〜60	20	Na と炭水化物のモル比は 1：2 を超えない					
医薬品	ソリタ-T 配合顆粒 2 号®	60	20	50	3	10	34	32	249
	ソリタ-T 配合顆粒 3 号®	35	20	30	3	5	34	34	240
病者用食品	OS-1®	50	20	50	2	2	15	25 (18)	260
イオン飲料（食品）	A	30	20	25				50	260
	B	35	20	30				40 (20)	200
一般飲料（食品）	オレンジジュース	0.4	26					119	700
	ジンジャーエール	3.5	0.1					90	565

（　）内の数字はグルコース含有量．

の理想的な組成であるといえる．しかし，コレラ以外の一般的なウイルス性胃腸炎ではNa 50～60 mEq/L，Na：Gluモル比＝1：1～2で治療効果に差はないとされており，わが国で入手可能なものとしては病者用食品のOS-1®，医薬品ではソリタT配合顆粒2号®などが推奨される．

ORTは少量ずつ頻回（スプーン小さじ1杯，あるいはペットボトルのキャップ3/4程度を3～5分おきに．スポイトやシリンジを使用してもよい）に経口摂取させることが重要である．母乳栄養の乳児に対しては，ORSによる脱水補正中であっても母乳栄養を併用したほうが重度脱水症が少ないというエビデンスがあり，むしろ積極的に母乳栄養を継続するべきである（エビデンス総括B，推奨度1）．Hartlingらは18歳未満の急性胃腸炎の治療としてORTとIVTを比較検討した17の研究（対象1,811人）をメタ解析し，サブ解析で嘔吐のある症例を除外した研究（非嘔吐群）と嘔吐のある症例を含めた研究（嘔吐群）に分けて予後を検討している[8]．その結果，非嘔吐群/嘔吐群の両群でORT/IVTの治療効果に有意差はなく，したがって嘔気・嘔吐が残存している児に対してもORTは有効な治療であると考えられる（エビデンス総括B，推奨度2）．少量・頻回のORT中に嘔吐がみられた際はしばらく（20～30分）休憩するなどの工夫をしながら，再度ORTを試みる．制吐薬として欧米のガイドライン[2]で有効とされているのはオンダンセトロンのみであり，日本において小児の胃腸炎に対する保険適用はない．日本で使用可能なドンペリドンとメトクロプラミドは有効とする報告もあるが，プラセボと比較して嘔吐回数に有意差がなかったとの報告もある．胃腸炎の嘔吐は自然軽快するものであり，使用を推奨する根拠はない（エビデンス総括C，推奨度0［使用してもよいが積極的な推奨はしない］）．ORS摂取を嫌がる児に対しては，明らかな脱水徴候がない場合はORS以外の水分（一般のイオン飲料，塩分を含んだ粥，1/2に希釈したアップルジュースなど）を摂取させてもよい（エビデンス総括C，推奨度2）．ORTを実施する際には，その目的が脱水症の予防であるのか，治療であるのかを明確に区別する必要があり，脱水症の治療を行う場合は適切な組成のORSを必ず用いる．ORTによって脱水症が是正されれば，ミルクや食事はすぐに開始してよく，食事内容も年齢に応じた通常の食事でよい（エビデンス総括A，推奨度1）．いかなる状況でも，ミルクを希釈して与えることは推奨されない（エビデンス総括A，推奨度1［希釈しないことを強く推奨］）．食事制限をしても治癒までの期間に変わりはなく，むしろ体重の回復を遅らせる可能性があるため長時間の食事制限は推奨されない．既存のすべてのガイドライン（CDC，NICE，ESPGHAN）[1-3]で止痢薬・止瀉薬の使用は推奨されていない（エビデンス総括B，推奨度1［使用しないことを強く推奨する］）．

❻警告徴候（red flags）

1	見た目に調子が悪そう，もしくはだんだん調子が悪くなる
2	ちょっとした刺激に過敏に反応する，反応性に乏しいなどの反応性の変化
3	目が落ちくぼんでくる
4	頻脈
5	多呼吸
6	皮膚緊張（ツルゴール）の低下
7	手足が冷たい，もしくは網状チアノーゼ
<td colspan="2">重症脱水を示唆する徴候（1～7）</td>	
8	持続する嘔吐
9	大量の排便
<td colspan="2">今後脱水が進行する可能性がある徴候（8～9）</td>	
10	生後2か月未満
11	糖尿病や代謝性疾患などの基礎疾患がある
<td colspan="2">通常と異なる配慮が必要な状態（10～11）</td>	
12	生後3か月未満の乳児の38℃以上の発熱
13	黄色や緑色（胆汁性）の嘔吐もしくは血性嘔吐
14	反復する嘔吐の既往
15	間欠的腹痛
16	くの字に体を折り曲げる，痛みで泣き叫ぶ，あるいは歩くと響くなどの強い腹痛
17	右下腹部痛，特に心窩部・上腹部から右下腹部に移動する痛み
18	血便もしくは黒色便
<td colspan="2">胃腸炎以外の疾患を示唆する徴候（12～18）</td>	

（日本小児救急医学会診療ガイドライン作成委員会編．小児急性胃腸炎診療ガイドライン2017．2017[5]）

ピットフォール

急性の嘔吐・下痢は消化管感染症によるものばかりではなく，消化管以外の感染症（尿路感染症など），心血管系疾患（急性心筋炎，うっ血性心不全など），代謝疾患（糖尿病性ケトアシドーシスなど），薬剤性（抗菌薬，薬物中毒），外科的疾患（腹膜炎，消化管通過障害/虚血をきたす疾患）などを系統的に鑑別する必要がある．また，基礎疾患への配慮や，いったんORTの導入に成功しても急性胃腸炎の病勢によっては治療経過不良となる可能性もあるため❻に示す警告徴候（red flags）を常に念頭においた診断，治療，経過観察（再受診の目安の説明など）が重要である．

（上村克徳）

文献

1) King CK, et al, Centers for Disease Control and Prevention. Managing acute gastroenteritis among children：oral rehydration, maintenance, and nutritional therapy. MMWR Recomm Rep 2003；52（RR-16）：1-16.
2) National Institute for Health and Care Excellencce. Diarrhoea and vomiting diagnosis, assessment and management in children younger than 5 years caused by gastroenteritis. 2009. http://publications.nice.org.uk/diarrhoea-and-vomiting-in-children-cg84
3) Guarino A, et al. European Society for Paediatric Gastroenterology, Hepatology, and Nutrition/European Society for Paediatric Infectious Diseases evidence-based guidelines for the management of acute gastroenteritis in children in Europe：update 2014. J Pediatr Gastroenterol Nutr 2014；59：132-52.
4) 加地はるみほか，診療ガイドライン作成検討会．乳幼児の急性下痢症に対する診療ガイドラインを求めて—2. 経口補水液をいかに使うか（組成による比較）．外来小児科 2005；8：253-64.
5) 日本小児救急医学会診療ガイドライン作成委員会編．小児急性胃腸炎診療ガイドライン2017. 2017.
6) Fonseca BK, et al. Enteral vs intravenous rehydration therapy for children with gastroenteritis：a meta-analysis of randomized controlled trials. Arch Pediatr Adolesc Med 2004；158：483-90.
7) Hahn S, et al. Reduced osmolarity oral rehydration solution for treating dehydration due to diarrhoea in children：systematic review. BMJ 2001；323（7304）：81-5.
8) Hartling L, et al. Oral versus intravenous rehydration for treating dehydration due to gastroenteritis in children. Cochrane Database Syst Rev 2006：CD004390.

ガイドラインの用語解説

- 経口補水液（oral rehydration solution：ORS）：ある特定の組成の電解質，糖質で構成された溶液で，急性胃腸炎により喪失された水分と電解質を補充するために使用されるもの．
- 経口補水療法（oral rehydration therapy：ORT）：急性胃腸炎による脱水症を予防もしくは補正するために，ORSを用いて，水分と電解質を経口もしくは経鼻胃管により投与する治療法．ORTには以下の2相が含まれる．
  ①補水相：下痢や嘔吐により喪失し，現在不足している水分と電解質を補充
  ②維持相：下痢や嘔吐が持続することにより喪失していく水分と電解質を補充

7章 消化器疾患

便秘症

概要

慢性機能性便秘症とは，便秘をきたす基礎疾患がないにもかかわらず，排便困難，便貯留が2か月以上持続する状態をいう．診断は排便回数のみでなく，排便困難，過度の排便我慢，漏便，大きな便の排泄などを聴取し，Rome Ⅲ 診断基準を参考として診断する．本邦小児では人口の約14.6～20.0%が Rome Ⅲ 診断基準では便秘と診断される[1]．2013年に日本小児栄養消化器肝臓学会から『小児慢性機能性便秘症診療ガイドライン』[2]が発表された．欧米のガイドラインではポリエチレングリコール製剤が第1選択として，便塞栓（→ガイドラインの用語解説）除去および維持療法ともに用いられているが，本ガイドライン発表時には本邦ではポリエチレングリコール製剤を便秘治療に用いることができなかった．2018年11月，本邦初のポリエチレングリコール製剤の便秘治療薬モビコール®が発売された．今後は本邦でもポリエチレングリコール製剤による便秘治療が第1選択になると思われるが，現在，便塞栓除去に必要な高用量を最初から使用することは認められていない．

ガイドラインのポイント

『小児慢性機能性便秘症診療ガイドライン』が最も強調する点は，「便塞栓がある場合には便塞栓を除去してから維持療法を開始する」ということである[2]．治療がうまくいかない最も多い原因は，便塞栓が直腸に存在するにもかかわらず，便塞栓除去を行わずに，酸化マグネシウムやピコスルファートナトリウムなどの薬剤を投与することである．便塞栓除去なしにこれらの薬物療法を開始すると，有効な排便が得られないばかりではなく，腹痛や漏便が増悪し，服薬拒否につながることすらある．

乳児期（離乳食開始前）の便秘例

症例1：生後3か月，女児．
主訴：便秘．
現病歴：在胎34週4日，自然分娩で出生．仮死なし．出生体重1,924 g，出生時身長44 cm．胎便排泄遅延なし．生後1か月までは混合栄養，1か月以降は完全母乳栄養．生後2か月から週1回の排便となり，自力排便ができないため，グリセリン浣腸で泥状便を排泄していた．近医を受診し，マルツエキスが処方されたが内服できなかった．同医に再診し，酸化マグネシウム0.24 g 分2，ビオフェルミン®配合散1 g 分2を処方され，内服したが以降も自力排便がないため，当科紹介となった．
身体所見：体重6,080 g，身長60.1 cm．元気に手足を動かし，筋緊張は正常で，Moro反射は消失．腹部は平坦，軟，肝脾触知せず．肛門視診では明らかな異常なし．直腸指診も異常なし．
治療・経過：胎便排泄遅延なく，哺乳も良好であり，身長，体重は修正月齢相当であり，成長は問題ないと判断した．明らかな直腸肛門奇形を疑わせる所見はなく，骨盤底筋群の弛緩と腹圧をかける協調がうまくいかないことが原因であると考え，前医の治療を継続する方針とした．

ラックビー®微粒N 6 g 分3，酸化マグネシウム0.2 g 分3を処方し，保護者へはおなかが張って苦しそうなときにグリセリン浣腸50% 10 mL

を使用するように指導した．以後，1〜2日ごとに排便がみられるようになり，離乳食開始後は1日2，3回排便があるようになり，生後9か月時には完全に服薬を中止できた．

解説 乳児期早期にみられる便秘の典型的な経過である．おそらく，投薬なく，適宜，肛門刺激や浣腸を繰り返すことでも排便ができるようになったと思われる．乳児期には腹圧をかけるために必要な筋肉が未発達で，いきむと同時に骨盤底筋群を緩めるという協調運動も未発達である．母乳やミルクだけを飲んでいる離乳食開始前の乳児の便は水様もしくは泥状であり，通常，排便は問題なくできるが，顔を真っ赤にしていきんでいるにもかかわらず排便できない児がみられることがある．乳児期早期からの便秘にはHirschsprung病などの器質的疾患が隠れていることがあるため慎重に鑑別する必要があるが，多くは排便能力の未熟性による．したがって，肛門刺激やグリセリン浣腸の頓用で経過をみると，次第に排便ができるようになることが多い．整腸薬が消化管蠕動を改善し，排便が改善する症例もある．

牛乳アレルギーによる乳児期（離乳食開始前）の便秘例

症例2：生後2か月，女児．
主訴：便秘．
現病歴：在胎38週1日，帝王切開で出生．仮死なし．出生体重2,244 g．出生時身長47.5 cm．胎便排泄遅延なし．混合栄養．生後16日に退院しているが，入院中から綿棒浣腸が必要であった．退院後は，ほぼ連日綿棒浣腸を行っているが，排ガスはあるものの自力での排便がなかった．1か月健診では体重の増加は良好であったが，おむつ替えのたびに浣腸するように指導された．自力排便がない状態が続くため，精査加療目的で当科紹介となった．
身体所見：体重4,625 g，身長54.7 cm．元気に手

❶ 便秘症をきたす基礎疾患を示唆する徴候（red flags）

- 胎便排泄遅延（生後24時間以降）の既往
- 成長障害・体重減少
- 繰り返す嘔吐
- 血便
- 下痢（paradoxical diarrhea）
- 腹部膨満
- 腹部腫瘤
- 肛門の形態・位置異常
- 直腸肛門指診の異常
- 脊髄疾患を示唆する神経所見と仙骨部皮膚所見

（日本小児栄養消化器肝臓学会，日本小児消化管機能研究会編．小児慢性機能性便秘症診療ガイドライン．2013[2]）

足を動かし，筋緊張は正常．腹部は平坦，軟，腸雑音は正常．肝脾触知せず．肛門視診では明らかな異常なし．直腸指診も異常なし．
治療・経過：生後間もなくからの便秘であり，Hirschsprung病などの器質的疾患を疑うべき症例である．混合栄養であり，人工乳による牛乳アレルギーが原因の便秘も考慮すべきである．母親と相談のうえ，母親の乳製品除去および児の加水分解乳への変更を行った．初診から6日後，Hirschsprung病の除外のため注腸造影検査を行い，異常がないことを確認した．初診から20日後の受診では2日に1回の自然排便が確認できたため，乳製品除去を継続した．離乳食開始後は1日に1〜3回の排便となった．1歳まで乳製品摂取制限を継続し，その後，加工食品から開始し，1歳3か月時には乳製品制限を完全解除しても定期的な排便がみられるため，終診とした．

解説 乳児期早期発症の慢性便秘であるが，『ガイドライン』のred flags（❶）の該当項目にはない症例である．同じく『ガイドライン』には牛乳アレルギーの関与も記載されており，通常の治療に反応しない場合には期間限定で牛乳制限をすることが推奨されている（推奨度B）．牛乳アレルギーが関与している場合は，通常，2週間程度の制限で便通が改善する．ただし，加工食品も含めた牛乳・乳製品の完全除去が必要である．本症例は20日間の制限で綿棒浣腸，グリセリン

浣腸の必要がなくなったため，牛乳の関与を疑った．本来であれば，再度牛乳負荷をして症状が再発することを確認するべきであるが，母親と相談のうえ，再負荷はしなかった．牛乳制限の期間に関しては，3か月程度とする施設もあるが，筆者らは経験上，3か月程度の制限では高率に再発するため，6か月から1年程度の除去を続けている．

乳児期（離乳食開始後）の便秘例

症例3：生後8か月，男児．
主訴：便秘．
現病歴：1～2日に1回の排便ペースであったが，離乳食が2回食になったころから硬い便が認められるようになり，当科初診13日前からマルツエキス9g/日の投与が開始された．当科初診7日前からマルツエキス13.5g/日へ増量し，ピコスルファートナトリウム内用液0.75% 3滴から開始された．徐々に増量し，9滴まで増量したところで排便がみられた．当科初診2日前にはピコスルファートナトリウム内用液0.75%を10滴投与したが排便なく，当科紹介となった．
身体所見：体重7,700g，身長68.3cm．腹部はやや膨満し，軟らかく，便塊は触知しない．肛門視診では位置異常なく，anal wink（肛門周囲の皮膚をなでた際に起こる外肛門括約筋の反射性収縮．anal winkがない場合は脊髄もしくは骨盤内の神経損傷を疑う）陽性，直腸指診では肛門管狭窄なく，直腸内に大量の便を触知した．
治療・経過：グリセリン50%液30mLで浣腸し，Bristol便スケール3程度の硬めの便を成人男性の手拳大程度排泄した．ラクツロースシロップ20mL 分2，ピコスルファートナトリウム内用液0.75%を5～10滴連日投与，2日間排便がないときにはグリセリン50%液15mLで浣腸を指示した．1か月後に再診した際にはラクツロースシロップのみで1日1～3回の排便がBristol便スケール4もしくは5の普通便から軟便としてみられるようになった．

解説　『ガイドライン』のCQ6では便秘を発症しやすい時期として，①乳児における食事の移行期，②トイレットトレーニング期，③学童の通学開始の3つをあげている[2]．本症例は離乳食開始後に便秘を発症した典型的な例である．発症から2か月が経過しておらず，厳密には慢性便秘症ではないが，放置すれば確実に慢性の経過をたどったと思われる．この時期の便秘は，離乳食により硬くなった便を排泄する際，腹圧をかけるための筋力が十分に発達していないこと，骨盤底筋群の弛緩と腹圧の協調がうまくできないことに起因する．したがって，緩下剤で便を緩くすることで改善することが多い．便塞栓とよべるほどの硬い大きな便でなくても，この時期には排便が難しいこともあるため，直腸に便が貯留している場合には，グリセリン浣腸などで便を排泄してから緩下剤を使用する．

独り歩きができるようになると十分な腹圧がかけられるので，服薬が中止できることも多い．筆者らは1歳をすぎても服薬を中止できない症例では，トイレットトレーニング完了をめどに服薬を中止することとしている．

発熱，嘔吐を伴う乳児期の便秘例

症例4：生後10か月，男児．
主訴：発熱，経口摂取不良．
現病歴：在胎40週0日，出生体重2,896g，胎便排泄遅延なし．日齢20より，排便は1日1，2回おむつに付着する程度のごく少量しかなく，7～10日に1回大量の泥状便を排泄していた．離乳食開始後も便性には変化がなかった．

入院2日前から39.2℃の発熱と緑色泥状便が出現した．入院前日も発熱が持続しており，嘔吐もみられた．排便は強い腐乱臭のある緑色泥状便が1時間に2，3回くらいみられるようになった．近医を受診し，血液検査でCRP 10mg/dL，点滴が施行され，整腸薬を処方され帰宅した．しかし，翌日も発熱は持続し，傾眠，経口摂取不良のため同医を再診し，CRP 12mg/dLと上昇していた

め，当科紹介となった．

身体所見：体重 8,305 g，身長 72.6 cm，体温 39.2℃．心拍数 158 回/分，呼吸数 38 回/分，傾眠あり．大泉門膨隆なし，項部硬直なし，眼瞼結膜に貧血なし，眼球結膜に黄染なし，咽頭発赤なし，頸部リンパ節腫大なし，呼吸音清，心音純，腹部は膨満し，軟らかく，便塊は触知しない．肛門視診では肛門は正常より前方に位置し，直腸指診で第 5 指先端がわずかに入る程度でバンド状の強い狭窄がみられた．

検査所見：白血球 8,190/μL，Hb 11.4 g/dL，血小板 45.3 万/μL，CRP 13.78 mg/dL，Alb 2.7 g/dL，Na 130 mEq/L，K 4.8 mEq/L，Cl 100 mEq/L．便迅速抗原検査ではノロウイルス，ロタウイルス，アデノウイルス陰性．腹部超音波検査では便塊で拡張した腸管が腹部全体を占めており，直腸に圧排された膀胱は左下腹部に描出された．直腸粘膜は 10 mm と著明に肥厚していた．

治療・経過：低位鎖肛によるうっ滞性腸炎を疑い，抗菌薬投与と直腸にカテーテルを挿入し，腸内容の洗浄を繰り返した．脊髄 MRI で仙髄レベルの脊柱管内に脂肪成分が主体の腫瘍性病変を認め，脊髄脂肪腫を合併した低位鎖肛と診断した．低位鎖肛および脊髄脂肪腫の治療のため，小児外科のある施設へ転院となった．

解説　『ガイドライン』では便秘症であるかどうかの診断に加えて，基礎疾患の有無の診断が適切な治療方針を決定するうえで必要であると述べられている[2]．また，便秘症をきたす基礎疾患を示唆する徴候（red flags）（❶）が示されている．本症例では，このうち下痢（paradoxical diarrhea），腹部膨満，肛門の位置異常，直腸肛門指診の異常が該当する．本症例は，毎日少量のおむつに付着する程度の排便があったとのことで，1 か月健診，4 か月健診などでも異常を指摘されず，著明な便貯留によるうっ滞性腸炎を起こしたことが診断のきっかけとなった．排便回数だけでなく，有効な排便がなされているか，排便量について具体的に質問することで便秘を疑えた可能性がある．さらに便秘を疑った場合には，肛門視診，直腸指診を行うことで，早期に診断できた可能性はある．『ガイドライン』には慢性便秘症をきたす主な外科的・内科的基礎疾患と病態があげられており，そのなかには本症例で認められた脊髄脂肪腫，直腸肛門奇形も含まれている[2]．

幼児期に始まった便秘例

症例 5：11 歳，女児．
主訴：便秘．
現病歴：胎便排泄遅延なし．乳児期には少なくとも 1 日 1 回は排便があった．トイレットトレーニングはスムーズに進み，トイレでの排便を嫌がることもなかった．しかし，幼稚園に入園するころには 1 週間に 1 回，グリセリン浣腸で排便をするようになっており，知らぬ間にパンツに便が付着していることがよくあった．明確な発症時期は母親にも記憶がない．小学校入学以降も排便は 1 週間に 1 回，グリセリン浣腸で排便をするのみであったが，グリセリン浣腸をだんだんと嫌がるようになってきた．足をクロスするなどの排便我慢のポーズをすることはなく，排便時痛や裂肛による出血もみられなかったが，大きく硬い便のため，何度もトイレを詰まらせてしまうことがあった．近医小児科を受診し，便秘について相談しても，外来で浣腸をするだけで改善はなかった．

当院入院 3 日前より 2 分ごとに泥状から水様便がみられるようになり，当院入院 1 日前に友人の紹介で別の小児科クリニックを受診した．腹部超音波検査で直腸の拡大を認め，直腸から横行結腸まで著明な便貯留を認めたため，便塞栓に伴う漏便（overflow incontinence）と診断され，グリセリン浣腸 60 mL と摘便により硬便を大量に排泄したが，まだ大量に便貯留があり，慢性便秘をきたす基礎疾患の鑑別も必要なため，当科紹介入院となった．

身体所見：体重 28.2 kg，身長 134.2 cm，体温 36.9℃，心拍数 74 回/分，呼吸数 19 回/分，腹部は膨隆し，腹部全体に硬い便を触知する．肛門周

囲の皮膚には便が付着し，びらんを形成していた．

検査所見：腹部単純X線像では直腸に大きな硬い便が存在し，口側腸管にも著明な便貯留がみられた．

治療・経過：入院当日に便塞栓除去目的で，X線透視下でガストログラフイン®（アミドトリゾ酸ナトリウムメグルミン液）を肛門より200 mL注入し，維持療法としてピコスルファートナトリウム内用液30滴，酸化マグネシウム1 g分3を開始，入院2日目から8日目までグリセリン浣腸60 mLを連日施行した．入院8日目に腹部超音波検査で便塞栓除去が成功していることを確認し，グリセリン浣腸を中止した．Bristol便スケール5〜6（軟便から泥状便）が毎日1〜3回排泄されることを目標に投薬量を調整し，入院9日目（退院日）までにはピコスルファートナトリウム内用液は10滴まで減量できた．

　入院中に注腸造影検査を行い，Hirschsprung病を疑うようなcaliber change（注腸造影で病変部の腸管に狭窄を認め，口側の腸管が拡張をきたす所見）はなく，骨盤部MRIでも二分脊椎や脊髄を圧迫する病変がないことを確認した．

解説　便秘の発症時期を保護者が覚えていないということはよくある．同時に患者家族が小児科医に便秘について相談しているにもかかわらず，そのつど，「グリセリン浣腸だけしておしまい」というような治療のみとなっていることも少なくない．『ガイドライン』には診療のフローチャート（❷）が示されているが，浣腸などで便塞栓除去（disimpaction）をした後は，維持療法が必要となる．大きな便塞栓を形成し，慢性的に直腸に便を貯留している症例では，直腸径は常に拡張した状態になる．通常であれば，直腸壁の伸展によって便意を感じるが，このような症例では常に直腸壁が伸展しているため，便意を感じにくくなっている．維持療法は直腸を常に空虚な状態に保ち，直腸に便が到達したら我慢せずに排便させることにより，再び便意を感じられるようになるまで継続することが必要である．ラクツロース，

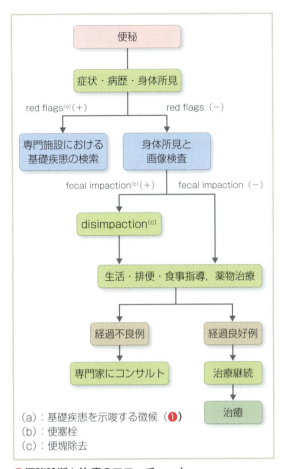

❷ 便秘診断と治療のフローチャート
(日本小児栄養消化器肝臓学会，日本小児消化管機能研究会編．小児慢性機能性便秘症診療ガイドライン．2013[2])

酸化マグネシウム，ピコスルファートナトリウムなどによって従来の加療をした場合には，2日以上排便がないと便は固くなり，再び便塞栓を形成し始める．したがって，1週間に1回のペースの浣腸では維持療法としては機能しない．

　本症例では便塞栓除去として，ガストログラフイン®注腸を行った．『ガイドライン』には便塞栓除去の方法として，いくつか薬剤が提示されているが，これらが有効であるという十分なエビデンスはない．唯一エビデンスがあるのはポリエチレングリコール製剤のみであり，欧米のガイドラインでは便塞栓除去の方法の第1選択として推奨されている．2018年11月より本邦で使用可能となった国内唯一のポリエチレングリコール製剤便

秘治療薬モビコール®は，欧米のガイドラインで推奨されている便塞栓除去に有効な用量・用法で使用することは認められていない．本邦ガイドラインに記載されている薬剤で筆者らが唯一有効であると考えているのはグリセリン浣腸であるが，通常量（1～2 mL/kg）では無効なことも少なくないため，成人量を使用したり，連日浣腸を行ったりしながら便塞栓除去を完了させている．しかし，本症例のように繰り返すグリセリン浣腸は，患児に浣腸に対する恐怖心を与え，本来必要なタイミングで浣腸が施行できなくなってしまう．したがって，便塞栓除去を完了したら，維持療法で浣腸をしなくてもよい量の薬剤を投与する必要がある．本症例では，そのためにピコスルファートナトリウム30滴から開始し，Brisitol便スケール5～6（軟便から泥状便）が毎日1～3回排泄されることを目標に投薬量を調整しながら，適切な量へ減量をしていった．慢性便秘症例ではBristol便スケール4（いわゆる普通便）は硬すぎて，出しにくいことがある．

ピットフォール　便秘とは「便が滞った，または便がでにくい状態である（コンセンサスレベル8)」と定義されている．「便が滞った状態」とは，なんらかの原因によって排便回数や便量が減少した状態であり，「便が出にくい状態」とは，排便するのに努力や苦痛を伴う状態，小児では排便時の肛門の痛みで泣いたり，いきんでも排便できない状態である，と『ガイドライン』には述べられている．保護者が「毎日出ています」と答えても，「週に何回排便があるか？」と具体的に質問すると，「週2，3回です」と平気な顔で答える場合も少なくない．また，毎日排便があるといっていても，兎糞状の便が肛門周囲に付着したものを1回の排便と数えている場合もある．したがって，最初の診断においても，治療効果をみる場合においても，排便回数，便性，いきみ，裂肛の有無，大きな便の排泄の有無，排便時痛の有無などをていねいかつ具体的に問診することが重要である．

留意点　本『ガイドライン』の最も重要かつ強調されている点は，「便塞栓（fetal impaction）が存在する場合には，最初に便塞栓除去（disimpaction）を行ってから，維持療法へ移行する」という点である．便秘治療が効かない，便秘治療がうまくいかない理由で最も多いのは便塞栓除去を行わずに，緩下剤や刺激性下剤を投与することである．

■ ポリエチレングリコール製剤

ポリエチレングリコール製剤は，2014年に発表された北米小児栄養消化器肝臓学会/欧州小児栄養消化器肝臓学会合同の『乳児・小児機能性便秘症ガイドライン』においては，便塞栓除去，維持療法ともに第1選択薬として推奨されている．便塞栓除去ではポリエチレングリコール1～1.5 g/kg/日を3～6日間連日経口投与，維持療法ではポリエチレングリコール0.4 g/kg/日から開始し調整することが推奨されている．そして，ポリエチレングリコール製剤投与中の浣腸は推奨しないとされている．グリセリン浣腸やラクツロースはポリエチレングリコール製剤が投与できない場合のみの使用が推奨されている．

本邦では2018年11月29日にモビコール®が発売されたが，承認された用法・用量は維持療法の用量のみであり，便塞栓除去に必要な高用量を最初から投与することは保険適用外となる．

モビコール®は1包あたり60 mLの水に溶解して服薬する．ただし，水やお茶で溶解するとモビコール®に含まれる電解質の影響で塩味が強く，服薬コンプライアンスが落ちる．したがって，りんごジュースなどの味のしっかりした飲み物に溶解したほうがよい．投与量は年齢ごとに決められている．

初期投与量

2～6歳：1日1回1包，7歳以上：1日1回2包とし，増量は2日以上の間隔をあけ，2～11歳までは1包ずつ最大4包まで，12歳以上は1～2包ずつ最大6包まで，増量可能である．

普通便（いわゆるバナナ便）～有形軟便が大人の片手盛り程度の量で1日1～3回の排便を目標

とし，適宜増減する．すなわち，目標より便性が硬い場合や排便回数が少ない場合は増量し，目標より便性が軟らかい場合や目標より排便回数が多い場合には減量する．

（十河　剛）

文献

1) Fujitani A, et al. Prevalence of functional constipation and relationship with dietary habits in 3- to 8-year-old children in Japan. Gastroenterol Res Pract 2018；2018：3108021.
2) 日本小児栄養消化器肝臓学会，日本小児消化管機能研究会編．小児慢性機能性便秘症診療ガイドライン．東京：診断と治療社；2013.

ガイドラインの用語解説

- 便秘の悪循環：日常的に便が腸管内から十分に排泄されないため便が直腸に貯留しがちとなり，直腸壁を常に伸展することにより直腸の反応性が低下し，結腸直腸運動が抑制され便意が鈍化する．さらに，排便時の痛みや出血など嫌な経験が排便回避につながり，便秘が増悪すること．
- 便塞栓（fecal impaction）：直腸に硬く大きな便が存在し，かつ，それを排泄できない状態をいう．便塞栓があると，漏便，遺糞症や便失禁がみられることがある．

7章 消化器疾患

過敏性腸症候群

概要

過敏性腸症候群（irritable bowel syndrome：IBS）は腹痛とそれに関連する便通異常が慢性もしくは再発性に持続する状態で，代表的な機能性消化管疾患（functional gastrointestinal disorders：FGIDs）である．学童期から若年成人が好発年齢であり，反復性腹痛を訴える小児の9割は機能性腹痛で，そのうちの約半数がIBSであったという報告があるように[1]，小児科診療における"common disease"であるといえる．

IBSの最初のガイドラインは1989年にローマの国際会議で診断基準委員会（Rome委員会）により策定され，1990年にはFGIDsに関するRome分類体系が確立された．その後改訂を繰り返し，現在は2016年に更新されたRome Ⅳが最新のものとして使用されている（❶）．FGIDsは腹痛・便通異常・嘔気嘔吐の有無で，①機能性腹痛症，②機能性嘔気・嘔吐症，③機能性排便障害の3つに大きく分けられ，IBSは①の機能性腹痛症に，機能性ディスペプシア（FD），腹部片頭痛，いずれにも属さない特定できない機能性腹痛（functional abdominal pain-not otherwise specified：FAP-NOS）とともに分類される[2]．Rome Ⅳは研究に利用することも考慮されFGIDsを細分化して定義しているが，実際の臨床では複数の病態が混在していることがまれではなく，❷のようにスペクトラムとして患者の状態を把握することが求められる[3]．

現在，IBS診療に活用できる国内のガイドラインは，成人患者を対象とした『機能性消化管疾患診療ガイドライン2014―過敏性腸症候群（IBS）』[4]と，小児患者を対象とした『小児心身医学会ガイドライン集―日常診療に活かす5つのガイドライン 改訂第2版』[5]であり，本項では『小児心身医学会ガイドライン集』を中心に解説する．本ガイドラインのAgency for Health Care Policy and Researchによるエビデンスレベルは Ⅳ である．

ガイドラインのポイント

IBSの診断において最も重要なことの一つに器質的疾患の除外があり，各ガイドラインで器質的疾患を想起すべき警告兆候があげられている．また，治療に関しては，消化管をターゲットとした薬物治療について言及している一方で，心理社会的ストレスの病態関与や精神疾患的アプローチについても取り扱っている．とくに『小児心身医学会ガイドライン集』は一般診療で小児科医が使用することを目的に作成されているため，IBSに限定せず「腹痛」に対するアプローチとして記載されている．起立性調節障害（OD）や不登校などの併存症状を含めたアルゴリズムとなっていることも特徴である．

下痢型IBS症例

症例1：13歳，男子．
主訴：腹痛，下痢．

現病歴：元来健康であったが，3か月前から下痢と腹痛が出現した．症状は朝に強く，排便により軽減するが，頻回の便意と不快感から長時間トイレから出られない状況になっていた．電車通学の

❶ Rome Ⅳ による小児 IBS 診断基準

以下のすべての項目を満たすこと

①少なくとも月に4日，以下の症状のうち1つ以上と関連する腹痛がある．
  a．排便に関係する
  b．排便頻度の変化
  c．便形状（外観）の変化
②便秘のある小児においては，便秘の改善によって腹痛が改善しない．
  （改善する場合は過敏性腸症候群ではなく機能性便秘とする）
③適切な評価の後に，症状は他の疾患では説明できない．

＊少なくとも最近2か月間は上記の基準を満たしていること

(Hyams JS, et al. Gastroenterology 2016[2])

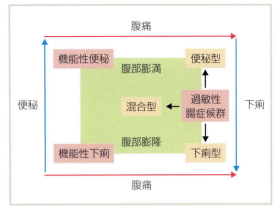

❷ 機能性消化管疾患における IBS の位置づけ
(Lacy BE, et al. Gastroenterology 2016[3])

際にも症状が強くなるため不登校の状態にあった．食事は摂取可能であり，体重減少はなく，嘔気や血便の訴えもなし．
身体所見：バイタル正常．腹部は平坦・軟で診察時に圧痛なし．腸蠕動音亢進．その他，頭頸部・胸部・四肢に異常所見なし．
検査所見：血液検査に異常所見なし．腹部X線写真で便塊や腸管ガスは目立たない．
治療・経過：下痢型IBSと診断して，ポリカルボフィルカルシウム，トリメブチンマレイン酸塩，ビフィズス菌整腸薬で治療を開始した．3週間後の再診時には腹痛は軽減していたが，下痢が持続していたためラモセトロン塩酸塩2.5μg/日を開始したところ下痢が改善し，通学を再開することが可能となった．

解説　本症例は典型的な下痢型IBSの症状を呈している中学生であるが，IBS同様に小児炎症性腸疾患（inflammatory bowel disease：IBD）も小学校高学年〜中学生ごろから患者数が増加することが知られており，IBSの診断において器質的疾患を除外する視点が重要である．各ガイドラインで全身性疾患や急性腹症を想起すべき症状が「警告症状」としてあげられているが，『小児心身医学会ガイドライン集』はその他のガイドラインの項目を網羅している．そのなかでも発育遅延と体重減少は小児の健全な成長を守るために見逃してはならない症状であり，より注意した対応が必要になる．器質的疾患を疑う場合は2次検査として消化管内視鏡検査があげられるが，2018年から保険適用となった便中カルプロテクチンがIBDとIBSの鑑別に有用であることが示され[6]，今後，内視鏡検査よりも簡便なスクリーニング検査として活用されることが見込まれる．

　IBSの診断はRome Ⅳに準拠して行い，その他の機能性腹痛症であるFDやFAP-NOSなどと鑑別する．治療計画を立てるためにIBSをサブタイプに分けるが，Rome Ⅳと『小児心身医学会ガイドライン集』ではサブタイプに相違がある．Rome Ⅳでは「便秘型，下痢型，混合型，分類不能型」の4つのサブタイプが定義されており，ブリストル便形状尺度が分類の指標として用いられる．思春期の患者を中心に，便の状態についての聴取が容易でない場合は，携帯電話などで撮影した写真も客観的指標を得るために有用である．『小児心身医学会ガイドライン集』ではサブタイプを診断時の優勢症状に注目して「反復性腹痛（recurrent abdominal pain：RAP）型，便秘型，下痢型，ガス型」の4つに分類している．本症例では下痢型IBSと診断して，高分子重合体，腸管運動調整薬，整腸薬で治療を開始したが，2週間以上の経過のなかで改善が乏しかったため，小

児には保険適用外であるがラモセトロン塩酸塩を使用した．本症例のようにラモセトロン塩酸塩が著効する症例を経験する一方で，便秘や腹部膨満といった副作用が生じる危険性もあるため，導入前には患者と家族によく説明する必要がある．

便秘型IBS+消化管外の随伴症状を呈した症例

症例2：12歳，男児．
主訴：腹痛．
現病歴：2か月前に同胞とともに急性胃腸炎に罹患した後，嘔吐・下痢は改善したが腹痛を訴えるようになった．腹痛の部位は固定されず，右下腹部痛が強くなった際に虫垂炎精査のため前医で腹部超音波検査，造影CTが施行されたが有意な異常所見を認めなかった．腹痛によって通学が困難となったため当院に紹介となった．受診時の排便回数は0〜1回/日で，やや硬便であった．間欠的で絞られるような腹痛で，嘔気や血便は伴わない．
身体所見：バイタルは正常．腹部は平坦・軟．診察時は左下腹部に圧痛あり．鼓音亢進．腸蠕動音正常．その他，頭頸部・胸部・四肢に異常所見なし．
検査所見：血液検査に異常所見なし．腹部X線写真で大腸内の便塊とガスが目立つが，イレウス像は認められない．
治療・経過：便秘症に対する治療として酸化マグネシウムを開始した．すぐに1日3回程度の軟便が得られるようになり便秘症は改善したが，腹痛の改善は得られなかった．便秘型IBSと診断してトリメブチンマレイン酸塩と小建中湯，また腹痛時に頓用でブスコパンを使用するように指導したところ，2週間後には腹痛に一定の改善が得られ，通学も少しずつ可能となった．治療開始1か月後の外来でも腹痛の悪化はなかったが，朝の頭痛や立ちくらみを強く訴えるようになり，起立性試験の結果を含めて起立性調節障害と診断してミドドリン塩酸塩を開始した．

解説 感染性腸炎はIBS発症の契機となりうるが，本症例では感染性腸炎とIBSを続けて発症したため，本人と家族は「急性発症した消化器症状が長期間持続している」と解釈し，非常に強い不安を抱えていた．『小児心身医学会ガイドライン集』に非薬物的治療として記載されているように，「器質的疾患の否定を良い情報として説明」して安心を与えることが治療の第一歩である．同時に，患者が苦しんでいる腹痛が気のせいではなく実在することを認め，可能な範囲で病態生理を説明するように努める．治療の目標は症状が完全に消失することではなく，正常な機能を取り戻していくことを患者と共有することである．良好な医者患者関係は治療効果の向上につながる．

小児で便秘症患者が多いことを受けてRome IVでは小児IBSの診断基準に「便秘の改善をもって腹痛が改善する場合は，IBSではなく機能性便秘症と診断する」と記載されているが，実際には病態は重複しており明確に分けることは困難である．

ブチルスコポラミン臭化物は漫然と使用する薬剤ではないが，頓用で使用することで蠕動痛が病態の主体かどうかを判断する指標になりうるとともに，緊急時に頼れる薬が手元にあるという患者の安心感が症状の緩和につながる可能性がある．IBSの症状は固定されず，同一患者でもIBSサブタイプが経時的に変化することが知られているが，本症例のように起立性調節障害や不登校などの消化器以外の随伴症状が顕在化することもある．『小児心身医学会ガイドライン集』は起立性調節障害などの複数の疾患に対するガイドラインも有するため，患者の変化する症状に合わせて横断的に活用することができる．

病態に虐待が関与していた症例

症例3：13歳，女子．
主訴：腹痛．
現病歴：1年間に2回の尿路感染症に罹患し，泌

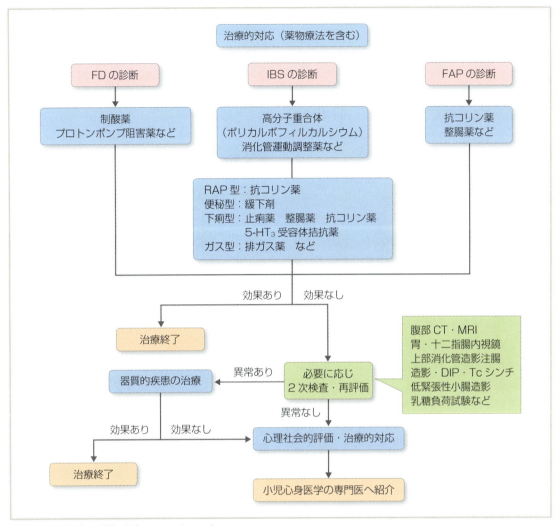

❸ 繰り返す腹痛の薬物療法フローチャート
(石崎優子ほか．くり返す子どもの痛みの理解と対応ガイドライン．2015[5])

尿器科で精査され腎盂尿管逆流症と便秘症が指摘された．排便習慣は2～3日に1回で半年ほど前から腹痛を自覚していたため，泌尿器科から当科に紹介となった．経口摂取不良や体重減少，血便は認められない．

身体所見：発熱なく，その他バイタル正常．腹部は平坦・軟，下腹部に軽度圧痛あり．腸蠕動音やや減弱．肋骨脊柱角の叩打痛なし．その他，頭頸部・胸部・四肢に異常所見なし．

検査所見：血液検査・尿検査に異常所見なし．腹部X線写真で大腸内の便塊が目立つ．イレウス像なし．

治療・経過：当初は便秘症の治療をすることで症状の緩和をめざし，半年間で酸化マグネシウム，センノシド，グリセリン浣腸などを使用したが治療反応が乏しく，腹痛が持続した．腹部X線写真で大腸内の便塊も残存していたため，入院下にクエン酸マグネシウムを使用して便秘治療を強化しても腹痛は変わらなかった．心理士による医療面接を改めて行ったところ，父親からの性的虐待をはじめ，母親や学校の友人とも関係が悪く，児に希死念慮があることが明らかになった．児童相談所に通告して父親との別居を図るなどの社会的措置を行うとともに，こころの診療部で抗うつ薬・

抗不安薬の内服と認知行動療法が開始されたことで腹痛は経時的に改善した．

解説 IBSの病態は完全には解明されていないが，自律神経を介した「脳腸相関」（→ガイドラインの用語解説）が，遺伝的要因や幼少期の体験を背景に，消化管の炎症や運動異常，腸内細菌叢の変化，そして心理社会的ストレスなどから影響を受けて異常をきたした状態と認識されている．

規則正しい睡眠・生活リズムや排泄習慣の指導がIBSの治療として有効であるが，普段の生活について聴取するなかで，家庭環境や学校での思いもよらない心理社会的ストレスが明らかになることもある．『小児心身医学会ガイドライン集』では心理社会的因子の関与を示唆するサインが記載されているが，診察室での児の態度や家族の反応から受ける印象，また通常の治療に反応しないという医療者の「違和感」も非常に重要であると考える．ガイドラインに示されているフローチャート（❸）でも，IBSの一般的な治療に効果がない場合に，内視鏡検査やCTなどの2次検査に続いて心理社会的評価・治療的対応が記載されており，本症例では父親からの性的虐待が明らかになった．社会適応が困難になっている要因として，患者の発達障害が初めて明らかになることもあり，必要に応じて児童・思春期専門の精神科医と連携して診療を行う．

ピットフォール IBSをはじめとしたFGIDsの診療は2016年に策定されたRome Ⅳが最新の基準となっているが，Rome Ⅳ以降に刊行された日本のガイドラインはなく，今後の改訂が見込まれる．また，現在は小児と成人分野で各々のガイドラインを有しているが，小児から成人への移行期医療が重要視されており，IBS診療も「切れ目」のない医療を患者に提供できるガイドラインとなる必要がある．薬剤の保険適用については，『小児心身医学会ガイドライン集』に記載がある薬剤でも，ほとんどが小児患者に対して適用外であることを認識して，慎重に薬剤を選択しなくてはならない．

留意点 IBS診療における食事指導・食事療法に関して，カフェインや香辛料，高脂肪食が症状を誘発する可能性や，低FODMAP（→ガイドラインの用語解説）ダイエットが症状緩和に有用であるという報告があるが，体系的な食事療法に関する大規模な臨床研究はなく，すべての患者に有効な特定の食事療法は確立していない．一方で患者個人では症状を誘発する食品に一定の傾向があることも多く，それらを患者とともに探していく姿勢で診療し，極度な食事指導が患者のさらなる精神的苦痛の要因とならないようにすることが大切である．

（竹内一朗）

文献

1) Walker LS, et al. Recurrent abdominal pain: symptom subtypes based on the Rome Ⅱ. Criteria for pediatric functional gastrointestinal disorders. J Pediatr Gastroenterol Nutr 2004；38：187-91.
2) Hyams JS, et al. Functional disorders：children and adolescents. Gastroenterology 2016；150：1456-68.
3) Lacy BE, et al. Bowel disorders. Gastroenterology 2016；150：1393-407.
4) 日本消化器病学会編．機能性消化管疾患診療ガイドライン2014—過敏性腸症候群（IBS）．東京：南江堂；2014.
5) 石崎優子ほか．くり返す子どもの痛みの理解と対応ガイドライン．日本小児心身医学会編．小児心身医学会ガイドライン集—日常診療に活かす5つのガイドライン．改訂第2版．東京：南江堂；2015. p.215-85.
6) 松岡克善ほか．日本人患者における便中カルプロテクチン検査の臨床的有用性．医学と薬学 2017；74：717-26.

ガイドラインの用語解説

- 脳腸相関：脳と腸は，神経ネットワークやサイトカイン・ホルモンなどの液性因子で互いに影響しあうという概念であり，IBS の病態の主体であると考えられている．
- FODMAP：fermentable（発酵性），oligosaccharides（オリゴ糖類），disaccharides（二糖類），monosaccharides（単糖類），and polyols（ポリオール）の頭文字を並べたものであり，これらは大腸内で発酵してガス産生を促し，浸透圧により水分貯留を亢進させるため，IBS の症状を悪化させると考えられている．FODMAP が多い食品として小麦やタマネギ，牛乳などのほか，キシリトールなどの甘味料があり，低 FODMAP ダイエットではこれらの摂取を控えている．

7章 消化器疾患

急性虫垂炎

概要

　小児の急性虫垂炎は症状の進行が速く，緊急手術となる頻度が最も高い疾患である．そのため早期に正確な診断が求められるが，その症状は多岐にわたり，熟練した医師でも診断が困難なことが多い．腹部症状が典型的でなく，急性腸炎と診断して経過観察され，数日後に虫垂周囲膿瘍や汎発性腹膜炎を併発して初めて虫垂炎と診断される場合も珍しいことではなく，苦情，訴訟の対象となる事例も少なくない．

　2017年に『エビデンスに基づいた子どもの腹部救急診療ガイドライン2017』[1]が発刊され，「第Ⅰ部 小児急性胃腸炎」と「第Ⅱ部 小児急性虫垂炎」で構成されている．腹部症状をきたす最も代表的な内科的疾患である急性胃腸炎と，外科的疾患である急性虫垂炎に対して診療に携わる一般の臨床医が迅速に診断し，適切に対処するための診療指針を提供している．虫垂炎を疑う臨床所見は腹痛，食思不振，下痢，嘔吐，発熱といった一般的なものであり，時間の経過とともに変化する．さらに年齢が低い子どもでは，はっきりした症状を言葉で表すことが苦手で，不機嫌，元気がないなどの不定愁訴で来院することも多く，診断，治療がとくに難しい．このガイドラインを参考に，適切な医療機関に紹介することを含め，対応していただきたい．

ガイドラインのポイント

　『エビデンスに基づいた子どもの腹部救急診療ガイドライン2017』には，診断に関して5つのクリニカルクエスチョン（CQ）を設けている．このうちCQ3「臨床指標から作成されたスコアリング・システムの有用性は？」に対して，スコアリングは症状の評価としては有用だが，虫垂炎診断に用いることは困難である．むしろ初期診療で虫垂炎疑診例を帰宅させるための評価や，画像検査など二次評価が必要かの判断に使用できる（推奨度グレードC1）とされている．最終的な判断には画像診断が必要だが，そこに至るまでの評価としてスコアリングは大切な診断，治療ツールである．

スコアリング評価で3点以下の急性虫垂炎疑い

症例1：10歳，男児．
主訴：右下腹部痛．
現病歴：昼食摂取後におなかの中心を痛がっていたが，2時間後に右下腹部に痛みが移動．嘔気嘔吐症状はなく，食欲もある．腹痛発症後トイレに行き軟便が少量あり，腹痛は軽減したが，心配で小児科診療所を受診した．
身体所見：体温36.8℃，腹部所見では右下腹部（McBurney点）に明らかな圧痛はなく，跳躍による叩打痛，筋性防御，反跳痛もない．
検査所見：白血球7,200/μL（好中球56％）．
治療・経過：午後4時に小児科受診，右下腹部痛を訴えており急性虫垂炎を念頭に腹部診察や血液検査を施行．腹部超音波は診療所には設置されておらず行っていない．結果Alvarado scoreは1点であり，現時点では虫垂炎の可能性を完全に否定はできないものの，感冒性胃腸炎の可能性が強いと説明し，整腸薬を処方，食事は消化のよいものを摂取するよう指導し，翌日の午前中に再診す

るよう家族に説明して帰宅させた．

解説 右下腹部痛を主訴に来院し，急性虫垂炎が疑われた．National Clinical Database（NCD）による1万人あたり年平均虫垂切除数（❶）によれば，10〜14歳では男性13.2人，女性8.5人と，この年齢の虫垂炎の発生頻度は最も高く，右下腹部痛がある場合には急性虫垂炎を念頭に診療にあたらなければならない．

スコアリングには，全年齢を対象としたAlvarado score（MANTRELS score）[2]と小児に特化したPediatric Appendicitis Score（PAS）[3]が一般的であるが（❷），両者の診断精度に差はなく，どちらを用いてもよい．なお小児の腹痛を診察する際に，腹膜刺激症状（→ガイドラインの用語解説）の確認は虫垂炎の鑑別や重症度の判定のみならず，腹膜炎を発症する種々の疾患を鑑別するうえで重要であり，一連の症状を知っておく必要がある．虫垂炎のスコアリングでも，Alvarado scoreには反跳痛（1点）が，PASには咳・跳躍・打診による叩打痛（2点）が項目に入っており，腹膜刺激症状を認めた際はスコアが加算される．筋性防御は腹部触診時に腹筋の緊張により抵抗を認める所見であり，虫垂炎の鑑別や重症度を判断するうえで重要視される．本邦では筋性防御を重要視する意見が多く，本所見を認めた場合は虫垂炎に限らず重症な腹部疾患を鑑別することを推奨する．

本症例ではAlvarado scoreは1点，PASは3点である．ガイドラインのスコアリング点数の評価（❸）3点以下は「帰宅可」で，緊急の手術を行う必要はない．ただし虫垂炎初期の可能性はあるため翌日スコアリング再評価を行う必要性があり，家族に必ず翌日の受診をするよう説明するとともにカルテにその内容を記載する．

スコアリング評価で4〜6点の急性虫垂炎疑い

症例2：7歳，男児．
主訴：右下腹部痛．
現病歴：学校から帰宅後に臍を中心とした腹痛があったが，母親が不在で自宅のベッドで横になっ

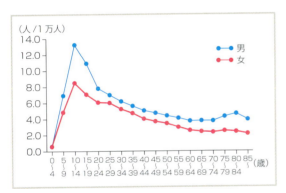

❶ 1万人あたりの年平均虫垂切除数
（日本小児救急医学会ガイドライン作成委員会．エビデンスに基づいた子どもの腹部救急診療ガイドライン2017. 2017[1]）

❷ 急性虫垂炎診断スコアリング

Alvarado score（MANTRELS score, 1986年）		Pediatric Appendicitis Score（PAS, 2002年）	
右下腹部に移動する痛み	1	右下腹部に移動する痛み	1
食欲不振	1	右下腹部痛	2
悪心・嘔吐	1	咳・跳躍・打診による叩打痛	2
発熱（37.3℃以上）	1	嘔気・嘔吐	1
右下腹部の圧痛	2	食欲不振	1
反跳痛	1	発熱（38℃以上）	1
白血球数増加（10,000/mm^{3}以上）	2	白血球数増加（10,000/mm^{3}以上）	1
左方移動（好中球＞75%）	1	左方移動（好中球＞7,500/mm^{3}以上）	1
合計スコア　7点以上で急性虫垂炎と診断	10	合計スコア　7点以上で急性虫垂炎と診断	10

（日本小児救急医学会ガイドライン作成委員会．エビデンスに基づいた子どもの腹部救急診療ガイドライン2017. 2017[1]）

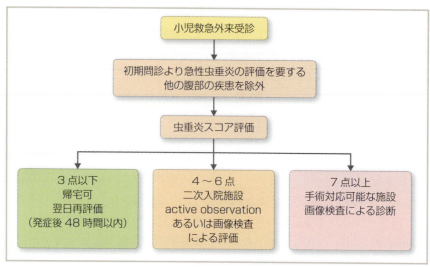

❸ スコアリング点数の評価
(日本小児救急医学会ガイドライン作成委員会. エビデンスに基づいた子どもの腹部救急診療ガイドライン2017. 2017[1])

ていた．次第に右下腹部に痛みが移動，嘔気嘔吐症状はなかった．母親が帰宅して夕食の準備をしたが食べたがらないため，夜間急病センターを受診した．
身体所見：体温37.5℃，腹部所見では右下腹部（McBurney点）に圧痛を認めるが，跳躍による叩打痛，筋性防御，反跳痛はない．
検査所見：白血球9,100/μL（好中球67％）．
治療・経過：午後8時に受診，右下腹部に圧痛があり急性虫垂炎を念頭に腹部診察や血液検査を施行．夜間急病センターには腹部超音波機器が設置されておらず行っていない．結果Alvarado scoreは5点であり，画像検査による評価が必要と判断し，近隣の小児科医がいる病院に紹介受診した．この病院では夜間の超音波検査技師は不在で，小児科医が慣れない超音波検査を行ったが虫垂は同定できなかった．身体診察と血液検査を繰り返して行いスコアの再評価を行ったが，やはりAlvarado scoreは5点であり，入院してactive observation（AO）（→ガイドラインの用語解説）を行うこととなった．絶飲食で点滴注射を行ったが，抗菌薬は使用しなかった．

翌日の午前中に，身体診察と血液検査，超音波検査技師による腹部超音波検査が行われた．反跳痛も認めるようになり，白血球15,500/μL（好中球83％），超音波で圧迫しても潰れない直径9mmの盲端に終わる管腔臓器が描出され，その壁構造は保たれていた．蜂窩織炎性虫垂炎と診断し，緊急手術で腹腔鏡下虫垂切除術が行われた．

解説 本症例での夜間急病センターでのAlvarado scoreは5点，PASは4点である．ガイドラインのスコアリング点数の評価（❸）4～6点は「二次入院施設でAOあるいは画像検査による評価」であり，最初に診察した医師は小児科医のいる入院施設でのAOあるいは画像検査による評価が必要と判断し，近隣の病院を紹介した．この病院でもスコアリング点数の評価が行われ（血液検査などは前医データを用いる場合も多いが，腹部所見の再評価は必ず行われる），この時点でもAlvarado scoreは5点であり，超音波検査結果で虫垂は描出されなかった．超音波検査の診断能の向上に向けて経験を蓄積することは大切であるが，この時点ですぐにCT検査を行わずに，AOを選択したことは正しい判断である．

AOは1967年英国のJonesにより提唱され，初期診断で虫垂炎と確定できない疑診例に対して，陰性切除率（→ガイドラインの用語解説）を

減らす目的で行われた．初回評価で虫垂炎の診断が確定しない場合に，身体診察と検査を繰り返して行い，虫垂炎の除外診断を続ける方法である．小児に対する被曝軽減と，経済性の観点から，AO を組み合わせて CT 適応を減らすことが推奨されている (推奨度グレード B)．入院して，経口摂取禁，輸液施行下で観察することが多いが，外来経過観察例もある．AO 中は原則抗菌薬なしであるが，局所症状が乏しく下痢を伴い急性胃腸炎と鑑別がつかない症例では抗菌薬を開始することがある．そのような場合は，急性虫垂炎を見逃さないように 48 時間以内に再評価を行わなくてはならない．

急性虫垂炎の診断における超音波検査，CT 検査の感度，特異度はいずれも高く，有用性は高い．超音波検査は非侵襲的であるが，画像が術者の経験や患者の状態に依存する．CT 検査では画像は検査者に左右されないが，放射線被曝の問題がある．本ガイドラインでは 推奨度グレード A であるが，小児では原則として超音波検査を第 1 選択とし，最初から CT 検査を行うことは避けるべきであるとしている．超音波検査が技術的に難しい場合や感度の低い場合（肥満，乳幼児など），穿孔が疑われる場合には CT 検査を考慮するとしている (推奨度グレード B)．

スコアリング評価で 7 点以上の急性虫垂炎疑い

症例 3：11 歳，男児．
主訴：右下腹部痛．
現病歴：学校で昼食摂取後から腹痛が出現し，保健室で休んでいた．腹痛は最初から右下腹部中心の痛みであった．下校後，腹痛が増強，夕食を少量摂取したがすぐに嘔吐したので，午後 9 時に小児科医のいる救急病院を受診した．
身体所見：体温 37.7℃，腹部所見では右下腹部（McBurney 点）に圧痛を認め，筋性防御，反跳痛，跳躍による叩打痛もある．
検査所見：白血球 16,700/μL（好中球 72％）．

治療・経過：急性虫垂炎が強く疑われ，腹部超音波検査を施行．圧迫しても潰れない直径 11 mm の盲端に終わる管腔臓器が描出され，腫大した虫垂と考えられた．その壁構造の一部は破壊されていたが虫垂周囲に液体貯留は認められず，壊疽性虫垂炎と診断した．小児外科医にコンサルトし翌日緊急手術を行うこととした．

解説 本症例では Alvarado score，PAS ともに 8 点である．ガイドラインのスコアリング点数の評価（❸）7 点以上は「手術対応可能な施設において画像診断を行うこと」である．受診した施設は小児科医が夜間当直し，小児外科医もオンコールで来院できる体制の病院で，ただちに超音波検査が行われた．その結果，壊疽性虫垂炎と診断された．

ガイドラインでは，深夜に緊急手術を行うかについては，単純性虫垂炎（→ガイドラインの用語解説）では緊急手術を行う必要はなく，準緊急手術でも安全な治療が可能としている (推奨度グレード C1)．準緊急手術でも，緊急手術と比べて，穿孔率，入院期間，手術時間，コストに有意差はなく，待機中の抗菌薬投与により一時的な cool down 効果も期待できるとする論文もあり，翌日にできるだけ早く手術ができる体制が整っている病院では深夜に緊急手術を行わなくてもよいというのが近年の考え方である．もちろん汎発性腹膜炎に移行すれば夜間でも緊急手術が必要であり，家族へ待機中に起こる可能性の説明や，翌朝の手術まで注意深い経過観察も大切である．

ピットフォール 下痢を伴う腹痛の場合，まず急性腸炎を頭に描いてしまう傾向がある．しかしながら急性虫垂炎でも 22％に下痢を伴うという報告例もあり[4]，さらに腹腔内膿瘍合併虫垂炎での下痢の頻度はさらに高い．下痢症状があっても腹部所見をていねいに確認し，とくに下腹部で左右差がある（右に圧痛や筋性防御が強い）場合には，急性虫垂炎を念頭に診断しなければならない．

CRP 値はわが国では日常よく用いられる炎症マーカーであり，虫垂炎診断において緊急時であっても測定可能な検査項目である．スコアリングの項目に CRP 値は含まれていないが，小児虫垂炎の CRP のカットオフ値は 3.0〜6.0 mg/dL であり，感度 0.26〜0.73，特異度 0.60〜1.00 という結果[5]や虫垂炎発症から 1 日目では 1.5 mg/dL，2 日目では 4.0 mg/dL，3 日目では 10.5 mg/dL と日数が経過するにつれて CRP のカットオフ値は変化する[6]という報告例もある．CRP 値は発症からの時間，他の臨床症状，画像検査の結果と併せて虫垂炎診断や病態評価に用いられている．

なお本ガイドラインは 2012 年までの文献を使用して作成しているため，保存的治療や抗菌薬使用など，この数年で進歩した領域では十分とはいえない．たとえば『抗菌薬 TDM ガイドライン改訂版』は 2016 年に発刊されており，これを用いていない．ぜひ参考にされたい．

（川瀬弘一，矢ヶ崎英晃，草川　功）

文献

1) 日本小児救急医学会ガイドライン作成委員会．エビデンスに基づいた子どもの腹部救急診療ガイドライン 2017．東京：日本小児救急医学会；2017．
2) Alvarado A. A practical score for the early diagnosis of acute appendicitis. Ann Emerg Med 1986；15：557-64.
3) Samuel M. Pediatric appendicitis score. J Pediatr Surg 2002；37：877-81.
4) 佐伯守洋ほか．小児救急医療―救急疾患の診断と救急治療―消化器　虫垂炎　診断を中心に．小児科診療 1992；55：869-74．
5) Yu CW, et al. Systematic review and meta-analysis of the diagnostic accuracy of procalcitonin, C-reactive protein and white blood cell count for suspected acute appendicitis. Br J Surg 2013；100：322-29.
6) Wu HP, et al. Predictive value of C-reactive protein at different cutoff levels in acute appendicitis. Am J Emerg Med 2005；23：449-53.

ガイドラインの用語解説

- 複雑性虫垂炎（complicated appendicitis）と単純性虫垂炎（simple appendicitis, uncomplicated appendicitis）：本邦では虫垂切除後に病理検査がほとんどの施設で行われるため，カタル性，蜂窩織炎性，壊疽性という組織学的分類を用いることが多く，複雑性虫垂炎，単純性虫垂炎という用語が用いられることは一般的でないが，海外の文献ではこの分類を用いることが多い．
  複雑性虫垂炎：組織学的診断では壊疽性虫垂炎に相当し，腫瘤形成性の有無や汎発性腹膜炎合併の有無は問わない．
  単純性虫垂炎：画像診断で急性虫垂炎と診断され，複雑性虫垂炎でないもので，組織診断ではカタル性と蜂窩織炎性がこれに相当する．
- 腹膜刺激症状：腹膜に感染や外傷，化学的刺激により腹膜炎として認められる症状．腹壁を徐々に圧迫し急に手を離すと響くような疼痛が出現する反跳痛（rebound tenderness, Blumberg 徴候），腹壁を手で圧迫すると腹壁筋の緊張が反射的に亢進して板のように堅く感じるデファンス（筋性防御）が代表的な腹部所見である．
- active observation：急性虫垂炎が疑われるが，画像診断で急性虫垂炎と診断が確定できない，あるいは画像検査を追加できない場合に，輸液を行い絶飲食で 4〜8 時間ごとに身体所見，スコアリング，画像検査などの再評価を繰り返す診療行為をいう．抗菌薬（経口，経静脈）の使用の有無は問わない．
- 陰性切除（negative appendectomy）：虫垂炎と診断して手術を行ったが虫垂炎でなかったことを示す．手術が行われると虫垂炎でなくても虫垂切除が行われることが一般的で，切除した虫垂が正常であるという意味から陰性切除といわれる．もちろん虫垂切除を行わない場合も含まれる．組織診断がカタル性虫垂炎であった症例を含める場合もあり，その定義により陰性切除率（negative appendectomy rate）は異なるため，文献上，切除率の比較には注意を要する．

7章 消化器疾患

腸重積症

概要

腸重積とは口側腸管が肛門側腸管に引き込まれ，腸管壁が重なり合った状態であり，腸重積によって引き起こされる腸閉塞症が腸重積症である[1]．DPC（診断群分類別包括評価）から推測した日本の1歳未満の腸重積症の発生率は10万人あたり180～190例であり[2]，レセプト情報によると144例であった[3]．2012年に『エビデンスに基づいた小児腸重積症の診療ガイドライン』[1]が発刊された．

ガイドラインのポイント

『エビデンスに基づいた小児腸重積症の診療ガイドライン』において，「診断基準」と「重症度評価基準」が提唱されている．治療に関しては，バリウム整復を推奨度Dとし，バリウム以外の造影剤（6倍希釈ガストログラフイン®など）を推奨している．また，delayed repeat enema（DRE，非観血的整復が不成功であった症例に対して，時間をおいて再度非観血的整復を行うこと）を推奨度Bとしている．再発例や年齢の高い症例では病的先進部がある頻度が高く，その検索には非観血的整復時の超音波検査が有効である（推奨度C1）．

低年齢の腸重積症例

症例1：4か月，男児．
主訴：嘔吐，顔色不良．
現病歴：出生は正常．3日前にロタウイルスワクチンの接種を受けていた．朝から嘔吐と顔色不良のため来院した．
身体所見：顔色不良．上腹部に腫瘤を認め，触診すると嫌がる．浣腸にて下血がみられた．
検査所見：腹部単純X線写真で小腸ガスを認めたが，拡張はなかった．超音波検査にて，target signとpseudokidney signを認めた（→ガイドラインの用語解説）．
治療・経過：輸液ルートを確保してから，6倍希釈ガストログラフイン®にて80 cm高さで非観血的整復を行った．先進部は横行結腸中央部であった．2回目で小腸まで造影され，整復された．整復後は1日入院したが，再発はなく，翌日に退院した．

解説

乳児であり，ロタウイルスワクチン後の嘔吐症例は腸重積症を疑う必要がある．腸重積症の初発症状は腹痛であることが最も多く，嘔吐も早い段階から出現する．血便は本症に特徴的であるが，病初期には頻度が低く，時間経過とともに高くなる．臨床症状のみで診断が困難な場合，浣腸を行い血便の有無を確認したり，場合によって潜血反応もチェックすることは本症の診断に有用である（推奨度B）．

腹部所見として右季肋部付近にソーセージ様腫瘤を触診する．Dance徴候（右下腹部が空虚）の出現頻度は少ない．時間の経過とともに腹部は膨隆してくる．

診断基準（❶）で，腹部腫瘤と下血はA項目であり，嘔吐と顔面蒼白はB項目であるので，疑診となり，スクリーニング検査に有用である超音波検査を行う（推奨度A）．

超音波検査では，target signとpseudokidney signの両方を確認することで，感度が高くなる．

❶ 小児腸重積症の診断基準（試案）

A 項目	腹痛ないし不機嫌 血便（浣腸を含む） 腹部腫瘤ないし膨満
B 項目	嘔吐 顔面蒼白 ぐったりして不活発 ショック状態 腹部単純 X 線写真で腸管ガス分布の異常
C 項目	注腸造影，超音波，CT，MRI 等の画像検査で特徴的所見
「疑診」	A 2 つ，A 1 つと B 1 つ，ないしは B 3 つ以上で疑診 ただし腹痛ないし不機嫌が間欠的な場合は，それだけで疑診
「確診」	疑診に加え，さらに C を確認したもの

（日本小児救急医学会ガイドライン作成委員会編．エビデンスに基づいた小児腸重積症の診療ガイドライン：2012[1)]）

❷ 小児腸重積症の重症度評価基準（試案）

重症	全身状態が不良，または腸管壊死が疑われる以下のいずれかの状態を有する． ①ショック症状 ②腹膜炎症状 ③腹部単純 X 線写真で遊離ガス像
中等症	全身状態が良好で，腸管虚血の可能性を示す以下のいずれかの条件を有する． ①初発症状からの経過時間が 48 時間以上 ②生後 3 か月以下 ③先進部が脾彎曲より肛門側 ④回腸回腸結腸型 ⑤白血球数増多（>20,000/μL），CRP 高値（>10 mg/dL） ⑥腹部単純 X 線写真で小腸閉塞 ⑦超音波検査で以下のいずれかの所見 　血流低下 　腸管重積部の液体貯留 　病的先進部の存在
軽症	全身状態が良好で，「重症」「中等症」の基準を満たさないもの

（日本小児救急医学会ガイドライン作成委員会編．エビデンスに基づいた小児腸重積症の診療ガイドライン：2012[1)]）

血便を呈する病原性大腸炎では肥厚した結腸が target sign 様にみえることがあるので注意が必要である．腹部単純 X 線写真は，本症の診断的価値は少ないものの遊離ガス像，小腸閉塞像の確認に有用である（推奨度 B）．

重症度評価基準（❷）で，「軽症」であるので非観血的整復が第 1 選択となる．輸液ルートを確保し（軽症では推奨度 B），非観血的整復を行う．バリウム（推奨度 D）ではなく，6 倍希釈ガストログラフイン®を用いて整復する．6 か月未満であるので，通常の 100 cm 溶液柱から開始するのではなく，80 cm 溶液柱から開始する（推奨度 B）．非観血的整復術時の，全身麻酔（推奨度 C2），硬膜外麻酔（推奨度 C2），鎮静剤投与（推奨度 C1），ブスコパン®投与（推奨度 C1），グルカゴン投与（推奨度 C2）は必要ない．

乳児では，1 日入院して再発や整復後の経過をみたほうがよい．ガイドラインでは，全身状態が良好で，医療機関へのアクセスが良い場合には，外来で一定時間の観察後に帰宅させてもよい（推奨度 C1）となっている．非観血的整復後の抗菌薬のルーチン投与は不要である（推奨度 C2）．

ロタウイルスワクチン接種による腸重積症は 13～18 週齢を中心にみられる[4)]．生後 6 週から接種が可能であるが，生後 6～8 週齢での腸重積症の報告はなく，初回接種は 14 週 6 日までに行うことが推奨されている．

非観血的整復困難例

症例 2：3 歳，男児．
主訴：間欠的腹痛，下血．
現病歴：昼食後に嘔吐があり，その後間欠的腹痛があった．夕方に下血がみられたため来院した．
身体所見：右上腹部に腫瘤を触知する．腫瘤を触ると痛がる．
検査所見：腹部単純 X 線写真で小腸の拡張像を認めた．超音波検査にて，target sign と pseudo-kidney sign を認めた．
治療・経過：輸液ルートを確保してから，6 倍希釈ガストログラフイン®にて 100 cm 高さで非観血的整復を行った．先進部は横行結腸右側であった．3 回施行したところ，盲腸まで戻ったが，小腸までは整復できなかった．1 時間空けて再び整復した（DRE）．DRE にて整復できた．1 か月後

❸ 小児腸重積症における病的先進部

病的先進部	頻度（%）	
	日本	海外
Meckel 憩室	32.4	40.8
重複腸管	12.5	10.6
異所性胃・膵組織	8.5	1.1
良性ポリープ	8.5	18.4
悪性リンパ腫	5.7	9.5
血管性紫斑病（IgA 血管炎）	3.4	5.0
その他	29.0	14.5

（日本小児救急医学会ガイドライン作成委員会編．エビデンスに基づいた小児腸重積症の診療ガイドライン：2012[1]）

に再発がみられたが，整復時の超音波検査にて器質的な病変は否定された．

解説 非観血的整復において生後6か月以上では，100 cm 溶液柱で開始し，120 cm 溶液柱まで圧を上げる．透視下の整復では3分間加圧，3回を基準とする（推奨度A）．DRE は非観血的整復の整復率を改善する．初回の非観血的整復が不成功であった症例でも，全身状態が良好で先進部が移動した場合には DRE は有効である（推奨度B）．DRE はアンケート調査によると，実際には1～2時間後に行っている施設が多い[5]．

腸重積整復後，全体の再発率は約10％であり，観血的整復後の再発は4％前後と全体の再発率より低い．完全に整復できたかどうか疑問がある場合，あるいは再発を疑った場合には，超音波検査で確認するのが有効である（推奨度B）．

5歳以上の年長児で腸重積症を繰り返す児では病的先進部（❸）の検索が必要である．2回以上繰り返す症例や年齢の高い症例では病的先進部がある頻度が高く，その検索には非観血的整復時の超音波検査が有用である（推奨度C1）．病的先進部を認める症例は1.5～12％といわれる．再発があると増加し，年長児で多いことが知られている．

ピットフォール 非観血的整復の合併症として腸管穿孔がある．水溶性造影剤での穿孔率は0.37％であり，空気整復では整復圧が高く設定されている場合が多く，穿孔率は0.76％であった．腸管穿孔を起こすリスクは，6か月未満の児で高く，また高圧での整復ほど高くなる．

留意点 小腸の腸重積症の場合には症状が軽い場合がある．Peutz-Jeghers 症候群，IgA 血管炎などで腹痛が持続するときには，超音波検査や造影 CT で確認することが重要である．

（浮山越史）

文献
1) 日本小児救急医学会ガイドライン作成委員会編．エビデンスに基づいた小児腸重積症の診療ガイドライン．東京：へるす出版；2012.
2) Takeuchi M, et al. Intussusception among Japanese children：an epidemiologic study using an administrative database. BMC Pediatrics 2012；12：36.
3) Miura M, et al. Intussusception in Japanese infants：analysis of health insurance claims database. Open J Pediatr 2013；3：311-6.
4) Bauchau V, et al. Post-marketing monitoring of intussusception after rotavirus vaccination in Japan. Pharmacol Drug Safety 2015；24：765-70.
5) 浮山越史ほか．「小児腸重積症のガイドライン」公表後アンケート調査報告．日本小児救急医学会雑誌 2015；14：412-22.

ガイドラインの用語解説

- 腸重積症の解剖と超音波所見の関係

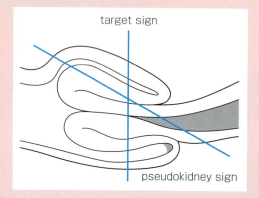

- target sign：短軸方向の断面は的状に描出される．

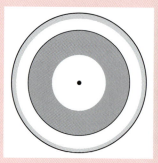 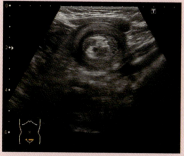

- pseudokidney sign：長軸方向の断面は長円形に描出される．

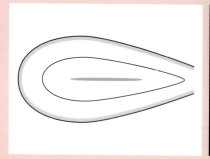 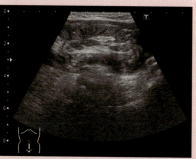

- 回腸回腸結腸型：回腸回腸重積が先進部となってさらに結腸に重積する回盲部重積の特殊型である．通常の回腸結腸型と異なり，非観血的整復が困難である．

7章　消化器疾患

鼠径部ヘルニア

概要

小児の鼠径ヘルニア（→ガイドラインの用語解説）は小児外科疾患のなかで最も頻度の高い疾患で，小児の1～5％に発生するといわれている．その成因は，腹腔から鼠径管に伸展した腹膜鞘状突起が閉鎖せず囊状になり，腹腔内臓器の嵌入である．本来は外科的疾患であるが，最初に診療にあたるのは，多くが小児科医（とくに開業医）であることは間違いない．鼠径部ヘルニアは良性疾患であり，生命の危険を危惧するものではないが，時に脱出した臓器が戻らなくなり，いわゆる「嵌頓」状態を起こした際は緊急的な処置が必要になるケースも少なくはない．2015年に日本ヘルニア学会から『鼠径部ヘルニア診療ガイドライン2015』が刊行され[1]，その一部に小児鼠径ヘルニアに関する内容が記されている．現在すでに第2版への大幅な改訂作業が進められている．

ガイドラインのポイント

小児の鼠径ヘルニアは1950年にPotts[2]が手術法を提唱してから今日まで約70年という歴史があり，今なお多くの症例があるにもかかわらず，その治療方針，診断において確立されたガイドラインは存在してこなかった．本ガイドラインにおいても，多くの課題を有している．その理由は，症例数が多いがゆえにさまざまな要因を考慮して診療にあたらなければならないという現象が生じているからである．とくに問題となるのは手術時期をいつにするかであろう．また，治療法においてもこれまでは，ゴールドスタンダードであった前方からのアプローチによるPotts法に対し，近年，腹腔鏡による経皮的腹膜外ヘルニア閉鎖術（laparoscopic percutaneous extraperitoneal closure：LPEC法）[3]が行われるようになってきており，その選択においても何を参考にしたらよいのか迷うところである．本ガイドラインには明確な回答は書かれていないが，それらを決定するうえでのさまざまなコンセンサスを盛り込んだものとなっている．

新生児期に発症した例

症例1：生後28日，男児．
主訴：腹部膨満．
現病歴：29週5日出生．出生体重1,091g．新生児呼吸窮迫症候群，高インスリン性低血糖，母体の褐色細胞腫による早産のためNICU入院．生来腹部膨満があり，生後26日のX線検査では左陰囊内に少量のガス像を認めた．触診上両側陰囊内にいきみで膨隆増大する腫瘤を触れ，両側鼠径ヘルニア疑いで当院小児外科に紹介受診となった．
検査所見：鼠径部エコーでは右側に水腫を認め，左側は腸管の脱出を確認した．
治療・経過：鼠径ヘルニアの嵌頓所見はなく，低体重出生ならびに新生児期ということもあったため経過観察としたが，腹部膨満が持続し体重増加も十分ではなかったため，日齢79日，体重1,340gにて手術（右側は精索水腫，左側は鼠径ヘルニア手術）をPotts法にて行った．術後経過は良好で，術後3週目には排泄状況良好で腹部膨満も消失し，体重3,165gで退院となった．

　この症例は，新生児期にヘルニアが発症しさらに低出生体重児であったことから，

即座に手術の選択には至らなかった．嵌頓までには至っていなかったものの，腹部膨満が持続し体重の増加も不十分であったことから，最終的には生後79日で手術に踏み切った．この時点でも体重1,340 gとかなりのリスクはあったものと判断される．手術を選択するうえで重要なことは，嵌頓の危険を回避することである．しかし生後3か月以内にヘルニアが診断された症例の約半数は自然治癒が認められることや，新生児期のヘルニア囊は薄く組織も脆弱なことに加え，心機能・呼吸機能の面から麻酔の安全性を考慮すると新生児期の手術は原則として推奨されないとガイドラインには記載されている．ただし，脱出による症状によって成長が妨げられる場合には，たとえ嵌頓の危険性が少なくても手術を選択する必要があることをこの症例は示唆している．

乳児期に発症した例（1）

症例2：2か月，男児．
主訴：右鼠径部膨隆．
既往歴：なし．
出生歴：40週2日，2,844 g．
現病歴：1か月時に右鼠径部の膨隆を主訴に前医を受診し，右鼠径ヘルニアと診断されたため当院紹介となった．経過を観察していたが，自然治癒の傾向はなく，家族の希望もあり10か月時に手術を行った．

乳児期に発症した例（2）

症例3：4か月，男児．
主訴：右鼠径部膨隆．
出生歴：双胎にて出生，38週2日，1,906 g．
現病歴：出産時病院にて鼠径ヘルニアを指摘されフォローされていた．4か月時，夜間に右鼠径部に膨隆を認め，徐々に硬くなり，嘔吐を認め，かつ活気が少なくなってきた．近医にてヘルニアの嵌頓と診断され，整復を試みたが困難であったため，当院小児外科へ紹介され緊急入院となった．

入院時対応：右鼠径部に水腫を認め，エコーにて水腫の中に腸管の脱出を確認，ヘルニアの嵌頓と診断した．ドルミカムを使用し鎮静下に用手整復を行った．
入院後経過：嵌頓整復後は点滴などにより全身状態の安定化を図り，入院後2日目，4か月時にヘルニア根治術を行った．術後は経過良好で，術翌日退院となった．

解説 小児の鼠径ヘルニアにおいて，とくに乳児期における手術時期に関してはさまざまな意見がある．ガイドラインでは「自然治癒を考慮すると現時点では手術の可否を決定する時期として生後9か月が目安とされる」と記載されている．**症例2**では，1か月時からヘルニアの存在が認められていたが，実際手術を行ったのは10か月時で，ガイドラインに準じた加療となっている．一方，**症例3**では，出生時から鼠径ヘルニアを指摘され，**症例2**同様フォローとされていたが，4か月時に嵌頓を引き起こし，整復が困難であったため，緊急手術の適応となった．ガイドラインでは「報告を見ると，診断がつき次第ただちに手術を行う，生後3か月以降に行う，生後6か月ごろに行う，自然治癒の可能性と対側発症の可能性から発見されてから6か月間の経過観察が必要，などのさまざまな意見がみられた．とくに自然閉鎖の時期を考えると，生後9か月までは経過をみたほうがよいとされている．しかし，多くの報告では，嵌頓のリスク回避が最重要事項であり，嵌頓の既往や危険性が高い症例は可及的速やかに手術を行うべきともしている．ただし，そうした症例以外でも地域の特性（嵌頓に対する緊急の処置ができない地域など）も考慮すべきといった意見もある．嵌頓率に関しては，生後1か月〜3か月に小さなピークがあり，生後8か月以降1歳までにさらに高いピークが見られると分析されていることから，乳児期に発症した鼠径ヘルニアに関しては自然治癒の可能性を考慮しつつ，少なくとも生後9か月をめどに手術の可否を決定することが推奨される」と記載されている．このガイドライ

ンの解説からは乳児の手術時期に関しては，その症例の状況に鑑みて治療法が選択されることが一番重要であり，フローチャート化して時期を判断していくことが求められ，**症例2，3**とそれぞれ対応が違うように，臨機応変な治療が必要であると読み解くことができる．

両側鼠径ヘルニアにLPEC法を用いた手術例

症例4：5歳，女児．
主訴：両側鼠径ヘルニア．
現病歴：4歳時より入浴時，両側鼠径部のピンポン玉大の腫瘤を認めるようになった．近医にてしばらく経過観察されていたが，保護者が小学校入学前の手術を希望し，手術目的に当院紹介となった．
治療・経過：手術は両側ということもあり，腹腔鏡下経皮的腹膜外ヘルニア閉鎖術（LPEC法）にて行った．術後経過は良好であり，翌日退院となった．

解説 現在，小児鼠径ヘルニアの手術法は大きく2つの手術法に分かれている．一つは従来から行われてきた，前方アプローチによる鼠径部切開法（Potts法）．もう一つは**症例4**に対して行ったLPEC法である．現在，どちらの手術を選択するかに対する明確な基準は設けられていない．訪れた施設がどちらの手術をメインに行っているかによって決まるのが現状である．ガイドラインでは，鼠径部切開法において行われているPotts法は歴史も長くゴールドスタンダードとして確立されてきた術式とされている．しかしながらいくつかの併発症も報告されており決して容易な術式ではないことから，十分な経験を有する医師のもとで手術が行われなければならないとしている．一方，LPEC法も「両側鼠径ヘルニアの手術時間の短縮ならびに対側ヘルニア発症の予防に関しては推奨できる（推奨グレードC1）」とされているが鼠径部切開法同様，「手技上のエラーも散見されることから，十分な経験をつんだ医師のもとで手術は行われなければならない」とされている．**症例4**は両側であることから，LPEC法を選択する一つの目安となっている．しかし，問題点として，長期の治療成績がないため，成人期に再発として鼠径ヘルニアが発症するのではないかと懸念する報告も認められる．

日帰り手術を施した例

症例5：6歳，男児．
主訴：右鼠径部膨隆．
現病歴：右鼠径部膨隆によりかかりつけの小児科を受診．右鼠径ヘルニアと診断され当院紹介となった．
治療・経過：母親が日帰り手術を希望．術前に外来にて検査・麻酔科受診を行い，手術前日の夕食後は禁食．水分（お茶・水）に関しては，手術当日，朝6時まで摂取可能とした．朝8時までに来院し外来にて全身状態の確認と手術部位のマーキングを行った後病棟に入院．午前9時，手術室前室まで母親に付き添われ入室．手術はPotts法にて行われ午前11時には病棟に帰室した．午後2時にクリアウォーター100 mL飲水．午後3時再度，クリアウォーター200 mL飲水．午後4時30分に麻酔科による診察．午後5時に主治医による診察終了後退院となった．退院当日の緊急連絡先は救急外来とし，1週間後に再来とした．とくに問題なく経過し1週間後，創部チェック．1か月後診察し経過良好で終了となる．

解説 ガイドラインでは，日帰り手術は，入院しないまたは入院日数が減ることにより，①保護者，家族，住み慣れた環境からの分離不安，②院内感染，③医療費を軽減できることから推奨できる（推奨グレードC1）とされている．

ただし，小児の鼠径ヘルニアの日帰り手術を安全に行うためには，以下の条件を提示している（以下，『鼠径部ヘルニア診療ガイドライン2015』[1]より）．

(1) 患者と保護者の条件
  ① 患者やその保護者（両親）が望んでいること
  ② 全身状態の良い患者（ASA 1-2）であること
  ③ 予定手術であること
  ④ 修正年齢1歳以上であること＊
  ⑤ 退院後家族とともに病院のそばに滞在していること（夜間，車で1時間以内の距離）
  ⑥ 保護者（両親）が，日帰り手術を受ける患者のケアと保護者の役割，緊急時の対応などを十分理解し実行可能な状況であること
  ＊修正年齢1歳以下では，体温調整機能の未熟性による体温異常や呼吸合併リスクが高まる．

(2) 日帰り手術を行う施設の条件
  ① 麻酔科医と小児外科医および手術室スタッフが，小児の日帰り手術に習熟し互いに協力的であること
  ② 日帰り手術専門コーディネーターまたは看護師を中心に医療従事者の連携がとれていること
  ③ 診療計画が立てられていること
  ④ 退院後の緊急時の対応，予期せぬ入院が必要となった場合の病床の確保が可能なこと
  ⑤ 患者とその保護者に対する術前から退院後までのオリエンテーションのためのプログラムがあり，確実に実行されていること

(3) 退院の基準
  ① 麻酔から十分に覚醒していること
  ② バイタルサインが安定していること
  ③ 術後出血がないこと
  ④ 嘔吐・吐き気がなく，十分な水分を経口摂取できること
  ⑤ 排尿が可能なこと
  ⑥ 歩行による移動が可能なこと
  ⑦ 疼痛が，経口または座薬等で制御可能なこと
  ⑧ 責任を持って患者のケアができる保護者が退院後患者の傍にいること

ピットフォール　本ガイドラインでは，日帰り手術を行ううえでの基準を明記しているが，それに準じなくても問題ないとの意見もある．たとえば，条件として「修正年齢が1歳以上であること」と明記していることに対し，「正産期4か月以降から日帰り手術を行っていて何の問題も起こっていない」との意見があった．ガイドラインを作成するにあたっては，患者の安全を最優先事項としている．ベネフィットに関しては質の高いエビデンスを，リスクについては少数の報告も重要なエビデンスとして採用している．

留意点　本ガイドラインでは小児鼠径ヘルニア手術における主な併発症と予防に関しての記載がある．併発症として列記されているのは，術中合併症である，神経，精管，卵巣，卵管，血管，腸管，膀胱，大網などの臓器損傷．術後併発症に起こりうる創感染，再発，対側発生，精巣萎縮，精巣高挙（医原性停留精巣），精管閉塞・卵管閉塞による不妊などである．これらの多くは，これまでスタンダードで行われてきたPotts法による報告であり，近年行われてきた腹腔鏡下ヘルニア修復術（LPEC法）によるものはまだ十分に報告されてはいない．しかし，腹腔鏡下ヘルニア修復術では術中の対側検索が行えることから対側発生に対する予防，鼠径管を開放しないでヘルニア嚢遠位側の剥離操作を行う必要がないことから精管や精巣血管の損傷の危険性が低いとされ，術後精管閉塞・卵管閉塞に関しては予防術式となりうることが期待されている．

（長江逸郎）

文献

1) 日本ヘルニア学会ガイドライン委員会編．鼠径部ヘルニア診療ガイドライン2015．東京：金原出版；2015．
2) Potts WJ, et al. The treatment of inguinal hernia in infants and children. Ann Surg 1950；132：566-76.
3) Takehara H, et al. Laparoscopic surgery for inguinal lesions of pediatric patients. Proceedings of 7th World Congress of Endoscopic Surgery. Singapore：2000；p.537-41.

ガイドラインの用語解説

- 鼠径ヘルニア：外鼠径（間接型鼠径）ヘルニアと内鼠径（直接型鼠径）ヘルニアとする．
- 鼠径部ヘルニア：外鼠径（間接型鼠径）ヘルニアと内鼠径（直接型鼠径）ヘルニア，大腿ヘルニアとする．
- 嵌頓ヘルニア：膨隆以外の症状を有し，急に発症した自己還納できないもの，または用手還納後も症状の消失しないもの．
- 鼠径部切開法（小児では Potts 法）：腹腔鏡を用いない手術法．
- LPEC 法（laparoscopic percutaneous extraperitoneal closure）：腹腔鏡下経皮的腹膜外ヘルニア閉鎖術．メッシュ（人工網）を用いずにヘルニア門を結紮・閉鎖する．
- 再発鼠径部ヘルニア：鼠径部ヘルニア手術を行った後の鼠径部ヘルニアを，再発鼠径部ヘルニアという．小児期のヘルニア治療後の再発も含む．鼠径部ヘルニア術後の再発鼠径部ヘルニアは「合併症」の一つと位置づける．

特発性ネフローゼ症候群

概要

ネフローゼ症候群とは糸球体の基底膜と上皮細胞傷害により，高度タンパク尿，低タンパク血症，全身性の浮腫が生じる糸球体疾患である．ネフローゼ症候群は，特発性と糸球体腎炎などによる二次性に分類される．小児では特発性が約90%を占める．特発性ネフローゼ症候群は小児糸球体疾患で最も多く，1年間に約1,000人の小児が新規発症し，小児人口10万人あたり6.4人の頻度である[1]．2013年に日本小児腎臓病学会から『小児特発性ネフローゼ症候群診療ガイドライン2013』が発刊された[2]．現在，次版の改訂作業が開始されている．

ガイドラインのポイント

『小児特発性ネフローゼ症候群診療ガイドライン2013』は，小児特発性ネフローゼ症候群の薬物治療に加え，一般療法に関する診療支援を目的に作成されている．本症は患者数が多いため，使用対象者は小児腎臓専門医に限定せず，一般小児科医を視野に入れている．一般療法の項目には，浮腫の管理，食事，運動，ステロイド薬の副作用，予防接種，移行期医療なども含まれている点がユニークである．ちなみに，本ガイドラインには膜性腎症や糸球体腎炎による二次性ネフローゼ症候群は含まれていない．

ステロイド感受性ネフローゼ症候群初発例

症例1：3歳，女児．

主訴：眼瞼浮腫，乏尿．

現病歴：2週間前に発熱を伴う上気道炎に罹患．次第に尿の回数が減り，眼瞼・下腿に浮腫が出現し近医を受診した．近医で尿タンパク定性4+を指摘され，市中病院の小児科に紹介となった．

身体所見：身長95.1 cm，体重17.4 kg（病前16 kg），血圧104/68 mmHg，脈拍数102回/分．全身状態は良好だが，眼瞼・下腿の浮腫と腹部膨満を認める．

検査所見：TP 3.9 g/dL，Alb 1.2 g/dL，Cr 0.25 mg/dL，BUN 10 mg/dL，Na 138 mEq/L，総コレステロール416 mg/dL，TG 443 mg/dL，尿タンパク定性4+，尿潜血−，尿タンパク/Cr比14 g/gCr，尿Na 10 mEq/L未満．

治療・経過：身体症状，さらに高度タンパク尿，低タンパク血症，高脂血症を認める一方で，尿潜血は陰性かつ腎機能正常であることから，特発性ネフローゼ症候群が最も疑われた．経口プレドニゾロン（PSL）2.0 mg/kg/日 分3を開始したところ，7日目にタンパク尿の陰性化を認めた．患者は4週間の経口PSL連日投与後に，隔日1.3 mg/kgの同剤を4週間投与され治療終了とした．発症後，半年を経過したが再発を認めていない．

解説 特発性ネフローゼ症候群の初発の患者である．本症の好発年齢は2〜4歳であり，男児に多い．小児特発性ネフローゼ症候群の約90%は微小変化型である．同時に約90%はステロイド感受性ネフローゼ症候群でもある（→ガイドラインの用語解説）．そのため小児特発性ネフローゼ症候群を強く疑った場合は，PSLによる治療を先行する．ほとんどの微小変化型の患者は10日以内に完全寛解するため，その場合は微小

❶国際法（初発時，再発時）

初発時：プレドニゾロン 8週間投与（推奨グレードB）	① 60 mg/m²/日または2.0 mg/kg/日 分3*連日投与4週間（最大60 mg/日） ② 40 mg/m²/日または1.3 mg/kg/日 朝1回隔日投与4週間（最大40 mg/日）
再発時：プレドニゾロン（推奨グレードC1）	① 60 mg/m²/日または2.0 mg/kg/日 分3*で少なくとも尿タンパク消失確認後3日目まで投与する．ただし4週間を超えない（最大60 mg/日） ② 60 mg/m²/日または2.0 mg/kg/日 隔日 朝1回2週間（最大60 mg/日） ③ 30 mg/m²/日または1.0 mg/kg/日 隔日 朝1回2週間（最大30 mg/日） ④ 15 mg/m²/日または0.5 mg/kg/日 隔日 朝1回2週間（最大15 mg/日） ただし②以下の減量法に関しては，主治医の裁量にゆだねられる部分が大きい． 長期漸減法も適宜選択する．

*分2でも効果は同等．
(日本小児腎臓病学会編．小児特発性ネフローゼ症候群診療ガイドライン2013．2013[2])

変化型と考えてよい．本患者もPSLへの反応性や検査所見より微小変化型と推定される．

腎生検は，4週間のステロイド治療でタンパク尿が陰性化しないステロイド抵抗性の場合や糸球体腎炎を疑った場合にのみ実施すべきである．本ガイドライン中では，腎生検の適応を，ネフローゼ症候群発症時に，①1歳未満，②持続的血尿，肉眼的血尿，③高血圧，腎機能障害，④低補体血症，⑤腎外症状（発疹，紫斑など）を認める場合としている．①は先天性ネフローゼ症候群を，②～⑤は糸球体腎炎を疑わせる所見である．PSLによる初発時の治療は国際法を用いるのがよい（❶）（推奨グレードB）．隔日投与を主治医の裁量で2～6か月間かけて行う長期漸減法もあるが，長期漸減法を用いてもPSL中止後の初回再発までの期間や，頻回再発に陥る期間に有意差がないことが，本ガイドライン発刊後にわが国で行われた多施設共同臨床研究と海外からの2つの研究で示されており，国際法を選択すべきである[3-5]．これらの結果を受け，現在はコクランレビューにおいても初発時は短期投与法を推奨すると結論されている．

ステロイド依存性/頻回再発型ネフローゼ症候群

症例2：5歳，男児．
紹介理由：再発を繰り返すネフローゼ症候群．
現病歴：4歳時に特発性ネフローゼ症候群を発症した．国際法による初期治療が選択され，PSL開始12日目に完全寛解を得た．プロトコールに則りPSLを隔日投与中に急性胃腸炎に罹患，それを契機に再発した．PSL連日投与を再開したところ，10日で完全寛解を得た．その後，PSLを2.0，1.0，0.5 mg/kg/日 隔日投与を各2週間実施した．しかし，PSL中止7日後に上気道炎罹患を契機に2回目の再発をきたした．PSLにより寛解し，小児腎臓病専門医のいる小児病院に紹介となった．

検査所見：受診時は寛解しており尿タンパク陰性．血清総タンパク・アルブミン値正常．

治療・経過：本患者も腎生検は行われていないが，検査所見とPSLへのすみやかな反応性より微小変化型の特発性ネフローゼ症候群が最も疑われた．保護者に疾患情報，ステロイド薬の有効性と副作用，再発防止の選択肢について説明を行った後，シクロスポリンの経口投与が導入された．以後，2年が経過するが無再発である．近々，シクロスポリンの継続使用に伴う腎毒性の評価のための腎生検を予定している．

解説 本患者は頻回再発型およびステロイド依存性ネフローゼ症候群の基準に合致する臨床経過をとっている．頻回再発型とは初回寛解後6か月以内に2回以上再発，または任意の12か月以内に4回以上再発した場合をさす．また，ステロイド依存性とはPSL減量中または中止後14日以内に2回連続して再発したものをさす（→ガ

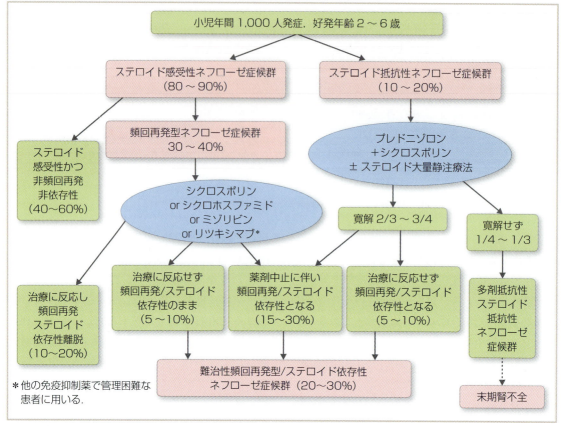

●❷ 小児特発性ネフローゼ症候群の一般的な予後
(日本小児腎臓病学会編. 小児特発性ネフローゼ症候群診療ガイドライン2013. 2013[2])

イドラインの用語解説).本症の患者の30〜40％が頻回再発型もしくはステロイド依存性の経過をとる（❷）．ステロイド感受性ネフローゼ症候群であれば，高度の急性腎障害や腎動脈血栓症などの合併症がなければ，何回再発しても長期的な腎予後は良好であり，末期腎不全に進行することは原則的にはない．しかし，頻回再発型およびステロイド依存性患者においては，ステロイド薬による成長障害，緑内障，骨頭壊死などの重篤な副作用が問題となるため，再発防止とステロイド薬の減量を目的にシクロスポリン（推奨グレードA），シクロホスファミド（推奨グレードA），ミゾリビン（推奨グレードC1/C2）が使用される．これらの薬剤を使用する際には小児腎臓病専門医へ紹介するか相談すべきである．

シクロスポリンは2.5〜5 mg/kg/日 分2で開始し，血中濃度をモニタリングしながら管理する（トラフ値：80〜100 ng/mLで6か月間，以後60〜80 ng/mL）．本剤の長期使用による副作用で，最も問題となるのは慢性腎毒性であり，血管の硝子化や間質の線維化などが生じる．2年以上の継続使用でリスクが高くなる．慢性腎毒性の評価は，尿検査や血液検査では不可能であるため，2〜3年継続投与した際には腎生検を行い腎毒性の有無を評価することが推奨され，かつ可能な限り長期投与は避けるべきである．約半数の患児は，本剤開始後2年間の無再発率は50〜60％である．一方，無効の患者も約20％程度存在する[6]．

シクロホスファミドは2〜2.5 mg/kg/日（最大100 mg）で8〜12週 分1の投与が推奨されている．性腺障害や発癌性などの晩期の副作用があるため，投与は1クールのみで累積投与量は300 mg/kgを超えてはならない．思春期以降の患者には，性腺障害があるため使用しにくい．ミ

ゾリビンは副作用が少ない免疫抑制薬であるが，シクロスポリン，シクロホスファミドと比較すると再発防止効果は弱い．2014 年に，上記の治療を行っても難治性の患者に対して，抗 CD20 モノクローナル抗体であるリツキシマブが適用承認となり，疾患予後を大きく改善させ始めている[7,8]．本剤には無顆粒球症，間質性肺炎，重症感染症などの重篤な副作用もあるため，小児腎臓専門医が主体となり治療すべきである．

また本症の患者の 20〜30％は成人期に移行する．とりわけ頻回再発型，ステロイド依存性，ステロイド抵抗性の患者ではその危険性が高い．そのため本症の治療においては，治療薬の副作用を可能な限り減らしつつ，同時に再発回数を減らす治療戦略を心がけるべきである．

ステロイド抵抗性ネフローゼ症候群（巣状分節性糸球体硬化症）

症例 3：2 歳，男児．
主訴：全身性浮腫．
現病歴：1 歳 11 か月時にネフローゼ症候群を発症．市中病院の小児科に入院し PSL 2.0 mg/kg の連日投与が開始されたが，高度タンパク尿と全身性浮腫が持続し，連日のアルブミンとフロセミドの投与を必要とした．4 週間の PSL 治療にもかかわらず，タンパク尿が陰性化しないためステロイド抵抗性ネフローゼ症候群の診断で小児腎臓病専門医のいる大学病院に紹介となった．
身体所見：身長 83 cm，体重 11.9 kg（病前 10 kg），血圧 109/70 mmHg，呼吸数 30 回/分，心拍数 113 回/分，活気不良，眼瞼・下腿の著明な浮腫と腹部膨満を認める．呼吸はやや浅く速い．
検査所見：Hb 15.7 g/dL，Ht 47.5％，TP 3.5 g/dL，Alb 1.0 g/dL，Cr 0.38 mg/dL，BUN 20 mg/dL，Na 132 mEq/L，K 4.8 mEq/L，尿タンパク定性 4＋，尿潜血 ＋/−，尿タンパク/Cr 比 54.6 g/gCr，尿 Na 10 mEq/mL 未満．
治療・経過：ステロイド抵抗性ネフローゼ症候群の診断基準を満たしたため，転院後は連日のアルブミンとフロセミドの投与による浮腫の治療を行いながら，全身麻酔下に開放腎生検を実施した．病理診断は巣状分節性糸球体硬化症であった．病理診断確定後からは PSL 1 mg/kg の連日（4 週間）投与とともに，シクロスポリンが開始され，シクロスポリン開始 1，2，4 週後に，メチルプレドニゾロンパルス療法（30 mg/kg）が追加された．メチルプレドニゾロンパルス療法併用時に高血圧症を認めたためアムロジピンが追加された．PSL 1 mg/kg/日による 4 週間の治療後は，PSL 1 mg/kg 隔日投与に変更したが，シクロスポリン開始後 3 週目よりタンパク尿は次第に減少し，約 6 週後に完全寛解となり，その後退院した．外来でシクロスポリンと PSL 1.0 mg/kg 隔日投与が継続されている．

解説 PSL を 4 週間以上連日投与しても完全寛解しない場合は，ステロイド抵抗性ネフローゼ症候群と診断する．その場合，腎生検による組織学的診断を行うことが推奨されている（推奨グレード B）．治療抵抗性でネフローゼの状態が持続すると 5〜10 年で末期腎不全に進行するため，治療目標はタンパク尿の陰性化である．ステロイド抵抗性ネフローゼ症候群に対して最もエビデンスレベルが高いシクロスポリンを第 1 選択薬として使用することが推奨されている（推奨グレード A）．初回投与量は 2.5〜5 mg/kg/日 分 2 で開始し，以下のトラフ値を目安に投与量は調節する．0〜3 か月 100〜150 ng/mL，3〜11 か月 80〜100 ng/mL，12 か月以降 60〜80 ng/mL．また，ステロイドパルス療法とシクロスポリンの併用は，寛解導入に有効な可能性がある（推奨グレード C1）．実際にシクロスポリン，もしくはシクロスポリンとステロイドパルス療法の併用療法により，約 80％の患者が寛解する[9]．一方，ステロイドパルス療法単独での寛解導入やシクロホスファミドは推奨されていない（推奨グレード C2）．シクロスポリン開始後 4 か月で不完全寛解以上の効果が得られない場合は，治療方針を再検討する．不完全または完全寛解に至った場合でも，

最低12か月間はシクロスポリンを含む治療を継続すべきである．また，低用量ステロイドが併用されることが多い．ステロイド抵抗性ネフローゼ症候群の患者の多くは，その後再発を経験するが，その際はステロイド感受性に変化していることが多い．しかし多くの患者は，寛解後も頻回再発型やステロイド依存性ネフローゼの経過をたどることが多く，長期に治療を必要とし，成人期に移行する患者が多い[10]．

ネフローゼ症候群における浮腫の管理の基本は塩分制限である．水分制限は血栓症，循環血液量低下によるショックや急性腎障害の危険があるためすべきではない．軽度の浮腫は治療を必要としないが，7〜10％以上の体重増加を認めADL（activities of daily living）の著明な低下の原因となる高度の浮腫や消化器症状（腹痛，嘔吐，下痢），肺水腫などを認める際には治療を行う．フロセミド単独あるいはサイアザイド利尿薬の併用を行う．アルブミン製剤とフロセミドとの併用療法は，さらに多量の利尿を得ることが可能であるが，血管内脱水や急性腎障害の状態での使用は慎重に行う．急性腎障害の合併時においては，利尿が得られなかった場合に高血圧，心不全，肺水腫などの危険があるためである．ネフローゼ症候群の急性期には，血管内の膠質浸透圧低下により，間質や3rd spaceには水分が溢れているが，血管内はむしろ脱水の状態に陥っていることが少なくない．実際，本患児においても，血液の濃縮所見が見いだされる．したがって全身浮腫に対する治療を行う際には，身体診察，血液所見，尿所見，画像診断，生理学的検査などさまざまな方法で有効循環血漿量と体液分布を推定評価することを怠ってはならない（推奨グレード C1）．また，小児の血清Crの正常値が年齢・性別により異なることも理解しておく必要がある．小児腎臓病学会のホームページ（http://www.jspn.jp/kaiin/2014_egrf/2.pdf）を参考にするとよい．また同ホームページより，スマートフォン用の小児eGFR計算式アプリのダウンロードも可能である．2歳以上12歳未満であれば，男女とも血清Crの中央値は身長（m）× 0.3 mg/dLで計算可能である．患児の血清Crは0.38 mg/dLであり，軽度の急性腎障害の合併が見いだされる．

ピットフォール
ステロイド抵抗性ネフローゼ症候群の一部は，単一遺伝子異常による疾患である．現在までに30個以上の遺伝子異常による巣状分節性糸球体硬化症が報告され，その一部はステロイド抵抗性ネフローゼ症候群を呈する[11]．

- 家族歴を有する
- 1歳未満の低年齢発症
- 血清アルブミンの低下が著しくない
- 腎機能障害がある
- 腎以外の臓器症状がある
- シクロスポリンが無効

などの場合は，遺伝学的検索を考慮すべきである．単一遺伝子異常によるステロイド抵抗性ネフローゼ症候群への，無益なPSLや免疫抑制薬の投与を避けるためである．また，単一遺伝子異常によるネフローゼ症候群患者においては，末期腎不全に進行し腎移植を行った後にも原病が再発することはない．

留意点
本ガイドラインでは，一般療法についての記載がある．重要なものをいくつか列挙する．

ネフローゼ症候群の浮腫改善に対して，塩分制限を推奨する（推奨グレード C1）．一般的に塩分制限は，タンパク尿が陽性の期間のみ行うべきである．

急性期において，血栓症の予防，ステロイドなどによる治療に伴う骨粗鬆症や肥満の予防として，過度な運動制限を避けることが推奨されている（推奨グレード C1）．もちろん寛解期には，運動制限は不要であり，過剰な生活の制限を行ってはならない．

ステロイド・免疫抑制薬を服用中でも，不活化ワクチン接種は積極的に行うべきである（推奨グレード C1）．

ステロイド薬の使用中は，高眼圧症をきたしやすいため，ステロイド薬開始後は眼科を早期受診すべきである（推奨グレードC1）．

(伊藤秀一)

文献

1) Kikunaga K, et al. High incidence of idiopathic nephrotic syndrome in East Asian children：a nationwide survey in Japan (JP-SHINE study). Clin Exp Nephrol 2017；21：651-7.
2) 日本小児腎臓病学会編．小児特発性ネフローゼ症候群診療ガイドライン 2013．東京；診断と治療社；2013．
3) Yoshikawa N, et al. A multicenter randomized trial indicates initial prednisolone treatment for childhood nephrotic syndrome for two months is not inferior to six-month treatment. Kidney Int 2015；87：225-32.
4) Sinha A, et al. Extending initial prednisolone treatment in a randomized control trial from 3 to 6 months did not significantly influence the course of illness in children with steroid-sensitive nephrotic syndrome. Kidney Int 2015；87：217-24.
5) Teeninga N, et al. Extending prednisolone treatment does not reduce relapses in childhood nephrotic syndrome. J Am Soc Nephrol 2013；24：149-59.
6) Ishikura K, et al. Two-year follow-up of a prospective clinical trial of cyclosporine for frequently relapsing nephrotic syndrome in children. Clin J Am Soc Nephrol 2012；7：1576-83.
7) Iijima K, et al. Rituximab for childhood-onset, complicated, frequently relapsing nephrotic syndrome or steroid-dependent nephrotic syndrome：a multicentre, double-blind, randomized, placebo-controlled trial. Lancet 2014；384：1273-81.
8) Kamei K, et al. Risk factors for relapse and long-term outcome in steroid-dependent nephrotic syndrome treated with rituximab. Pediatr Nephrol 2016；31：89-95.
9) Hamasaki Y, et al. Cyclosporine and steroid therapy in children with steroid-resistant nephrotic syndrome. Pediatr Nephrol 2009；24：2177-85.
10) Inaba A, et al. Long-term outcome of idiopathic steroid-resistant nephrotic syndrome in children. Pediatr Nephrol 2016；31：425-34.
11) Lovric S, et al. Genetic testing in steroid-resistant nephrotic syndrome：when and how? Nephrol Dial Transplant 2016；31：1802-13.

参考図書

- 日本学校保健会．学校検尿のすべて．平成23年度改訂．2012．

ガイドラインの用語解説

- ネフローゼ症候群：高度タンパク尿（夜間蓄尿で 40 mg/時/m² 以上）または早朝尿で尿タンパク/クレアチニン比 2.0 g/gCr 以上，かつ低アルブミン血症（血清アルブミン 2.5 g/dL 以下）．
- 完全寛解：試験紙法で早朝尿タンパク陰性を3日連続して示すもの，または早朝尿で尿タンパク/クレアチニン比 0.2 g/gCr 未満を3日連続して示すもの．
- 不完全寛解：試験紙法で早朝尿タンパク 1+ 以上または早朝尿で尿タンパク/クレアチニン比 0.2 g/gCr 以上を示し，かつ血清アルブミン 2.5 g/dL を超えるもの．
- 再発：試験紙法で早朝尿タンパク 3+ 以上を3日連続して示すもの．
- ステロイド感受性：PSL連日投与開始後4週間以内に完全寛解するもの．
- 頻回再発：初回寛解後6か月以内に2回以上再発，または任意の12か月以内に4回以上再発したもの．
- ステロイド依存性：PSL減量中またはPSL中止後14日以内に2回連続して再発したもの．
- ステロイド抵抗性：PSLを4週間以上連日投与しても完全寛解しないもの．
- initial nonresponder：ネフローゼ症候群初発時にステロイド抵抗性になったもの．
- late nonresponder：以前ステロイド感受性だったものがステロイド抵抗性になったもの．
- 難治性ネフローゼ症候群：ステロイド感受性のうち，標準的な免疫抑制薬治療では寛解を維持できず，頻回再発型やステロイド依存性のままで，ステロイドから離脱できないもの，ステロイド抵抗性のうち，標準的な免疫抑制薬治療では完全寛解しないもの．

8章 腎・泌尿器疾患

IgA 腎症

概要

IgA 腎症は，IgA を主とする免疫グロブリンのメサンギウム沈着を特徴とし，大部分がメサンギウム増殖性糸球体腎炎を呈する．IgA 腎症患者に移植された正常腎に IgA 腎症が再発することから，本症では腎外の要因が発症に関与しているものと考えられる．IgA 腎症の患者には IgA 分子の異常（糖鎖不全）などの遺伝学的素因が存在し，抗原曝露に対して IgA の過剰産生が起こり高分子 IgA 免疫複合体が形成される．免疫複合体がメサンギウム領域に沈着し，メサンギウム増殖を起こし，IgA 腎症を引き起こす．

ガイドラインのポイント

本邦では学校検尿により IgA 腎症が早期に発見され，発症早期からの臨床試験が可能であり，世界にその成果を発信している．その成果をふまえ日本小児腎臓病学会により『小児 IgA 腎症治療ガイドライン 1.0 版』（2007 年出版）が作成され，臨床的・組織的重症度に基づき 2 つに分類して治療指針が示されている．重症小児 IgA 腎症の治療法として，プレドニゾロン＋アザチオプリン＋ヘパリン・ワルファリン＋ジピリダモールによる早期の多剤併用治療は腎炎の進行を阻止し，長期予後も改善する．レニン・アンジオテンシン系阻害薬を中心とする免疫抑制療法以外の治療は，単独では主に比較的予後良好と考えられる軽度タンパク尿／微小変化・巣状メサンギウム増殖を示す軽症 IgA 腎症がまずその対象になる．しかし，上述のガイドラインが出版されてから月日が経ち，新しいエビデンスも創出されてきた．レニン・アンジオテンシン系阻害薬が有効とするエビデンスが蓄積される一方，ワルファリンの腎への有害作用も明らかとなってきた．それらをふまえて現在『小児 IgA 腎症治療ガイドライン』の改訂が進められている．

巣状メサンギウム増殖型 IgA 腎症例（1）

症例 1：14 歳，男子．
現病歴：4 月の学校検尿で初めて尿潜血（2＋），尿タンパク（2＋）を指摘された．
検査所見：8 月に腎生検を施行．生検時，腎機能正常，血清 Alb 4.0 g/dL，早朝尿タンパク/Cr 比 0.43 g/gCr．採取糸球体 25 個中 3 個に有意なメサンギウム増殖を認めた．
診断：蛍光抗体所見と合わせ巣状メサンギウム増殖（focal mesangial proliferation：FMP）型 IgA 腎症と診断した．
治療・経過：リシノプリル投与にて 3 か月後に尿タンパク陰性，6 か月後に尿潜血も陰性化した．その後 4 年間尿所見正常を維持している．

解説 『小児 IgA 腎症治療ガイドライン 1.0 版』では，IgA 腎症患者を臨床的・組織的な重症度に基づき大きく 2 つに分類して治療指針が示されている[1,2]．軽症例と重症例の定義と治療法をそれぞれ❶と❷に示す．小児 IgA 腎症のガイドラインとしては，これ以降小児単独では出版されておらず，『エビデンスに基づく小児 IgA 腎症治療ガイドライン 2014』とそのマイナー改訂版である『エビデンスに基づく IgA 腎症治療ガイドライン 2017』が成人と併せて作成されている．

❶ 小児 IgA 腎症軽症例の治療

軽症例の定義	
下記のすべてを満たすものとする.	
臨床症状	軽度蛋白尿(早朝尿蛋白/クレアチニン比が 1.0 未満)
病理組織像	中等度以上のメサンギウム増殖,半月体形成,癒着,硬化病変のいずれかの所見を有する糸球体が全糸球体の 80％未満,かつ半月体形成を認める糸球体が 30％未満であるもの
治療指針	
以下の 2 剤のいずれかを 2 年間以上投与する.薬物投与量は身長をもとにした標準体重により計算する. ①アンジオテンシン変換酵素阻害薬:リシノプリル 0.4 mg/kg/日 分 1(最大 20 mg/日)注1 ②漢方薬:柴苓湯 1 包 分 2(体重 20 kg 以下),2 包 分 2(20〜40 kg),3 包 分 3(40 kg 以上)注2	

注1 少量で開始し,副作用に注意しながら増量する.催奇形性があるので,妊娠可能年齢になった女児には十分に説明を行い,挙児希望がある場合は投与を中止する.
注2 本剤 1 包とは,ツムラ柴苓湯エキス顆粒の 3 g,カネボウ柴苓湯エキス顆粒の 2.7 g に相当する.
(『小児 IgA 腎症治療ガイドライン 1.0 版』より抜粋)

❷ 小児 IgA 腎症重症例の治療

重症例の定義	
下記のいずれか 1 つを満たすものとする.	
臨床症状	高度蛋白尿(早朝尿蛋白/クレアチニン比として 1.0 以上)
病理組織像	中等度以上のメサンギウム増殖,半月体形成,癒着,硬化病変のいずれかの所見を有する糸球体が全糸球体の 80％以上,または半月体形成が全糸球体の 30％以上であるもの
急速進行性糸球体腎炎症候群を示す例はこのガイドラインの対象ではない.	
治療指針	
治療は副腎皮質ステロイド薬,免疫抑制薬,抗凝固薬,抗血小板薬を用いた 2 年間の多剤併用療法(カクテル療法)とする.本治療の実施には,腎臓専門医と十分相談する.薬物投与量は身長をもとにした標準体重により計算する.	
副腎皮質ステロイド薬	プレドニゾロン内服 ①2 mg/kg/日(最大量:80 mg/日)分 3,連日投与,4 週間 ②その後,2 mg/kg 分 1,隔日投与とし,以後漸減中止 投与期間は原則 2 年間とする
免疫抑制薬	アザチオプリン注1 またはミゾリビン注1 内服 アザチオプリン:2 mg/kg/日(最大量:100 mg/日)分 1,2 年間 ミゾリビン:4 mg/kg(最大量:150 mg/日)分 2,2 年間
抗凝固薬	ワルファリンカリウム注1 内服 朝分 1,トロンボテストで 20〜50％となるよう投与量を調節 安全のために 0.5〜1 mg/日より開始する 遮光して保管する
抗血小板薬	ジピリダモール内服 3 mg/kg/日 分 3 で開始し,副作用がなければ 1 週間後から 6〜7 mg/kg/日(最大量:300 mg/日)

注1 催奇形性があるので,妊娠可能年齢になった女児には十分に説明を行い,挙児希望がある場合は投与を中止する.
(『小児 IgA 腎症治療ガイドライン 1.0 版』より抜粋)

いずれも『小児 IgA 腎症治療ガイドライン 1.0 版』の内容をほぼ踏襲しているが,これらにおいては限られた項目のみについてであるが推奨グレードが付加されている.これらのガイドラインに記載されているいずれの薬剤も厳密には IgA 腎症の保険適用はないことに留意が必要である.

本症例では FMP 型症例に対しリシノプリル単独で治療され,尿所見が正常化した.

FMP 型小児 IgA 腎症では発症後 10 年目までに腎不全に進行する症例は 1％にすぎないが,発症 10 年後に血尿・タンパク尿が持続する症例は 40％あり,タンパク尿が持続する症例はその後慢性腎不全へ進行する危険性がある[2].

近年,国際的に比較的安全で有効な IgA 腎症の治療としてレニン・アンジオテンシン(RA)系阻害薬(アンジオテンシン変換酵素阻害薬(angiotensin converting enzyme inhibitor:ACEI),アンジオテンシンⅡ受容体拮抗薬(angiotensinⅡreceptor antagonist:ARB))の効果が証明されてきた[2].そこで,比較的予後良好と考えられる FMP 型小児 IgA 腎症の安全で有効な治療として,これらの治療が考慮されるが,今なお小児におけるエビデンスについては十分とはいえない.2003 年に ACEI であるリシノプリルの小児高血圧に対する有効性と安全性が報告されており[2],本邦では小児 IgA 腎症治療研究会により,

本剤のFMP型小児IgA腎症における治療研究が実施され，2年間内服後のタンパク尿消失率が約80%であること，副作用は少なく比較的安全であることが確認された[3]．一方，ARBについて，ACEIの慢性腎不全における腎機能保護作用の確立を受けて研究が進められ，エナラプリルとロサルタンカリウム併用療法が，各単独療法に比較して尿タンパク減少に対して有効であることが示された[2]．また，IgA腎症を含む小児慢性糸球体腎炎を対象とした研究では，ロサルタンカリウムのタンパク尿減少に対する有効性と安全性が報告されている[2]．

以上の状況のもとで，FMPを示す小児IgA腎症患者の腎機能保護をめざし，持続するタンパク尿に対する効果的な治療法を確立するために，Japanese Study Group of Kidney Disease in Children（JSKDC）ではFMP型小児IgA腎症に対するリシノプリル単独療法とリシノプリル＋ロサルタン併用療法の有効性と安全性を検証するための多施設共同非盲検ランダム化比較試験（JSKDC01試験）が実施された．結果は登録症例数が設定数に到達せず，十分な検出力はないものの，両群において尿タンパク消失率に有意な差は認められなかった[4]．

RA系阻害薬は比較的安全な薬剤であるが，脱水時に注意を要し，その十分な説明が必要である．さらに催奇形性により，妊娠可能性がある場合は要注意である．

巣状メサンギウム増殖型IgA腎症例（2）

症例2：16歳，女子．
現病歴：4月の学校検尿で初めて尿潜血（2+），尿タンパク（2+）を指摘された．
検査所見：8月に腎生検を施行．生検時，腎機能正常，血清Alb 3.8 g/dL，早朝尿タンパク/Cr比 0.54 g/gCr．採取糸球体17個中2個に有意なメサンギウム増殖，1個に線維細胞性半月体（細胞成分と線維成分が入り混じっている＝急性期病変）を認めた．

診断：蛍光抗体所見と合わせFMP型IgA腎症と診断した．
治療・経過：リシノプリル投与にて早朝尿タンパク/Cr比 0.2〜0.5 g/gCr，尿潜血（2〜3+）で推移し，2年後，再生検にて，採取糸球体10個中，有意なメサンギウム増殖7個，癒着1個，硬化1個，線維性半月体（半月体が線維成分になっている＝慢性病変）1個であり，びまん性メサンギウム増殖型IgA腎症と診断した．多剤併用療法を勧めたが本人が拒否し，家族を含めよく相談のうえ，リシノプリルにバルサルタン（維持量80 mg）を追加した．その後尿タンパクは徐々に減少し，1年後には消失した．さらに1年経過しているが尿タンパクは陰性のまま経過している．血尿は持続している．

解説 本例はFMP型症例に対しリシノプリル単独で治療され，血尿・タンパク尿が持続し2年後に結果的にびまん性へと進行した症例である．初期2年間の怠薬の可能性も否定できないが，一部の症例におけるACEI単独治療の限界を示唆する症例でもある．今後，巣状例におけるACEIの効果を規定する因子の解析およびARB併用との比較試験の結果により，エビデンスに基づく巣状例のより良い治療の確立をめざす必要がある．

びまん性メサンギウム増殖型IgA腎症例（1）

症例3：13歳，女子．
現病歴：5月の学校検尿で初めて尿潜血（3+），尿タンパク（3+）を指摘された．
検査所見：7月に腎生検を施行．生検時，腎機能正常，血清Alb 3.1 g/dLと低下，早朝尿タンパク/Cr比 2.9 g/gCr．採取糸球体18個中15個に著明なメサンギウム増殖，残りの2個に線維細胞性半月体を認めた．
診断：蛍光抗体所見と合わせびまん性メサンギウム増殖（diffuse mesangial proliferation：DMP）

型 IgA 腎症と診断した．

治療・診断：ミゾリビンによる多剤併用療法を施行し，2 年後，尿所見正常，再生検にて，採取糸球体 22 個中，有意なメサンギウム増殖 3 個，癒着 1 個，硬化 1 個，線維性半月体 1 個であり，巣状メサンギウム増殖を呈した．すべての薬剤を中止し経過観察とし，3 年間尿所見正常を維持している．

解説 本症例では DMP 型症例に対し多剤併用療法（推奨グレード B [2014]，2B [2017]）で治療され，尿所見が正常化した．

DMP を示す症例は腎生検後 13 年目には 32% が末期腎不全に進行し予後不良であるため，積極的な治療が必要である．

本邦では，小児 IgA 腎症治療研究会により以下のような DMP 症例における臨床試験が実施され，その成果がガイドラインに記載されている．

● **多剤併用療法の検討**：小児 IgA 腎症で，DMP を示す症例を，プレドニゾロン＋アザチオプリン＋ヘパリン・ワルファリン＋ジピリダモールによる多剤併用療法群と，ヘパリン・ワルファリン＋ジピリダモールによる抗凝固・抗血小板薬治療群に分け 2 年間治療を行うランダム化比較試験（多剤併用療法群 40 例，抗凝固・抗血小板薬治療群 38 例）が実施された（1990～1995 年）[5]．臨床所見は男児優位で（51：27），平均発症年齢は 11 歳，約 80% の症例が学校検尿で尿異常を発見されていた．治療開始時の臨床病理所見は多剤併用療法群，抗凝固・抗血小板薬治療群ともほぼ同じであった．腎生検時の平均年齢は約 12 歳で，発症から腎生検までの平均期間は 11 か月であり，早期に腎生検が施行されていた．治療終了時，多剤併用療法群では治療開始時に比し，1 日尿タンパク量は有意に減少した．一方，抗凝固・抗血小板薬治療群では，タンパク尿の改善は認めず，1 例は腎不全へと進行した．病理所見では，硬化糸球体は多剤併用療法群では治療前後で変化はなく腎炎の進行を認めなかったが，抗凝固・抗血小板薬治療群では治療前の 3.9% から治療後 16.4% に増加し，腎炎は進行した．蛍光抗体による IgA 沈着の程度も多剤併用療法群では有意に減少したが，抗凝固・抗血小板薬治療群では変化を認めなかった．多剤併用療法群の 7 例では，IgA の完全消失を認めた．これらの症例ではメサンギウム増殖も軽減した．

本試験においては長期経過も追跡され，多剤併用療法を施行した群では，初回腎生検後 15 年目までに末期腎不全に至った症例は 2 例であった．一方，抗凝固・抗血小板薬治療群では，12 年目までに 5 例が末期腎不全に進行しており，両群間に有意な差がみられた[2]．

本試験の結論として，DMP を示す重症な小児 IgA 腎症の治療法として早期の多剤併用療法は有効で，腎炎の進行を阻止し，長期予後を改善することが明らかとなった[2,5]．

多剤併用療法は比較的安全な治療法であるが，大腿骨頭壊死などのステロイドによる副作用に注意を要する．また，アザチオプリンによる白血球減少などの有害事象のために投薬中止・開始が頻回になる煩雑さを考慮し，アザチオプリンの代わりにミゾリビンを用いる多剤併用療法の有効性も後に前方視的パイロット研究により確認されている[2]．

● **プレドニゾロン単独治療の検討**：次に小児 IgA 腎症治療研究会により，プレドニゾロン単独治療の効果を検討するため，全国の多施設によるランダム化比較試験が実施された（1994～2000 年）[2]．小児 IgA 腎症で，DMP の症例を，プレドニゾロン＋アザチオプリン＋ワルファリン＋ジピリダモールによる多剤併用療法群とプレドニゾロン単独治療群に分け，2 年間治療がなされた．両群各 40 例が登録され，治療研究を実施した．治療開始時の臨床所見，病理所見は多剤併用療法群，プレドニゾロン単独治療群間に差を認めなかった．多剤併用療法群 38 例，プレドニゾロン単独治療群 36 例が 2 年間の治療を終了した．多剤併用療法群，プレドニゾロン単独治療群ともに，治療開始時に比し，治療終了時の 1 日尿タンパク量は有意に減少したが，尿タンパク消失率は多剤併用療

法群のほうが有意に高かった．多剤併用療法群では，治療開始時に比し，治療終了時の硬化糸球体比率は増加しなかったが，プレドニゾロン単独治療例では，治療開始時の3.1%が治療終了時には14.6%と有意に増加した．結論として，DMPを示す重症な小児IgA腎症の治療法として多剤併用療法の効果は，プレドニゾロン単独治療の効果にまさることが明らかとなった[2]．

上述のとおり，これまでのエビデンスでは重症型IgA腎症には，4種類の薬剤を用いた多剤併用療法が有効であり，抗凝固薬と抗血小板薬の効果もあると考えられる．しかし，昨今の諸事情を考慮すると直接的エビデンスはないもののACEI/ARBの併用が現実的に効果的と考えられ，その際，抗凝固薬と抗血小板薬を省いても十分効果が得られる可能性があると考えられる．さらに，近年ワルファリンの腎への有害作用も指摘されており，積極的に使用を推奨する状況にはない．

びまん性メサンギウム増殖型IgA腎症例（2）

症例4：11歳，男児．
現病歴：小学6年生の5月の学校検尿で初めて尿潜血（3+），尿タンパク（3+）を指摘された．
検査所見：7月に腎生検を施行．生検時，腎機能正常，血清Alb 3.0 g/dLと低下，早朝尿タンパク/Cr比 3.6 g/gCr．採取糸球体22個中21個に著明なメサンギウム増殖，残りの1個に線維細胞性半月体を認めた．
診断：蛍光抗体所見と合わせDMP型IgA腎症と診断した．
治療・経過：ミゾリビンによる多剤併用療法を施行し，2年後，早朝尿タンパク/Cr比 0.5 g/gCr前後，尿潜血（3+），再生検にて，採取糸球体19個中，有意なメサンギウム増殖10個，癒着6個，硬化1個，線維性半月体1個であり，再度DMP型IgA腎症と診断した．ステロイドを多剤併用の初期量に増量し，ミゾリビンを継続した．ワルファリンとジピリダモールは中止し，リシノプリルを追加した．その後約半年で尿タンパクは陰性化し，ステロイドを漸減中止，さらに半年後には血尿も消失し，ミゾリビンも中止した．診断から4年後の3回目の腎生検にて，採取糸球体28個中，有意なメサンギウム増殖10個，癒着8個，硬化5個，線維性半月体1個であり，3度目も，DMP型IgA腎症と診断した．その後，リシノプリルを継続して経過観察中である．最終生検から5年経過するが，腎機能は正常で尿所見も正常を維持している．

解説 診断時100%の糸球体に病変を認めた重症例である．2回目の多剤併用療法の途中で尿所見が正常化した．重症例でも診断時半月体や硬化が少ない症例は多剤併用に反応しやすい．本例のように時間がかかる症例もあるが，尿所見が正常化することが多い．ただし，本例では最終生検の結果から長期の腎予後は楽観視できない．今後も注意深い経過観察が必要である．

ガイドラインに記載された治療法は臨床試験に基づき2年間の治療を基本とするが，症例によっては本例のように多剤併用療法の反復によって尿所見の正常化が得られる場合もある．その際，ステロイドの副作用には十分配慮する必要がある．昨今，本邦では成人を中心にIgA腎症の治療として扁桃摘出＋ステロイドパルス療法が広く施行されており，現時点において小児IgA腎症の治療として扁桃摘出を積極的に推奨する十分な根拠が存在するとはいえないが，多剤併用療法の反復の代わりに，扁桃摘出＋ステロイドパルス療法を考慮してもよいかもしれない．

ネフローゼ症候群を呈する例

症例5：11歳，女児．
主訴：血尿，タンパク尿．
現病歴：某年5月，学校検尿で初めて血尿とタンパク尿を指摘された．6月，前医受診．腎炎が疑われ，3日後，精査目的に当科紹介受診となった．
身体所見：身長146.3 cm，体重37.7 kg（4月は

35.6 kg だった），血圧 112/64 mmHg，上眼瞼浮腫（+），下腿浮腫（+）．

検査所見：TP 4.5 g/dL，Alb 1.9 g/dL，BUN 14 mg/dL，Cr 0.45 mg/dL，T-Chol 347 mg/dL，Na 139 mEq/L，K 4.0 mEq/L，Cl 106 mEq/L，IgG 555 mg/dL，IgA 171 mg/dL，IgM 83 mg/dL，C3 129 mg/dL，C4 28 mg/dL，CH_{50} >59 IU/mL，尿タンパク（3+），尿潜血（4+），尿タンパク/Cr 6.25 g/gCr，尿沈渣赤血球 50～99/HPF．

当科受診時にはすでに腎生検の適応であり，ただちに入院の後，腎生検を施行した．採取糸球体数 11 個，全節性硬化 1 個，糸球体腫大（2+），分葉化（2+），多核球浸潤（2+），全節性メサンギウム細胞増殖 7 個，管内増殖（3+），線維化軽度，癒着 2 個，線維性半月体 1 個，採取糸球体すべてに病変を認め，DMP 性糸球体腎炎と診断した．蛍光抗体法所見は，IgG（2+），IgA（3+），IgM（1+），C1q（−），C3（2+），C4（−），フィブリノーゲン（1+）であり，IgA 腎症と診断した．

治療・経過：4 剤の多剤併用療法とリシノプリル併用によりネフローゼ症候群の状態を離脱し，2 年間の多剤併用療法後，尿所見はほぼ正常化した．

解説 明らかな血尿を認めネフローゼ症候群を呈しており，治療開始前に腎生検が必要である．本症例は組織学的にも臨床的にも重症であり，積極的な治療が必要である．しかしながら，これまでのところ多剤併用療法よりステロイドパルス療法などが優れているといった根拠はなく，まずは多剤併用療法を施行した．臨床試験でその効果が確認されているわけではないが，多剤併用療法と ACEI の併用は理にかなっていると考えられる．

発症時にネフローゼ症候群を呈する症例は，それ以外と比較して予後不良であるが，多くの症例で急性期病変が重症であるためにネフローゼ症候群を呈しており，治療反応性である場合が多い．

ピットフォール いかなる治療においてもそうであるが，IgA 腎症の多剤併用療法においては怠薬にはとくに注意が必要である．自覚症状がない，思春期の患者が比較的多い，ステロイドで外見的な変化が生じる，投与期間が長いなどのために，怠薬しやすいと考えられる．主治医は患者との信頼関係の構築に努めると同時に，常に怠薬の有無に留意しなければならない．

留意点 学校検尿は慢性糸球体腎炎の発見に有用な検診制度であり，本邦の慢性腎不全の発生抑制に寄与していると考えられるが，そのしくみ上たまたま発見された緊急性のある異常に対する対応が一定しておらず，しばしば放置されることがある．学校検尿でただちに生命に関わるような異常が発見されることはまれであるが，急いで腎生検を実施することが望ましい症例にしばしば遭遇する．所見の強い場合に，早急に医師への相談と患者対応がなされるための基準としくみづくりが重要である．

（中西浩一）

文献

1) Nakanishi K, Yoshikawa N. Immunoglobulin A nephropathies in children (includes HSP). In：Avner ED, et al, editors. Pediatric Nephrology 7th ed. Heidelberg：Springer；2016. p. 983-1034.
2) 中西浩一．エビデンスに基づく小児 IgA 腎症の治療．日小児腎臓病会誌 2016；29：94-101.
3) Nakanishi K, et al. Efficacy and safety of lisinopril for mild childhood IgA nephropathy：a pilot study. Pediatr Nephrol 2009；24：845-9.
4) Shima Y, et al. Lisinopril versus lisinopril and losartan for mild childhood IgA nephropathy：a randomized controlled trial（JSKDC01 study）. Pediatr Nephrol in press（2018 Oct 3. doi：10.1007/s00467-018-4099-8 [Epub ahead of print]）
5) Yoshikawa N, et al. A controlled trial of combined therapy for newly diagnosed severe childhood IgA nephropathy. The Japanese Pediatric IgA Nephropathy Treatment Study Group. J Am Soc Nephrol 1999；10：101-9.

8章 腎・泌尿器疾患

停留精巣

> **概要**
>
> 停留精巣は小児泌尿器科疾患のなかで最も頻度の高い疾患の一つである．将来の造精機能，つまり妊孕性を左右する疾患であり，陰囊外から陰囊内へ精巣の位置を是正すればよいという観点で診療するような疾患ではない．しかし停留精巣に対して各施設，各医師の診療方針によって診断，紹介，手術が行われており，標準的な診療指針が示されていなかった．そこで2005年に日本小児泌尿器科学会学術委員会からガイドライン（以下『停留精巣診療ガイドライン』（日本））が発行された[1]．
>
> **ガイドラインのポイント**
>
> 『停留精巣診療ガイドライン』（日本）はMedline（PubMed）で"cryptorchidism"をキーワードとして検索された5,000論文から近々10年間の臨床研究1,801論文が抽出され，それらをもとにした疫学・発生率，分類，診断法，不妊，悪性化，標準術式，腹腔鏡検査，腹腔鏡手術，ホルモン検査，ホルモン治療，手術時期，遊走精巣，術後管理についての診療指針が示されている．そのなかでも明確なメッセージが示されているのは，①停留精巣の至適手術時期，②非触知精巣へのアプローチ，③遊走精巣の扱いの3点である．

停留精巣の至適手術時期

症例1：6か月，男児．
主訴：両側陰囊内容の欠如．
現病歴：出生時に陰囊内容が欠損していたため，3か月健診で相談したところ，停留精巣であっても1歳までは下降する可能性があるので1歳半健診までは待つように言われた．しかしインターネットで検索すると，停留精巣は早く手術したほうがよいと書いてあったので両親が心配して，大学病院の小児泌尿器科を受診した．
身体所見：胸部・腹部に異常所見なし．両側精巣は陰囊内にはなく鼠径部に触知した（❶）．
治療・経過：初診時に入院手術エントリーを行い，順番を待って11か月の段階で両側精巣固定術が行われた．

解説 1975年に米国小児科学会（American Academy of Pediatrics：AAP）は停留精巣の推奨手術年齢を4～6歳とした．つまり停留精巣はオムツがとれるころに手術されていたわけである．

2005年の『停留精巣診療ガイドライン』（日本）では，1歳前後から2歳ごろまでに精巣固定術を行うことが推奨された[1]．2014年に米国泌尿器科学会（以下『停留精巣診療ガイドライン』（米国））は生後6～18か月までに手術すべきであると提唱した[2]．2016年に欧州泌尿器科学会・欧州小児泌尿器科学会（以下『停留精巣診療ガイドライン』（欧州））は1歳まで，遅くとも1歳半までに手術すべきであると提唱した[3]．

このように停留精巣に対して早期手術が提唱されるようになった背景には，麻酔技術の向上と周術期管理の進歩のおかげで幼小児期に安全に精巣固定術が行えるようになったことがあげられる．

出生後に自然に陰囊内に下降するタイミングは，かつては1歳すぎまでといわれていたが，近年の疫学調査により生後3か月まで（早期産でも

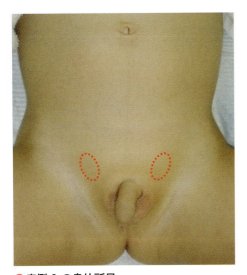

❶ 症例1の身体所見
⬭：鼠径部に触知する両側精巣.

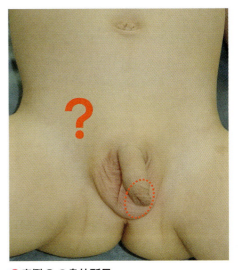

❷ 症例2の身体所見
右精巣は非触知：？マーク，⬭：左陰嚢内の精巣.

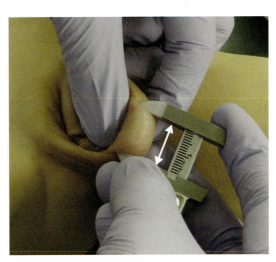

❸ 反対側陰嚢内精巣の計測
左精巣は長径17 mm.

6か月まで)であることが判明したため，1歳前の手術が過剰治療にはならないことが明らかにされ，早期手術を後押していると思われる.

停留精巣に対する精巣固定術は造精機能・妊孕性の改善に有効とされている．停留精巣の存在する鼠径部や腹腔内の温度環境は体温(約37℃)で，本来精巣が存在する陰嚢内の温度(33〜35℃)より高温であるため精巣の組織障害につながると考えられている．Hadziselimovicらは手術時期と手術時精巣組織所見の関係を解析し，生後6か月以前では生殖細胞数が正常だが，6か月以降では減少していたと述べている[4]．これら手術時の組織障害の特徴から，早期手術が望ましいであろうことは推測されるが，6か月未満の時期に精巣固定術を行えば妊孕性に好影響を及ぼすかどうかは，その患児らが結婚して父親にならないとわからない．残念ながら，そのような30年スパンの臨床研究は行われていない．ただし停留精巣モデル動物の精巣を用いた遺伝子発現変化の解析は行われており，早期の精巣固定術によって妊孕性・父性獲得率が上昇することが証明されている[5]．

非触知精巣

症例2：8か月，男児.
主訴：右陰嚢内容の欠如.
現病歴：出生時より右陰嚢内容が欠損しており，右精巣の下降がないため近医小児科から紹介され，大学病院の小児泌尿器科を受診した.
身体所見：胸部・腹部に異常所見なし．右陰嚢は縮んでおり内部に精巣を認めなかった(❷)．右

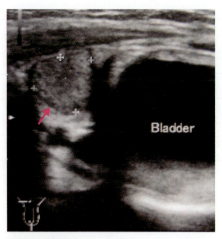

❹ 超音波検査
➡：右腹腔内精巣.

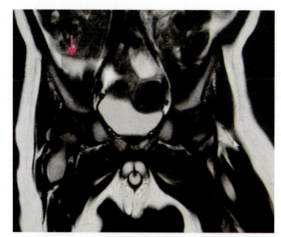

❺ MRI
➡：右腹腔内精巣.

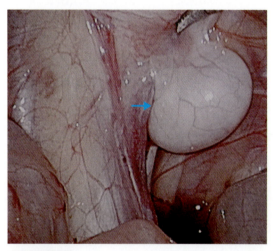

❻ 腹腔鏡所見
➡：右精巣.

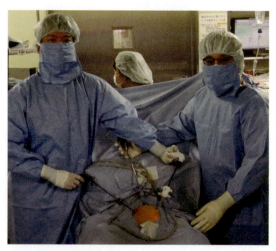

❼ 腹腔鏡下精巣固定術

鼠径部を触診したが，精巣と思われる腫瘤は触知できなかった．左精巣は陰囊内にあり，ノギスを用いて計測した左精巣の長径は17 mmであった（❸）．

検査所見：
① 超音波検査：腹腔内の内鼠径輪よりかなり頭側に右精巣の存在が疑われた（❹）．
② MRI：腹腔内の高位に右精巣と思われる腫瘤が同定された（❺）．

治療・経過：身体所見と画像診断より右腹腔内精巣を疑い，全身麻酔下に臍部から5 mmのトロッカーを挿入して腹腔鏡検査を施行したところ，右内鼠径輪の頭側4 cmほどの腹腔内に右精巣を認めたため（❻），右腹腔内精巣（停留精巣）と診断した．そのまま3 mmと5 mmの2本のトロカーを左右に挿入し（❼），精巣導帯を離断した後，腹腔内精巣を陰囊内に誘導し，腹腔鏡下右精巣固定術を完了した．

解説 停留精巣のうち鼠径部に触知可能な精巣に対して，触診しても精巣を触知しないものを非触知精巣（→ガイドラインの用語解説）と

いい，停留精巣全体の約20%を占めるとされる．非触知精巣のなかには腹腔内精巣，鼠径管内精巣，消失精巣（消退精巣）があり，まれだが精巣無発生もある．

鼠径部を触診して精巣と区別しにくいものに鼠径部のリンパ節がある．精巣はやや大きくて柔らかく可動性があるが，リンパ節は小さくて硬く可動性が少なく，この違いが鑑別に役立つ．

片側の非触知例では，反対側の陰囊内精巣の長径が21 mm以上，体積が16 mm^{3}以上であれば，患側の精巣の欠損（上記の消失精巣か精巣無発生）に対する代償性肥大であることを示唆する（正診率95.5%）[6]．

超音波検査は，精巣が鼠径管内や内鼠径輪付近の腹腔内に存在する場合に有効である[7]が，腹腔内高位の精巣は腸管ガスが妨げになるために描出は困難である．MRIは患児に鎮静が必要なことが難点であるが，腹腔内に精巣が存在すればほぼ確実に描出できる[8]．CTは身体への被曝というだけでなく，性腺への被曝の点から施行すべきではない．画像診断は，肥満のために非触知精巣である場合や，全身疾患などのために手術療法が適応にならなかった患児を経過観察するような特殊なケースにも有効である．

非触知精巣の最終診断は術中診断になる．腹腔鏡視の診断か鼠径部切開による直視による診断のいずれかである．『停留精巣診療ガイドライン』（日本）では，非触知精巣に対する診断アプローチとしていずれも妥当であるとしている[1]．診断までのいずれかの段階で腹腔内精巣であることが判明した場合，腹腔鏡手術か開放手術（主にJones法）のいずれかが選択される．

遊走精巣

症例3：当院紹介時8歳，男児．
主訴：左精巣の上昇．
現病歴：出生時には両側の精巣は陰囊内にあったが，その後，陰囊がだらんとすることがないため，3か月健診で相談したところT市民病院泌尿器科へ紹介され診察を受けた．左精巣は陰囊上縁にあるが用手的に陰囊内に下ろせるため移動性精巣（遊走精巣）と診断され，手術は必要ないと説明を受けた．8歳になり入浴時にも左陰囊内容が欠損していることを父親が心配してT市民病院を再診したところ，左停留精巣になっており，手術が必要といわれ，大学病院の小児泌尿器科へ紹介された．

初診時現症・その後の経過：体格はやや肥満体．左精巣は陰囊内にも鼠径部にも触知できないため，上昇して停留精巣状態（上昇精巣）になったものと診断し精巣固定術を施行した．

解説 精巣を陰囊内に観察することができず，鼠径部に精巣を触知できても陰囊内に下ろせないものは典型的な停留精巣で，手術治療を必要とする．これは診断も手術適応の判断も迷うことはない．一方，鼠径部に精巣があっても用手的に陰囊内まで下降させることのできるものがある．精巣をつかんで陰囊内に下ろしたとき精索に緊張を感じ，手を離すとすぐに鼠径部に戻ってしまう場合は停留精巣の一型（gliding testis）である．用手的に緊張なく精巣を陰囊内に下降させることができ，手を離してもしばらく陰囊内に留まる場合を遊走精巣という（→ガイドラインの用語解説）．

『停留精巣診療ガイドライン』（日本）では，遊走精巣は確実な診断をつけることが重要で，診断がつけば精巣挙筋反射の活性のある幼児期・年少学童期は経過観察を勧めている[1]．この"経過観察"という言葉を"通院不要"とか"放置"と解釈してしまう医師や保護者が少なくない．つまりいったん遊走精巣と診断がつけば"ずっと治療不要"というお墨付きを与えてしまう可能性があるのである．

『停留精巣診療ガイドライン』（日本）では，上昇精巣とは一度は陰囊内に下降していた精巣がその後に再上昇したもので，遊走精巣が鼠径部の高い位置で癒着したものと記載されている[1]．歴史的には，陰囊内精巣が上昇して停留精巣になるこ

とはありえず，停留精巣の見落としであるとされていた．しかしその後の調査により遊走精巣の2％が上昇精巣となることが報告された．

2014年の『停留精巣診療ガイドライン』（米国）でも遊走精巣は手術必要とはしていないが，1年に一度は定期受診することを推奨している[2]．そうすれば上昇精巣になった場合でも早期にスクリーニングでき，本症例のようなことは防ぐことができるわけである．ただ通院打ち切り時期についての記載がなく，その指針が望まれていたところ，2016年に『停留精巣診療ガイドライン』（欧州）が思春期まで通院して上昇精巣にならなければ通院は打ち切りでよいだろうとしている[3]．

診断がつけば手術せずに経過観察することを推奨している『停留精巣診療ガイドライン』（日本）にも「停留精巣との鑑別が困難な症例や精巣挙筋反射が減退する年長・学童期になっても改善のない症例には手術治療についてのインフォームドコンセントを考慮すべき」と記載されている[1]ので，遊走精巣と思われても一度泌尿器科へ紹介することをお勧めしたい．

停留精巣の患児が尿道下裂を合併する場合には性分化疾患の存在を念頭におく必要がある．両側非触知例の外性器が尿道下裂状態である場合，①46, XY 精巣性 DSD（disorders of sex development），②46, XX 精巣性 DSD，③46, XX 卵巣性 DSD，④卵精巣性 DSD（染色体はさまざま）などの性分化疾患の可能性がある．これら性分化疾患の性腺のなかには悪性化のポテンシャルを有するものもあるので，組織診断が必要である．片側非触知例の外性器が尿道下裂状態である場合，混合型性腺発生異常症（mixed gonadal dysgenesis）の可能性がある．陰嚢内の性腺は精巣であるが，非触知な性腺は索状性腺であり組織診断を要する．染色体核型は 45, XO/46, XY であることが多い．

緊急対応を要するのは 46, XX 卵巣性 DSD のなかの先天性副腎皮質過形成である．迅速な診断に引き続いて糖質コルチコイドの投与を開始する必要がある．マススクリーニングの結果を早急に確かめるとともに染色体検査を至急行う．

非触知精巣の場合，最終診断として vanishing testis（消失精巣）となる場合が約半数を占める．先端部分の遺残物は testicular nubbin（小塊）となっていることが多い．胎児期の精巣下降完了後の精巣捻転などの血行障害が原因であるとする説が有力だが，精細管の形成不全が関与しているのではないかという説[9]もある．いずれにせよ残しておいた場合に悪性化の可能性が否定できないので，摘除しておいたほうがよいというのが，どのガイドラインにも共通の指針である．

（林　祐太郎，西尾英紀，水野健太郎）

文献

1) 日本小児泌尿器科学会学術委員会編．停留精巣診療ガイドライン．日小泌会誌 2005；14：117-52.
2) Kolon TF, et al. Evaluation and treatment of cryptorchidism：AUA guideline. J Urol 2014；192：337-45.
3) Radmayr C, et al. Management of undescended testes：European Association of Urology/European Society for Paediatric Urology Guidelines. J Pediatr Urol 2016；12：335-43.
4) Hadziselimovic F, Herzog B. Importance of early postnatal germ cell maturation for fertility of cryptorchid males. Horm Res 2001；55：6-10.
5) Mizuno K, et al. Early orchiopexy improves subsequent testicular development and spermatogenesis in the experimental cryptorchid rat model. J Urol 2008；179：1195-9.
6) Shibata Y, et al. Optimal cutoff value of contralateral testicular size for prediction of absent testis in Japanese boys with nonpalpable testis. Urology 2010；76：78-81.
7) Kanemoto K, et al. Accuracy of ultrasonography and magnetic resonance imaging in the diagnosis of non-palpable testis. Int J Urol 2005；12：668-72.
8) Kato T, et al. Findings of fat-suppressed T2-weighted and diffusion-weighted magnetic resonance imaging in the diagnosis of non-palpable testes. BJU Int 2011；107：290-4.
9) Mizuno K, et al. Feasible etiology of vanishing testis regarding disturbance of testicular development：histopathological and immunohistochemical evaluation of testicular nubbins. Int J Urol 2012；19：450-6.

ガイドラインの用語解説

- 停留精巣：精巣が通常の下降経路の途中で停留して陰嚢内に降りていない状態．
- 遊走精巣（移動性精巣）：精巣の陰嚢内への下降は完了しているが，陰嚢内から出て移動するもの．
- 異所性精巣：精巣が通常の下降経路からはずれた位置にある状態．
- 上昇精巣（挙上精巣）：一度陰嚢内に下降した精巣がその後に再上昇した状態で，遊走精巣と異なり麻酔下でも陰嚢内に引き下ろせない．
- 触知精巣：覚醒時または全身麻酔下に鼠径部に触知可能な精巣．
- 非触知精巣：触診にて精巣を触知しない状態で，全身麻酔下にも触知できないもの．

8章 腎・泌尿器疾患

夜尿症

概要

　夜尿症は，「（夜間）睡眠中に不随意に尿を漏らす」ことが「5歳以降で1か月に1回以上の頻度で3か月以上続くもの」である[1,2]．本邦では5歳の時点で20%程度の児が定義を満たし，その後，1年に10〜15%ずつは自然に解消していくが，高校入学の段階で約3%が治癒していない[2]．日本の小中学生の罹病率は約6.4%と推察され，アレルギー疾患に次いで頻度の多い慢性疾患である[2]．

　夜尿症患者の約75%は，昼間尿失禁などの下部尿路症状（後述）を伴わない単一症候性夜尿症に分類され，残りの約25%は昼間尿失禁などの下部尿路症状を伴う非単一症候性夜尿症に分類される[2]．2016年に日本夜尿症学会から発刊された『夜尿症診療ガイドライン2016』[2]は，国際小児尿禁制学会（International Children's Continence Society：ICCS）から2010年に発行された単一症候性夜尿症の治療指針[1]との整合性をもたせている．

ガイドラインのポイント

　『夜尿症診療ガイドライン2016』[2]では主に単一症候性夜尿症の治療指針を示している．治療の第1選択は，抗利尿ホルモン製剤を用いた薬物治療と夜尿アラーム治療であり，その治療は約8割には効果的だが，残る2割の症例では抗コリン薬や三環系抗うつ薬の併用が行われる．夜尿症の診療においてより難治な非単一症候性夜尿症の治療については，治療上のエビデンスが少ないことや保険収載などの点から簡素な記載にとどめている．

　なお，非単一症候性夜尿症と同症に併存する病態や疾患についての診断・治療について，近年ICCSから指針が発表されている[3-6]．

不適切な服薬によりデスモプレシンが無効であった単一症候性夜尿症例

症例1：8歳，男児（身長127 cm，体重26 kg）．
受診までの経過：生来健康．3歳半でトイレットトレーニングが完了し，昼間の下部尿路症状（lower urinary tract symptoms：LUTS）はないが，小学校入学後も毎日夜尿が持続するため，6歳（小学1年）時にかかりつけ医を受診した．生活指導（夜間の飲水制限，就寝前の完全排尿など）を行ったが，症状の改善はみられなかった．起床時尿の検査にて，試験紙法でタンパク・潜血・糖・亜硝酸塩・白血球は陰性であったが，尿比重1.015と尿浸透圧574 mOsm/Lが低値であったことより，デスモプレシン（→ガイドラインの用語解説）口腔内崩壊錠120μgの経口投与が開始されたが効果なく，240μgへ増量しても効果がみられないということで，紹介受診された．

診療・経過：いったんデスモプレシン治療を中断して，生活指導の復習を行って1週間の夜尿日記を作成してもらったところ，夜間尿量（紙パンツへ漏れた尿量＋起床時尿量）の平均値は330 mLで，期待膀胱容量（325 mL）を超えていた．一方，昼間に排尿を限界までがまんした後の完全排尿量（通称がまん尿；機能的膀胱容量）の平均値は184 mLで，膀胱容量は正常であった．その後，デスモプレシン口腔内崩壊錠120μgを再開したところ，夜間尿量の平均値は178 mLへ減少し，

❶デスモプレシンと夜尿アラーム治療の利点と欠点

	デスモプレシン	夜尿アラーム治療
利点	①治療が手軽である ②効果に即効性がある ③夜間の飲水制限ができていれば安全である（飲水制限ができないときは希釈性低ナトリウム血症を生じるリスクがある）	①中止後の再発率が（デスモプレシンに比べて）低い ②安価である（ただし，医療保険や自治体の負担分を除き純粋に薬価と比較した場合） ③安全である
欠点	中止後の再発率が（アラーム治療に比べて）高い	①効果が出るのに時間がかかる ②手間がかかるのでモチベーションの維持が重要 ③家族の協力が必要

❷夜尿日記

月／日	昼間尿失禁の有無	昼間のがまん尿（機能的膀胱容量）(mL)	夜間紙パンツに漏れた尿の重さ (g) ① g＝mL	起床時尿量 (mL) ②	夜間尿量 (mL) ①+②

2か月後には夜尿は解消した．問診によって，デスモプレシン経口製剤を就寝30分前ではなく，夕食後に内服していたことが判明した．

解説 夜尿症の診療開始時に，問診と診察によって単一症候性夜尿症（monosymptomatic nocturnal enuresis：MNE）か非単一症候性夜尿症（non-monosymptomatic nocturnal enuresis：NMNE）かの鑑別が重要である．

約75％を占めるMNEの原因は，①夜間多尿，②排尿筋過活動，③覚醒閾値の上昇の3点と考えられている[1]．NMNEは昼間尿失禁などのLUTSを伴うものであり，夜尿の治療に先行してLUTSの治療を行う必要がある[2,3]．

LUTSは以下の11症状がある[7]．

①排尿頻度が過多（1日8回以上）または過少（1日3回以下）
②昼間尿失禁（daytime incontinence）
③尿意切迫（urgency）
④遷延性排尿・排尿開始困難（hesitancy）
⑤強い腹圧が必要な排尿（straining）
⑥微弱尿線（weak stream）
⑦断続排尿（intermittency）
⑧尿こらえ姿勢（holding maneuver）
⑨残尿感
⑩排尿後のちびり（post-micturition dribble）
⑪外性器や下部尿路の疼痛

夜尿症治療の第1段階は生活指導であり，これのみで約1割の夜尿で解消がみられる．以下の4点を指導する[2]．

①夕方から夜間にかけての水分と塩分の摂取量を制限する．
②就寝中の中途覚醒を強制せず，早寝早起きをさせる．
③就寝前に完全排尿を励行する．
④睡眠中の寒さや冷えから身体を守る．

生活指導のみで解決しない場合，小学校入学以降を目安に積極的治療を考慮する．デスモプレシンを用いた薬物治療か，夜尿アラーム治療が第1選択であるが，ICCSでは，プライマリーケアの現場では❶のような両治療の説明を行って，患児や家族にいずれかを選択させている[1,8]．

ICCSでは，夜尿日記（❷）に基づいて夜間多尿であり昼間のがまん尿量の過少がない症例ではデスモプレシンを，それ以外の症例（とくに昼間のがまん尿量が過少な症例）では夜尿アラーム治

❸ 夜間多尿の目安

基準	日本の小児科医[10]	ICCS2006[7]	日本の推定膀胱容量をICCS基準に当てはめた場合[11]	Rittigほか, 2010[12]
基準	>0.9 mL/kg/睡眠時間	>推定膀胱容量[30×(年齢+2)] mLの130%	>推定膀胱容量[25×(年齢+2)] mLの130%	>20×(年齢+9) mL
6歳, 体重21 kg, 睡眠時間10時間	>189 mL	>273 mL	>260 mL	>300 mL
10歳, 体重34 kg, 睡眠時間9時間	>275 mL	>429 mL	>390 mL	>380 mL

❹ 昼間の低膀胱容量の目安

	日本の小児科医[10]	ICCS2006[7]	日本の推定膀胱容量をICCS基準に当てはめた場合[11]
基準	<5 mL/kg	<推定膀胱容量[30×(年齢+2)] mLの65%	<推定膀胱容量[25×(年齢+2)] mLの65%
6歳, 体重21 kg	<105 mL	<136 mL	<146 mL
10歳, 体重34 kg	<170 mL	<214 mL	<195 mL

療を推奨している[1,8]．さらに，一方の治療で効果がみられない場合は，他方に変更したり，両者を併用している．

上記の2つの治療法を本邦の小児の保険診療に当てはめた場合，薬剤費は保険診療でカバーされるが，アラーム機器の購入は患者負担になるので，筆者の外来では9割がデスモプレシンから開始しているのが実情である．

本邦の『夜尿症診療ガイドライン2016』[2]で，2つの第1選択治療のアルゴリズムを詳細に提示できなかった背景は，夜尿症の診療の際に重要な「夜間多尿」と「機能的膀胱容量」の基準が，欧米と日本で異なっているからである[9]．夜間多尿をICCSでは推定膀胱容量の130%以上[7]としているが，日本の主に小児科医では，0.9 mL/kg/睡眠時間[10]としている．推定膀胱容量も，ICCSでは「30×(年齢+2) mL」（ただし12歳以降は適切ではないと付記されている）[7]を，日本では「25×(年齢+2) mL」[11]を用いている．さらにICCSの夜間多尿の基準が年長児でかなり高値の設定となることから，デンマークのRittigらは，近年「20×(年齢+9) mL」以上[12]を基準としている（❸）．一方，昼間の低膀胱容量の基準は，ICCSでは推定膀胱容量の65%以下[7]としているが，日本では5 mL/kg以下[10]が汎用されており，差がみられる（❹）．

さらに，日本ではデスモプレシンの保険上の適応症は，「尿浸透圧あるいは尿比重の低下による夜尿症」で，「夜尿翌日の起床時尿の尿浸透圧の平均値が800 mOsm/L以下，あるいは，尿比重の平均値が1.022以下であることを目安」と提示されている（2018年11月6日検索；http://www.info.pmda.go.jp/downfiles/ph/PDF/670666_2419001F1023_1_12.pdf）（欧米では尿浸透圧・尿比重の制約はない）こともガイドライン作成上の支障となった．

本症例は，夜間多尿があり機能的膀胱容量は正常であり，デスモプレシンの再使用によって夜尿症が解消に至った．原因は，服薬のタイミング（就寝前ではなく，夕食後）と服薬方法の誤認（舌下で口腔内崩壊ではなく，飲水にて服用）と考えられた．

デスモプレシンはバソプレシンのアナログ製剤であり，腎臓集合管のV_2受容体にて尿の再吸収

を行い，尿を濃縮し尿量を減らすことによって夜尿の軽快に寄与している．したがって，デスモプレシンで効果がみられない場合は，夜間尿量を日記で確認する必要がある．夜間尿量が減っているのに夜尿が改善しないならば，アラーム治療や他の薬物療法の併用を考慮し，夜間尿量が減っていないならば，①睡眠2時間以内の飲水制限が守れているか，②就寝30分前に服薬しているか，③飲水せずに口腔内で崩壊しているか，④カルシウムや溶質などを過剰に摂取しているための多尿の可能性はないか，などの検討と指導が必要である．

適切なアラーム治療の指導により効果が得られた単一症候性夜尿症例

症例2：10歳，男児（身長139 cm，体重34 kg）．
受診までの経過：生来健康．3歳でトイレットトレーニングが完了し，昼間のLUTSはないが，小学4年生になっても毎日夜尿が持続するため，かかりつけ医を受診した．

生活指導による夜尿の改善はみられず，夜間多尿のためデスモプレシン口腔内崩壊錠の経口投与を開始して夜間尿量は減ったが，夜尿が持続するためにアラーム治療の併用を行った．開始して1か月が経過しても「本人がまったく起きない」ということで紹介受診された．

診療・経過：患児は22時に就寝し，午前2時ごろにアラームが作動していた．アラームによって先に覚醒するのは両親で15分経っても本人が起きないので，両親がアラームを止めていることが判明した．アラームが鳴ったらただちに本人を起こし，本人にアラームを止めさせるように指導を行ったところ，1週ごとにアラームの作動時間がほぼ1時間半ずつ遅くなり，1か月後にアラームが作動せず起床を迎える日が出はじめ，2か月後には夜尿が消失した．その後，デスモプレシンの減量を開始したところ，1週間に2回ほど失敗があったが，自然に改善し，3か月目にデスモプレシンを中止しても夜尿はきたさなかった．この時点から飲水制限を解除し，むしろ夜間の飲水量を増やした．再び1週間に2回ほどの失敗があったが，半月ほどで自然に改善し，アラーム治療を終了した．

解説 成長によって，膀胱に尿が充満すると膀胱壁の伸展刺激が脊髄を経て，橋の排尿中枢（青斑核）を介して大脳に伝達し，高位蓄尿中枢が睡眠中の排尿を抑制するシグナルを発して膀胱の収縮を抑制する．夜尿の患児ではその獲得が遅れているので，アラーム治療（→ガイドラインの用語解説）で膀胱が充満し，ごく少量漏れ始めたことを本人に自覚させることによって排尿反射抑制の神経回路を強化するのである．

したがって，アラーム治療を成功させるためには，「いかに早く作動したこと（尿が漏れたこと）を本人に気づかせる」かということが重要であり，そのためには家族の協力が不可欠である．睡眠を損ねてしまうリスクがあるので，完全覚醒させる必要はないが，アラームは本人に止めさせるようにしたい．アラーム治療の効果が出てくると，本症例のように徐々に就眠中の膀胱への蓄尿量が増えてくるので，次第にアラームの作動時間が遅くなり朝までもつようになる．6～8週間継続してもまったく効果がみられない場合は一時中断が望ましく，また，連続14日間夜尿が解消するまでは継続することが必要である[2,13]．

夜尿症の第1選択の治療であるデスモプレシンとアラーム治療で考慮すべき点は治療後の再発である．デスモプレシンは65％，アラーム治療は46％というシステマティックレビューの報告[14]がある．再発を減らすためには，デスモプレシンの段階的減量が有用であり[15]，筆者はデスモプレシン口腔内崩壊錠を120 μg から，約60 μg（120 μg錠の半錠）に減じ，再発がなければ同量を隔日内服にして休薬している．デスモプレシン治療によって，患児の就眠中の内因性の抗利尿ホルモンの分泌が漸増し，デスモプレシンの減量・中止が可能になることを筆者らは近年明らかにした[16]．アラーム治療については，終了前に夜間飲水制限を中止し，むしろ夜間の飲水を増やして，

その状況でも失敗しないことを確認する（オーバーラーニングをする）ほうが再発率が少ないとされている[17].

治療に難渋した非単一症候性夜尿症例

症例3：11歳，男児（身長145 cm，体重37 kg）．
受診までの経過：生来健康．3歳4か月でトイレットトレーニングが完了したが，毎日昼間の少量の尿失禁と夜尿が持続しており，かかりつけ医を受診した．

生活指導では排尿異常の改善はみられず，夜尿に対するデスモプレシン口腔内崩壊錠の経口投与が開始されたが，効果がみられず紹介受診となった．

診療・経過：NMNEでは併存症として慢性便秘が重要であるが，問診・診察・画像検査より便秘の存在は否定された．前述のLUTSの11項目中で昼間尿失禁のみが合致したことから「排尿筋過活動」に対して，抗コリン薬（イミダフェナシン）の1日2回（朝夕）内服治療を開始したところ，1か月で昼間尿失禁は解消した．夜尿については，夜間多尿がみられたためデスモプレシンを開始し，夜間尿量は減少したが，夜尿が毎晩持続したため，アラーム治療を併用した．開始当初は22時に就寝後，アラームは午前1時と午前4時の2回作動したが，1か月後にはアラームは午前3時の1回作動へと改善は認めたものの，夜尿は解消しなかった．その間，抗コリン薬をプロピベリン，ソリフェナシンなどへ変更したが効果はみられなかったため，三環系抗うつ薬（イミプラミン）の併用を開始した．就寝前に10 mgから始め，20 mgへと増量した段階で，アラームが作動することなく午前5時に覚醒排尿が可能となり，デスモプレシンの減量・休薬が達成できた．その後，中途覚醒することなく朝までもつようになり，イミプラミンを減量中止し，アラーム治療もオーバーラーニングを経て終了できた．治療開始から1年後に抗コリン薬も休薬したが，昼夜の失禁の再燃はきたさなかった．

解説 NMNEではしばしば慢性便秘症が併存していることより，そのスクリーニングが重要であり，もし便秘があるならばその治療を優先して行う[2,3,5,6]．

夜尿症の薬物治療の第2選択は抗コリン薬である[1]が，本邦では夜尿症に対する保険適用はない．本剤は膀胱のムスカリン受容体へのアセチルコリンの結合を阻害することによって副交感神経を抑制し，排尿筋収縮を減弱させる．その結果，最大膀胱容量の増大と膀胱の無抑制収縮を減弱させる．したがって夜尿の一因となっている排尿筋過活動の治療での使用となる．抗コリン薬の単独治療が夜尿に有効であるエビデンスはないが，昼間尿失禁を伴うNMNEでは昼夜の失禁への有用性が認められている[1]．本症例でも，昼間尿失禁には著効を認めた．抗コリン薬の副作用として便秘が重要であり，便秘により尿失禁が増悪する可能性があることには留意すべきである．過活動膀胱には，近年成人では$β_3$アゴニストであるミラベグロンが汎用され，海外では小児への有用性も報告[18]されているが，日本ではいまだオフラベルで使用されている．

三環系抗うつ薬は1960年代から夜尿症治療に使用されているが，現在第3選択の位置づけ[1]にある．過量投与時に致死的不整脈を起こす副作用が問題となっている[1,2]．日本ではイミプラミン，クロミプラミン，アミトリプチリンの3剤が夜尿症に保険適用があるが，世界的にはイミプラミンのエビデンスが高い[13]．欧米のレビューでは，5〜7歳の児では25 mg，それ以上の年長児では50 mgの投与量が提示されているが，日本では10 mgより開始して，体重25 kg未満では20 mg，それ以上では25〜30 mgという使用量が一般的である[2]．本剤の夜尿に対する有効性の機序として，①抗コリン作用，②覚醒と睡眠の調節（REM睡眠時間の短縮），③抗利尿ホルモン分泌の促進が推察[2]されている．本症例ではイミプラミンの併用が有用であったと考えられた．

〔大友義之〕

文献

1) Neveus T, et al. Evaluation of and treatment for monosymptomatic enuresis : a standardization document from the International Children's Continence Society. J Urol 2010 ; 183 : 441-7.
2) 日本夜尿症学会編．夜尿症診療ガイドライン 2016. 東京：診断と治療社；2016.
3) Franco I, et al. Evaluation and treatment of nonmonosymptomatic nocturnal enuresis : a standardization document from the International Children's Continence Society. J Pediatr Urol 2013 ; 9 : 234-43.
4) Austin PF, et al. The standardization of terminology of lower urinary tract infection in children and adolescents : update report from the standardization document from the International Children's Continence Society. Neurourol Urodyn 2016 ; 35 : 471-81.
5) Chang SJ, et al. Treatment of daytime urinary incontinence : a standardization document from the International Children's Continence Society. Neurourol Urodyn 2017 ; 36 : 43-50.
6) Koppen IJ, et al. Management of functional nonretentive fecal incontinence in children : recommendations from the International Children's Continence Society. J Pediatr Urol 2016 ; 12 : 56-64.
7) Neveus T, et al. The standardization of terminology of lower urinary tract function in children and adolescents : report from the Standardisation Committee of the International Children's Continence Society. J Urol 2006 ; 176 : 314-24.
8) Vande Walle J, et al. Practical consensus guidelines for the management of enuresis. Eur J Pediatr 2012 ; 171 : 971-83.
9) 大友義之．夜尿症診療ガイドライン 2016 のサマリーと今後の課題．夜尿症研究 2017 ; 22 : 5-9.
10) 金子一成．夜尿症．日本小児腎臓病学会編．小児腎臓病学．東京：診断と治療社；2012. p.375-80.
11) Hamano S, et al. Evaluation of functional bladder capacity in Japanese children. Int J Urol 1999 ; 6 : 226-8.
12) Rittig S, et al. Age related nocturnal urine volume and maximum voided volume in healthy children : reappraisal of International Children's Continence Society definitions. J Urol 2010 ; 183 : 1561-7.
13) National Institute for Health and CareExcellence. Nocturnal enuresis : the management of bedwetting in children and young people. https://www.nice.org.uk/guidance/cg111/evidence/cg111-nocturnal-enuresis-the-management-of-bedwetting-in-children-and-young-people-full-guideline3（2018 年 11 月 6 日検索）．
14) Glazener CM, et al. Desmopressin for nocturnal enuresis in children. Cochrane Database Syst Rev 2002 : CD002112.
15) Ohtomo Y, et al. Gradual tapering of desmopressin leads to better outcome in nocturnal enuresis. Pediatr Int 2015 ; 57 : 656-8.
16) Hara T, et al. Evaluation of urinary aquaporin 2 and plasma copeptin as biomarkers of effectiveness of desmopressin acetate for the treatment of monosymptomatic nocturnal enuresis. J Urol 2017 ; 198 : 921-7.
17) Glazener CM, et al. Alarm intervention for nocturnal enuresis in children. Cochrane Database Syst Rev 2005 : CD002911.
18) Morin F, et al. Dual therapy for refractory overactive bladder in children : a prospective open-label study. J Urol 2017 ; 197 : 1158-63.

ガイドラインの用語解説

- デスモプレシン：抗利尿ホルモンであるバソプレシンは脳下垂体後葉から分泌される 9 個のアミノ酸残基からなるペプチドホルモンであり，腎の遠位尿細管/集合管の V_2 受容体に作用し水チャネルを介して，尿を濃縮し尿量を減らす作用がある．デスモプレシン（1-deamino-8-arginine-vasopressin：DDAVP）は，バソプレシンの 1 位のアミノ酸を脱アミノ化し，さらに 8 位の L- アルギニンを D- アルギニンに置換した合成ペプチドで，この化学修飾によってデスモプレシンは V_1 受容体に比べて V_2 受容体に対して高い選択性を有し，昇圧作用はほとんど生じず，用量に依存して抗利尿作用が長時間持続する特徴を有している．

  デスモプレシンは欧州で 1982 年から，日本では 2003 年から夜尿症の治療に使用されるようになり，全世界で第 1 選択の薬物治療薬に位置づけられている．唯一問題となる副作用は，水中毒（希釈性低ナトリウム血症）であり，水分を多量に摂取した場合には薬を投与しないように指導が必要である．小児の夜尿症治療におけるデスモプレシンによる水中毒はきわめてまれで数例の報告にとどまるが，米国 FDA は 10 万人中 6 人としている．

- 夜尿アラーム治療：パンツに尿を感知するセンサーを装着し，夜尿でセンサーが濡れた際に音やバイブレーションで知らせる装置を用いた治療も，デスモプレシンに並ぶ第 1 選択の治療である．日本では，専用紙パンツにセンサーを付け，アラーム本体はコードレスの機器を備えたピスコール®（株式会社アワジテック）とパンツに付けるセンサーがコードで一体化した機器ウェットストップ 3®（株式会社 MDK）の 2 機種が主に使用されている．

  就眠中の尿を漏らした際にアラームが作動することにより，患児に排尿を気づかせ，覚醒してトイレに行くか，がまんできるようにすることで夜尿が改善する治療である．治療により夜間の膀胱への蓄尿量が増多することにより治療効果が生まれるとされている．治療の目安は 3 か月であり，まったく効果がみられなければ他の治療の併用か切り替えを検討する．夜尿日数が減ってくるようであれば，連続 14 日間成功するまでは治療を継続することが望ましい．

8章 腎・泌尿器疾患

膀胱尿管逆流

概要

小児科診療で遭遇する有熱性感染症のなかで，尿路感染は約7％程度といわれる[1]．先天性腎尿路異常（congenital anomalies of kidney and urinary tract：CAKUT）の多くは有熱性尿路感染の原因となることが知られているが，そのなかで最も発生頻度が高いのは膀胱尿管逆流（vesicoureteral reflux：VUR）であり，頻度は小児の約1％，あるいはそれよりもっと高いとも推定されている[2]．VURの診断契機からみた場合，85％以上は有熱性尿路感染で発見される[2-4]．そのため，小児の有熱性尿路感染をみた場合にはVURを念頭において診断を進めていく必要がある．米国泌尿器科学会（American Urological Association：AUA）においては1997年と2010年にガイドラインが発表され（AUA GL）[3]，欧州泌尿器科学会（European Association of Urology：EAU）においても2012年にガイドラインが発表された（EAU GL）[4]．本邦においても日本小児泌尿器科学会（Japanese Society of Pediatric Urology：JSPU）が主導して小児泌尿器科，小児科，小児外科の複数科の専門医・認定医の協力のもと2016年に『小児膀胱尿管逆流（VUR）診療手引き2016』（診療手引き）が編纂された[2]．

小児VURの論文に関してはエビデンスレベルの高いRCTが数少ないことを考慮し，Mindsガイドライン作成基準には沿わずに作成されたため，「診療手引き」の名称とされた．また，英文に限定せず国内の論文も引用する方針とされた．

手引きのポイント

疫学，症候，診断，検査，治療（内科的，外科的），長期予後，逆流性腎症（reflux nephropathy：RN），さらには近年VURや尿路感染の病態に大きく影響を及ぼすことが明らかとなった膀胱直腸障害（BBD）（→手引きの用語解説）についても言及し，その定義が明確にされた．検査・治療のアルゴリズムは冒頭に掲載されている．また，わが国の保険診療と照合した表（診断，予防的抗菌薬投与，外科治療）が添付され，検査，治療の有用度が理解しやすい次のような記号標記の形式で表示されている．

- ★★★：標準的
- ★★：標準に準拠　☆☆：（未承認・保険適用なし）
- ★：オプション　☆：（未承認・保険適用なし）
- ▲：推奨されない　△：（未承認・保険適用なし）

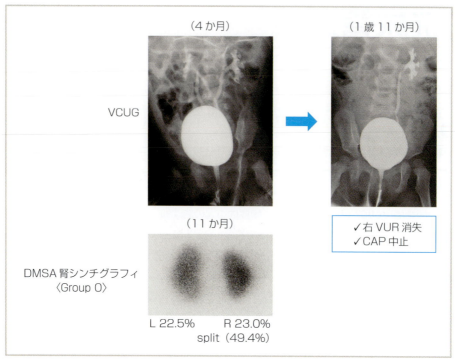

❶ 保存的治療にて軽快した VUR 症例（症例 1）
両側 VUR Grade Ⅱ．

保存的治療にて軽快した VUR 症例 ❶

＊VURとは自然軽快する性質をもつ現象である．
症例 1：2 か月，女児．
主訴：有熱性尿路感染（febrile urinary tact infection：fUTI）．
現病歴：2 か月時に発熱あり，諸検査にて fUTI と判明，起炎菌は大腸菌であった．CTX（セフォタキシム）による加療にて軽快した．抗菌薬予防投与（continuous antibiotic prophylaxis：CAP）として CCL（セファクロル）が処方され，当科紹介となった．
検査所見：基礎疾患の検索のための腹部超音波検査（ultrasonography：US）（fUTI 後では★★★）では異常所見は認められなかったが，排尿時膀胱尿道撮影（voiding cystourethrography：VCUG）を施行し（初発感染では★★），両側 VUR Grade Ⅱ と診断された．CAP（★★）は CCL から ST 合剤に変更し，fUTI はコントロールされた．11 か月時に腎障害の評価のため DMSA 腎シンチグラフィを施行したが（初発感染では★），摂取率低下や腎瘢痕は認められなかった（『診療手引き』では腎シンチグラフィによる腎障害分類 Group 0：腎障害を認めない）．
治療・経過：低グレードであり，腎障害も認められないことから，両親と協議のうえ，自然軽快に期待して CAP を行いながら保存的に経過をみていく方針となった．1 歳 11 か月時に再検した VCUG にて右 VUR は消失し，この時点で CAP は中止とした．2 歳 10 か月ころには排泄が自立し，排尿・排便には問題ないことが確認された．

解説 Grade Ⅱ の VUR 自然消失は 5 年間で 80％以上と見込まれる[3]．DMSA 腎シンチグラフィにて腎瘢痕がみられない場合には，BT（breakthrough）-UTI の発症も少ないことが報告されている．また，尿路感染さえ防止できれば，VUR そのものが腎障害を発生させることはないと明記されている[4]．CAP に用いられる抗菌薬は ST 合剤，CCL などがあるが，RIVUR（randomized

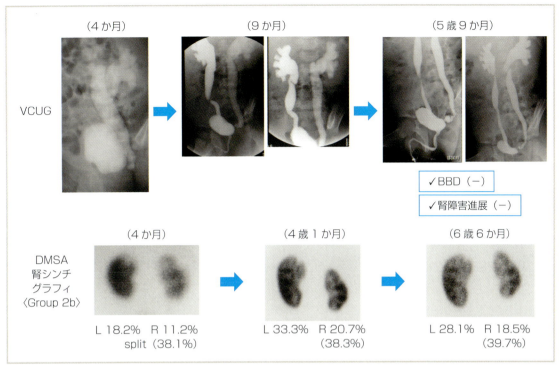

❷ 保存的経過観察中の高度 VUR 症例（症例 2）
両側 VUR Grade V.

intervention for children with vesicoureteral reflux）trial の結果，ST 合剤が fUTI 発症を約 50％低下させることが報告された[5]．なお，CAP の中止時期については，VUR の軽快した時点，トイレットトレーニング完了時，CAP 開始から 1〜2 年経過した時点などの選択肢が示されている．患児は経過中に fUTI を発症することなく，自然軽快が認められた．現時点では積極的に手術を行う医学的理由はない insignificant VUR と判断される[4]．BBD，再発性 fUTI，腎実質病変のいずれも認められない場合には，無治療経過観察の選択肢もある．

保存的経過観察中の高度 VUR 症例（❷）

＊高度 VUR が尿路感染や進行性の腎障害を起こすとは限らない．

症例 2：3 か月，男児．
主訴：fUTI．

現病歴：生後 3 か月時，高熱が出現し fUTI として近医で抗菌薬による治療が行われた．4 か月時，fUTI が再燃し，偽性低アルドステロン症を併発し，電解質異常をきたした（白血球 16,200/μL，CRP 0.2 mg/dL，Na 118 mg/dL，K 6.8 mg/dL）．起炎菌は *Citrobacter freundii* 10^6/mL であった．CTRX（セフトリアキソン）投与と電解質補正により軽快した．

身体所見：発熱，嘔吐，下痢の症状が認められた．
検査所見：fUTI 加療後の VCUG（反復 fUTI は★★★）にて両側 VUR Grade V が認められた（❷ には右 VUR は写っていない）．当科初診時（7 か月）の US（★★★）にて両側腎盂-尿管の拡張が認められた．DMSA 腎シンチグラフィ（反復 fUTI は★★★）では両側に腎瘢痕が認められ，右腎の分腎摂取率は 38％と低下していた（『診療手引き』では，腎シンチグラフィによる腎障害分類 Group 2b：一側に高度/対側に軽度腎障害）．
治療・経過：両親が保存的治療を希望したため，

CAP（ST合剤）（★★）を施行しながら定期外来観察とした．9か月および5歳9か月時のVCUGでは両側Grade Ⅳが残存したため逆流防止術を提案したが，同時期に血小板減少，脾臓腫大，食道静脈瘤破裂が認められ，肝外門脈閉塞症との診断により，開腹手術を行うことが困難な状況となった．

BBD（−）（尿失禁，夜尿，便秘いずれも認めず，排尿回数は6〜7回/日）であることを確認してCAPも中止したが，fUTIを発症することはなく，DMSA腎シンチグラフィにて腎障害の進展は認められていない．fUTIのコントロールが良好で，排泄が安定していれば，高度VURがあっても腎機能は安定することを示す症例である．

解説 自然消失率は，乳児Grade ⅣかVであれば1〜4年間で28％が見込まれるが，年長になれば自然消失率は低下していく[3]．高度のVURが継続し，自然軽快が期待できない場合には手術を考慮してもよいが[2-4]，合併症によって手術が選択できない場合もありうる．しかしfUTI，BBDを伴わない状況下においては，腎障害が進展する可能性は低い[2-4]．食道静脈瘤の治療が奏功すれば開腹手術（★★★）も考慮するが，低侵襲の内視鏡的注入治療を行う選択肢もある（★★）．ただし，VUR治癒率は開腹手術と比較して低い（Grade Ⅳでは63％）ことを家族に十分説明したうえで治療方針を検討する必要がある．

尿路感染をコントロールできず手術に至ったVUR症例 ❸

＊BT-UTI症例に対しては手術が推奨される．
症例3：4歳3か月，女児．
主訴：fUTI．
現病歴：2か月健診時のUSにて左尿管拡張を指摘されていたが，その時点で精査は行われなかった．4歳3か月時にfUTIを発症した．CFPN（セフカペン），AMPC（アモキシシリン），FOM（ホスホマイシン）内服では奏効せず，TFLX（トスフロキサシン）により軽快した．初回感染で緑膿菌が検出された．それから1か月後に再発し，尿培養ではESBL（extended-spectrum βラクタマーゼ）産生大腸菌が検出されたため，MEPN（メロペネム）が経静脈投与され，CAPとしてST合剤内服とされた．しかし，1週間後に再び発熱したためMEPMが再投与され，鎮静化したがfUTIのコントロールは困難を極めた．原因検索の目的でVCUGが施行され（fUTI反復例は★★★），両側VUR Grade Ⅳが発見された．

検査所見：尿培養にて緑膿菌および薬剤耐性の大腸菌（ESBL産生）が検出された．血液生化学検査にて血清Cre 0.26 mg/dL，シスタチンC（CysC）0.73 mg/L，小児CKD研究グループ推算式（5次式）[6]によるeGFR（Cre）133 mL/分/1.73 m^2，eGFR（CysC）135 mL/分/1.73 m^{2}と総腎機能は良好に保たれていた．

治療・経過：当院紹介受診時（4歳6か月）のBBDに関する問診聴取にて，夜尿は3歳で消失，尿失禁もないが，排尿回数は4回/日と少なく，便秘も認められた．US（★★★）所見上は左右の腎に瘢痕はみられず，腎長径も正常範囲であった．膀胱壁は正常であったが，直腸横径は37 mmであり慢性便秘が疑われた．水分摂取励行，定時排尿，緩下剤を勧めてBBD（『診療手引き』の定義上は5歳以上を対象），fUTIをコントロールしつつ，すみやかに両側逆流防止術を行う方針とし，4歳7か月時に開腹による両側逆流防止術（Cohen法）を施行した（★★★）．DMSA腎シンチグラフィにて正確に腎瘢痕を評価するためには，fUTI治癒後3〜6か月の間隔をおくことが望ましい．本症例では手術を優先させるためDMSA腎シンチグラフィは施行しなかった．USでは腎サイズは正常範囲であり，腎機能（eGFR）も正常範囲であった[6]．手術によりVURは消失し，UTIも良好にコントロールされ，抗菌薬内服は不要となった．術後に腎瘢痕の評価目的でDMSA腎シンチグラフィ（★★★）を行った．

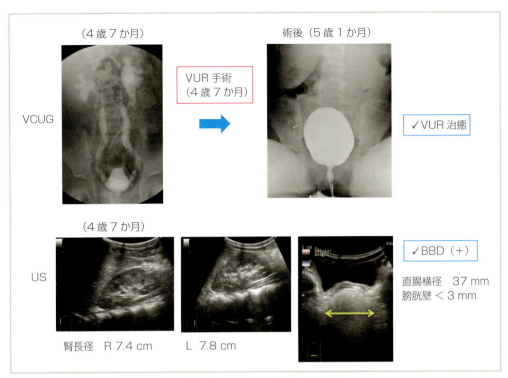

❸ 尿路感染をコントロールできず手術に至ったVUR症例（症例3）
両側VUR Grade Ⅳ．

解説 本症例は，2か月時に尿路拡張を指摘されていた．VUR発見の契機としてはfUTIが最多であるが，本邦での調査によれば8％がUSを契機に発見されている．SFU（the Society for Fetal Urology）による水腎Grade 1か2では，VCUGによる検索を推奨していないが，『診療手引き』には低グレードの水腎であってもVURの存在を否定することができないことも記載されている（▲）．しかし，US所見で腎皮質の菲薄化，腎サイズの異常・左右差，膀胱の異常所見，蓄尿時と排尿後の尿管径の変化，Doppler USによる膀胱内尿管口からの尿噴出角度などに着目してVCUGを行えば，fUTI発症前にVURを発見することも可能である．fUTIの繰り返しは腎瘢痕形成のリスクファクターであることが示されており，CAPを含めた保存的治療を行っているにもかかわらず，BT-UTIを発症する症例に対しては，積極的な手術の適応がある[2-4]．手術の選択肢には開腹手術（★★★），内視鏡注入療法（★★），腹腔鏡手術（★または★★，一部☆☆），ロボット手術（一部☆☆）があるが，当院の設備で施行可能な方法は前二者であり，内視鏡注入療法は治療成績に劣り，VUR Grade Ⅳに対しては1回注入での治癒率は63％程度である．VURを高い確率（95～99％）で早期に確実に消失させることを目的に開腹手術を推奨し，両親との相談のうえ決定した．治療方法の選択については家族の意向を十分尊重することも標準とされている[3]．また，初診時からBBDの有無を聴取し治療を継続的に行うことが重要とされている[2-4]．

後部尿道弁が見逃されていたVUR症例（❹）

＊下部尿路の評価は重要であり，VCUGは適正に行う．

症例4：2か月，男児．
主訴：fUTI．

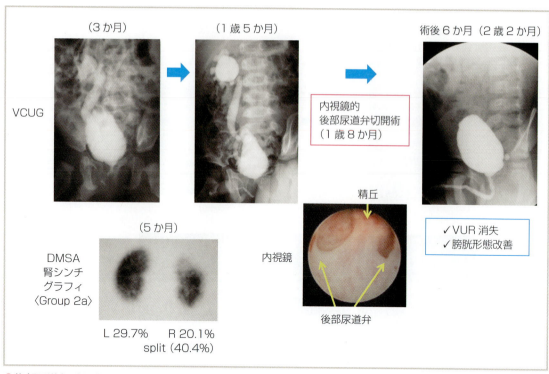

❹ **後部尿道弁が見逃されていた VUR 症例（症例 4）**
後部尿道弁＋右 VUR Grade Ⅳ．

現病歴：生後 2 か月時に fUTI を発症し，10 日間の抗菌薬内服で軽快した．

検査所見：原因検索の目的で 3 か月時に VCUG が施行され（初発 fUTI は★★），右 VUR Grade Ⅳが発見された．5 か月時に DMSA 腎シンチグラフィが施行され（初発 fUTI は★），摂取率は左 29.7%，右 20.1%（分腎摂取率 40.4%）と，右分腎機能が低下しており，腎瘢痕（＞3 個）も認められた（『診療手引き』では腎シンチグラフィによる腎障害分類 Group 2a：一側に高度腎障害／対側正常）．

治療・経過：3 か月以降 CCL による CAP（★★）が開始され，fUTI はコントロールされていた．1 歳 5 か月時に VCUG 再検がなされたが，VUR の改善は認められず，膀胱壁の凹凸不整像も認められたため，下部尿路通過障害が疑われるとの理由で，精査加療目的で 1 歳 6 か月時に当院を紹介され受診した．1 歳 8 か月時に全身麻酔下に尿道膀胱内視鏡検査を施行した．後部尿道弁が確認されたため内視鏡的切開術を行った．2 歳 2 か月時，術後わずか 6 か月目の VCUG にて VUR の消失と膀胱形態の改善が認められた．

解説 下部尿路疾患に関しては，米国・欧州のガイドラインにおいても重要性が認識され，患児診療の初期段階で問診や検査によって評価しておくことが必要とされている．そして，神経因性膀胱や器質的な下部尿路通過障害が原因となる続発性 VUR に対しては，原疾患の治療が最優先される[2-4]．下部尿路疾患の評価については VCUG を適正に行うことが必須であり，男児は必ず排尿時に斜位で尿道全体を撮影することを標準的に実施すべきである．尿道を撮影しない膀胱造影では重要な病態を見逃すリスクが高い．本症例においては 2 回にわたり VCUG が施行されていたにもかかわらず，尿道の撮影が不十分で後部尿道弁が診断されていなかったことに問題がある．『診療手引き』には施行方法が記載されており，

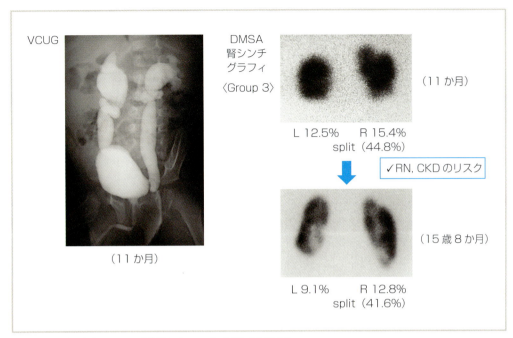

❺長期経過観察中に RN が進行した VUR 症例（症例 5）
両側 VUR Grade Ⅳ．

VCUG の具体的方法を動画で解説した DVD も引用されている．

　また，排尿状態については，5 歳 3 か月の時点で，日中の尿失禁はみられず，排尿回数は 6 回前後/日であったが，夜尿は毎晩認められる．後部尿道弁の症例では，腎機能の長期経過観察が重要であるが，下部尿路機能異常が遷延化することもあるため，併せて経過観察する必要がある[6]．

長期経過観察中に RN が進行した VUR 症例（❺）

＊RN, CKD に対する長期経過観察が重要である．
症例 5：9 か月，男児．
主訴：fUTI（9 か月時）．
家族歴：姉が右 VUR Grade Ⅳ にて手術を施行されている．
現病歴：初発の fUTI であったが，家族内発生の VUR の頻度は高く，発熱の原因として VUR に起因する fUTI が強く疑われたため，11 か月時に VCUG を施行し（初発 fUTI は★★），両側 VUR Grade Ⅳ と診断された．同時に施行した DMSA 腎シンチグラフィ（初発 fUTI は★）では両側腎に高度の瘢痕が認められた（『診療手引き』では DMSA 腎シンチグラフィ分類 Group 3：両側に高度腎障害）．家族の希望により 1 歳 1 か月時に両側逆流防止術（Politano-Leadbetter 法）を施行した．VUR は治癒したが，腎シンチグラフィ上の摂取率の低値（正常参考値：1 腎につき 20 〜 25%[2]）と高度腎瘢痕形成の所見により将来の腎障害進行リスクが高いと判断し，長期経過観察を行う方針とした．

検査所見：eGFR の低下と高尿酸血症，アルブミン尿の増加が認められた．［生化学検査］（7 歳時）血清 Cre 0.6 mg/dL，UA 5.9 mg/dL，小児 CKD 研究グループ推算式（5 次式）[6]による eGFR（Cre）64 mL/分/1.73 m^2，尿 β_{2m} 0.62 mg/gCre，尿 Alb 15.8 mg/gCre，CKD ステージ 2．（13 歳時）血清 Cre 0.75 mg/dL，血清 β_{2m} 2.0 mg/L，UA 6.6 mg/dL，eGFR（Cre）72 mL/分/1.73 m^2，尿 β_{2m} 0.49 mg/gCre，尿 Alb 128 mg/gCre，血圧 90/60 mmHg．（15 歳時）血清 Cre 0.91 mg/dL，血清

β_{2m} 2.1 mg/L，シスタチン C 1.25 mg/L，UA 8.0 mg/dL，eGFR（Cre）75 mL/分/1.73 m^2，eGFR（CysC）75 mL/分/1.73 m^2，尿 β_{2m} 0.34 mg/gCre，尿 Alb 369 mg/gCre，血圧 103/60 mmHg．（24 歳時）血清 Cre 1.25 mg/dL，血清 β_{2m} 2.3 mg/L，シスタチン C 1.15 mg/L，UA 7.1 mg/dL，日本腎臓学会推算式による eGFR（Cre）61 mL/分/1.73 m^2，eGFR（CysC）74 mL/分/1.73 m^2，尿 β_{2m} 0.28 mg/gCre，尿 Alb 100 mg/gCre，血圧 125/47 mmHg，CKD ステージ G2A2（日本腎臓学会）．

治療・経過：本症例に対しては 15 歳以降，アロプリノール，アンジオテンシン変換酵素阻害薬（ACEI）による薬物治療[6]を開始して，継続的に経過観察を行っている．

解説 米国・欧州のガイドラインにも，家族内に VUR 罹患率が高い（兄弟姉妹には 27.4％，親子間には 35.7％[3]）ことが記載されているが，無症候性の家族にスクリーニングを行うかどうかについては議論がある．初回であっても fUTI を発症した場合には VCUG を行ったほうがよい．

JSPU GL には VUR の治療のみが目的ではなく，RN，慢性腎臓病（chronic kidney disease：CKD）に対して長期の経過観察を行うべきであることが詳細に記載されている．『AUA GL』には US あるいは DMSA 腎シンチグラフィにていずれかの腎に異常がみられる場合には思春期すぎまでの経過観察を推奨するとともに，タンパク尿，高血圧，腎機能低下，UTI に関して長期に観察する必要性と子孫に発生しうる家族性 VUR について家族と本人に伝えることを推奨している[3]．DMSA 腎シンチグラフィ分類により，思春期以降の腎機能障害，高血圧，タンパク尿のアウトカムを予測できるという報告もあり，DMSA 腎シンチグラフィ分類で，一側腎あるいは両側腎に高度の瘢痕形成あるいは腎低・異形成を伴う Group 2a，2b，3 に含まれる症例でリスクが高いとされている[7]．また，ACEI，アンジオテンシンⅡ受容体拮抗薬（ARB）などの薬物治療が逆流性腎症を含めた CAKUT の腎障害進行を抑制しうる効果があるのか否かに関しては，いまだエビデンスは少ない[6]．

ピットフォール VUR 治療の目的は，VUR そのものを消失させることではなく，生まれもった腎機能を温存し，健康被害を最小限にすることであり，VUR に関連する膀胱直腸障害，fUTI，腎瘢痕形成，進行性の腎機能障害，高血圧，タンパク尿（尿細管性，糸球体性）などの病態に適切に対応することである．診断から，初期治療，排泄管理（排尿指導，便秘治療）とともに fUTI をコントロールし，腎機能の長期経過観察を行っていくという観点において，VUR とは内科的管理が主となる疾患群であると認識するのがよく，小児科医の関わりは重要である．

各国のガイドラインはいまだ未完成である．RN あるいは CKD と称される腎障害の進行を抑制するための薬物治療に関する研究報告は少ない．また，腎障害進行の機序と予測可能な指標，CAP を含めた fUTI の有効な防止方法など未解決な問題も多数残されている．今後のエビデンスの集積が必要であり，prospective study が望まれる．

日本逆流性腎症（RN）フォーラム（http://rn-forum.kenkyuukai.jp）が提唱している「DMSA 腎シンチグラフィに基づく腎障害分類」は『診療手引き』やガイドラインに掲載されるに至った[2, 6, 7]．また，同フォーラムは独自に VUR 患児のデータベースを Web 上に設置し，2011 年から症例の登録作業を開始して国内の症例の解析を prospective に進めている．

（坂井清英）

文献

1) Shaikh N. Urinary tract infections in children: epidemiology and risk factors. https://www.uptodate.com/contents/urinary-tract-infections-in-children-epidemiology-and-risk-factors（最終閲覧日 2019 年 3 月）
2) 日本小児泌尿器科学会学術委員会編．小児膀胱尿管逆流（VUR）診療手引き 2016．日小児泌尿会誌 2016；25：122-69.
3) Peters CA, et al. Summary of the AUA guideline on management of primary vesicoureteral reflux in children. J Urol 2010；184：1134-44.
4) Tekgül S, et al. European Association of Urology: EAU guidelines on vesicoureteral reflux in children. Eur Urol 2012；62：534-42.
5) RIVUR Trial Investigators, et al. Antimicrobial prophylaxis for children with vesicoureteral reflux. N Engl J Med 2014；371：2367-76.
6) 「腎・泌尿器系の希少・難治性疾患群に関する診断基準・診療ガイドラインの確立」研究班編．低形成・異形成腎を中心とした先天性腎尿路異常（CAKUT）の腎機能障害進行抑制のためのガイドライン．東京：診断と治療社；2016.
7) 坂井清英ほか．新しい DMSA 腎障害分類からみた VUR 患児の腎機能・高血圧・蛋白尿のアウトカム評価．日小児泌尿会誌 2016；25：10-7.

手引きの用語解説

- 膀胱直腸障害（bladder and bowel dysfunction：BBD）：下記 a)，b) を認めるものと定義されている[2]．
    a) 下部尿路異常症状：自排尿可能な 5 歳以上で，明らかな器質的要因を伴わない下部尿路の機能障害を認めるもの．
    b) 腹部腸管異常所見：週 2 回以下の排便回数，5 日以上の無排便期間の複数経験，少量頻回の便失禁，腹部 X 線超音波検査で直腸内に便塊貯留のうちいずれかを認めるもの．
    メタアナリシスにより，BBD を併発する VUR 患児群では，fUTI，BT-UTI の発症リスクが高く，VUR 自然消失率が低く，内視鏡的注入療法の手術成績も悪く，腎実質障害のリスクも高いことが示され，VUR 患児に悪影響を及ぼす病態であると認識されている[3]．

8章 腎・泌尿器疾患

先天性水腎症

概要

　先天性水腎症は，超音波診断の発達・普及により胎児期および新生児期に無症候性水腎症として発見されるようになり，なかでも腎盂尿管移行部通過障害（ureteropelvic junction obstruction：UPJO）（→手引きの用語解説）による水腎症の頻度は出生児 1,000～2,000 人に対して 1 人の割合で，小児泌尿器科領域の代表的疾患の一つとなっている．尿路感染，腹痛，腹部腫瘤による随伴症状などの症状があれば，手術治療が選択される．

　本疾患の自然史のなかで，自然改善があることが知られていることから，無症候性であれば不要な手術を回避したいところである．しかし，経過観察をいつまですればよいのか，経過観察中に腎機能障害をきたさないか，また経過観察期間の管理をどうすればよいのか等，これまで定まったものが示されていなかった．このため UPJO による無症候性水腎症に対しての外科的治療介入の是非，さらには手術療法選択のタイミングがキーポイントとなる．これに応えるべく，日本小児泌尿器科学会より 2016 年に『小児先天性水腎症（腎盂尿管移行部通過障害）診療手引き 2016』[1]が刊行された．さらに，現在，追補版として『UPJO 以外の水腎症に対する診療手引き』の刊行が準備されている．

手引きのポイント

　『小児先天性水腎症（腎盂尿管移行部通過障害）診療手引き 2016』は腎盂尿管移行部通過障害による無症候性水腎症に対して，小児泌尿器科診療に関わる小児科医，小児外科医，泌尿器科医を対象に作成された．randomized controlled trial（RCT）がきわめて少ない領域のため，PubMed 等から keyword をもとに論文を選定し，重要な論文を採用して作成された．このためガイドラインではなく診療手引きとして発刊された．その内容は，診療アルゴリズム，定義・分類・病態，疫学，診断，治療，長期経過と管理の項目が記載され，診療の指針になりうる．付録として，各項目のなかで標準的なもの，推奨されないもの，オプションとされるもの等，診療における有用度が示されている．

無症候性腎盂尿管移行部通過障害の軽症例

症例 1：1 歳，男児．
主訴：超音波検査で発見された左水腎症．
現病歴：健診で左遊走精巣を指摘され受診．その際，腹部超音波検査により，左水腎症（Grade 2）が確認され紹介となった．
身体所見：成長，全身状態に問題なし．胸部・腹部所見に異常なし．左遊走精巣を認めるほかには，外陰部に著変なし．
検査所見：尿検査にて尿タンパク（－），潜血（－），尿糖（－），尿沈査にて赤血球 0～5/HPF，白血球 0～5/HPF．腎・膀胱部の超音波検査では，右腎に著変なし．左腎は SFU 分類の Grade 2 水腎症を認める．左腎盂の前後径は 8 mm．両側とも尿管は描出できず，膀胱部も異常は認めなかった．
治療・経過：尿路感染による発熱はなく，全身状態に問題なし．3 か月後に腹部超音波検査を再び施行すると左腎の腎盂拡張は確認できず，左水腎症は Grade 1 に軽減していた．また，左腎盂の前後径も 5 mm となっていた．その他，超音波所見

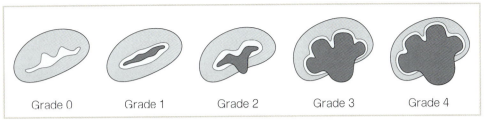

❶ SFUによる水腎症のGrade
Grade 0：腎盂が確認できない（normal）．
Grade 1：軽度腎盂の拡張を認める．
Grade 2：拡張腎盂は腎内にとどまり，腎杯の拡張なし．
Grade 3：拡張腎杯は腎外へ伸展．すべての腎杯の拡張も伴う．
Grade 4：腎盂腎杯の拡張を認め，腎実質は菲薄化している．

に異常は認めなかった．さらに，半年後の超音波検査では，左腎の水腎症は消失していた．

解説 UPJOによる無症候性水腎症の診療を行う場合，水腎症の程度を判定することが重要である．これには，SFU（Society for Fetal Urology）（→手引きの用語解説）の水腎症Gradingを使用する（❶）．本症例では左水腎症は尿管が描出されていないことから，UPJOによるものが考えられる．片側のGrade 1, 2の軽度水腎症は，ほとんどが軽快消失することが知られている[2]．このため，外科的介入は行わず，超音波検査にて経過観察することとなる．軽症の水腎症であれば，1年程度の経過で改善することが多く，このことから1歳までは3か月ごと，2歳以上では4～6か月ごとの超音波検査，尿検査による経過観察が推奨される．軽度水腎症であれば分腎機能の低下は考えにくいことから，利尿レノグラムは一般に行わない．また，CTあるいはMRIによる画像評価も不要と思われる．

無症候性腎盂尿管移行部通過障害の高度症例

症例2：11歳，女児．
紹介理由：無症候性の左水腎症を偶然指摘され，今後の方針を検討するため紹介となった．
身体所見：成長・発達に特記事項なく，全身状態

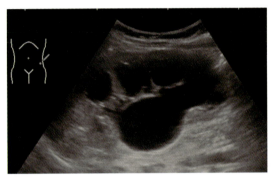

❷ 左水腎症 Grade 3（症例2）

に問題なし．胸部・腹部所見に異常なし．
現病歴：現在まで尿路感染の既往歴や腹痛などの症状はとくに認めていない．また，学校検診でも尿検査で異常を指摘されたことはなかった．下痢症状にて近医を受診した際，念のため腹部超音波検査を施行され，このとき偶然に左水腎症を指摘された．
検査所見：超音波検査で左水腎症はSFU Grade 3の高度水腎症（❷）を認めた．左尿管の拡張などはなく，UPJOによる水腎症と診断された．診療手引きの診療アルゴリズム（❸）に従い，MAG-3による利尿レノグラムを施行（❹）．これにより，左腎機能低下と尿ドレナージ不良が確認された．
治療・経過：超音波検査および利尿レノグラムから，本症例は手術適応と判断し，腹腔鏡下腎盂形成術（→手引きの用語解説）を行った．術後4か月の腎超音波では水腎症はGrade 2に改善し，現

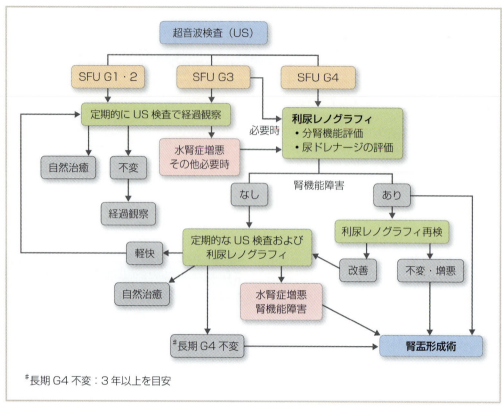

❸ UPJO による無症候性水腎症の診療アルゴリズム

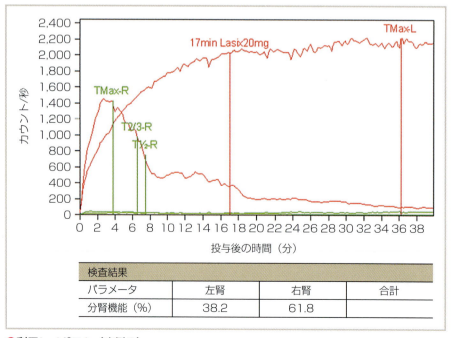

❹ 利尿レノグラム（症例2）

在も経過観察中である．

解説 11歳のUPJOによる高度の無症候性水腎症（Grade 3）で，現在まで無症状であることから治療介入の是非を利尿レノグラムにより判定することとなる．その結果は❹に示すように，分腎機能低下（DRF：38.2 < 40）をすでに認め，また，フロセミド負荷後も左腎の尿ドレナージ不良が認められた．

検査結果から，このまま経過観察すればさらなる腎機能の悪化が懸念され，手術療法による腎機能障害の阻止が期待された．軽度の無症候性水腎症では自然改善が多く，また腎機能障害をきたすことはまれであるため，経過観察が選択される．しかし，Grade 3以上の高度水腎症の場合，腎機能障害が懸念されることからRI腎シンチグラフィーによって方針を検討する．分腎機能（DRF）が40％以下の症例では，腎機能低下，水腎症増悪が予想され手術適応の基準とされる[3]．さらに，RI腎シンチグラフィー再検によって，分腎機能が前回より5～10％以上低下していれば，手術が検討されることとなる．再検のタイミングに決まったものはないが，半年から1年程度での再検が妥当と思われる．腎盂からの尿ドレナージの状態評価としてT1/2が用いられるが，これは腎盂が十分拡張した状態でフロセミドを1歳未満では1 mg/体重（kg），1歳以上では0.5 mg/体重（kg），最大20 mgまで静注する．このときの最大RIカウントが半分のカウント数になるまでの時間（分）がT1/2で，これが20分以上であれば尿ドレナージ不良，閉塞パターンとされている．❹でみると，左腎の最大RIカウントは2,000程度であることから，これの半分である1,000カウントとなるまでの時間がT1/2となる．本症例では，左腎からはまったくドレナージされていないことがわかる．しかし，最近ではこのT1/2は尿路閉塞の評価に適さないというデータと高度水腎症の持続と相関するというデータがあり混沌としているものの，診療手引きでは，T1/2も十分参考にして総合的に手術適応を検討することとしている．

胎児エコーで見つかったG3以上の乳児UPJOでは，症例にもよるが生後6か月以降で利尿レノグラムの検討が望まれる．

なお，経過観察期間は，高度水腎症であっても予防的抗菌薬投与の必要性に関するエビデンスはなく，薬物療法は行われない．

ピットフォール 高度水腎症であれば腎エコーに加え，RI腎シンチグラフィーが行われる．分腎機能をみるだけであれば，^{99m}Tc-DMSAによる静態シンチでも評価は可能である．しかし，分腎機能と尿ドレナージを総合的に判定して手術適応を検討する．このため，RI腎シンチグラフィーは動態シンチである^{99m}Tc-MAG-3あるいは^{99m}Tc-DTPAを用いた利尿レノグラムが推奨される．また，腎機能低下例，高度水腎症や乳幼児の腎盂のコンプライスが良好な場合などは，RIが腎盂に充満するまで時間がかかることから閉塞パターンと誤判定されることが懸念される．このため，検査前に十分な補液（20 mL/kg/時で1時間）後に検査を行うことで[4]，正確な腎機能評価がなされる．

留意点 高度水腎症でも自然軽快する症例が少なくない．このため，アルゴリズムに示されているように超音波検査および利尿レノグラムを行い評価して，治療計画を立てなければならない．多くはないが，経過観察中にUPJOの急な増悪により，腹痛・腰背部痛や尿路感染症が生じることがある．無症状から症状出現の水腎症であり，この場合は安静と症状に対する保存的加療後に手術が検討されることとなる．また，腎盂形成手術後は，ほとんどの症例で水腎症は改善する．しかし，水腎症が改善しても分腎機能が低下する症例もあり，術後5年間は経過観察することが望まれる．

本項では，UPJOによる水腎症について概説したが，小児先天性水腎症は，UPJO以外の水腎症によるものもある．とくに器質的・機能的下部尿路障害を見過ごさないように診療することが重要

である．膀胱尿管移行部狭窄症，後部尿道弁，VURなどが疑われれば，泌尿器科専門医へコンサルトし小児科医と共診しながらの診療が望まれる．

（野口　満）

文献

1) 日本小児泌尿器科学会学術委員会編．小児先天性水腎症（腎盂尿管移行部通過障害）診療手引き 2016．日本小児泌尿器科学会雑誌 2016；Vol 25（2）．
2) Sidhu G, et al. Outcome of isolated antenatal hydronephrosis : a systematic review and meta-analysis. Pediatr Nephrol 2006；21：218-24.
3) Eskild-Jensen A, et al. Renal function may not be restored when using decreasing differential function as the criterion for surgery in unilateral hydronephrosis. BJU International 2003；92：779-82.
4) Gordon I, et al. Guieline for standard and diuretic renogram in children. Eur J Nucl Med Mol Imaging 2011；38：1175-88.

手引きの用語解説

- 腎盂尿管移行部通過障害：尿管狭窄などの内因性と交差血管による外因性の通過障害がある．内因性の場合，粘膜面は正常であるが，平滑筋細胞の減少，筋細胞間にコラーゲン過剰付着，エラスチン減少，ペースメーカー細胞の減少など多因子が関与している．
- SFU分類：Society for Fetal Urology(SFU)が1993年に提唱した超音波検査による水腎症の分類(❶)．
- 腎盂形成術（pyeloplasty）：腎盂尿管移行部を切離し腎盂と尿管を縫合するdismembered法と，切離せずに形成し通過障害を改善するnon-dismembered法があり，dismembered法が標準的である．手術成績は95％以上と良好である．開腹手術，腹腔鏡下手術，ロボット支援下手術（保険適用外）いずれも遜色ない成績が報告されている．

8章 腎・泌尿器疾患

検尿

概要

日本では，腎疾患の早期発見・早期治療を目的に3歳児検尿・学校検尿（→マニュアルの用語解説）が施行され，それぞれ50年・40年以上が経過した．この間，とくに糸球体腎炎による末期腎不全を著しく減少させるなどの大きな成果を上げてきた．しかし，学校検尿の方法はある程度システム化されているものの，3歳児検尿にはそのようなシステムが存在せず，現在でも全国的にさまざまな方法で検尿が行われている．このため，検尿陽性率などをみても全国的なバラツキが非常に大きく，疾患の見逃しや児が過剰管理されている可能性も考えられる．そこで，全国的なより統一したシステムの確立を目的に，日本小児腎臓病学会が中心となり『小児の検尿マニュアル—学校検尿・3歳児検尿にかかわるすべての人のために』[1]が作成された．

マニュアルのポイント

『小児の検尿マニュアル』は，医師以外の保健師や教育委員会担当者などを含む小児の検尿に関わるすべての人を対象に3歳児検尿・学校検尿について解説したものであり，いわゆるガイドラインとしては作成されていない．最初に学校検尿と3歳児検尿フローチャートが示され，それぞれの各項目に対する解説を加えるという形式がとられている（本文中のQ番号は，『検尿マニュアル』の同項目に該当する）．検尿の目的や尿の採り方に始まり，各検査項目の意味や正確な検査の行い方，食事制限や運動制限など児の管理に相当する項目など，非常に多岐にわたる内容となっている．一方，その内容は日常診療にも広く応用できるものであり，検尿異常を呈する児を診察する際には是非活用したい．なお，本マニュアルでは尿糖については割愛されている．

典型的な症例（IgA腎症）

症例1：8歳，女児．
主訴：血尿，タンパク尿．
既往歴・家族歴：特記なし．検尿異常なし．
現病歴：本年度の学校検尿で初めて血尿とタンパク尿を指摘され，3次精密検診目的で当科を受診した．
身体所見：身長125.0 cm，体重25.8 kg，血圧105/61 mmHg，脈拍77回/分，全身状態は良好で，乏尿や浮腫，その他とくに症状を認めない．
検査所見：［血液検査］赤血球497万/μL，Hb 13.6 g/dL，BUN 15.0 mg/dL，Cr 0.34 mg/dL，TP 6.5 g/dL，Alb 4.1 g/dL，Na 141 mEq/L，K 3.8 mEq/L，Cl 104 mEq/L，IgA 143 mg/dL．［尿検査］尿潜血（3+），尿タンパク（3+），尿タンパク/尿Cr比（P/C）1.4 g/gCr，赤血球50～99/HPF，変形赤血球を認める．
腹部エコー検査：異常所見を認めず．
外来経過：肉眼的血尿を認めることもなく無症状に経過したが，血尿と1 g/gCrを超えるタンパク尿が持続したため腎生検を施行した．
腎生検結果：びまん性メサンギウム増殖性糸球体腎炎（IgA腎症）．
治療・経過：高度タンパク尿を伴うIgA腎症であり，経口プレドニゾロン，ミゾリビン，ワルファリン，ジピリダモールによるカクテル療法を開始（詳細は「IgA腎症」p.144参照），2年間の治

❶ 3次精密検査での最終診断

	タンパク尿	血尿・タンパク尿	白血球尿・タンパク尿	血尿
人数	96	49	5	275
異常なし	1	7	1	40
起立性タンパク尿	44			
無症候性タンパク尿	42			
無症候性血尿				220
無症候性血尿・タンパク尿		9		2
尿路感染症	1	1	4	
尿路形態異常	4	1		5
糸球体腎炎	1 (1.0%)	30 (61.2%)		6 (2.2%)
その他	3	1		2
医療を要する疾患（計）	9 (9.4%)	33 (67.3%)		13 (4.7%)

2次検尿で異常を指摘され，当院で3次精密検診を行った児の最終診断を示す．
点線（…）より下は何らかの医療を要する疾患が入る．
(Murakami M, et al. Kidney Int 2005[2])

療予定である．治療開始から1年が経過した現在，尿タンパクは陰性化し，+/−～+程度の潜血が持続している．

解説 小児の血尿・タンパク尿は，各検尿に限らず一般診療でも遭遇する機会の多い所見であるが，その病態は原疾患により多岐にわたる．
学校検尿を対象とした自験例（❶）[2]では，血尿単独陽性の場合4.7%の児から何らかの疾患が発見された．糸球体腎炎は2.2%の児から見つかったが，組織障害の程度はいずれも軽微であった．残りの2.5%には，尿路感染症や結石などが含まれていた．まれではあるが，Wilms腫瘍などが見つかることもある．タンパク尿単独陽性の場合，1.0%の児から糸球体腎炎（膜性腎症）が見つかった．また，糸球体腎炎以外にも，先天性腎尿路奇形（congenital anomalies of the kidney and urinary tract：CAKUT）や尿路感染症，高血圧性腎症などの医療介入を必要とする疾患が9.4%見つかっている．血尿とタンパク尿が同時に認められた場合，61.2%の児が最終的に糸球体腎炎と診断された．糸球体腎炎のほかにも尿路感染症やCAKUTなど67.3%に医療を必要とする疾患が見つかっており，慎重な経過観察が必要な一群である（Q28〜32）．なお，『検尿マニュアル』には専門医への紹介基準が記載されている（Q8, 14）．

判定をする際，血清Cr値と血圧の正常値は年齢により異なるので注意が必要である（Q33〜37）．
原疾患を特定するにあたっては，採血などの検査のほかに問診がたいへん重要である（Q4）．自覚症状として，咽頭痛や腰痛，頻尿の有無などを確認する．肉眼的血尿や浮腫を自覚していないこともあり，こちらから聞き出すことが大事である．なお，肉眼的血尿がレンガ色やコーラ色といわれる茶褐色や赤褐色を呈する場合には糸球体性血尿を，鮮紅色の場合には非糸球体性血尿を疑う．また，CAKUTなどで尿の濃縮力障害を伴う場合には，夜尿症，多飲多尿を認めることもある．腎疾患・腎不全，血尿，難聴（Alport症候群）などの家族歴，溶連菌感染症や膠原病などの既往歴のほか，過去の検尿歴・服薬歴を聞くことも重要である．そのほか，前夜就眠前完全排尿後の尿で検査したかや，女児では月経との関連も確認する．
最低限行う検査として『検尿マニュアル』には，身長，体重，血圧測定，尿定性（潜血，タンパク），尿沈渣，尿タンパク/尿Cr比，血液検査（タンパク，アルブミン，Cr，BUN，血清補体［C3］）があげられている（Q2）．低身長などの成長障害から腎不全が発見されることもある．超音波検査は軽微な尿異常が持続する場合にも必須の検査で，CAKUTのスクリーニングを行うべきである．

❷ 腎生検の適応

検尿異常	血尿単独陽性例：糸球体血尿や腎不全の家族歴がある場合など 蛋白尿単独陽性例：早朝蛋白尿で持続性 血尿・蛋白尿両者陽性例：基本的に適応
ネフローゼ症候群	血尿（持続性，肉眼的），高血圧，腎機能障害，低補体血症，腎外症状（発疹，紫斑など） ステロイド抵抗性 先天性ネフローゼ症候群疑い例（1歳未満） カルシニューリン阻害薬（シクロスポリンやタクロリムス）使用例
急性腎不全	原因不明の急性腎不全例，手術のショックなどの二次性腎不全例は除外
全身疾患に伴う腎疾患	全身性エリテマトーデス：基本的に適応 紫斑病性腎炎：高血圧，腎機能障害，蛋白尿の持続
その他	移植腎

(日本小児腎臓病学会編．小児の検尿マニュアル—学校検尿・3歳児検尿にかかわるすべての人のために．2015[1])

腎炎の確定診断に至るには腎生検は必須の検査であるが，侵襲の大きな検査であり，その適応は厳格に行うべきである（Q27）．腎生検の適応を❷に示す．本症例では，血尿とタンパク尿が持続し，糸球体性の血尿が疑われたため腎生検を施行し確定診断に至った．

注意が必要な症例（ANCA関連腎炎）

症例2：10歳，女児．
主訴：血尿，タンパク尿．
既往歴・家族歴：特記なし．検尿異常なし．
現病歴：本年度の学校検尿で初めて血尿とタンパク尿を指摘され，3次精密検診目的で当科を受診した．
身体所見：身長148.3 cm，体重34.2 kg，血圧118/83 mmHg，脈拍74回/分，全身状態は良好で，乏尿や浮腫，その他とくに症状を認めない．
検査所見：［血液検査］赤血球391万/μL，Hb 11.9 g/dL，BUN 22.4 mg/dL，Cr 0.71 mg/dL，TP 8.0 g/dL，Alb 4.4 g/dL，Na 141 mEq/L，K 4.4 mEq/L，Cl 106 mEq/L，IgA 207 mg/dL，C3 105.4 mg/dL，C4 33.3 mg/dL，抗核抗体160倍，PR3-ANCA＜1 IU/mL，MPO-ANCA 142 IU/mL．［尿検査］潜血（3+），タンパク（2+），P/C 0.6 g/gCr，赤血球＞100/HPF，赤血球円柱，変形赤血球を認めた．
腹部エコー検査：異常所見を認めず．

外来経過：精密検査の結果，血清CrとMPO-ANCAが上昇しており，急速進行性糸球体腎炎症候群の可能性が高いためただちに腎生検を施行した．
腎生検結果：壊死性半月体形成性糸球体腎炎（ANCA関連腎炎）．
治療・経過：小児期発症のANCA関連腎炎は症例数も少なく，確立した治療ガイドラインは存在しないため，成人を対象とした治療ガイドラインを参考に治療を行った．ステロイドパルス療法を3クール施行した後，プレドニン®は時間をかけて漸減している．シクロホスファミド投与後，ミゾリビン，ワルファリン，ジピリダモールを併用しつつ経過観察を行っている．治療開始から4年経過した現在，ANCAは陰性を保ち，血清Cr値はやや高値であるが増悪することなく経過している．

解説　『検尿マニュアル』では，「見落としやすい重い疾患（Q26）」として急速進行性糸球体腎炎などの進行性の疾患をあげている．その際，「小児の正常値は年齢や体格により異なるため，糸球体濾過量の低下や高血圧，成長障害など腎機能障害に伴う諸症状を見落とさない」と記載されている．**症例2**は，**症例1**と比較して尿タンパクなどはむしろ軽微であるが，血清Crが0.71 mg/dLと高値であった．この値は年齢や性別によっては正常範囲であり，しばしば異常とと

❸ 年齢別血清クレアチニン（Cr）基準値（mg/dL）

月齢・年齢	2.5%パーセンタイル	50%パーセンタイル	97.5%パーセンタイル
3～5か月	0.14	0.2	0.26
6～8か月	0.14	0.22	0.31
9～11か月	0.14	0.22	0.34
1歳	0.16	0.23	0.32
2歳	0.17	0.24	0.37
3歳	0.21	0.27	0.37
4歳	0.2	0.3	0.4
5歳	0.25	0.34	0.45
6歳	0.25	0.34	0.48
7歳	0.28	0.37	0.49
8歳	0.29	0.4	0.53
9歳	0.34	0.41	0.51
10歳	0.3	0.41	0.57
11歳	0.35	0.45	0.58

年齢・性	2.5%パーセンタイル		50%パーセンタイル		97.5%パーセンタイル	
	男子	女子	男子	女子	男子	女子
12歳	0.4	0.4	0.53	0.52	0.61	0.66
13歳	0.42	0.41	0.59	0.53	0.8	0.69
14歳	0.54	0.46	0.65	0.58	0.96	0.71
15歳	0.48	0.47	0.68	0.56	0.93	0.72
16歳	0.62	0.51	0.73	0.59	0.96	0.74

なお，正常血清Cr中央値（mg/dL）＝0.30×身長（m）で概算される．
（日本小児腎臓病学会編．小児の検尿マニュアル―学校検尿・3歳児検尿にかかわるすべての人のために．2015[1]）

らえられず見逃されることがある（❸）．本症例では，患児が10歳という年齢から血清Cr値が異常値を示していると考え，さらなる検査が施行された．その結果MPO-ANCA陽性であることが判明した．ただちに腎生検が施行され，ANCA関連腎炎の診断に至り，早期に治療を開始することができた．

なお，本症例のように，ANCA関連腎炎は必ずしも高度な尿異常を呈するとは限らず，血尿・タンパク尿の症例では一度はANCAを検査しておくべきと考える．

学校検尿の限界例（矮小腎）

症例3：17歳，男子．
主訴：タンパク尿．
既往歴：低位鎖肛，検尿異常なし．
家族歴：特記なし．

現病歴：本年度の学校検尿で初めてタンパク尿を指摘され，3次精密検診目的で当科を受診した．
身体所見：身長176.5 cm，体重67.8 kg，血圧138/68 mmHg，脈拍72回/分，全身状態は良好で，とくに自覚症状はない．
検査所見：［血液検査］赤血球461万/μL，Hb 13.8 g/dL，BUN 25.3 mg/dL，Cr 2.18 mg/dL（eGFR〈Cr〉40.47 mL/分/1.73 m²），CysC 2.04 mg/L（eGFR〈CysC〉43.23 mL/分/1.73 m²），血中β_2ミクログロブリン（β_2MG）3.5 mg/L，TP 7.2 g/dL，Alb 4.6 g/dL，Na 141 mEq/L，K 4.2 mEq/L，Cl 104 mEq/L，Ca 9.9 mg/dL，P 2.6 mg/dL，PTH 41 pg/mL．［尿検査］尿潜血（－），尿タンパク（＋），P/C 0.23 g/gCr，尿中β_2ミクログロブリン/Cr 17.4 μg/mgCr，尿糖（－）．
腹部エコー検査：左腎74.7 mm×36.0 mm，右腎83.7 mm×37.4 mm（正常範囲：左腎100±6.6 mm，右腎101±5.5 mm；Q38, 39），腎盂拡張

を認めず，皮髄コントラストは保たれており，腎の変形も認めない．膀胱形態にも異常を認めなかった．

核医学（DMSA）検査：左摂取率 6.0，右摂取率 8.6（成人の正常値 25.0），欠損なし，腎の変形を認めず．

治療・経過：eGFR および P/C から，CKD G3b A2 に相当する両側矮小腎による慢性腎不全と診断した．現在やや血圧が高いことを除いて症状はなく，血圧の管理を中心に経過観察を行っている．

解説 （Q19, 20）CAKUT は，stage 3 以上の小児 CKD（→マニュアルの用語解説）の原疾患としてその約 2/3 を占め，末期腎不全の原疾患としても多くの部分を占めている[3]．このため，CAKUT を早期に発見して介入することにより，疾患を治癒させる，ないしは腎機能障害の進行を遅らせることが非常に重要な課題となっている．しかし，テストテープによる血尿やタンパク尿のスクリーニングは，腎炎などの糸球体疾患のスクリーニングには有効であるが，CAKUT のスクリーニングには限界があることが以前から指摘されてきた．

CAKUT の約 1/3 は胎児エコーで発見され，その他尿路感染症や偶然の検査で約 3/4 の症例が 3 歳検尿までに発見されている．しかし，残りの 1/4 のうち 3 歳検尿で発見される CAKUT はわずかで，本症例のように腎機能障害が進行してタンパク尿が陽性になると学校検尿でも発見されるようになるが，約半分は検尿以外で発見されている[3]．その理由は，乳幼児期や腎機能障害が存在する児では希釈尿になるため，低濃度のタンパク尿はテストテープによるスクリーニングでは偽陰性になってしまうためである．このため『検尿マニュアル』では，P/C（可能であれば β_2 ミクログロブリン/尿 Cr 比）によるスクリーニングを勧めている．もちろん，CAKUT の発見に最も効果を発揮するのはエコー検査であるが，検診の手段として用いるには解決しなければならない問題が数多く残されており，また胎児エコーでのスクリーニングにも種々問題があり，現状では難しい[4]．なお，尿中 Cr 値そのものの評価も重要で，非常に低値を示す場合には尿を濃縮できないネフロン瘻などの疾患を疑う必要がある．一方，本症例は出生時に鎖肛があったが，鎖肛の 23％ に尿路異常を合併することが報告されている．このことが念頭にあれば，出生後の腎エコーで本症例の矮小腎は指摘されていたかもしれない．このように，腎外症状から CAKUT の診断に至ることもあることを念頭におく必要がある．

ピットフォール

本マニュアルは，全国どこでも実施可能な検尿システムの確立をめざして作成されたものであり，たとえば島嶼域など小児腎臓病に対する専門的な診療を簡単には行えないと予想される地域を念頭に，ミニマムエッセンスとして作成されている．このため，本マニュアルをベースにそれぞれの地域の実状に合った形で運用することが望まれる．一方，日常診療における検尿では，初めから尿タンパクは P/C や BMG/C で評価したり，尿異常を示す児には全例に超音波検査を施行することにより，より見落としを防ぎつつ的確な診療を進めることが可能となる．

また，体位性タンパク尿や生理の影響など採取した尿検体の問題，家族性良性血尿やナットクラッカー現象など厳格な管理を必要としない疾患の可能性を常に念頭におきつつ，一人一人の児に適切な管理・指導を行うことが重要である．

留意点

検尿は，数十年の歴史のなかで，子どもたちの腎臓病に関連する疾患予後の改善に大きな役割を果たしてきた．一方，検尿結果を過剰に評価され，不必要な制限を加えられている児童が散見されることも事実である．疾患を発見することだけではなく，より適切な指導・管理を行う観点からも本マニュアルを活用し，子どもたちに還元されたい．

（柳原　剛）

文献

1) 日本小児腎臓病学会編. 小児の検尿マニュアル―学校検尿・3歳児検尿にかかわるすべての人のために. 東京：診断と治療社；2015.
2) Murakami M, et al. Proteinuria screening for children. Kidney Int 2005；94：s23-7.
3) Ishikura K, et al. Pre-dialysis chronic kidney disease in children：results of a nationwide survey in Japan. Nephrol Dial Transplant 2013；28(9)：2345-55.
4) 柳原剛. 先天性腎尿路奇形（CAKUT）の診断と治療. 日本医事新報 2014；4717：34-8.

マニュアルの用語解説

- 3歳児検尿：1961年（昭和36年）に児童福祉法の一部改正に伴い3歳児健康診査の一環として，尿タンパク検査がモデル的に取り入れられたことから始まった．その後，1965年（昭和40年）の母子保健法制定に際し，3歳児健診も同法に移行し現在に至る．3歳児検尿では，腎炎よりCAKUTの発見に重点をおいた検尿システムの確立をめざしている．
- 学校検尿：1973年（昭和48年）に学校保健法・施行規則（現学校保健安全法）の一部が改正され，学校での健康診査の一環として尿検査を実施するように義務づけられた．幼稚園での検尿も同法によって義務づけられて施行されているものであり，3歳児検尿とは別の制度で施行されていることになる．学校検尿は，主に腎炎の発見に主眼がおかれ，2回続けて検尿異常を呈した児に対して3次精密検診を行うという流れが一般的である．法律では，尿中のタンパク（小学生以降は糖も）を調べることとされているのみだが，ほとんどの地域で血尿や尿沈渣もスクリーニング項目に加えられている．
- 慢性腎臓病（chronic kidney disease：CKD）：腎障害や腎機能低下が持続する疾患であるが，末期腎不全や心血管疾患のリスク因子であり，CKDの発症・進展予防に努めることがきわめて重要とされている．診療にあたっては，日本腎臓学会より『エビデンスに基づくCKD診療ガイドライン2018』が発行されているが，小児CKDの特殊性を鑑みた『小児慢性腎臓病（小児CKD）診断時の腎機能評価の手引き』（日本小児CKD研究グループ）も参考にされたい．

9章 神経疾患

熱性けいれん

概要

日本における熱性けいれん（→ガイドラインの用語解説）のガイドラインは，1988年に熱性けいれん懇話会が治療指針を提示し，1996年に熱性けいれんの指導ガイドラインとして改訂を行ったものが知られている．海外では1996年に米国小児科学会が初発の単純型熱性けいれんにおける指針[1]をPediatrics誌に掲載し，2011年には改訂したガイドライン[2]を掲載している．1996年の指針では髄液検査を比較的強く推奨していたのに対し，2011年の改訂では中枢神経感染症が疑われる症状があるものに限定するなど，大きな修正がみられた．日本においても最近の臨床研究や医療状況を加味した新しいガイドラインが必要と考え，日本小児神経学会の監修で『熱性けいれん診療ガイドライン2015』[3]（以下，『ガイドライン2015』）が発行された．『ガイドライン2015』の内容は総論，およびCQ（クリニカルクエスチョン）として①初期対応（髄液検査，血液検査，頭部画像検査，入院適応，発作が止まっている場合のジアゼパム座薬の使用），②熱性けいれん重積状態，③脳波，④予防治療，⑤解熱薬，⑥注意すべき薬剤，⑦予防接種を取り扱った．ガイドライン策定において，重要なCQでもエビデンスの高い文献がないものが多くみられ，多くの課題があることが明らかになった．これらは今後のさらなる臨床研究によって明らかにされるべきであり，『ガイドライン2015』がそのきっかけとなることが期待される．

ガイドラインのポイント

『熱性けいれん診療ガイドライン2015』の作成目的は，広く一般診療に従事する医師が熱性けいれんの診療を行うのに役立つ指針を示すことにある．使用してもらう対象は，一般の小児科医，内科医，開業医，救急医などである．そのため，ガイドラインの内容は初期対応や一般診療に関わることに絞っており，難治性発作の治療や特殊検査など専門性の高い課題は取り扱っていないことに留意されたい．

初めての有熱時発作

症例1-1：生後11か月，男児．
主訴：有熱時のけいれん発作．
出生歴：在胎40週に正常分娩で出生した．在胎中や周産期に特別な問題は指摘されなかった．
既往歴・予防接種歴：特別な既往歴はない．肺炎球菌・インフルエンザ桿菌ワクチンを含めた予防接種を，推奨されるスケジュールどおりに受けている．突発性発疹の既往はない．
家族歴：3歳の兄は健常で，両親や兄弟に熱性けいれんの既往はない．
現病歴：生後11か月に，朝8時に38.5℃の熱があることに母親が気づいた．かかりつけ医を受診し，熱と軽度の下痢がみられ，水分摂取に心がけて経過をみるように指示された．同日の18時に家で眠っていたところ，急に開眼して眼球が上転し，全身に力が入ってぶるぶる震えて口唇のチアノーゼがみられた．けいれん発作は約2分でおさまり，体は脱力，閉眼し，呼びかけに反応しなかった．母親が救急車を呼び，救急外来に来院した．
身体所見：来院時は発作が止まってから20分が

経過していた．心拍数 120 回/分，呼吸数 30 回/分，体温 39.0℃，SpO$_2$ 98％．呼吸音や心音は清，大泉門は平坦で柔らかく，皮膚に発疹はなし．項部硬直や Kernig 徴候は陰性．閉眼しており四肢は脱力し，呼びかけや痛覚刺激による体動や開眼は認められなかった．

救急外来における経過・検査所見：来院時に意識の回復がみられなかったため血液検査を行ったところ穿刺で啼泣，開眼，体動がみられ，その後は不機嫌ではあるが意識は清明になった．意識回復後は四肢の動きは正常で麻痺などの神経症状はみられず，水分摂取も可能で嘔吐もなかった．血液検査では血糖や電解質は正常で炎症反応もみられなかった．意識回復後，救急外来で 1 時間経過をみたが発作の再発や意識レベルの低下はみられなかったため，帰宅して翌日に小児科外来を受診してもらうことにした．家族には，熱性けいれんが疑われること，ただし再度のけいれん発作や意識障害など気になる症状がみられる場合には他の疾患の鑑別や治療が必要な場合があるため，早めに再受診をするように説明した．

翌日に小児科外来を受診した．38℃の発熱は続いていたが，意識は清明で全身状態も安定していた．そのまま経過をみたところ，3 日後に全身に細かい発疹が出現し，発疹出現とともに解熱した．発疹は 1 日で消失し，突発性発疹と診断された．発熱期間中に再度のけいれん発作はなく単純型熱性けいれん（→ガイドラインの用語解説）と考えられた．家族から今後の解熱薬の使い方について質問があり，解熱薬で熱性けいれんの予防はできないが通常の小児と同じように使用してよいことを説明した．

解説 乳幼児に有熱時のけいれん発作がみられた場合，最も頻度が高い疾患は熱性けいれんである．ただし，小児の有熱時発作では細菌性髄膜炎，急性脳炎，急性脳症など重篤な鑑別診断があげられるため，注意が必要である．1996 年の米国の単純型熱性けいれんのガイドラインでは初発の熱性けいれんでは，細菌性髄膜炎の鑑別のために髄液検査を行うことが推奨されていた[1]．しかし，ワクチンの普及などによって細菌性髄膜炎の頻度は減っており，近年では有熱時発作で受診した小児においても細菌性髄膜炎が見つかることはまれであり，すべての初発の熱性けいれんの患者で髄液検査を行う必要はない[2,3]．有熱時発作における細菌性髄膜炎の鑑別には，髄膜刺激症状，30 分以上の意識障害，大泉門膨隆，神経学的異常所見など中枢神経感染症を疑う所見を認める場合に髄液検査を検討するべきである（**推奨グレード A**）．本症例ではこれらの中枢神経感染症を疑う所見がなく，髄液検査は行わずに経過をみてよい．また発作の持続が短時間で意識障害の遷延やその後の神経学的異常所見もみられていないため，頭部 CT や MRI も必要ない．血液検査も熱性けいれんにおいてルーチンに必要な検査ではないが，全身状態の評価などで血液検査が必要があると判断されれば行う．

熱性けいれんは熱によって誘発されることから，解熱薬の使用で熱性けいれんを予防できないかとの考えがあるだろう．一方で解熱薬使用後の再発熱でかえって熱性けいれんを誘発しないかと心配する声も聞かれる．解熱薬投与による熱性けいれんの再発予防効果については多くのランダム化比較試験（RCT）があるが，いずれも解熱薬使用群と未使用群で熱性けいれん再発率に有意差はみられていない．それらの結果から，解熱薬の使用による熱性けいれんの予防効果は期待できず（**推奨グレード C**），一方で解熱薬使用後の再発熱による熱性けいれんの誘発を心配して解熱薬を控える必要もないと考えられる．ただし熱性けいれんの既往のない患者と同様に，発熱による患者の苦痛や不快感を軽減し，家族の不安を緩和するために解熱薬を使用することはかまわない．

熱性けいれんの再発予防

症例 1-2：1 歳 6 か月，男児．
現病歴：前述の生後 11 か月に単純型熱性けいれんを発症した患者について，家族に熱性けいれん

が起きたときの対処法を説明し，予防的薬剤治療は行わずに経過をみていた．1歳6か月時に感冒に伴う発熱で2回目の熱性けいれんがみられた．発作は左右対称の全身けいれんで，持続時間は3分であった．家族から熱性けいれんの予防治療について相談があった．家族に熱性けいれんの再発頻度や長期経過，予防薬について説明したところ，家族は発熱時ジアゼパム予防投与は行わずに経過をみることを選択した．その後は感染に伴う発熱はみられたが熱性けいれんの再発はなく経過した．

解説 多くの熱性けいれんを起こした小児は経過が良好であり，特別な治療を必要としない．しかし，家族にとって子どもがけいれんすることは恐ろしい経験であり，再発への不安をもつものである．医師は，熱性けいれんを初めて起こした小児のうち再発がみられるのは約1/3の患者であり，多くの患者では経過が良好な疾患であることを説明し，必要以上の心配をしないよう，家族の不安を取り除くことが重要である．そのうえで，その患者における再発予測因子がどのくらいあるかを評価して家族と予防投与の必要性について相談するのがよい．

熱性けいれんの再発予測因子としては，①生後18か月未満の発症，②発熱1時間以内の発作，③親の熱性けいれん，④比較的低い熱での発症などがあり，これらが重なることでさらに再発率が上がることが報告されている[4]．『ガイドライン2015』ではこれらの熱性けいれん再発因子をもとに，以下の基準を満たす場合にジアゼパム予防投与を検討するように推奨している．ただし，患者家族の不安など社会的な状況も考慮する必要がある．

①遷延性発作（持続時間15分以上）または
②次の(1)から(6)のうち2つ以上を満たした熱性けいれんが2回以上反復した場合
 (1) 焦点性発作または24時間以内に反復する．
 (2) 熱性けいれん出現前より存在する神経学的異常，発達遅滞．
 (3) 熱性けいれんまたはてんかんの家族歴．
 (4) 生後12か月未満．
 (5) 発熱後1時間未満での発作．
 (6) 38℃未満での発作．

ジアゼパム予防投与の方法として，日本では発熱の最初と8時間後の2回ジアゼパム座薬を投与することが多い．本症例では，発症が生後12か月未満ではあるが，単純型であり発症月齢以外の再発予測因子は存在しない．そのため3回目の発作が起きる頻度は高くなく，米国の報告からは1/3程度の可能性であることを家族に説明し，ジアゼパム座薬の発熱時予防投与は行わずに経過をみることになった．

熱性けいれん重積状態

症例2：3歳，女児．
主訴：遷延するけいれん発作．
出生歴：在胎40週に正常分娩で出生．在胎中や周産期に特別な問題は指摘されなかった．
既往歴：特別な既往歴なし．精神運動発達は正常．
家族歴：熱性けいれんやてんかんの家族歴なし．
現病歴：咳と鼻汁があり，3日後に39℃の発熱があった．家で家族が様子をみていたところ，右半身優位の間代けいれんが出現し，救急車で病院に搬送された．
身体所見：病院到着時，全身の間代けいれんが続いており，けいれん発症時から20分が経過していた．
受診後の経過：静脈ルートを確保してミダゾラムの静注を行ったところ，発作が消失した．発作の持続時間は35分であった．ミダゾラムの静注後に呼吸抑制はみられず，SpO_2は95％以上を保つことができた．救急外来で頭部CTと髄液検査を行ったが異常はみられなかった．翌日に意識は回復した．頭部MRI検査，脳波検査を行ったが異常はみられず，3日後に解熱し退院した．家族と発熱時ジアゼパム予防投与について相談し，2年間行うことにした．

解説 長時間持続する発作，または複数の発作でその間に意識が回復しない場合をてんかん重積状態とよぶ．以前は発作の持続時間は30分以上と定義されることが多かった．これは長時間持続する発作により脳障害が起こるとの動物実験の報告から，ヒトにおいても脳障害を起こしうる発作として定義されたものである．しかし30分と定義すると，30分まで治療せずにみていてよいと誤解を生む可能性もあり，発作の持続時間を10分または5分以上と短くし治療を始める基準とする「実地用定義」が推奨されている．乳幼児の発作ではまだ十分なデータはないが，『ガイドライン2015』では発作が5分以上持続している場合を薬物治療の開始を考慮すべき「実地用定義」とした．けいれん発作が5分以上持続している場合，ジアゼパムまたはミダゾラムの静注を行うか，静注が可能な施設に搬送すべきである（推奨グレードB）．

　発作が持続している場合の第1選択の治療薬としては，これまでジアゼパムの静注が用いられてきた．2014年12月にはてんかん重積状態の適用が承認されたミダゾラム静注薬が発売され，第1選択薬として使用されることが増えていると考えられる．海外ではてんかん重積状態に対するミダゾラムの鼻腔・口腔投与，ジアゼパムの注腸用製剤が市販されている．海外における小児のてんかん重積状態におけるRCTでミダゾラムの非静脈投与はジアゼパムの静注と同等の発作消失効果があり，ルート確保の時間を含めればジアゼパム静注より早く効くとも報告されている．日本においても非静注製剤の早期の市販が必要である．

ピットフォール
　ジアゼパムの固形の座薬は有効血中濃度に達するのが投与後約30分と報告されており，けいれん発作が持続していて早急に発作を止めるための使用には不適切なことに注意が必要である．ただし，施設の体制や安全上から静注薬の使用が困難な場合はジアゼパム座薬を使用しておくことで，二次医療機関へ搬送する間に効果がみられる可能性はある．

（夏目　淳）

文献
1) American Academy of Pediatrics. Provisional Committee on Quality Improvement, Subcommittee on Febrile Seizures. Practice parameter：the neurodiagnostic evaluation of the child with a first simple febrile seizure. Pediatrics 1996；97：769-72.
2) Subcommittee on Febrile Seizures. Febrile seizures：guideline for the neurodiagnostic evaluation of the child with a simple febrile seizure. Pediatrics 2011；127：389-94.
3) 日本小児神経学会監修，熱性けいれん診療ガイドライン策定委員会編．熱性けいれん診療ガイドライン2015．東京：診断と治療社；2015．
4) Berg AT, et al. Predictors of recurrent febrile seizures：a prospective cohort study. Arch Pediatr Adolesc Med 1997；151：371-8.

ガイドラインの用語解説

- 熱性けいれん：主に生後6〜60か月までの乳幼児期に起こる，38℃以上の発熱に伴う発作性疾患（けいれん性，非けいれん性を含む）であり，髄膜炎などの中枢神経感染症，先天代謝異常，その他の明らかな発作の原因がみられないものである．てんかんの患者でも発作が熱で誘発されることはあるため，てんかんの既往のある場合は熱性けいれんから除外するのがよいと考える．
- 単純型・複雑型熱性けいれん：熱性けいれんのうち，①焦点発作（部分発作）の要素，②15分以上持続する発作，③1発熱機会の通常は24時間以内に複数回反復する発作，のうち1つ以上をもつものを複雑型熱性けいれんとよび，いずれも該当しないものを単純型熱性けいれんとよぶ．単純型・複雑型の区別は将来のてんかん発症の予測因子に基づいて定義されたが，①，②，③の各要素が意味するところは同一ではない．

9章 神経疾患

けいれん重積

概要

　小児科医にとってけいれんは，救急・一般診療においてしばしば遭遇する病態である．そのなかでもけいれん重積状態（status epilepticus：SE）は時に重症化し，全身管理を要することもある．SE の原因は，日本の報告[1]では，熱性けいれんが 49.2%，急性症候性 17.5%（急性脳炎・脳症 9.2%，低血糖 2.5%，薬物中毒 2.5%，細菌性髄膜炎 1.7%，頭蓋内出血 0.8%，中枢神経感染 0.8%）であり，その他は潜因性/特発性てんかん 8.3%，遠隔症候性 8.3%，遠隔後急性症候性 6.7%，分類不能 10%となっている．

　SE の定義は従来の疫学的研究などでは 30 分以上続くけいれん発作とされている．しかし，10 分以上持続したけいれん発作は自然に収束しにくくなることが報告されて以降は[2]重積の定義とは関係なく 5 分以上持続したけいれん発作に対しては治療を開始することが推奨されている．

　SE は疾患の性質から，前方視的二重盲検無作為試験が倫理的に行えず，海外においても治療に関する質の高いエビデンスは乏しい．日本でも，海外の知見をもとにした用法・用量を参考にしながら，薬剤選択に関してエキスパートオピニオンに頼る状態が続いていた．その間に日本国内でも薬剤承認が進み，2010 年に日本神経学会が『てんかん治療ガイドライン 2010』[3]を公表し，小児 SE 治療に関しても言及した．日本小児神経学会も 2014 年にワーキンググループを発足させ，2017 年に『小児けいれん重積治療ガイドライン 2017』[4]が発刊される運びとなった．エビデンスレベルが高い研究が乏しいなか，日本の実臨床に適用できる面を重視して推奨グレードが設定されている．

ガイドラインのポイント

　『小児けいれん重積治療ガイドライン 2017』[4]は，生後 1 か月以上から 20 歳未満を対象としている．また，基礎疾患の有無，原因にかかわらず，救急現場で多く遭遇すること，現場の医療者の多様性を考慮し，けいれん性てんかん重積状態（convulsive status epilepticus：CSE）を対象としてけいれん重積状態と表記している．非けいれん性てんかん重積状態（non-convulsive status epilepticus：NCSE）（→ガイドラインの用語解説）は対象とはされていない．

熱性けいれん重積例

症例 1：1 歳 6 か月，女児．
主訴：発熱，けいれん重積．
現病歴：生来成長・発達は正常．入院前日から 38℃台の発熱を認めた．入院当日，就寝後に全身性けいれんをきたし，当院に救急搬送された．搬送後も全身性けいれんが持続しており，ジアゼパム静注を行い，けいれんは収束した．その後，入院にて経過観察を行ったところ，けいれんの持続時間は約 40 分であった．
家族歴：熱性けいれんなし，てんかんなし，その他神経筋疾患なし．
入院時身体所見：体重 11 kg，体温 39.5℃，咽頭小丘疹あり．胸腹部異常所見なし．けいれん収束後の意識レベル GCS E2V4M5，瞳孔 3/3 mm，対光反射迅速，四肢麻痺なし，筋緊張正常，項部硬直なし，Kernig 徴候なし．

入院時検査所見：［血液検査］白血球 20,500/μL，Hb 14.6 g/dL，Plt 37.5 万/μL，TP 7.0 g/dL，Alb 4.1 g/dL，AST 34 IU/L，ALT 16 IU/L，LDH 301 IU/L，BUN 16.5 mg/dL，Cre 0.30 mg/dL，Na 134 mEq/L，K 5.0 mEq/L，Cl 104 mEq/L，Ca 9.6 mg/dL，CRP 0.7 mg/dL，NH₃ 117 μg/dL，血糖 190 mg/dL．［髄液検査］細胞数 0，糖 120 mg/dL，タンパク 27 mg/dL，細菌培養陰性．［頭部CT検査］頭蓋内占拠性病変なし，皮髄境界明瞭，浮腫なし．

治療・経過：入院後はけいれんの再燃はなく，すみやかに意識レベルは改善した．白血球増多，血糖，アンモニア上昇は入院翌日の血液検査では改善しており，けいれんに伴う変化であったと考えられた．発熱は3日間持続し，解熱後体幹部中心に小紅斑の散在を認め，突発性発疹症に伴う熱性けいれん重積であると診断した．

解説 典型的な熱性けいれん重積の症例である．ヒトヘルペスウイルス6（human herpesvirus 6：HHV-6）の初感染である突発性発疹症は，わが国ではほとんどの児が生後6か月以降，多くは乳幼児期に罹患する感染症である．臨床症状は，3〜4日間の有熱期を経て解熱後に体幹を中心に発赤を伴う丘疹が出現し，丘疹はその後自然消退する．基本的には予後良好な self-limited disease であり，一般的に突発性発疹症の患児に対して特異的な治療はない．しかし高率に熱性けいれんを合併し，脳炎・脳症の原因となることもある．脳炎・脳症を発症した児の約半数に神経学的後遺症を残すことも報告されている[5]．

現在，SE に関しては2015年に ILAE（International League Against Epilepsy）が新たな定義を公表し，①何分以上持続すると自然停止しにくくなるか，②何分以上持続すると脳に長期的な影響を残すか，の2つの概念に分けることとし，強直間代発作に関しては①が5分，②が30分とされた[6]．これを受けて『小児けいれん重積治療ガイドライン2017』では，目安として5分以上けいれんが持続していれば，早期に治療介入することを提唱している（推奨グレードB）．5分以上けいれん発作が持続すると自然収束しにくく，30分以上の遷延状態に移行しやすいため，治療介入することが必要である．もちろん，けいれんが持続している際の状態を観察し，発作の様子から原因検索につなげることも重要である．

早発小児良性後頭葉てんかん（Panayiotopoulos症候群）例

症例2：4歳7か月，男児．
主訴：無熱性けいれん重積．
現病歴：生来成長・発達は正常．昼寝からの覚醒後，2回嘔吐後に顔面蒼白となり，眼球偏奇，流涎を伴いながら顔面が左に向反，左上下肢から広がる全身性けいれんをきたし，当院に救急搬送された．救急隊到着時にけいれんは一時的に収束したが意識障害が持続し，当院到着時に再度全身性強直性けいれんを認めた．ミダゾラム静注を行ったところ，けいれんは収束し入眠した．同日入院精査となった．
家族歴：熱性けいれんなし，てんかんなし，その他神経筋疾患なし．
入院時身体所見：体重 18 kg，体温 36.5℃，咽頭・胸腹部異常所見なし．けいれん収束後で入眠中，瞳孔 3/3 mm，対光反射迅速，四肢麻痺なし，深部腱反射左右対称・亢進減弱なし，筋緊張正常，項部硬直なし，Kernig徴候なし．
入院時検査所見：［血液検査］白血球 12,500/μL，Hb 13.5 g/dL，Plt 28.5 万/μL，TP 6.3 g/dL，Alb 3.7 g/dL，AST 42 IU/L，ALT 20 IU/L，LDH 256 IU/L，BUN 11.5 mg/dL，Cre 0.20 mg/dL，Na 137 mEq/L，K 4.2 mEq/L，Cl 107 mEq/L，Ca 9.5 mg/dL，CRP 0.3 mg/dL，NH₃ 98 μg/dL，血糖 100 mg/dL．［頭部CT検査］頭蓋内占拠性病変なし，皮髄境界明瞭，浮腫なし．
治療・経過：入院後発熱は認めずに経過した．3時間後，入眠から覚醒し，意識レベルは清明であり，麻痺などの神経学的異常を認めなかった．発作間欠期脳波検査にて後頭から側頭領域に棘波を

❶医療機関におけるけいれん重積に対する薬物治療

	薬剤一般名	保健適用あり	推奨グレード	適用外使用	推奨グレード
第1選択薬	ジアゼパム	静注	A	直腸内投与	B
	ミダゾラム	静注	A	筋肉内注射	B
				鼻腔内・頬粘膜投与	B
第2選択薬	フェノバルビタール	緩徐に静注	B		
	フェニトイン	緩徐に静注	B		
	ホスフェニトイン	緩徐に静注	B		
第3選択薬	ミダゾラム	持続静注	A		
	チオペンタール	静注	A	持続静注	A
	チアミラール	静注	A	持続静注	A

(日本小児神経学会．小児けいれん重積治療ガイドライン策定ワーキンググループ．小児けいれん重積治療ガイドライン 2017．2017[3] をもとに作成)
フェニトインの副作用（不整脈，組織懐死など）を避けるため，代わりにホスフェニトインが使用されることが多い．

認め，頭部MRI検査では明らかな異常を認めなかった．発作形態，経過を含めて早発小児良性後頭葉てんかん（Panayiotopoulos症候群）の可能性が高いと判断し，外来経過観察となった．

解説 早発小児良性後頭葉てんかん（Panayiotopoulos症候群）は，予後良好な小児期のてんかんである．発祥のピークは4〜5歳であり，男女差はない．発作は嘔吐から始まり，顔面蒼白，発汗，散瞳（ないし縮瞳），体温の変化，失禁，流涎，腸蠕動異常などの自律神経症状を伴う．発作中は意識が消失し，けいれんの持続時間は6分以上で，半数程度は30分以上持続する．しかし重積しても発作症状は自律神経症状が主であり，全身や半身けいれんの重積は認めることもあるが多くはない．発作後は睡眠に引き続き意識状態は徐々に改善し，神経学的異常所見を伴わない．発作間欠期脳波では，後頭部に棘波を認めることが多い．発作頻度は低く，約30％の症例は1回しか発作を経験しない．発症から1〜2年で寛解傾向となる[7]．

現在，けいれん重積に対してわが国で保険承認されている治療法のうち，ジアゼパム静注，ミダゾラム静注が第1選択となっている（推奨グレードA）（❶）．これで収束しない場合は5分後に同量を静注することが推奨されている．また血糖値を迅速測定し，60 mg/dL未満の低血糖があればすみやかにブドウ糖の補充を行うことが推奨されている（推奨グレードA）．静脈ルートが確保できない場合に，わが国ではいまだ適用外使用となるが，海外においてエビデンスがある現状をふまえて，ミダゾラムの筋肉内注射や鼻腔内・頬粘膜投与，ジアゼパム直腸内投与（座薬ではなく既存のジアゼパム静注製剤）の安全性の高さが記載されている（推奨グレードB）．筋肉内注射あるいは鼻腔内・頬粘膜投与の場合は投与量を抑える必要があるため，現在けいれん重積で保険適用があるミダフレッサ®静注0.1％（10 mg/mL）ではなく，ドルミカム®注射液10 mgあるいはミダゾラム®注10 mg（10 mg/2 mL）を用いる．海外ではミダゾラム頬粘膜投与製剤やジアゼパム直腸内投与製剤は家庭で使用可能な製剤として認可されており，病院前治療薬としても使用されている．ジアゼパムの座薬に関しては，有効血中濃度に達するのに投与後30分かかり，目前のけいれん治療には推奨されていない．また抱水クロラール直腸内投与に関しては重積状態になっている場合の至適用量，効果発現時間，有効性や副作用に関しての明確なエビデンスがなく，ほかに治療選択肢が得られない場合には使用を考慮すると記載されている．

また，静注の第1選択薬に関して，2018年9月に，ロラゼパム静注製剤の製造販売が日本で承認された．欧米のガイドラインでは，けいれん性

てんかん重積状態の第1選択薬でありながら国内では未承認であったため，日本てんかん学会および日本小児神経学会からてんかん重積状態に対する開発が要望されたことによる．発売後は第1選択薬の選択肢が増えることとなり，各施設においての治療戦略の再検討も必要となる可能性がある．

急性脳炎・脳症例

症例3：9歳，女児．
主訴：けいれん，意識障害．
現病歴：生来健康．入院2日前より発熱，嘔吐を認め，近医を受診した．その後徐々に活気不良となり，当院を受診し，精査加療目的で入院とした．入院当初は胃腸炎の遷延を考慮したが，入院後，数時間程度で意識障害の進行とけいれんを認め，精査加療を行った．
家族歴：熱性けいれんなし，てんかんなし，その他神経筋疾患なし．
入院後身体所見：体重19.8 kg，体温37.5℃，咽頭・胸腹部異常所見なし．意識レベル GCS E2V2M4，瞳孔3/3 mm，対光反射迅速，Babinski反射とChaddock反射を左右対称に認める．筋緊張正常，項部硬直なし，Kernig徴候なし．［髄液検査］細胞数 12/3（単核細胞69％，多核細胞31％），糖 87 mg/dL，タンパク 24 mg/dL，細菌培養陰性．
入院時検査所見：［血液検査］白血球 17,600/μL，Hb 13.1 g/dL，Plt 37.4万/μL，TP 7.8 g/dL，Alb 4.5 g/dL，AST 31 IU/L，ALT 24 IU/L，LDH 315 IU/L，BUN 15.1 mg/dL，Cre 0.37 mg/dL，Na 135 mEq/L，K 5.0 mEq/L，Cl 97 mEq/L，Ca 9.8 mg/dL，CRP 8.02 mg/dL，NH$_3$ 95 μg/dL，血糖 88 mg/dL．［頭部MRI検査］拡散強調画像で大脳皮質に散在する異常高信号域を認める．［発作間欠期脳波検査］全般性高振幅徐波の持続を認める．
治療・経過：入院後出現したけいれんに対して，ジアゼパム静注を反復して行ったが，けいれんの収束が得られず，フェノバルビタールを緩徐に静注した．静注後，けいれんは収束した．臨床経過，検査結果より急性脳炎・脳症と判断し，メチルプレドニゾロンパルス療法，D-マンニトール投与を開始した．画像異常所見・意識障害が残存していたため，メチルプレドニゾロンパルス療法を2クール行い，その後プレドニゾロンにて後療法を行なった．意識状態は徐々に改善を認め，入院32日目に退院とした．入院中の髄液PCR検査により，パレコウイルス3型が検出され，今回の急性脳炎・脳症との関連性が示唆された．退院時にADLの低下は認めず，通常学級で学習が可能な範囲であった．

解説 急性脳炎・脳症に伴うけいれん重積の症例である．けいれん重積状態に対して，第1選択薬であるベンゾジアゼピン系薬剤が無効である場合の次の選択肢は，本ガイドラインではフェニトイン/ホスフェニトイン，フェノバルビタールが推奨されている（推奨グレードB）．実際の臨床現場では，第1選択薬を静注した後，5～10分経過してもけいれんが消失しない場合に第2選択薬の投与を考慮することが多い．ミダゾラムとジアゼパムは5分間隔で2回までの反復投与が可能であり，2回目の投与でけいれんが消失しない場合に第2選択薬が考慮される．第2選択薬に関しては，フェニトイン/ホスフェニトイン，フェノバルビタールのどちらを選択すればよいか明確な基準はなく，いずれの薬剤も緩徐な投与を要し速効性はないこと，半減期が長いことが特徴である．ホスフェニトインは意識状態への影響が少ないため，急性脳症との鑑別が必要な場合に使用しやすい．また，臨床現場では，ミダゾラム持続静注がよく用いられてきた経緯があるが，一見けいれんが収束していても脳波上はけいれん重積状態が持続している非けいれん性てんかん重積の場合があり，ミダゾラム持続静注は脳波の持続モニタリングを行いながら使用する必要がある．

ミダゾラムまたはジアゼパムの静注により発作が収束した場合の発作再発予防のための薬剤の追加に関しては，成人領域ではフェニトイン/ホス

フェニトイン，フェノバルビタール，ミダゾラム持続静注が一般的に行われている．しかし，熱性けいれん重積の頻度が高い小児に関しては再発予防に関しての明確なエビデンスはなく，実際は重積の既往がある場合や再発リスクの高いてんかん患者において，適宜薬剤の追加を考慮することが必要だと考えられる．ここにおいてもミダゾラム持続静注を行う場合は，脳波の持続モニタリングが推奨される．

　上記のような治療に反応せず，難治性けいれん重積状態（→ガイドラインの用語解説）と判断される場合は，ミダゾラムまたはバルビツレートでの昏睡療法が有用であると推奨されている（推奨グレードA）．バルビツレートの場合には，発作活動がコントロールされていると考えられるレベルである脳波上のバーストサプレッション（→ガイドラインの用語解説）を治療目標とするが，ミダゾラムでバーストサプレッションに到達することは難しく，脳波上の発作消失を目標とする（推奨グレードB）．バーストサプレッションは12～48時間維持することが望ましい．バルビツレートはチオペンタールまたはチアミラールを使用する（❶）．これはいずれも保険適用外使用であるが，実臨床では広く行われており，エビデンスもあり，ガイドラインでも推奨されている．バルビツレートは循環抑制が強く，血圧低下が必発である．また，ミダゾラムの最大投与量も適用外使用にあたり，呼吸抑制，非けいれん性てんかん重積を考慮し，昏睡療法に関しては，原則ICUにおける呼吸・循環・脳波モニタリング管理下で適宜カテコラミンを併用しながら使用することが必要である．また，両薬剤での神経学的予後の優劣は明らかとなっていない．

- 5分以上けいれん発作が持続すると自然収束しにくく，30分以上の遷延状態に移行しやすいため，5分以上持続したけいれん発作に対しては治療介入することが必要である．また，けいれんの様子を観察し，原因検索につなげることも重要である．

- 第1選択薬には，ジアゼパム静注，ミダゾラム静注を使用するため，適切な用法・用量，使用法を理解しておく必要がある．
- 発作再発予防の薬剤投与に関しては明確なエビデンスはない．
- 第1選択薬の反復投与後もけいれんが収束しない場合は，第2選択薬であるフェニトイン／ホスフェニトイン，フェノバルビタールの投与を考慮する．
- 難治性けいれん重積状態と判断される場合は，ICUにて呼吸・循環・脳波持続モニタリング下でのミダゾラムまたはバルビツレートでの昏睡療法が有用である．

　『小児けいれん重積治療ガイドライン2017』では，海外では推奨されているが日本ではいまだ適用外使用となっている薬剤に関しても，解説，推奨されている．エビデンスのある治療がいまだ保険適用となっていない実態に関しては今後の改善が求められるが，SEの治療現場では適用外使用を選択する際には，患者家族に対して可能な限り適切なインフォームドコンセントを得る努力と体制が必要と考えられる．

〔竹田加奈子，宮本雄策，山本　仁〕

文献

1) Nishiyama I, et al. An epidemiological study of children with status epilepticus in Okayama, Japan：incidence, etiologies, and outcomes. Epilepsy Research 2011；6：89-95.
2) Shinnar S, et al. How long do new-onset seizures in children last？ Ann Neurol 2001；49：659-64.
3) 日本神経学会監修，「てんかん治療ガイドライン」作成委員会．てんかん治療ガイドライン2010．東京：医学書院；2010.
4) 日本小児神経学会．小児けいれん重積治療ガイドライン策定ワーキンググループ．小児けいれん重積治療ガイドライン2017．東京：診断と治療社；2017.
5) Asano Y, et al. Viremia and neutralizing antibody response in infants with exanthem subitum. J Pediatr 1989；114（4 Pt 1）：535-9.
6) Trinka E, et al. A definition and classification of status epilepticus：report of the ILAE Task Force on

Classification of Status Epilepticus. Epilepsia 2015；56：1515-23.
7）青天目信．年齢と発作症状によるてんかんの分類と診断—Panayiotopoulos 症候群．久保田雅也編．小児科学レクチャー 徹底解説！小児のてんかん．東京：総合医学社；2013. p.1338-45.

 ガイドラインの用語解説

- 非けいれん性てんかん重積状態（non-convulsive status epilepticus：NCSE）：臨床的にはけいれんが収束しているが，脳波上てんかん発作性異常を認めるもの．けいれんを伴うことなく意識障害が持続し，急性・遷延性昏睡状態を示すことがある．
- 難治性けいれん重積状態（refractory status epilepticus：RSE）：最初に複数の抗てんかん薬を使用してもけいれんがコントロールできず，バルビツレート昏睡療法を要するけいれん重積状態に対して，少なくとも1つの第1選択薬（ベンゾジアゼピンなど）と，少なくとも1つの第2選択薬（フェノバルビタール，フェニトイン/ホスフェニトイン）を使用しても臨床的・電気的発作が持続する状態という定義が近年ではよく用いられる．
- バーストサプレッション（burst-suppression）：脳波上，てんかん性異常波の群発が，平坦で低振幅の波形に隔てられながら連続性に出現する状態．

9章 神経疾患

頭痛

概要

小児の頭痛は日常診療においてよく経験する主訴の一つである．一般外来へ歩いて受診することが可能な軽度の痛みから，救急外来を受診するほどの重度の痛みまで，頭痛の性状と程度はさまざまである．頭痛は，片頭痛，緊張型頭痛，群発頭痛を代表とする一次性頭痛と，頭蓋内に限らず，頭痛の原因となるなんらかの疾患があって発生する二次性頭痛とに大きく分けられる．頭痛の診断および分類は，『国際頭痛分類第3版』[1]に基づいて行う．本邦での疫学調査では，日常生活への支障度が高い片頭痛の有病率は，小学生で3.5%，中学生で5.0%であった．また緊張型頭痛の有病率は，小学生で5.4%，中学生で11.2%であった[2]．われわれにはこれらの頭痛を適切に診断および治療することが求められている．頭痛で困っている小児に対して，『慢性頭痛の診療ガイドライン2013』[3]をおおいに活用していただきたい．

ガイドラインのポイント

慢性頭痛診療レベルの向上，標準化，および専門医のみでなくプライマリ・ケア医への普及を目的に，『慢性頭痛の診療ガイドライン2013』が発刊された．本ガイドラインの中には，小児の頭痛についてクリニカルクエスチョンが設定されており，疫学，診断，治療，連日性頭痛について診療に役立つ内容になっている．本ガイドラインで利用されている頭痛分類は2004年に発刊された『国際頭痛分類第2版』であるが，2018年に『国際頭痛分類第3版』が新しく発刊されたため，最新の分類を参考にして解説する．

前兆のない片頭痛

症例1：9歳（小学3年生），男児．
主訴：頭痛．
既往歴：周期性嘔吐症候群なし，乗り物酔いあり．
家族歴：母方祖母に片頭痛あり．
現病歴：6歳（幼稚園年長）より，頭痛が1か月に1，2回の頻度で12時間ほど持続し，悪心・嘔吐を伴っていた．夕方に多く，頭痛時には痛みのために動けなくなり横になることが多かった．前医で頭部MRIを実施されたが，とくに異常所見はなかった．頭痛が続くことから心配になり，頭痛外来を受診した．
頭痛の特徴：とくに夕方に多く，右前頭部がズキズキして12時間ほど持続する．頭痛時には痛みのため動くことができず，横になることが多いため，そのまま朝まで寝てしまうこともある．随伴症状として悪心・嘔吐を伴うが，光過敏・音過敏は伴わない．アセトアミノフェンは効果が弱く，イブプロフェンは効果的である．
身体所見：身長128 cm，体重28.4 kg，血圧95/54 mmHg，心拍数65回/分．全身状態は良好で，咽頭発赤などの感染症を示唆する所見はない．
生活リズム：学校生活ではとくにストレスを感じておらず，欠席なく登校している．睡眠は22時から7時まで中途覚醒なく良好で，歯ぎしりはない．

解説 『慢性頭痛の診療ガイドライン2013』においては，小児の一次性頭痛は国際頭痛分

❶ 前兆のない片頭痛の診断基準

A	B〜Dを満たす発作が5回以上ある[注1]
B	頭痛発作の持続時間は4〜72時間（未治療もしくは治療が無効の場合）[注2,3]
C	頭痛は以下の4つの特徴の少なくとも2項目を満たす ①片側性 ②拍動性 ③中等度〜重度の頭痛 ④日常的な動作（歩行や階段昇降など）により頭痛が増悪する，あるいは頭痛のために日常的な動作を避ける
D	頭痛発作中に少なくとも以下の1項目を満たす ①悪心または嘔吐（あるいはその両方） ②光過敏および音過敏
E	ほかに最適なICHD-3の診断がない

注1 1回あるいは数回の片頭痛発作を症候性の片頭痛様頭痛発作と鑑別することは時に困難であるため，発作回数が5回未満の例は片頭痛の疑いとする．
注2 片頭痛発作中に入眠してしまい，目覚めたときには頭痛を認めない患者では，発作の持続時間を目覚めた時刻までとみなす．
注3 小児および思春期（18歳未満）では，片頭痛発作の持続時間は2〜72時間としてよいかもしれない．
(IHS. ICHD-3. Cephalalgia 2018[1])

類を用いて診断することを推奨している（推奨グレードA）[3]．2018年に発刊された『国際頭痛分類第3版』（ICHD-3）による診断基準（❶）[1]に照らし合わせ，すべての基準を満たしており，本症例は前兆のない片頭痛と診断した．小児の片頭痛は，成人の片頭痛に比べると持続時間が短い傾向にある．したがって診断基準においても，成人の4〜72時間に比べ，小児では2〜72時間と短くてもよいかもしれないと追記されている．また頭痛の最中に眠ってしまって持続時間がはっきりしない場合には，目覚めたときに頭痛が消失していれば，発症から目覚めた時刻までを頭痛の持続時間と考える．診断がついたら片頭痛の特徴について患児・保護者に説明する．睡眠不足，睡眠過多，ストレス，精神的緊張状態からの解放などは，片頭痛発作の誘因となることが多い．個々の症例で異なるが，夏場，人混み，天候の変化，気温差，特定の臭い，空腹などは片頭痛の増悪因子の代表例であると伝えておくとよい．

小児の片頭痛の急性期治療薬の第1選択としては，イブプロフェンとアセトアミノフェンが効果的で安全かつ経済的な薬剤であり，とくにイブプロフェンは最良の鎮痛作用を示す（推奨グレードA）[3]．本症例は，頭痛は月に1,2回の頻度で，夕方からの頭痛が多いことから，現時点で学校生活への支障度は少ない．そのため，頭痛発症早期にイブプロフェンを適宜使用するよう助言し，すぐに予防療法を行う必要はない旨を説明した．片頭痛の場合，鎮痛薬の使用が遅れれば遅れるほどその効果が期待できなくなるため，頭痛発症早期に適切な量を使用する必要がある．また片頭痛がどのような状況下で生じやすいか自分自身で経験していくことで，リスク因子を洗い出し，頭痛と上手に付き合うことができるようになる．

前兆のある片頭痛

症例2：14歳（中学1年生），女子．
既往歴：周期性嘔吐症候群あり，乗り物酔いあり．
家族歴：母親に片頭痛があり，リザトリプタンを使用している．
現病歴：12歳時より，頭痛が1年に3,4回の頻度で2〜48時間ほど持続し，悪心を伴っていた．頭痛時には痛みが強いため動けなくなり，横になることが多かった．頭痛が続くことから心配になり，頭痛外来を受診した．
頭痛の特徴：とくに運動後に多く，両側前頭部〜側頭部がズキズキして，短いと2時間ほど，長いと48時間ほど持続する．頭痛時には痛みのため動くことができず，横になることが多い．また体動により頭痛の程度が悪化する．頭痛が生じる前に，視野がキラキラする視覚前兆が20分ほど出現する．随伴症状として悪心・嘔吐を伴うが，光過敏・音過敏は伴わない．鎮痛薬を使用せず我慢して頭痛が落ち着くのを待っている．
身体所見：身長150 cm，体重40 kg，血圧88/66 mmHg，心拍数79回/分．全身状態は良好で，咽頭発赤などの感染症を示唆する所見はない．
生活リズム：学校生活ではとくにストレスは感じ

ておらず，欠席なく登校している．睡眠は0時から7時まで中途覚醒なく良好だが，寝付きは悪い．歯ぎしりはない．

解説 視覚前兆を伴い，それが消失した後に，頭痛が出現しているため，前兆のある片頭痛と診断した．前兆のない片頭痛と異なり，特徴的な経過であることから，2回以上の頭痛発作があれば診断は確定する[1]．持続時間の長い頭痛は日常生活への支障度が高いため，頭痛発症早期にイブプロフェンを使用するよう助言し，イブプロフェンは効果的であった．持続時間の長い片頭痛が増加すると，結果的に学校を2, 3日欠席してしまうことになるため，頭痛の頻度によっては予防療法を検討する．またイブプロフェンの効果が得られにくくなってきた際には，片頭痛治療薬であるトリプタンの使用を検討する．小児の片頭痛に対しては，スマトリプタン点鼻薬が有効かつ安全な薬剤であり，錠剤ではリザトリプタンが有効かつ安全である(推奨グレードB)[3]．本邦においては「小児に対する安全性は確立されていない」という一文が記載されているため，使用に際しては患児および保護者に十分な説明が必要である．片頭痛発作が月に2回以上あるいは6日以上ある場合には予防療法の実施について検討してみることが勧められる(推奨グレードB)[3]．本症例の場合，1回の頭痛発作が48時間と長いため，学校生活への支障度がより高くなる可能性がある．予防療法に用いる薬剤については，小児の場合はRCTが少ないこと，プラセボ効果が高くなりやすいことなどから，良い結果が得られないことが多い．抗てんかん薬のトピラマートは有効で十分許容される薬剤であるが，わが国では保険適用がない(推奨グレードA)[3]．したがって実際に予防療法で使用される薬剤は，シプロヘプタジン，アミトリプチリン，バルプロ酸，ロメリジン塩酸塩，プロプラノロールが多い．

慢性緊張型頭痛と前兆のない片頭痛の併発例

症例3：11歳（小学5年生），女児．
既往歴：周期性嘔吐症候群なし，乗り物酔いなし．
家族歴：母親に緊張型頭痛，母方祖母に片頭痛あり．
現病歴：小学4年生の3学期末から毎日頭痛があり，また時に程度の強いガンガンする頭痛を伴うことがあった．前医で片頭痛と診断され，片頭痛に対する予防治療薬を処方されたが改善しなかった．また頭部MRIも実施されたがとくに異常所見はなかった．その後も頭痛がほぼ毎日続いているため頭痛外来を受診した．
頭痛の特徴：朝起きるとすでに頭痛はあり，そのまま夜寝る前まで持続する．頭部全体が痛むが，寝込むことはなく，比較的軽度の頭痛が毎日続いている．それとは別に，右側頭部がガンガンする重度の頭痛があり，悪心を伴うことがある．その際には横になって動かないようにしている．随伴症状としての光過敏・音過敏や視野異常などの前兆は伴わない．
身体所見：身長140 cm，体重40 kg，血圧99/68 mmHg．心拍数70回/分．全身状態は良好で，咽頭発赤などの感染症を示唆する所見はない．後頭部から肩にかけての筋緊張が強く，両側頭部の圧痛も認められる．
生活リズム：学校生活ではとくにストレスは感じておらず，欠席なく登校している．成績も良く頑張り屋さんである．睡眠は21時半から6時まで中途覚醒なく良好だが，幼少のころから歯ぎしりがひどい．妹が2人いて，姉妹けんかは多い．

解説 詳細な問診から，2種類の頭痛が混在していることが確認できた症例である．本症例のように慢性連日性頭痛の様相を呈している場合には，複数の頭痛が混在している場合があるため，詳細な問診が重要である．両側頭部の圧痛を伴うことから，連日続く程度の軽い頭痛は慢性緊張型頭痛と診断した（❷）．また程度の強い，悪

❷慢性緊張型頭痛の診断基準

A	3か月を超えて，平均して1か月に15日以上（年間180日以上）の頻度で発現する頭痛で，B～Dを満たす
B	数時間，数日間，または絶え間なく持続する
C	以下の4つの特徴のうち少なくとも2項目を満たす ①両側性 ②性状は圧迫感または締めつけ感（非拍動性） ③強さは軽度～中等度 ④歩行や階段の昇降のような日常的な動作により増悪しない
D	以下の両方を満たす ①光過敏，音過敏，軽度の悪心はあってもいずれか1つのみ ②中程度，重度の悪心や嘔吐はどちらもない
E	ほかに最適なICHD-3の診断がない

(IHS. ICHD-3. Cephalalgia 2018[1])

心を伴う側頭部痛は，前兆のない片頭痛と診断した．片頭痛は月に1回ほどであり，アセトアミノフェンが効果的であった．小児の慢性連日性頭痛の有病率は，人口統計を基盤とした調査では，5～12歳で1.68％，12～14歳で1.5％，12～17歳で3.5％である．また頭痛センターの慢性連日性頭痛の有病率は，6～18歳で5.9～38.0％とバラツキがある（推奨グレードB)[3]．小児の慢性連日性頭痛はさまざまな頭痛が混在し，治療に難渋することが多い．複数の頭痛が混在して連日性頭痛を呈している場合は，頭痛ダイアリーを利用する．頭痛ダイアリーは頭痛日数，服薬日数，治療効果など，頭痛診療を行ううえで多くの情報を得ることができる．また患者-医師間コミュニケーションの向上を図る意味でも有用であり，問診と組み合わせて使用することが勧められる（推奨グレードA)[3]．また，学校に通えない，朝起きられないといった頭痛以外の訴えも多く，頭痛に対する対応のみでは解決しないことが多い．抑うつの程度が強い場合は，心療内科や児童精神科の併診も考慮する．本症例は歯ぎしりも強く，妹たちとのけんかも絶えないことから，常に精神的緊張状態にあると考えらえた．筋緊張を緩和するような運動を行ったり，自分がリラックスできる場所や時間を見つけたりすることを助言した．歯ぎしりがひどい場合には一度歯科口腔外科を受診して，マウスピース使用の適応について検討してもらうとよい．

貧血による頭痛

症例4：13歳（中学2年生），女子．
既往歴：周期性嘔吐症候群なし，乗り物酔いなし．
家族歴：頭痛なし．
現病歴：2学期に入り，月に1，2回の頭痛がみられていたが，とくに何もせずに様子をみていた．12月から頭痛が毎日出現するようになり，午後からは体がだるくなり，部活を欠席するようになってきたため，頭痛外来を受診した．
頭痛の特徴：毎日，とくに午後になると，前頭側頭部がズキズキする頭痛が1時間前後持続する．悪心・嘔吐や光過敏・音過敏は伴わない．頭痛はあるものの学校は欠席することなく登校しているが，体育と部活動は倦怠感のため見学している．
身体所見：身長149 cm　体重34 kg　血圧109/61 mmHg　心拍数110回/分．顔色不良，口唇色不良，眼瞼結膜蒼白，頻脈を認める．発汗過多なし．月経は未発来で，タール便のエピソードはない．
生活リズム：学校生活ではとくにストレスは感じておらず，欠席なく登校している．睡眠は23時半から7時まで中途覚醒なく良好で，歯ぎしりはない．体操部に所属し，跳馬，平均台，床など激しい練習をこなしていた．食事はとくに肉を好んでたくさん食べている．
検査所見：白血球4,700/μL，赤血球347万/μL，Hb 5.0 g/dL，Ht 19.4 %，Plt 46.5万/μL，MCV 55.9 fL，MCHC 25.8%，Ret 12.3‰，AST 17 IU/L，ALT 8 IU/L，LDH 138 IU/L，BUN 11.3 mg/dL，Cre 0.56 mg/dL，Fe 8 μg/dL，フェリチン2.5 ng/mL，TSH 0.932 μIU/mL，fT$_3$ 3.51 pg/mL，fT$_4$ 0.87 ng/mL．

解説 検査所見から鉄欠乏性貧血と診断し鉄剤投与を開始し,当面の運動制限を指示した.鉄剤投与により頭痛はすみやかに消失し,同時に倦怠感も消失した.

二次性頭痛全般に当てはまることであるが,頭痛の原因となる疾患あるいは病態の悪化や軽快と併行して,頭痛そのものも悪化や軽快することが診断基準にあげられている[1].本症例は2週間後にHb 8.3 g/dLに上昇した時点ですでに頭痛は消失していた.4週後にはHb 11.4 g/dLとさらに上昇し,フェリチンも増加していることから,運動制限を解除した.小児の二次性頭痛は,感染症による頭痛が多く,次いで頭部外傷である.頭痛外来における二次性頭痛の頻度は少ない.小児救急外来における頭痛は,ウイルス性疾患,副鼻腔炎など神経疾患以外の感染症が多く,頭部外傷がこれに次ぐ(推奨グレードB)[3].頭痛精査目的で頭部MRIを実施した場合,治療が必要な二次性頭痛であった症例は,発熱,意識障害などの頭痛以外の随伴症状を伴っていたと報告されている[4].

ピットフォール 感染症の徴候がない場合,小児の頭痛の大半は片頭痛や緊張型頭痛である.しかし,まれに重症貧血や頭蓋内病変が見つかることもあるため,頭痛だけでなく,他の随伴症状に注意して経過観察していく必要がある.

留意点 小児の慢性連日性頭痛は,不登校や抑うつ,起立性調節障害などが共存していることが多い.そのような場合はアセトアミノフェンやイブプロフェンはまったく効かないと訴える子が多く,頭痛に対する治療のみでは,なかなか改善が得られない.難治に経過する頭痛の背景に何があるのか,患児自身とともに洗い出し,解決する手段を患児,家族と一緒に考えていくことが重要である.

(安藤直樹)

文献

1) Headache Classification Committee of the International Headache Society(IHS). The International Classification of Headache Disorders. 3rd edition. Cephalalgia 2018;38:1-211.
2) Goto M, et al. Characteristics of headaches in Japanese elementary and junior high school students:a school-based questionnaire survey. Brain Dev 2017;39:791-8.
3) 慢性頭痛の診療ガイドライン作成委員会.慢性頭痛の診療ガイドライン2013.東京:医学書院;2013.
4) 小林悟.頭痛精査目的に頭部MRIを施行した小児例の検討.脳と発達 2018;50:s446.

発育性股関節形成不全（先天性股関節脱臼）

概要

　いわゆる先天性股関節脱臼は，乳児期に股関節が脱臼していることが発覚するため「先天性」とよばれていた．しかし，胎児期，股関節が形成されるときに脱臼しているわけではない．胎内肢位により片方の股関節の開排が制限されたり，生後，関節弛緩性のある児が股関節と膝を伸展した状態で（きつい衣服やおくるみや横抱っこ）で育てられたりすると後天的に生じるといわれている．よって，"developmental" dysplasia of the hip とよばれるようになり，日本でも「発育性」股関節形成不全が正式名称になった．この名称には脱臼した股関節だけでなく，hip dysplasia つまり寛骨臼（臼蓋）形成不全のみの症例も含まれてしまうため，脱臼した股関節だけを扱う場合，今でも「先天性股関節脱臼」という病名が使用されることは多い．

　1970年代以前には出生数の2％前後の発生率があったものの，先人たちの予防啓発により，近年の発生率はその約1/10に減少した．一方で，疾患の減少とともに関心が薄れ，診断する経験が減ってしまったためか，健診をすり抜け，歩行開始後に診断されて治療に難渋する症例が後を絶たない．そのため，乳児健診のなかで行われている，乳児股関節の一次健診の精度向上と整形外科医が担う二次検診への円滑な移行を目標として，日本整形外科学会・日本小児整形外科学会からここに紹介する『乳児股関節健診推奨項目と二次検診への紹介』（以下，『手引き』）が公開された．

　股関節脱臼の治療はどれも，数か月間子どもの運動発達を阻害せざるをえない．乳児期に完結すれば，その影響は小さくてすむが，歩行開始後からの治療は半年近く自由な歩行をさせられないことも多く，その後複数回の手術が必要になることはまれではない．乳児健診を担う小児科の医師には，後で述べる「推奨項目」によって判定される股関節脱臼の疑いのある症例を100％網にかけ，二次検診の受診を促すようお願いしたい．二次検診では，自ずと脱臼していない乳児の診察が増えることになるが，二次検診を受け入れている整形外科医はそれを負担に思ってはいないことを，お伝えしたい．

手引きのポイント

　ここにあげる『手引き』は推奨レベルの示されたガイドラインではないが，日本小児整形外科学会乳児股関節健診あり方委員会が作成し，日本整形外科学会と日本小児整形外科学会の理事会の承認を得たものであり，公開資料として無料でダウンロードできる (http://www.jpoa.org/公開資料/)．二次検診へ紹介すべき所見が，写真を多用し「見ただけでわかる」内容になっている．①開排制限，②大腿皮膚溝もしくは鼠径皮膚溝の非対称という身体所見だけでなく，③股関節疾患の家族歴，④女児，⑤骨盤位分娩といった問診で判別可能なリスク因子も「推奨項目」に含め，それらを加味して二次検診へ紹介してほしいということを明示している．具体的には，①があれば1つでも，②〜⑤のうち2つに当てはまれば，二次検診へ紹介してほしい．

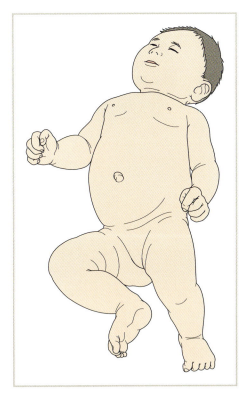

❶ 右向き癖の乳児
右の股関節は開排しているが，左は股関節が伸びており，膝が立って（開排が減じられて）いる．

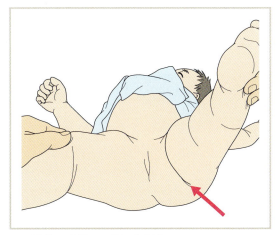

❷ 開排位で診断する鼠径皮膚溝
開排すると左に大腿前面から後面に長く深く伸びる皮膚溝がある（→）．

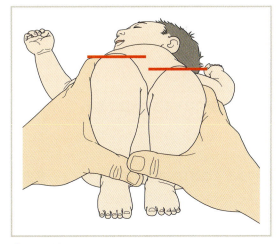

❸ Allis サイン
両足の裏をベッドにつけて膝を最大限曲げた状態で膝の高さをみると，脱臼している側は低くなる．

発育性股関節形成不全による脱臼例

症例 1：5 か月，女児．
主訴：開排制限．
現病歴：頭位，経腟分娩．出生直後から右への向き癖があり，左向きを嫌がるため，右に添い寝をしていた．訪問した保健師に開排制限を指摘されていた．3〜4 か月健診で左股関節の開排制限と大腿皮膚溝の非対称を指摘されて，二次検診目的で大学病院整形外科に紹介となった．
身体所見：右に向き癖があり，左の膝が立っていたり，股関節が伸展位になっていたりという姿勢であった（❶）．左股関節に 30°の開排制限があり，左大腿の鼠径部近くに深い皮膚溝を認めた（❷）．Allis サインが陽性（❸）（→留意点）．クリックサイン（→留意点）なし．
検査所見：超音波で，左の大腿骨頭は寛骨臼内になく，脱臼が明らかとなった．股関節単純 X 線写真でも，寛骨臼と大腿骨頭の位置関係が崩れており，脱臼が示唆された．また，寛骨臼形成不全を呈していた．
治療・経過：左の先天性股関節脱臼に対して，リーメンビューゲル（riemenbügel）（パブリックハーネス，pavlik harness）を用いて治療を行い，整復されて股関節の安定性は良好となった．

解説 股関節は，開排していることで，寛骨臼と骨頭がともに正常な形に成長するといわれている．向き癖そのものに病的意義はないが，

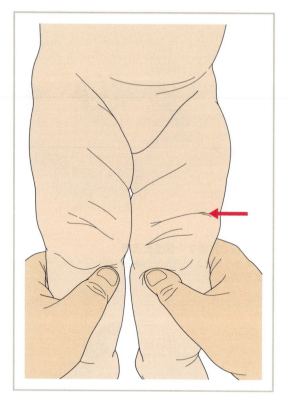

❹ 股関節伸展位でみる浅い大腿皮膚溝
大腿の中央付近にある，前面から側面にかけての浅い皮膚溝（➡）．病的意味はない．

❶のような姿勢は股関節脱臼を誘発する．開排制限は，仰臥位にして両股関節を 90°以上 M 字に深く屈曲し，股関節を中心として大腿骨が床から何度浮いているかを診る．大腿が床から 20°以上上がっているものを「制限あり」と判断する．大腿皮膚溝非対称は，開排制限と並び，最も多い二次検診受診理由の一つであるが，『手引き』に記載されているように，大腿の中央付近にある短いものに病的意味はない（❹）．鼠径部近くの「鼠径皮膚溝」は股関節脱臼との関連が強い．これは，両下肢を伸展して評価するのではなく，開排位で観察するとわかりやすいと『手引き』に記載されている（❷）．また，教科書的には両脇を抱えて後ろから診るとわかりやすい（❺）ともいわれている．症例の児のようにこれだけの臨床所見があっても，触診だけで股関節脱臼を正確に診断することは整形外科医であっても難しい．よって二次検診はエコーや単純 X 線を撮影し，精査する．

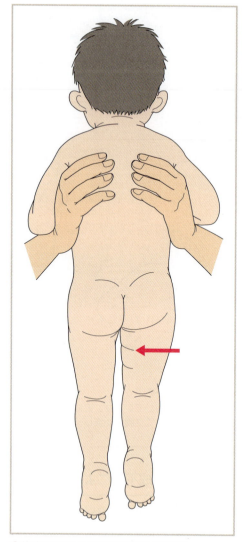

❺ 後方から診る鼠径皮膚溝と脚長差
後方から診ると，殿部の形の違いや大腿部後面にまで至る大腿皮膚溝（➡）がよくわかる．

寛骨臼形成不全例

症例 2：6 か月，女児．
主訴：なし．
現病歴：頭位，経腟分娩．開排制限など身体所見に異常はないが，問診で「母親が幼少期に股関節脱臼の治療を受けた」ことが判明し，紹介受診した．
身体所見：開排制限なし，鼠径皮膚溝なし．
検査所見：股関節の超音波と単純 X 線写真で寛骨臼形成不全あり．股関節脱臼なし．

治療・経過：治療はとくに行わず，単純 X 線を1年ごとに撮影し，寛骨臼の発育を経過観察している．

解説 今回の『手引き』には，推奨項目として「家族歴」が追加された．これは，発育性股関節形成不全は多因子遺伝を示す[1]というエビデンスに基づいている．日本小児整形外科学会主導の他施設研究[2]では，発育性股関節形成不全（脱臼）症例の 27％に家族歴を認めた．この「家族歴」とは「幼小児期の股関節脱臼」歴のある血縁者のことであり，「股関節を痛めたことがある」「乳児健診で開排制限を指摘された」というものではないことを強調したい．何親等を「血縁者」とするかという定義は明示されていない．推奨項目として「女児」「骨盤位分娩」も追加された．前述の研究では女児の割合が 89％と圧倒的に多く，骨盤位分娩の割合は 15％であった．骨盤位だと，「子宮内で胎児の膝が伸展位となっている率が高く，股関節脱臼になりやすい」と『手引き』には記されている．

この症例の場合，新しく加わった「推奨項目」による二次検診への紹介で，股関節脱臼はなかったものの寛骨臼形成不全が見つかった．日本において，寛骨臼形成不全は変形性股関節症の最大のリスク因子であり，早期発見することで将来の発症を防げる可能性があるのではないかと考えられている．

これらの新しく加わった「推奨項目」により二次検診への紹介が行われているかどうかには，まだ地域差がある．まずは，「推奨項目」が浸透し，股関節脱臼のリスクをもつ乳児がすべて二次検診を受診するように願う．

留意点 乳児股関節検診の推奨項目には，「クリックサイン」という項目は含めなかった．乳児は関節包の組織が粗であるために膝や肩からパキッという，大人が指を鳴らすときのような音がすることが多いが，これが股関節で鳴るものを「クリックサイン」と誤解している

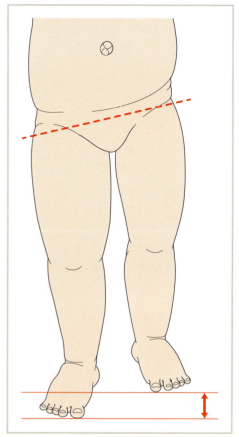

❻ 向き癖の乳児の見せかけの脚長差
股関節を伸展させた場合，骨盤の傾きにより脚の長さが違ってみえることが多い．

ことがほとんどである．股関節を徒手的に整復するときの感触を含むポクッ（ゴクッ）という音が「クリックサイン」であるが，熟練した整形外科医だけが経験できる手技である．また，徒手的に整復すること，つまりクリックサインを出すことを繰り返すことで，幼若な骨頭への血流が阻害されて壊死することがあるといわれており，現在は「クリックサインを故意に出してはいけない」とされている．両脚を伸ばして診断する「脚長差」も含まれていない．向き癖がある場合，骨盤が傾くことで見かけ上の脚長差が生じる（❻）．❺のように，両脇をかかえて診るか，Allis サイン（❸）を診るほうが，正確な脚長差を診断しうる．

（坂本優子）

文献

1) 芳賀信彦. 先天性股関節脱臼と股関節形態の遺伝性. 日整会誌 1995；69（2）：S442.
2) Hattori TY, et al. The epidemiology of developmental dysplasia of the hip in Japan：findings from a nationwide multi-center survey. J Orthop Sci 2017；22：121-6.

10章 新生児疾患

ビタミンK欠乏性出血症

概要

ビタミンK欠乏性出血症（vitamin K deficiency bleeding：VKDB）は，ビタミンKの欠乏によりビタミンK依存性の凝固因子が欠乏することが原因で出血をきたす疾患であり，新生児期に発症する場合は主に皮膚と消化管からの出血，乳児期に発症する場合は主に頭蓋内出血がみられる．いったん発症すれば重篤な予後をきたしうる疾患であるため，臨床においては予防対策が非常に重要な位置を占める．

わが国ではビタミンK欠乏性出血症の予防のため，1989年の厚生省研究班による勧告[1]の後に，ビタミンK製剤の，出生時，生後1週間（産科退院時），1か月健診時の3回経口投与法が広く普及していた．しかし，2006年に日本小児科学会新生児委員会により行われた全国調査の結果では，勧告前と比較すると症例数は激減しているものの，ビタミンK製剤の3回投与例からもいまだビタミンK欠乏性出血症の発症を認めていた．そのため，生後3か月までの週1回ビタミンK製剤の投与の選択肢を盛り込んだ『新生児・乳児ビタミンK欠乏性出血症に対するビタミンK製剤投与の改訂ガイドライン（修正版）』[2]が2011年に発表された．

現在の新生児医療の臨床においてビタミンK欠乏性出血症を診る機会はごくわずかではあるが，それはこのような先人たちの努力と適切な予防法の遵守によるものであることを改めて理解する必要がある．

ガイドラインのポイント

2011年に改訂されたガイドラインでは，合併症をもたない正期産新生児に対する予防投与として現行のビタミンK製剤の確実な3回投与が強調されたことと，それに加えて選択肢として生後3か月まで週1回投与する12回投与法が提示されている（❶）．また，以前の厚生省研究班の勧告では触れられていなかった早産児および合併症をもつ正期産新生児への予防投与や治療的投与に関しても具体的に提示されている．ビタミンK製剤の12回投与法に関しては選択肢として提示されるに留まっており，その推奨度はガイドライン内には記述はないが，今後より強く推奨されていく可能性があると思われる．

新生児ビタミンK欠乏性出血症（classical form）

症例1：日齢2，男児．
主訴：吐血，タール便．
現病歴：在胎39週4日，出生体重3,206gの新生児．妊娠分娩経過に特記すべき異常なし．頭位自然分娩で出生しApgarスコア8点/9点（1分値/5分値）．出生後はすみやかに啼泣し，体色良好となり母子同室していた．日齢0より直接母乳で経口哺乳を開始．日齢2に新鮮血を約10g吐血，同時にタール便も認めた．吐血とタール便の精査加療目的にNICU入院となった．
身体所見：筋緊張良好，体色はやや蒼白，心拍数160回/分，呼吸数50回/分，血圧56/34 mmHg，SpO₂ 98%（room air），胸腹部所見に特記事項な

❶合併症をもたない正期産新生児への予防投与

わが国で推奨されている3回投与は以下のとおりである．

①第1回目：出生後，数回の哺乳によりその確立したことを確かめてから，ビタミンK2シロップ1 mL（2 mg）を経口的に1回投与する．なお，ビタミンK2シロップは高浸透圧のため，滅菌水で10倍に薄めて投与するのもひとつの方法である．
②第2回目：生後1週または産科退院時のいずれかの早い時期に，ビタミンK2シロップを前回と同様に投与する．
③第3回目：1か月健診時にビタミンK2シロップを前回と同様に投与する．
④留意点等
（1）1か月健診の時点で人工栄養が主体（おおむね半分以上）の場合には，それ以降のビタミンK2シロップの投与を中止してよい．
（2）前文で述べたように，出生時，生後1週間（産科退院時）および1か月健診時の3回投与では，わが国およびEU諸国の調査で乳児ビタミンK欠乏性出血症の報告がある．この様な症例の発生を予防するため，出生後3か月までビタミンK2シロップを週1回投与する方法もある．
（3）ビタミンKを豊富に含有する食品（納豆，緑葉野菜など）を摂取すると乳汁中のビタミンK含量が増加するので，母乳を与えている母親にはこれらの食品を積極的に摂取するように勧める．母親へビタミンK製剤を投与する方法も選択肢のひとつであるが，現時点では推奨するに足る十分な証左はない．
（4）助産師の介助のもと，助産院もしくは自宅で娩出された新生児についてもビタミンK2シロップの予防投与が遵守されなければならない．

（白幡聡．日児誌 2011[2]）

し，四肢末梢の循環は良好．
検査所見：白血球 19,000/μL，赤血球 320×10⁴/μL，Hb 11.8 g/dL，血小板 18.5×10⁴/μL，生化学検査には特記事項なし，PT-INR 4.2，APTT 180秒，フィブリノゲン 350 mg/dL，PIVKA-Ⅱ 4 μg/mL〔基準値1 μg/mL未満（CLEIA法）〕．
治療・経過：NICUに入院後，胃管を挿入し胃内を吸引したところ新鮮血15 mLが吸引された．胃内吸引物を用いたAptテストでは児血の判定であり，血液検査ではPT・APTTの延長とヘパプラスチンテストの低下を認め，血小板やフィブリノゲンの減少は認めなかった．ビタミンK製剤（→ガイドラインの用語解説）の投与後の凝固検査では改善を認め，ビタミンK欠乏性出血症と診断した．

NICU入院後は禁乳とし胃管を挿入．静脈路を確保しビタミンK製剤1 mgとH₂ブロッカーを経静脈投与し輸液を開始した．日齢3には胃内残渣は旧血性となり日齢4には胃内容は透明になったため経口哺乳を開始．順調に増量でき日齢8で退院となった．

解説 新生児ビタミンK欠乏性出血症の典型的な症例である．

ビタミンK欠乏性出血症は一般には発症時期により early onset form, classical form, late onset form の3つに分類され，early onset form は生後24時間以内，classical form は生後24時間～生後7日，late onset form は生後7日～6か月以内に発症するものとされているが，日々の臨床においては主に消化管や皮膚からの出血で発症することの多い生後7日までの新生児ビタミンK欠乏性出血症と，頭蓋内出血で発症することの多い生後7日以降の乳児ビタミンK欠乏性出血症に分けて考えることも多い．

本来メレナは黒色便の意だが，新生児の消化管出血全般を新生児メレナとよんでいる．児からの出血である真性メレナと嚥下した母体血を嘔吐・排泄する仮性メレナがある．

新生児メレナは新生児ビタミンK欠乏性出血症を含む新生児の消化管出血全般の呼称であり，1989年の厚生省研究班の勧告ではビタミンK製剤の予防投与によりすべて解決されるものではな

く，ビタミンK製剤の実際的投与方法に関しては今後関係機関や団体との協議が必要とある[1]．実際，ビタミンK製剤の予防投与開始以前は新生児メレナの主な原因はビタミンK欠乏性出血症であったが，現在は消化管出血を認める新生児でビタミンK欠乏を証明できることは少なく，ビタミンK欠乏性出血症の頻度の減少とともに相対的に他の原因の比率が高くなっていると思われる．

本症例を診療するにあたってまず考えることは吐下血が児血かどうかである．Aptテストは比較的簡便に行える母体血と児血を鑑別するための検査ではあるが，施行不可能な場合は胃内容の経過などから臨床的に推測せざるをえないこともあり，全身状態が良好な場合は慎重な観察下で経過をみることもある．

さらに，新生児の消化管出血を診療するうえで大切なことは，緊急性のある外科疾患を鑑別することである．腹部X線，超音波検査などを用いてそれらを除外する．そのうえで内科的な消化管出血をきたす疾患を鑑別する．新生児消化管出血には新生児ビタミンK欠乏性出血症のほか，急性胃粘膜病変，易出血疾患の一部症状（血小板減少，播種性血管内凝固症候群，血友病など），消化管の炎症（腸炎），新生児乳児消化管アレルギー，乳糖不耐症などがある．本症例では血液検査にてPT・APTTの延長とPIVKA-Ⅱ（→ガイドラインの用語解説）の上昇を認めるものの血小板やフィブリノゲンは正常範囲であり，ビタミンK製剤の投与後すみやかに凝固異常が改善したため，新生児ビタミンK欠乏性出血症と診断した．

本症の診断基準はガイドライン内には記述はないが，PTの基準値と比較して4倍以上の上昇と以下①～③のいずれかであればビタミンK欠乏性出血症と診断する[3]．①血小板数の値が正常もしくは上昇，フィブリノゲンやフィブリン分解産物が正常値，②PTがビタミンK製剤の投与後，正常に戻る，③PIVKA（通常はPIVKA-Ⅱ）が正常値より上昇．

2011年に発表された『新生児・乳児ビタミンK欠乏性出血症に対するビタミンK製剤投与の改訂ガイドライン（修正版）』には治療的投与の記載がある（❷）[2]．血管確保のうえ，ビタミンK製剤の静注を行うことが第1選択である．本疾患が疑われる場合は診断を確定することを待たずに投与してよい．本症例のように比較的重症度の低い場合は新鮮凍結血漿や凝固因子の補充は必要ない．出血が止まるまでは禁乳として新出血がなくなれば経口摂取を再開する．ビタミンKの欠乏が原因であるため，いったんビタミンKを補充して出血が改善してくれば再出血の恐れはほとんどない．

❷治療的投与

①ビタミンK欠乏性出血症の疑いがあれば凝固検査用の血液を採取後，検査結果を待つことなく，ビタミンK2製剤（レシチン含有製剤）0.5～1 mgを緩徐に静注する．
もし血管確保ができない場合には筋注が可能なビタミンK製剤を皮下注する（筋注はできるだけ避ける）．
②最重症例ならびに超低出生体重児では，新鮮凍結血漿10～15 mL/kgあるいは第Ⅸ因子複合体製剤50～100単位/kg（第Ⅸ因子量として）の静注の併用を考慮する．

（白幡聡．日児誌2011[2]）

新生児ビタミンK欠乏性出血症（early onset form）

症例2：日齢0，男児．
主訴：活気不良，多呼吸．
現病歴：在胎38週3日，出生体重2,156 g．母親は1経妊0経産，妊娠後に摂食障害を発症し，妊娠30週から当院精神科病棟へ入院していた．妊娠38週3日に胎児機能不全の診断で緊急帝王切開で出生した．Apgarスコア8点/9点（1分値/5分値）であり母親は精神科病棟での入院が継続となったため，児は新生児室で経過観察されていた．生後6時間の助産師の観察時に多呼吸，活気不良，体色不良を発見され，精査加療目的でNICU入院となった．
身体所見：活気不良，体色蒼白，心拍数160回/分，

❸ 早産児および合併症をもつ正期産新生児への予防投与

①全身状態が比較的良好で経口投与が可能な場合は、合併症をもたない正期産新生児への投与方式に準じて行う。ただし、投与量は体重に応じて減量する。
②呼吸障害などにより内服が難しい新生児には、ビタミンK2注射用製剤（レシチン含有製剤）0.5〜1.0 mg（超低出生体重児は0.3 mg）を緩徐に静注する。その後の追加投与のやり方はそれぞれの新生児の状態に応じて個別に判断する。
③全身状態が良好でも、母親が妊娠中にビタミンK阻害作用のある薬剤を服用していた場合、あるいはceliac sprueなどの吸収障害を有する場合は、出生後すぐにビタミンK2注射用製剤 0.5〜1.0 mgを静注することが望ましい。
④上記③の状況（母親がワルファリンを服用中の場合を除く）においては、妊娠36〜38週以降の母親に1日15〜20 mg（分2または分3）のビタミンK製剤を陣痛発来日まで経口投与し、出生後に新生児のビタミンK動態を評価する方法でも構わない。なお、母体へのビタミンK投与は少なくとも1週間以上の投与が可能な状況であることを考慮する。
（注記）長期にわたる経静脈栄養管理下にある場合には、妊娠経過中に随時ビタミンKの補充を行うことが望ましい。

（白幡聡. 日児誌 2011[2]）

血圧58/30 mmHg, 呼吸数65回/分. 呼吸音正常, 心雑音なし, 腹部所見に特記事項なし, 四肢末梢冷感あり.

検査所見（静脈血）：白血球 21,000/μL, 赤血球 428×10^4/μL, Hb 13.5 g/dL, 血小板 34.2×10^4/μL, PT-INR 10以上, APTT 200秒以上, フィブリノゲン 320 mg/dL, PIVKA-Ⅱ 8 μg/mL, 生化学検査には特記所見なし.

治療・経過：入院時の超音波検査で左大脳半球に脳実質内出血を認めた. 入院後, 静脈路を確保してビタミンK製剤1 mgを静注し, その6時間後の再検査で凝固能の改善を認めビタミンK欠乏性出血症と診断した. 入院2時間後には全身性間代性けいれんを3分ほど認めたがフェノバルビタールの静脈内投与で以降は消失した. 代謝性アシドーシスに関しては炭酸水素ナトリウムによる補正を1回行い, その後は改善した. 日齢1から経腸栄養を開始し順調に増量できたが経口哺乳は不能であり, 家族への経管栄養の指導を行い日齢25で退院となった.

生後早期に発症した新生児ビタミンK欠乏性出血症の症例である.

通常, 新生児ビタミンK欠乏性出血症は生後2〜4日前後に発症するが, 母体がビタミンK阻害作用のある薬剤（ワルファリン, カルバマゼピン, フェニトイン, フェノバルビタール, プリミドン, リファンピシン, イソニアジド）を内服していた場合や腸管の吸収障害を有する場合は生後24時間以内に発症することがある（early onset form）. 本症例は母体の腸管の吸収障害ではないが, 本来必要である栄養を摂取せずに母体がビタミンK不足の状態下で出生したために発症したビタミンK欠乏性出血症であり同様の病態と思われる. 本症例ではビタミンK製剤の初回投与前に発症しており, 母体の経過から児のビタミンK欠乏を予測する以外に, この病態を回避することはできない.

『新生児・乳児ビタミンK欠乏性出血症に対するビタミンK製剤投与の改訂ガイドライン（修正版）』では, 以前の厚生省研究班の勧告では触れられていなかった早産児および合併症をもつ新生児への予防投与に関して具体的な言及がある（❸）[2]. 全身状態が良好でも母親の内服薬にビタミンK阻害作用があったり, 腸管での吸収障害があるような妊婦からの出生児には, 生後すぐビタミンK製剤 0.5〜1 mgの静脈内投与や妊娠36〜38週以降の母親へのビタミンK製剤の投与を陣痛発来まで考慮するなどの選択肢があげられている. その際に注意することとしては, 実際に母体にビタミンKを投与することで臍帯血のビタミンK濃度が上昇することは報告されているも

のの母体へのある程度の投与期間が必要と考えられており，本ガイドラインでは少なくとも1週間以上の投与が可能な状況であることを考慮するように言及されている．

本児のように胎内からのビタミンK不足が予想される児に関しては，出生すぐのビタミンK製剤の投与はもとより，母体の妊娠中からビタミンK不足を予測しビタミンK製剤の補充を考慮してもよい．

乳児ビタミンK欠乏性出血症 (late onset form)

症例3：日齢39，男児．
主訴：意識障害，けいれん．
現病歴：在胎40週2日，出生体重3,062 g，頭位自然分娩で出生し，とくに問題なく日齢5で退院．その後は完全母乳栄養で1か月健診でも体重増加は良好だった．ビタミンK製剤は日齢1，日齢5（産科退院時），1か月健診時と3回投与されていた．日齢39朝から4～5回繰り返して嘔吐が出現．ぐったりとして哺乳ができなくなり小児科外来を受診した．
身体所見：体重4,560 g，血圧68/30 mmHg，心拍数165回/分，呼吸数60回/分．体色は蒼白で傾眠傾向，大泉門の膨隆あり，胸腹部所見に特記事項なし．
検査所見：頭部CTで右大脳半球に実質内出血があり，血腫による正中線偏位を認めた．白血球18,000/μL，赤血球220×10^4/μL，Hb 8.2 g/dL，血小板30.2×10^4/μL，PT-INR 10以上，APTT＞200秒，フィブリノゲン258 mg/dL，PIVKA-II 7 μg/mL，生化学検査は特記事項なし．
治療・経過：臨床症状と血液検査所見からビタミンK欠乏性出血症を疑い，すみやかにビタミンK製剤1 mgを静注し新鮮凍結血漿70 mLを投与した．貧血に対しては適宜赤血球製剤を投与し，治療開始4時間後には凝固異常は改善傾向となりビタミンK欠乏性出血症と診断した．人工呼吸管理とカテコラミン投与，輸血などによる全身管理で状態は安定した．入院10日目で人工呼吸管理からは離脱できたが経口哺乳は不能であり，四肢の痙性を認め重度の後障害を認めた．入院14日目に施行した頭部MRIでは陳旧性の脳実質内出血とその周囲の梗塞巣が認められた．その後，経管栄養の指導を家族に行い退院となった．

解説 特発性乳児ビタミンK欠乏性出血症の症例である．

特発性乳児ビタミンK欠乏性出血症は過去の全国調査ではその80％以上が頭蓋内出血で発症し，そのうち半数以上が死亡もしくは後遺症を残すことが報告されている．それらの児の約90％が母乳栄養児であり，本ガイドラインは，このような症例を防ぐために作成されたといえる．

もともと，本ガイドラインに先立って2010年に『新生児・乳児ビタミンK欠乏性出血症に対するビタミンK製剤投与の改訂ガイドライン』が発表されていた．そのなかで合併症をもたない正期産新生児への予防投与として週1回，生後3か月までの投与を推奨されていたものが，諸々の事情により上記のように修正版として改訂された経緯がある．作成者の意図としては週1回，生後3か月までの投与をより強く推奨しようとしていたことは明白であるが，それらの経緯に関しては他書を参照されたい[4,5]．

ピットフォール 世界各国でさまざまなビタミンK製剤の予防投与が行われているが，❹[6]の報告からは，1 mg/回の投与よりも2 mg/回の投与のほうが予防効果が高く，また出生時2 mgの後に週1回1 mgを生後3か月まで投与する方法ではさらに発症頻度が低くなっていることがわかる．また，ビタミンK製剤の筋肉内注射は米国を初めとして初回予防投与方法として広く行われているが，小児悪性腫瘍の危険因子である可能性も示唆されており，その是非に関しては議論の余地がある．

❹ ビタミンK製剤の予防投与法別にみた乳児ビタミンK欠乏性出血症の罹患頻度

ビタミンK投与方法	筋注	経口投与					非投与
		1回 (1～2 mg)	3回 (各1 mg)	3回 (各2 mg)	毎日 (各25μg)	週1回 (各1 mg)	
対象乳児数 (×10³人)	325	140	1,400	3,200	439	396	139
罹患頻度 (出生10万対)	0	1.42	1.29	0.44	0	0	10

(Sutor AH. Semin Thromb Hemost 2003[6])

留意点

少なくともわれわれ小児科医が強く留意すべきことは出生後，産科退院時のビタミンK製剤の投与の確認と1か月健診での確実な投与ができるようにすることである．しかし，本症例のように現在の予防対策では予防できない症例が存在することは事実である．

❹[6])にあるように，デンマークでの報告では週1回生後3か月までのビタミンK製剤の経口投与でビタミンK欠乏性出血症の発症がなかったことは注目すべきであり，ガイドラインに選択肢として盛り込まれた主な理由と思われる．そのなかでリスクの高いと予想される個々の症例に関してはより生後早期の投与や場合によっては静脈内投与も検討するべきである．

いまだビタミンK製剤の予防投与は行政により制度化されたものではなく，分娩施設それぞれの負担（もしくは家族の負担）により行われているものである．そのため，ビタミンK製剤の予防投与方法は個々の分娩施設やそれに携わる産科医・小児科医に委ねられている．ガイドラインの内容だけでなくその根拠を知り，可能な限り発症を予防するよう努力することが必要であるとともに，新生児に対するビタミンK製剤の予防投与に関しての行政による制度化が待たれる．

（石田史彦）

文献

1) 塙嘉之．新生児・乳児のビタミンK欠乏性出血症の予防に関する研究．厚生省心身障害研究（主任研究者：奥山和男）昭和63年度研究報告書．1989；23-34.
2) 白幡聡．新生児・乳児ビタミンK欠乏性出血症に対するビタミンK製剤投与の改訂ガイドライン（修正版）．日児誌 2011；115：705-12.
3) Shearer MJ. Vitamin K deficiency bleeding (VKDB) in early infancy. Blood Rev 2009；23：49-59.
4) 白幡聡．ビタミンK_2週1回投与の有用性．外来小児科 2014；17：53-7.
5) 白幡聡．新生児・乳児ビタミンK欠乏性頭蓋内出血の新しい予防法．日本産婦人科・新生児血液学会誌 2011；21(1)：1-7.
6) Sutor AH. New aspects of vitamin K prophylaxis. Semin Thromb Hemost 2003；29：373-6.

ガイドラインの用語解説

- ビタミンK製剤：日本国内において販売されているビタミンK製剤で新生児に用いられうるものは以下の3剤である．
    - ケイツー®シロップ0.2%
    - ケイツー®N静注10 mg
    - ビタミンK_1注10 mg

    経口的に投与する場合はケイツー®シロップ0.2%を用いる．1 mLの個包装製剤が2011年に発売され，それ以前に用いられていた50 mLの瓶包装製剤は販売中止となっている．

    経静脈的に投与する場合はケイツー®N静注10 mgを用いる．生体内でそのままの形で作用するためビタミンK_1製剤よりもすみやかな止血機構賦活作用を有する．可溶化剤としてレシチンを使用している．

    血管確保ができない場合は皮下・筋肉内注射のできる製剤であるビタミンK_1注10 mgを用いるが，ガイドライン内に記載がある通り筋肉内注射はできるだけ避ける．可溶化剤としてポリオキシエチレン硬化ヒマシ油を使用しており，ショック様症状との関連が懸念されるため使用機会は他剤の投与が不可能な場合に限る．

- PIVKA-Ⅱ (protein induced by vitamin K absence or antagonist Ⅱ)：ビタミンK欠乏や吸収不良時，拮抗作用を有する薬剤投与下などにおいて肝で合成される異常プロトロンビンである．血中半減期が他の凝固因子と比べて長く，ビタミンK製剤の投与後も数日は高値であるためビタミンK欠乏性出血症の診断に有用である．

鉄欠乏性貧血

概要

乳児期は生理的に鉄欠乏をきたしやすく，とりわけ早産・低出生体重児ではその傾向が顕著である．乳児期に鉄欠乏性貧血をきたす症例はまれではなく，多くの臨床医が経験する可能性がある．以前から，鉄欠乏性貧血の発症リスクが高い早産児において，分娩予定日の鉄貯蔵量を正期産児相当に近づけることを目的とした『早産児に対する鉄剤投与のガイドライン』[1]が用いられてきた．その後，鉄欠乏に伴う神経学的予後への影響や，鉄過剰による酸化ストレスへの懸念から，新生児の重症貧血の予防や成長発達の向上を目的にガイドラインの改訂作業が進み，2017年に日本新生児成育医学会から『新生児に対する鉄剤投与のガイドライン2017』[2]が刊行された．

ガイドラインのポイント

『新生児に対する鉄剤投与のガイドライン2017』は，鉄欠乏性貧血に対する治療ガイドラインではなく，鉄欠乏性貧血の予防のためのガイドラインである．本ガイドラインでは，在胎週数37週未満の早産児に対して，栄養法の違いによらず，新生児期の鉄欠乏のない状態から経口鉄剤投与を開始することを推奨している．中止時期の目安を離乳食が確立した時期としていること，正期産児に対する予防的な鉄剤投与の必要性は低いことに言及していることなどが，改訂前のガイドラインとの大きな違いである．

早産児に対する経口鉄剤投与例（晩期貧血の予防）

症例1：在胎33週3日，体重1,540 gで出生，男児．

現病歴：母体の妊娠高血圧症候群のため帝王切開で出生．早産・低出生体重児のためNICUに入院したが，大きな合併症はなく管理されていた．

出生時検査所見：Hb 20.2 g/dL，Ht 58.3%と貧血はなかった．

治療・経過：日齢18に施行した血液検査で，Hb 18.6 g/dL，血清鉄54 μg/dL，TIBC（総鉄結合能）244 μg/dL，フェリチン157 ng/mLであった．この時点での貧血，鉄欠乏はなかったが，経腸栄養が100 mL/kg/日に到達したため，経口鉄剤投与（インクレミン® 3 mg/kg/日）を開始した．その後のHbは，生後1か月で13.7 g/dL，生後2か月で10.7 g/dL，生後2か月半で9.0 g/dLと低下傾向を示した．NICU退院時の血液検査で血清鉄の低下はなく，フェリチンも90 ng/mLと正常範囲であった．乳児期の貧血悪化を回避することを目的にNICU退院後も経口鉄剤投与を継続したところ，その後も鉄欠乏所見は認められず，Hbは9～11 g/dLで推移した．生後11か月となり離乳食が確立したため鉄剤投与を中止としたが，その後も貧血なく経過は良好であった．

解説　本ガイドラインに従って，貧血悪化を予防するために経口鉄剤投与を開始した典型的な早産児の症例である．母体から胎児への鉄移行は妊娠後期に急激に増加することが知られており，この時期を経ずに出生する早産児では母体からの鉄移行が十分でないため，生後4～8週に鉄欠乏を主因とした貧血の進行をきたしやすい（晩

期貧血).本症例では急速な身体発育に伴う循環血液量の増加などを原因として分娩予定日以降に軽度の貧血を呈しているが,生後早期からの鉄剤内服の効果もあって鉄欠乏には陥っておらず,貧血は重度とならなかった.本ガイドラインでは,「早産児に対して,栄養法に関わらず,新生児期から経口鉄剤投与を行う」ことを推奨している(推奨グレードC).その開始時期の推奨は経腸栄養が100 mL/kg/日を超えた時点であり,経口鉄剤を標準的な用量(2〜3 mg/kg/日,最大6 mg/kg/日)で開始する(推奨グレードC).これはすなわち,鉄欠乏の有無にかかわらず,鉄剤の内服を開始することを意味している.また,内服中止の時期としては,離乳食が確立するまでの継続が提案されている(推奨グレードなし).

❶ 鉄欠乏状態の診断基準(カットオフ値)

ヘモグロビン(Hb)	11.0 g/dL(生後6〜24か月)
平均赤血球容積(MCV)	74 fL(>生後6か月)
網状赤血球ヘモグロビン含有量(CHr)	27.5 pg
赤血球粒度分布幅(RDW)	14%以上(>生後6か月)
ZnPP/heme[注1]	80 μmol/mol以上(>生後6か月)
フェリチン[注2]	40 μg/dL(出生〜生後2か月) 20 μg/dL(生後4か月) 10〜12 μg/dL(>生後6か月)

鉄欠乏状態の有無を判断する際には,これらの指標に加えて,血清鉄や総鉄結合能など複数の指標を組み合わせて総合的に判断する必要がある.
注1 Znpp/heme:亜鉛プロトポルフィン/ヘム.
注2 フェリチン値の解釈の際にはCRPなどを同時に評価し,感染や炎症の影響を考慮する.
(Hernell O, et al. J Pediatr 2015[3])をもとに作成)

エリスロポエチン製剤使用中の早産児に対する経口鉄剤投与例

症例2:在胎31週6日,体重1,100 gで出生,女児.

現病歴:胎児発育不全のため,母体は産婦人科で管理されていた.妊娠30週6日に臍帯血流異常を認め,緊急帝王切開で分娩となった.新生児仮死のため気管挿管し,早産・極低出生体重児のためNICUに入院した.入院後は早期に呼吸器から離脱することができ,その後は安定した状態を保持することができた.

出生時検査所見:Hb 17.4 g/dL,Ht 55.4%と貧血はなかった.

治療・経過:日齢12の血液検査ではHb 14.2 g/dL,血清鉄93 μg/dL,フェリチン158 ng/mLであり,この時点で鉄欠乏,貧血を認めなかったが,経腸栄養が100 mL/kg/日に到達したため,経口鉄剤投与(インクレミン® 3 mg/kg/日)を開始した.その後,日齢24に施行した血液検査でHbは11.2 g/dLと低下したため,未熟児貧血に対してエリスロポエチン製剤を開始し,それに合わせて鉄剤の投与量を増量した(インクレミン® 6 mg/kg/日).この時点でのフェリチンは78 ng/mLで

あった.その後,Hbは9〜10 g/dLで推移し,フェリチンもおおむね50 ng/mL以上が維持された.分娩予定日前にはエリスロポエチン製剤を中止し,その際に経口鉄剤投与量も減量した(インクレミン® 3 mg/kg/日).NICU退院後も経口鉄剤投与を継続したところ,鉄欠乏所見を認めることはなく,生後12か月で離乳食が確立し鉄剤内服は中止とした.なお,経口鉄剤投与中に特記すべき有害事象はなかった.

解説 極低出生体重児の未熟児貧血に対し,エリスロポエチン製剤と鉄剤投与を併用した症例である.エリスロポエチン製剤による造血能亢進に伴い鉄需要は増加するため,エリスロポエチン製剤投与中で未熟児貧血のリスクのある新生児に対しては,経口鉄剤投与が推奨されている(推奨グレードC).そしてこのような症例では,鉄貯蔵量を評価しながら鉄剤を投与する必要があり,とくにエリスロポエチン製剤投与後期には鉄欠乏に注意する(推奨グレードC).本ガイドラインでは,科学的根拠をもとに推奨できるモニタリング法はないことも示されている(推奨グレードなし).そのため本症例では,貯蔵鉄の一般的

な指標であるフェリチンをモニタリングしながら，エリスロポエチン製剤使用中は鉄剤投与量を増量している．なお，経口鉄剤の最大投与量の推奨は6 mg/kg/日である(推奨グレードC)．また，本症例では特記すべき有害事象はなかったが，経口鉄剤投与中は消化器症状に注意することが推奨されている(推奨グレードD)．また，鉄欠乏状態の有無を判断するための明確な基準はこれまで示されていないが，海外の報告から❶のようなカットオフ値が提案されている[3]．

赤血球輸血後に経口鉄剤投与開始を遅らせた超低出生体重児例

症例3：在胎23週4日，体重579 gで出生，男児．
現病歴：母体にはとくに合併症はなかった．妊娠24週4日，前期破水に伴う羊水過少，炎症反応上昇を認め，緊急帝王切開となった．児は出生後に早産・超低出生体重児のため，NICUに搬送され入院した．
出生時検査所見：Hb 14.0 g/dL，Ht 44.8％と貧血はなかった．
治療・経過：日齢5に施行した血液検査でHb 9.4 g/dLと貧血を認め，赤血球輸血を15 mL/kg行った．また，その後も同様の経過で赤血球輸血を3度行うエピソードがあった．日齢15に経腸栄養は100 mL/kg/日に到達したが，赤血球輸血の影響もあってフェリチンは521 ng/mLと高値であったため，経口鉄剤投与は開始しなかった．生後1か月の血液検査でHb 11.3 g/dLと再度貧血の傾向を認め，フェリチンは190 ng/mLまで低下したため，エリスロポエチン製剤に加えて，経口鉄剤投与（インクレミン® 6 mg/kg/日）を開始した．その後は，分娩予定日までHbは9〜10 g/dLで推移し，NICU退院前の血液検査においても血清鉄やフェリチンの低下を認めなかった．NICU退院後は経口鉄剤投与（インクレミン® 3 mg/kg/日）を継続し，離乳食が確立した生後13か月まで投与を継続し終了とした．

解説 本ガイドラインでは，輸血歴のある新生児に対して経口鉄剤投与を行ってもよいことが明記されている(推奨グレードC)．生体では鉄の排泄ルートがないため，輸血で体内に入った過剰な鉄は肝臓や心臓，内分泌器官などに沈着することが知られているが，鉄剤の経口投与では生体内の鉄バランスに対応して腸管からの吸収が制御されるため，経口投与による鉄過剰の心配は少ないというのがその理由である．ただし，輸血歴のある児では，総輸血量および鉄貯蔵量を評価しながら経口鉄剤投与を行うことも推奨されている(推奨グレードC)．『輸血後鉄過剰症の診療ガイド』[4]では，ヒト赤血球濃厚液50 mL/kg以上の総輸血量，および血清フェリチン値500 ng/mL以上を小児の診断基準としており，本症例では輸血量やフェリチン値を参考に経口鉄剤投与の開始を遅らせる対応をとった．1単位（140 mL）のヒト赤血球濃厚液には100 mg（0.7 mg/mL）の鉄が含まれており，とくに輸血を繰り返している児は相当量の鉄が投与されることになるため，鉄過剰のリスクを考慮して定期的に血液検査で鉄動態を確認する必要がある．

ピットフォール 本ガイドラインでは，在胎37週未満出生の早産児に対して，新生児期からの経口鉄剤投与を推奨している．しかし実際には，とくに34〜36週で出生した児（late preterm児）のなかにはNICUに入院しない症例もいるため，鉄剤投与を行わずに退院する症例も多く存在するものと思われる．在胎37週未満の早産児，あるいは出生体重2,500 g未満の低出生体重児における無作為化比較試験では，限定的ではあるが精神運動発達への影響が示されており，鉄剤内服に伴う明らかな有害事象の報告もないことから，late preterm児であっても経口鉄剤投与を行う利点はある．本ガイドラインに従って鉄剤投与がなされていない早産児では，鉄欠乏の潜在的リスクを過小評価せず，必要があれば早期から経口鉄剤投与を行うことが肝要である．実際に，このようなlate preterm児で乳児期早期に鉄欠

乏性貧血をきたす症例は意外と多いことが報告されている[5]．

留意点

本ガイドラインでは，出生体重による推奨は示されておらず，胎児発育不全のある正期産児（低出生体重児）における鉄剤投与の必要性については明確にされていない．本ガイドラインにおいて，正期産児における鉄剤投与が非推奨となった科学的根拠を参照すると，在胎37週以上あるいは出生体重2,500g以上の正期産児では新生児医の鉄剤投与の有効性を示す科学的根拠がなかったという事実に基づいている．一方，早産児における鉄剤投与の推奨については，在胎37週未満の早産児，あるいは出生体重2,500g未満の低出生体重児を対象とした質の高い研究を批判的に吟味した結果に基づいている．正期産・低出生体重児では，早産児と異なり妊娠後期の母体からの胎児への鉄移行がある程度なされていると推測されるが，推奨文作成のもととなった科学的根拠は低出生体重児であるか否かも関係していること，低出生体重児では生後のcatch-up growthに伴う鉄需要の増加が推測されることを考慮すれば，早産児に準じて鉄剤投与の必要性を十分考慮すべきである．

完全母乳栄養の児では乳児期に鉄欠乏をきたしやすいことを示唆する報告[5]があるが，そのような視点に立った質の高い研究はこれまで存在せず，本ガイドラインでは栄養法（母乳栄養または人工栄養）による推奨の違いはない．日本で用いられている人工乳の鉄含有量は母乳と比較して数十倍であるが，母乳の鉄吸収率は人工乳と比べて高いため，完全母乳栄養というだけで経口鉄剤投与を行うことの科学的根拠は乏しいというのが本ガイドラインの立場である．一方で，本ガイドラインでは，「正期産児に対して，栄養法に関わらず鉄欠乏の症状があれば，離乳食が確立するまでは経口鉄剤投与を行うことが提案される（推奨グレードなし）」という記載もあり，このガイドラインに従っても鉄欠乏性貧血を完全に回避できるわけではなく，リスクの高いと思われる症例ではとくに乳児期の鉄欠乏所見を見逃さないように配慮しなくてはならない．なお，母乳中の鉄濃度は母体の鉄貯蔵量とは関係なく一定であるため，児の貧血予防のために母体への鉄剤内服を考慮するのはナンセンスである．

（氏家岳斗，中野有也）

引用文献

1) 楠田聡ほか．早産児に対する鉄剤投与のガイドライン．周産期医学 2006；36：767-78．
2) 日本新生児成育医学会鉄剤補充ガイドライン作成小委員会．新生児に対する鉄剤投与のガイドライン2017（早産児・低出生体重児の重症貧血予防と神経発達と成長の向上を目的として）．http://jsnhd.or.jp/pdf/pblcmt/pbl00301.pdf
3) Hernell O, et al. Summary of current recommendations on iron provision and monitoring of iron status for breast-fed and formula-fed infants in resource-rich and resource-constrained countries. J Pediatr 2015；167：S40-7.
4) 厚生労働科学研究費補助金難治性疾患克服研究事業特発性造血障害に関する調査研究（平成20年度）．研究代表者 小澤敬也．輸血後鉄過剰症の診療ガイド．http://www.jichi.ac.jp/zoketsushogaihan/tetsufinal.pdf
5) 中野有也ほか．早産児に対するNICU退院後の鉄剤投与の必要性．日児誌 2015；119：805-12．

未熟児動脈管開存症

概要

新生児臨床研究ネットワーク（Neonatal Research Network Japan：NRN）によると極低出生体重児の34％，超低出生体重児の48％が未熟児動脈管開存症（未熟児 patent ductus arteriosus：PDA）を発症している．心不全をきたし，肺出血，脳室内出血（→ガイドラインの用語説明），腎不全，壊死性腸炎（→ガイドラインの用語説明）などの合併症や死亡の原因となりうる．

早産児において動脈管収縮作用があるインドメタシンやイブプロフェンには低血糖，腎機能障害，消化管穿孔（→ガイドラインの用語説明），血小板機能低下，肺高血圧，肺浮腫に伴う呼吸状態の増悪などの有害事象を引き起こすリスクがある．動脈管結紮術は安全で有効となりつつあるが，可能な施設は限定され，搬送に伴うリスクを含めて判断に苦慮することがある．

未熟児PDAは"後遺症なき生存（intact survival）"をめざすために鍵を握る極低出生体重児の病態である．

ガイドラインのポイント

『根拠と総意に基づく未熟児動脈管開存症治療ガイドライン』（J-PreP）は，全国41施設，66人の新生児科医・小児科医・小児循環器科医，生物統計学者や医学図書館員などの専門家とともに作成し，2010年に公開した[1]．医療情報サービスMinds（マインズ）のホームページに18の臨床上の疑問（CQ）に対する33の推奨，科学的根拠，総意形成の過程，初学者向けガイドライン解説を全掲載している．

ガイドライン作成メンバーによるNICU訪問ワークショップがNICUスタッフの未熟児PDA診療に関する知識や自信を高め，死亡率を減少させた[2]．

2018年に保険適用薬となったイブプロフェンに関する推奨はないが，その科学的根拠は掲載しており，現状においても活用できる．

未熟児PDAの発症予防例

症例1：日齢0，男児．
現病歴：切迫早産・前期破水・分娩不可避により在胎24週に帝王切開で出生した．出生時体重688 g，Apgarスコア6/8の超低出生体重児．

新生児呼吸急迫症候群（respiratory distress syndrome：RDS）と診断してサーファクタント補充療法を生後10分に施行し呼吸状態は安定した．

身体所見：血圧35/22（平均血圧25）mmHg，心拍数155回/分，SpO_2 97％，尿量1.5 mL/kg/時．心雑音なし，心尖拍動あり．

検査所見：pH 7.32，pCO_2 42 mmHg，HCO_3^- 22.4 mmol/L，BE −4.4 mmol/L，Hb 14.5 g/dL，Ht 52 mg/dL，Plt 22万/μL，Na 138 mEq/L，K 4.5 mEq/L，Cl 100 mEq/L，Ca 9.5 mg/dL，Mg 2.8 mg/dL，血糖値72 mg/dL，BUN 10 mg/dL，Cre 0.76 mg/dL，CRP 0.08 mg/dL．

超音波検査所見：脳室内出血なし．［動脈管径］1.8 mm，［動脈管血流］左右短絡パターン，［左肺動脈拡張末期速度］8.8 cm/秒（15 cm/秒以上

❶ 推奨される発症予防法
(未熟児動脈管開存症診療ガイドライン作成プロジェクトチーム．根拠と総意に基づく未熟児動脈管開存症治療ガイドライン．2010[1])をもとに作成)

PDA発症予防のために：
- 出生前ステロイドやサーファクタントなどを適切な患者さんにしっかりと使用
- 水分の過剰投与は避け，ステロイドやフロセミドの使用は慎重に
- 外科施行能力，在胎週数やIVHの発症率など現状を踏まえてインドメタシン予防投与
- 生後6時間以内インドメタシン0.1 mg/kg/dose 6時間持続静注

は上昇），[左室拡張末期径（LVDd）] 10.8 mm（超低出生体重児12 mm以上は左室拡大），[左房径／大動脈径比（LA/Ao）] 1.18（1.3以上は左房拡大），[左房容積（LAV）[3)]] 0.63 mL/kg（標準値0.43〜0.75 mL/kg），[腎動脈血流パターン] 正常．

治療・経過：全身状態は安定し，動脈管は開存しているが，未熟児PDAによる心雑音や拡張期血圧の低下，尿量減少などの症状や左室・左房の拡大および臓器血流の異常なエコー所見はない．しかし，在胎週数と出生体重から自施設における脳室内出血のリスク児と考えて，生後5時間にインドメタシン0.1 mg/kgを6時間持続静注で投与した．動脈管の閉鎖が得られなかったので24時間後に再度インドメタシン0.1 mg/kgを6時間投与し，動脈管は閉鎖した．脳室内出血を認めなかった．

解説 J-PrePでは発症予防の推奨をまとめている（❶）．

J-PrePには「未熟児PDAと脳室内出血を予防するために，生後早期にインドメタシンを予防投与することは奨められる（推奨グレードA）」という推奨がある[1)]．

極低出生体重児の救命率や脳室内出血の発症頻度には施設間差異が大きい．インドメタシンの予防投与は有害事象の懸念はあるが，脳室内出血の発症頻度が高い施設においては検討すべき治療法である．本邦で超低出生体重児に対するインドメタシンの予防的投与の施行率は全国アンケートでは約半数である[4)]．

「未熟児PDAや脳室内出血の予防として生後早期にシクロオキシゲナーゼ阻害薬を投与する場合，インドメタシンが奨められる（推奨グレードB）」，「未熟児PDAに対して予防的にインドメタシン投与する場合，生後6時間以内に0.1 mg/kg/doseを，6時間持続静注により投与することが奨められる．動脈管の閉鎖が得られない場合，24時間毎に3回までの投与を考慮する（推奨グレードC）」という2つの推奨がある．

2018年に保険適用になったイブプロフェンについては，脳室内出血の予防効果に関する質の高い科学的根拠はないことや肺高血圧を惹起した報告があるため，未熟児PDA予防のためのイブプロフェン投与は奨められない（推奨グレードA）[1)]．未熟児PDAや脳室内出血の予防をめざした生後早期の予防的投与についてはインドメタシンが勧められる．

未熟児PDAの初期治療例

症例2：日齢2，女児．

現病歴：切迫早産・分娩不可避により自然分娩で出生し，在胎26週，出生体重888 g，Apgarスコア5/9の超低出生体重児．RDSと診断してサーファクタント補充療法を施行し，効果があった．人工呼吸器設定のウィーニングは順調で，日齢1には換気圧12/4 cm/H$_2$O，換気回数20回/分，FiO$_2$ 0.21までになった．しかし，日齢2から酸素化と換気が増悪して徐々に人工呼吸器設定を再度上げざるをえなくなった．（換気圧20/5 cm/H$_2$O，換気回数50回/分，FiO$_2$ 0.30）．

身体所見：血圧40/19（平均血圧27）mmHg，心拍数162回/分，SpO$_2$ 91％　尿量0.8 mL/kg/時．心雑音：胸骨左縁にて収縮期雑音（Ⅱ/Ⅵ）あり．心尖拍動あり．

検査所見：pH 7.28，pCO$_2$ 52 mmHg，HCO$_3^-$ 23.2 mmol/L，BE −2.2 mmol/L，Hb 13.6 g/dL，Ht 49 mg/dL，Plt 19 万/μL，Na 137 mEq/L，K 4.8 mEq/L，Cl 102 mEq/L，Ca 8.8 mg/dL，Mg 2.6 mg/dL，血糖値 66 mg/dL，BUN 12 mg/dL，Cre 0.68 mg/dL，CRP 0.04 mg/dL．

超音波検査所見：脳室内出血なし．[動脈管径] 2.0 mm，[動脈管血流] 左右短絡パターン，[左肺動脈拡張末期速度] 25 cm/秒，[LVDd] 15.2 mm，[LA/Ao] 1.62，[LAV] 1.1 mL/kg，[腎動脈血流パターン] 拡張期途絶．

治療・経過：心雑音や心拡大を反映する心尖拍動がある．拡張期血圧や尿量減少から，未熟児PDAの評価として心エコー検査を施行．入院時に比べて，動脈管の閉鎖傾向はなく，左肺動脈拡張末期速度の上昇と左室と左房の拡大から，呼吸状態増悪を未熟児PDAの症状と考え，イブプロフェン（10 mg）を生後29時間に1時間持続静注した．動脈管の閉鎖は確認できず，さらにイブプロフェン（5 mg）を生後41時間に1時間持続静注した．一時的な乏尿，BUN（32 mg/dL），Cre（1.42 mg/dL）の上昇を認めたが生後50時間に動脈管の閉鎖を確認した．動脈管の閉鎖後，呼吸状態は改善した．

解説 RDSでいったん呼吸状態が改善した後，再度悪化するときには未熟児PDAによる肺うっ血の場合がある．心エコー検査で未熟児PDAの症候化と評価する場合には未熟児PDAの治療を優先すべきである．

J-PrePでは，未熟児PDAの心エコー検査による診断や重症度評価に関する質の高い科学的根拠はないことを確認し，推奨を策定していない．J-PreP公開後に全国34施設の多施設共同前方視的観察型研究：PLASE（Patent ductus arteriosus and left atrial size evaluation study in preterm infants）Studyを施行し，動脈管径，肺動脈拡張末期速度，左房容積[5]，左房径/大動脈径などが動脈管開存症の重症度評価に有用な科学的根拠を創出している．

治療インドメタシン 0.1〜0.2 mg/kg/dose 12〜24時間ごと連続3回まで	尿量，血清クレアチニン（予防時），血糖値・Na値（治療時），腹部消化管所見に注意
ドパミン，ドブタミン，赤血球輸血，ビタミンA，フロセミドは，症例ごとに検討	ステロイドは使用を奨めない

❷治療に関する推奨
（未熟児動脈管開存症診療ガイドライン作成プロジェクトチーム．根拠と総意に基づく未熟児動脈管開存症治療ガイドライン．2010[1]）をもとに作成）

本症例では動脈管が閉鎖傾向になく，心エコー検査指標による動脈管の開存，左肺動脈拡張末期速度の上昇や左室や左房の拡大などの経時的変化を呼吸症状の増悪の要因と考えてシクロオキシゲナーゼ阻害薬（→ガイドラインの用語解説）の投与を決断している．

J-PrePではPDAの治療に関する推奨をまとめている（❷）．

症候性未熟児PDAに対する初治療として，シクロオキシゲナーゼ阻害薬投与は経過観察や外科治療よりも奨められる（推奨グレードB）．生後1週間以内の未熟児PDAの初治療については，水分制限と利尿薬などによる保存的治療や外科治療よりもシクロオキシナーゼ阻害薬の治療が標準的である．

J-PrePでは，症候性未熟児PDAに対するシクロオキシゲナーゼ阻害薬は，インドメタシンが奨められる（推奨グレードA）．インドメタシン投与方法は，0.1〜0.2 mg/kg/回を12〜24時間ごとに連続3回までの静脈内投与が奨められる（推奨グレードB）．本症例ではイブプロフェンを投与している．

J-PrePに明示されている科学的根拠をもとにイブプロフェンの治験を終え，本邦でもイブプロフェンが2018年に保険適用薬になった．未熟児

PDAの治療において，イブプロフェンの動脈管収縮効果はインドメタシンと同等であること，腎障害，腹部臓器への有害事象が少ないという質の高い科学的根拠はJ-PreP公開時よりもより確かになっていることをふまえると，イブプロフェンはインドメタシンと同様に本邦の標準治療薬として使用に躊躇する必要はない．「未熟児PDAに対するインドメタシン治療投与時には，尿量，血糖値，血清ナトリウム値はモニタリングする(推奨グレードB)」や「未熟児PDAに対するインドメタシン投与時には壊死性腸炎・消化管穿孔の腹部膨満・血便・胆汁様胃液吸引・腹壁色の変化などの症状や超音波検査・X線写真での腸管壁内ガス像・門脈内ガス像・腹腔内遊離ガス像などの所見を観察する(推奨グレードC)」の推奨はイブプロフェンでも同様である．本邦の治験で安全性を確認したイブプロフェンの投与方法は1クール3回までの投与，初回は10 mg/kg，2回目と3回目は5 mg/kgを15分以上かけて24時間間隔で静脈内投与する．

未熟児PDAの外科治療例

症例3：日齢20，女児．
現病歴：在胎27週，出生体重1,029 g，Apgarスコア6/9の極低出生体重児．生後28時間に心エコー検査にて未熟児PDAと診断し，0.1 mg/kgのインドメタシンを生後29時間，41時間，65時間に1時間静注し動脈管は閉鎖した．しかし，動脈管は再開存し，日齢8，9，10，および15，16，17にインドメタシンを投与したが閉鎖せず，尿量減少(1.2 mL/kg/時)と浮腫，呼吸状態の増悪を認めた．
身体所見：血圧55/30(平均血圧40) mmHg，心拍数162回/分，SpO$_2$ 90%，尿量0.7 mL/kg/時．心雑音/収縮期雑音Ⅲ/Ⅵ．心尖拍動あり．
検査所見：pH 7.22，pCO$_2$ 56 mmHg，HCO$_3^-$ 25.3 mmol/L，BE -3.0 mmol/L，Hb 12.6 g/dL，Ht 39 mg/dL，Plt 24万/μL，Na 136 mEq/L，K 4.3 mEq/L，Cl 98 mEq/L，Ca 8.8 mg/dL，血糖値86 mg/dL，BUN 36 mg/dL，Cre 1.90 mg/dL，CRP 0.04 mg/dL．
超音波検査所見：脳室内出血なし．[動脈管径] 1.5 mm，[動脈管血流]左右短絡パターン，[左肺動脈拡張末期速度] 26 cm/秒，[LVDd] 14.0 mm，[LA/Ao] 1.60，[LAV] 1.5 mL/kg，[腎動脈血流パターン]拡張期逆転．
治療・経過：外科治療の適応と考え，外科治療が可能な施設に搬送し，翌日，動脈管結紮術を施行した．

解説 インドメタシンの1クールの連続4回以上の投与は，動脈管閉鎖効果に差はなく，消化管穿孔のリスクを高めるため，1クールのシクロオキシゲナーゼ阻害薬の投与は3回までにとどめるべきである．デキサメタゾンやハイドロコルチゾンなどのステロイド系薬剤の動脈管収縮効果は基礎研究では証明されているが，臨床においては投与方法など不明確な点が多く，消化管穿孔のリスクが懸念されるため併用薬として勧められない．

インドメタシンやイブプロフェンで閉鎖を得られない症例では外科治療の適応を検討すべきである．

J-PrePでは，「生後1週以降のシクロオキシゲナーゼ阻害薬の効かない未熟児PDAでは，肺血流量増加による呼吸障害で人工呼吸器管理を中止できない状態，心不全で水分制限を必要とする状態，体血流量減少で乏尿や腎障害がある状態では外科的結紮術を検討する(推奨グレードC)」や「未熟児PDAの手術において，可能な限り手術件数が多い施設で治療を行う(推奨グレードC)」などの推奨がある．

繰り返すシクロオキシゲナーゼ阻害薬の投与は消化管穿孔や腎不全などから後遺症や死亡につながりうる．動脈管結紮術はむしろより安全で確実な治療法となる可能性があり，最適時期を逸することなく外科治療の適応を検討することが大切である(❸)．

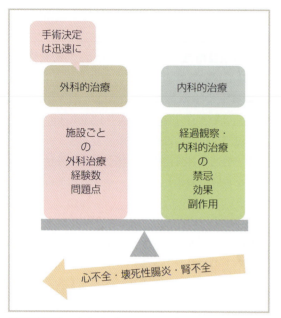

❸手術基準のまとめ（CQ16, 17）
(https://minds.jcqhc.or.jp/n/med/4/med0072/G0000203/0024)

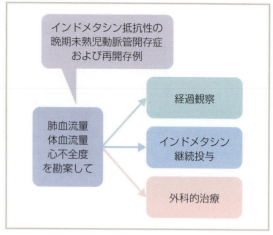

❹晩期・再開存例のまとめ（CQ18）
(https://minds.jcqhc.or.jp/n/med/4/med0072/G0000203/0024)

ピットフォール

世界的には未熟児PDAの心エコー検査による診断や重症度評価は新生児科医でなく，小児循環器医が担っている診療環境が多い．日本のように新生児科医が心エコー検査で動脈管の開閉や心機能を評価しながら治療方法を選択する医療環境はまれである．

ガイドラインで推奨グレードAとされるインドメタシンの予防的投与であるが，心エコー検査で動脈管の開存や閉鎖を評価することなく，予防投与としてインドメタシンを1クール3回投与する投与方法については是非もある．動脈管は自然閉鎖する可能性がある病態であるため，動脈管が閉鎖した後も有害事象が少なからずあるインドメタシンを投与し続けることの安全性への懸念はある．世界的にも心エコー検査をもとにした治療介入に注目が集まりつつある．

また，未熟児PDAの治療的投与においてイブプロフェンはインドメタシンに置き換わるように世界的に使用率が高まっているが，イブプロフェンの予防投与の効果は明らかでない．

イブプロフェンの保険適用に合わせて今後，各施設でのシクロオキシゲナーゼ阻害薬の予防的投与や治療的投与を再検討していくべきである．

留意点

J-PreP は未熟児PDAの理想的医療を示す"ゴール"ではなく，標準的な医療を確認する"スタートライン"であった．

根拠が明らかなことのみ施行するだけでは早産児を後遺症なく救命できるとは限らない．根拠が少ない課題に対して，より良い治療法を考えていくことが医療の標準化や質向上につながる．J-PreP で科学的根拠が少なかった部分について取り組んだ PLASE Study[5] の知見をふまえてJ-PreP の改訂を予定している．

標準医療は時代とともに進化していくべきものであり，ガイドラインの限界や公開後の研究を意識しながら目の前の患者により良い医療を提供するためにガイドラインの活用を期待する．

（豊島勝昭）

文献

1) 未熟児動脈管開存症診療ガイドライン作成プロジェクトチーム．根拠と総意に基づく未熟児動脈管開存症治療ガイドライン．日本未熟児新生児学会雑誌 2010；22：255-67.
2) Isayama T, et al. The effect of professional-led

guideline workshops on clinical practice for the management of patent ductus arteriosus in preterm neonates in Japan: a controlled before-and-after study. Implement Sci 2015；10：67. doi: 10.1186/s13012-015-0258-5.
3) Toyoshima K, et al. Left atrial volume is superior to the ratio of the left atrium to aorta diameter for assessment of the severity of patent ductus arteriosus in extremely low birth weight infants. Circul J 2014；78：1701-9.
4) Miyata M, et al. Extensive use of vasodilator agents and functional echocardiography to monitor extremely-low-birth-weight infants in Japan. Journal of Neonatal-Perinatal Medicine 2016；9：261-9.
5) Toyoshima K, et al. What echocardiographic indices are predictive of patent ductus arteriosus surgical closure in early preterm infants? A Prospective Multicenter Cohort Study.（投稿中）

ガイドラインの用語解説

- シクロオキシゲナーゼ阻害薬：プロスタグランジン合成に関与する酵素であるシクロオキシゲナーゼを阻害して，炎症や痛みを抑える薬剤である．シクロオキシゲナーゼ阻害薬は未熟児PDAにおいて，動脈管の収縮を促進する．
- 脳室内出血：側脳室近くの上衣下胚層といわれる胎児・早産児の発育途上にある脳組織は未熟な血管が多く，容易に出血し，脳室内に出血が波及する．出血後水頭症や脳性麻痺の原因となる．在胎週数が短い早産児，呼吸や循環が不安定な早産児ほど，脳室内出血の危険性は高い．
- 消化管穿孔：消化管の一部が壊死して，消化管壁に孔が開く状態．シクロオキシゲナーゼ阻害薬を投与した早産児では，小腸に限局した消化管穿孔が起こりやすく，早急な消化管手術を要する．
- 壊死性腸炎：早産児の腸が未成熟なことに加えて，腸管血流量の低下や細菌感染などによって起こる腸炎である．壊死腸管壁に穿孔が起こると，腸管の便や細菌が腹腔に流出して腹膜炎をきたし，早急な消化管手術を要する．

先天性高インスリン血症

概要

先天性高インスリン血症（congenital hyperinsulinism：CHI）は先天性のインスリン分泌過多によって引き起こされる持続性の低血糖を主徴とする疾患群である．生後間もなく発症し3〜4か月以内に軽快する一過性のものと，それ以降も持続する持続性のものに大別される．発症率は，一過性が約17,000出生に1人，持続性が約35,400出生に1人とされる．低血糖により意識障害，けいれんなどをきたし，適切に対処されない場合，発達遅滞やてんかんなどの中枢神経後遺症を生じる可能性がある．治療は内科的治療と外科的治療に大別され，内科的治療としては高濃度ブドウ糖輸液や経管持続注入，栄養療法に加えてジアゾキシドの内服が行われる．ジアゾキシドが無効の場合はすみやかにセカンドラインの治療に移行しなければならない．もし内科的治療により十分な効果が得られない場合は外科的治療を選択することになるが，K_{ATP}チャネル（→ガイドラインの用語解説）遺伝子の変異を有するものの一部では局所性病変の可能性が高く，病変部の切除によって治癒が期待できるため，遺伝子診断が重要となる．

ガイドラインのポイント

「先天性高インスリン血症」に関して，日本小児内分泌学会が2006年にガイドライン[1]を策定しているが，2018年に刊行された『先天性高インスリン血症診療ガイドライン』[2]はさらに最近の新しい知見を取り込みつつ，本症の治療の選択肢として重要になる外科的対応に関する具体的な対応の項目を大幅に加え，日本小児内分泌学会と日本小児外科学会の合同ガイドラインとして策定されたことが特筆すべき点である．

新生児高インスリン性低血糖症例

症例1：日齢4，女児．
主訴：無呼吸発作，チアノーゼ．
出生歴：38週5日，頭位正常分娩で出生．体重2,652g，Apgarスコアー8/9．
現病歴：前医で正常新生児として管理されていたが，生後8時間で無呼吸発作とチアノーゼに気づかれた．この際の採血で血糖値24mg/dLの低血糖を認めたため新生児低血糖症と診断，静脈路確保のうえ，ブドウ糖輸液を開始．ブドウ糖静注速度（glucose infusion rate：GIR）9mg/kg/分まで増量したが40〜50mg/dLの低血糖が続くため，日齢4に転院となった．

身体所見：体温37.0℃，脈拍数160回/分，呼吸数48回/分，大泉門平坦．呼吸音清，心音正常，腹部所見異常なし．
血液検査所見：血糖値24mg/dL，インスリン（immunoreactive insulin：IRI）23.6μU/mL，β-ヒドロキシ酪酸32μmol/L（基準値76μmol/L以下）．
治療：低血糖時のインスリン高値から，新生児高インスリン性低血糖症と診断．ジアゾキシド25mg/日の内服を開始したところ，血糖値は80〜90mg/dLに安定．GIRを徐々に下げ，日齢9に輸液を中止とした．以降も80〜90mg/dLの血糖値が維持できたため，日齢20に退院となった．

解説 新生児低血糖症の症状は，本症例のような無呼吸発作やチアノーゼ以外にも，易刺激性や筋緊張低下など多岐にわたり，必ずしも特有のものはない．まずは低血糖を疑うこと，そして血糖値を測定することが重要である．低血糖時に相対的なインスリンの過剰分泌を確認できれば本症の診断に至るが，とくに新生児の場合，在胎週数や出生体重，生後の経過時間によって血糖値の基準には変動があり，またどの程度の血糖値のときにどの程度のインスリン分泌があればインスリン過剰と判断するかの明確な指標もない．本ガイドラインでは，血糖値 50 mg/dL 未満の際に採血した検体（クリティカルサンプル）で，①血中インスリン値>1 μU/mL，②グルカゴン筋注時に>30 mg/dL の血糖値上昇，③正常血糖を維持するための GIR が生後 6 か月未満で>7 mg/kg/分，のうち 2 項目以上を満たす場合を確定診断とする．また補助的所見として，血中 β-ヒドロキシ酪酸<2,000 μmol/L，血中遊離脂肪酸<1.5 mmol/L があげられる（推奨度 1）．

血糖値管理目標としては 70 mg/dL 以上が推奨される（推奨度 1）．実際には中枢神経後遺症をきたす血糖値の閾値は，児の年齢や状態によって一定していない[3]．しかし，高インスリン性低血糖症の場合，グリコーゲン分解，糖新生が抑制されるのみならず，脳にとってエネルギー源となりうるケトン体の産生も起こらないため，より重度の低血糖に陥りやすい．可能な限り低血糖を回避するための，より余裕をもった管理目標となっている．この血糖値を維持するためにはまずはブドウ糖の持続静注を行う．GIR 7 mg/kg/分以上のブドウ糖量が必要な場合は高濃度輸液となるため，中心静脈の確保が必要となる．これで血糖値が安定すれば，経腸栄養への移行が行われる．症状の重症度に従って，頻回栄養→コーンスターチ・糖原病用フォーミュラの併用→持続注入（経鼻胃管，胃瘻など）への移行を試みる（推奨度 1）．ただし，コーンスターチは消化酵素が未熟と考えられる 9 か月未満の児では推奨されない．

ブドウ糖持続静注で血糖値が維持できない場合，もしくは持続静注から離脱できない場合はジアゾキシド内服（保険適用）が次の治療として選択される（推奨度 1）．ジアゾキシドは，K_{ATP} チャネルを開放することによって β 細胞からのインスリン放出を抑制する．通常 5 mg/kg から開始し，5 日間ごとに効果をみながら必要なら増量を行う．ジアゾキシドの副作用は多毛と水分貯留が主なものであり，心不全や肺高血圧症がある場合は原則禁忌である．また，低出生体重児への投与はとくに慎重に行うべきであり，必要に応じて利尿薬の同時投与も考慮する．なお，本症例ではその後 1 歳ごろまで多毛が認められたが，その後自然に軽減した．浮腫などは認めなかった．

ジアゾキシドが効きにくい症例

症例 2：日齢 10，男児．
主訴：呻吟，多呼吸，易刺激性．
出生歴：36 週 2 日，帝王切開で出生．体重 2,880 g，Apgar スコア 9/9．母体は妊娠糖尿病，妊娠高血圧を認めていた．
現病歴：生後 3 時間ぐらいから呻吟と多呼吸を認め，SpO_2 80 % を認めたため NICU 入室となった．易刺激性と下肢のけいれん様の動きも認め，このときの採血で血糖値 11 mg/dL と著明な低血糖を認めたため，ブドウ糖輸液を開始，併せて経口哺乳も開始した．徐々に輸液量を増量し，GIR 8 mg/kg/分まで増量したが低血糖の改善に乏しく，日齢 3 の時点でも低血糖とインスリンの高値を認めたため，ジアゾキシド 5 mg/kg/日の内服を開始した．それでも 40～50 mg/dL 程度の低血糖が持続するため日齢 7 にジアゾキシドを 10 mg/kg/日に増量した．その後も血糖値は 50～60 mg/dL と低く推移したため日齢 10 に当院に転院となった．
身体所見：体温 36.5℃，脈拍数 180 回/分，呼吸数 90 回/分，大泉門平坦．呼吸音清，心音正常，腹部所見異常なし．
検査所見：血糖値 11 mg/dL，IRI 43.7 μU/mL，β-ヒドロキシ酪酸 56 μmol/L．

（身体所見，検査所見はいずれも発症時）

治療・経過：ジアゾキシド無効の可能性も考慮し，病型確定のために遺伝子検査を依頼するとともに，ジアゾキシドを15 mg/kg/日まで増量したところ，増量後3日目ぐらいから血糖値は70〜80 mg/dLで安定，輸液も徐々に減量が可能となった．日齢20に輸液を中止としたが，その後も70〜80 mg/dLの血糖値が維持できた．現在，2歳になっているが，年齢相応の成長・発達を示している．なお，本症例では遺伝子検査の結果，明らかな遺伝子異常は同定されなかった．

❶ 薬物療法

（ⅰ）初期治療
ジアゾキシド（保険適用）
5〜15 mg/kg/日，分3で経口内服
（ⅱ）セカンドライン治療
①オクトレオチド（保険適用外）
5〜25 μg/kg/日，分3〜4で皮下注，ないしは持続皮下注（静注）
②グルカゴン（保険適用外）
1〜20 μg/kg/日，分3〜4で皮下注，ないしは持続皮下注（静注）
③ニフェジピン（保険適用外）
0.25〜2.5 mg/kg，分3で経口内服

解説 ジアゾキシドの血中濃度の上昇にはある程度の時間がかかる．そのため，開始時，もしくは増量時は少なくとも5日間の経過をみて効果を判定する．ジアゾキシド15 mg/kg/日まで増量しても血糖値が安定しない場合はジアゾキシド無効と判断して，セカンドラインの治療にすみやかに移行する必要がある（推奨度1）．セカンドラインに用いられる薬物療法は，①オクトレオチド，②グルカゴン，③ニフェジピンがあげられる（❶）．なお上記の薬剤はいずれも保険適用外であることに留意しなければならない．コルチゾールの静注も行われることがあるが，勧奨はされない（推奨度2）．

オクトレオチドは持続型のソマトスタチンアナログであり，セカンドラインの薬物治療として最も多く使用される[4]．血中半減期は約100分程度と比較的短時間であり，頻回皮下注ないしは持続皮下注が必要となる．血中濃度は比較的すみやかに安定するため，効果が不十分な場合は早期に増量ができる．副作用としては腹部症状，白色便，胆汁・胆泥の形成，血圧低下，血球異常，長期使用時の成長障害などがあるが，最も重要な副作用は壊死性腸炎であり，発症すると時として致死的になりうる．主として新生児症例において認められており，新生児に本薬剤を使用する場合はとくに慎重に行う必要がある．

また，同時にジアゾキシド不応の場合は，その病因診断としてK_{ATP}チャネル遺伝子（*ABCC8*, *KCNJ11*）の遺伝子診断を行う必要がある（推奨度1）．新生児期発症の重症CHIはK_{ATP}チャネル性であることが多く，ジアゾキシドが無効なことが多いとされる[4]．ジアゾキシド無効症例の約90％はK_{ATP}チャネル遺伝子変異を伴う．K_{ATP}チャネルの父親由来の片アリル変異をもつ症例の少なくとも50％が膵臓に局所性の病変を有するとされ，このような症例では病変部の部分切除によって後遺症なく治癒しうる可能性がある．セカンドライン治療によってもブドウ糖輸液から離脱できない症例や，安定した血糖管理が困難な症例において，膵臓局所性病変の存在の有無を確認することは，その後の治療の選択においてきわめて有用である．

CHIの局所性病変は通常の腫瘍などとは異なり，腫瘤の形成や周囲構造の圧排を示さないため，通常の画像検索（CT, MRI, 血管造影など）ではその部位を同定することは困難である．18-フルオロ-ジヒドロキシフェニルアラニン（^{18}F-DOPA）PETは，β細胞のDOPAでカルボキシラーゼに選択的に取り込まれるため局所性病変の部位の同定に有用である[5]（推奨度1）．しかしわが国では現時点で実施可能な施設がきわめて限られるという問題がある．

局所性病変が同定され，栄養療法・ジアゾキシドの内服で血糖値が維持できない場合は膵部分切除の適応となるが，病変の存在する部位によって，手術による侵襲の危険性は異なる．病変の局在が

膵尾部の場合は，主膵管・胆管の損傷の危険性も低く，治癒に至る可能性も高いため積極的に考慮すべきだが（推奨度1），局在が膵頭部の場合は，手術による主膵管，胆管の損傷の危険性もあり，手術侵襲もより大きくなる可能性がある．もしセカンドライン治療で血糖の維持が可能な場合はあえて手術を行わないという選択肢もある．いずれにしても外科的治療を行うことによる侵襲の危険性と，内科的治療を継続することによる日常生活への負担や低血糖反復の可能性，それによる中枢神経後遺症の危険性の両者を十分に考慮して選択されるべきである．

遺伝子診断または^{18}F-DOPA PETで病変がびまん性であると考えられるときは，もしセカンドラインの薬物治療でも血糖値が維持できない場合に膵部分切除を考慮する（推奨度1）．しかし95％以上の切除が必要になるような症例では，切除をしたとしても術後も低血糖が残存する可能性が高く，また術直後の高血糖，遠隔期予後としてインスリン依存性糖尿病の発症がほぼ必発となる．そのため95％以上の膵亜全摘は避けることが望ましい（推奨度2）．一方でびまん性病変の場合，膵切除後も内科的治療を必ずしも離脱できるわけではないがβ細胞の減量によって，内科的治療が比較的容易になりうる可能性はある．

ジアゾキシド減量・中止の検討例

症例3：7歳，女児（**症例1**と同症例）．
現病歴：日齢4にジアゾキシド25 mg/日を開始，3歳時までにジアゾキシド75 mg/日に増量したが，その後は同量の内服のみで，とくに栄養療法を併用することもなく血糖値は良好に維持された．
身体所見：身長134.4 cm，体重27.6 kg．全身状態良好，中枢神経後遺症も認めず，年齢相応の良好な成長・発達の経過を示している．
検査所見：血糖値100 mg/dL，IRI 12.9 μU/mL（随時採血）．
治療・経過：経過中とくにジアゾキシドの減量は行っていないが，相対的に体重あたりの投与量は減少しており，現在，2.7 mg/kg/日となっている．

解説 CHIの多くは，経過とともに徐々に低血糖が軽快して薬物療法が不要になるが，そこに至るまでの期間は個人差が大きい．糖尿病母体児やSGA（small for gestational age）出生児などの場合は一過性のCHIの可能性が強く示唆され，血糖値が安定していれば，比較的早期にジアゾキシドの減量を試みることが可能である．一方，持続性CHIの場合，ジアゾキシド1 mg/kg/日まで減量しても血糖値が安定している場合，中止を試みることができる（推奨度2）．また，中止後の低血糖の再発は中止後7日以内に多いとされ，この期間は頻回の血糖測定を行い，低血糖の再発がないことを確認することが必要である（推奨度2）．

本症例では3歳以降はジアゾキシドを増量することなく，また特別な栄養療法を併用することもなく血糖値は安定した．従来ジアゾキシドの減量・中止に関する明確な基準がなかったこともあり，積極的な減量はとくに行わなかったが，体格の変化とともに体重あたりのジアゾキシド投与量は減ってきている．今後，減量，中止を試みるべき症例であると考える．

ピットフォール 中枢神経障害をきたしうる低血糖の明確な基準はなく，とくに新生児の場合には在胎週数や出生時体重などによってその基準は変わりうる．しかし，本症における低血糖は他の原因による低血糖と比較して，より重症になりやすく，また低血糖を反復することはそれだけ中枢神経後遺症のリスクを増大させる．また低年齢の児ほどそのダメージは大きくなることが予想される．本症の治療を考えていくうえでは，常により安全サイドに立った対応が必要になる．

留意点 本症におけるセカンドラインの治療は，現時点ではいずれも保険適用外であることに留意しなければならない．また，

遺伝子診断や局在の確認のための^{18}F-DOPA PETは，施行可能な施設が限られるが，それによってより確実な治癒が得られる可能性もあり，該当症例では行うべき検査である．

〈志賀健太郎〉

文献

1) 長谷川奉延ほか．高インスリン血性低血糖症の診断と治療ガイドライン．日児誌 2006；110：106-8.
2) 日本小児内分泌学会・日本小児外科学会．先天性高インスリン血症診療ガイドライン．日本小児内分泌学会編．小児内分泌学会ガイドライン集．東京：中山書店；2018. p.248-75.
3) Thornton PS, et al. Recommendations from the Pediatric Endocrine Society for Evaluation and Management of Persistent Hypoglycemia in Neonates, Infants, and Children. J Pediatr 2015；67：238-45.
4) Walters A, et al. Long-term medical treatment in congenital hyperinsulinism：a descriptive analysis in a large cohort of patients from different clinical centers. Orphanet J Rare Dis 2015；10：150.
5) Ismail D, Hussain K. Role of 18F-DOPA PET/CT imaging in congenital hyperinsulinism. Rev Endocr Metab Disord 2010；11：165-9.

ガイドラインの用語解説

- K_{ATP}チャネル（ATP感受性Kチャネル）：チャネルポアを形成するKir6.2と，調節に関与するサブユニットであるSUR1（スルホニルウレア受容体）から構成される．SUR1にスルホニルウレア剤（SU剤）が結合するとチャネルが閉鎖し細胞膜が脱分極することでCa^{2+}が流入し，インスリン分泌を惹起する．一方，ジアゾキシドは同様にSUR1に結合するが，チャネルを開放することでインスリン分泌を抑制する．
- ソマトスタチン：膵δ細胞から分泌されるホルモン．β細胞上のソマトスタチン受容体（SSTR）に結合して細胞膜の再分極を促すことで，インスリン顆粒の開口放出を抑制する．

11章 心身医学

不登校

概要

　文部科学省の統計では，平成29年度（2017年度）の不登校児は小学生の0.54％（約35,000人，185人に1人の割合），中学生は3.25％（約110,000人，31人に1人の割合）と報告されている[1]。

　不登校は正式な医学的診断名ではなく，不登校の原因は多岐にわたり，必ずしも身体医学的な原因があるとは限らない．しかし不登校児は初期段階で身体的な不定愁訴を訴えて小児科を受診することが多く，小児科医が不登校児の身体症状を継続的に診療しながら，心理面に対して適切な助言を与えることができれば，不登校児や家族・学校にとって大きな力になりうる．一般小児科医が不登校児に対応する際に使用できるガイドラインとして，2009年に日本小児心身医学会から『小児科医のための不登校診療ガイドライン』[2]が発行された．2015年に改訂され，現在3回目の改訂作業が開始されている．

ガイドラインのポイント

　ガイドラインは主に一般小児科医を対象として，小児科を受診する可能性の高いタイプの不登校に的を絞り，その対応を具体的かつ操作的にまとめている．ガイドラインの中心的な考え方として，①身体症状への関わりを通じて，医師-患者関係の構築を行う，②合併する疾患（身体疾患，精神疾患，発達障害など）の鑑別，③状態に応じた社会参加の促し，の3点が重要な対応としてあげられている．そして身体症状の裏に隠れた不登校の存在をどのようにして読み取るか，不登校を身体症状との関わりのなかでいかにみていくかというポイントに絞って記載されている．もちろん診察を続けるなかで，児の抱える心理社会的な問題の検索とその対応，学校や福祉行政など他機関との連携を積極的に行っていくことが必要とされる．

　文部科学省による不登校の定義は「何らかの心理的，情緒的，身体的あるいは社会的要因や背景により，児童生徒が登校しない，あるいはしたくともできない状況にあること，ただし病気や経済的な理由を除く」とされている．また，「30日以上の欠席を伴うもの」とされている．しかし本ガイドラインは欠席日数にこだわらず，「何らかの理由で登校しないあるいはしたくてもできない状態にあること」を不登校として対応している．

環境の変化をきっかけに不登校になった例

症例1：13歳，男子，中学2年生．
主訴：微熱，不登校．
成育歴：まじめな性格で小学校時代は無遅刻無欠席で登校し，何事にも熱心に取り組んでいた．
現病歴：1年前から37.5℃前後の微熱と全身倦怠感を訴えて登校しなくなった．休みの日も家で過ごし，外出はできず，昼夜逆転生活になったために，小児心身症外来を受診した．
身体所見：表情は暗く，主治医と顔を合わせることができず，会話もできず，質問にうなずくのみ．身体所見には異常を認めなかった．
検査所見：バイタル，血液検査，新起立試験，頭

❶ 不登校状態

状態0	登校できる	外出できる	ほぼ平常に登校している
状態1	登校できる	外出できる	遅刻・欠席がしばしばある 保健室通いが多い
状態2	登校できる	外出できる	保健室・相談室登校 半分以上欠席
状態3	登校できない	外出できる	学校以外の施設への定期的参加ができている
状態4	登校できない	外出できる	比較的気軽に外出はできる
状態5	登校できない	外出できない	家庭内では安定しているが外出は難しい
状態6	登校できない	外出できない	部屋に閉じこもり、家族ともほとんど顔を合わせない

(日本小児心身医学会編．小児科医のための不登校診療ガイドライン．2015[2])

部MRIで異常所見を認めなかった．
診断：心因性発熱，適応障害．
鑑別診断：膠原病，悪性腫瘍など持続する発熱を呈する疾患の鑑別を熱型の観察や血液検査，画像検査などで進めた．また起立性調節障害や甲状腺機能低下症，貧血など全身倦怠感を呈する疾患の鑑別を血液検査や新起立試験で行った．うつ病，統合失調症の鑑別を必要に応じて精神科にコンサルトした．
治療：初診時の不登校状態（→ガイドラインの用語解説）は6（❶）[2]であり，不登校になった理由は不明であった．治療方針として，登校できない原因については追及せず，昼夜逆転生活の改善を目的として2週間に1回のペースで診察し，生活指導を行うことを提案した．診察時には生活状況を確認するとともに患児と保護者の話を傾聴した．1か月後，生活リズムが改善して外出も可能になり，不登校状態4に改善した．微熱はなくなり，全身倦怠感も軽減した．患児から「登校の必要性をわかっているが，登校意欲がわかない」と話があった．患者の訴えを傾聴し，生活リズムを改善できたこと，外出できるようになったことをねぎらった．2か月後，患児自ら登校しようと試みるようになったが，校門から先に進むことができなかった．このころには患児の表情が明るくなり，主治医の顔を見て話せるようになった．不登校状態4で経過しているが，登校にチャレンジできたことが前進であるととらえ，患児の頑張りをねぎらった．そして行動療法を提案し，本人と相談して週1回の登校（校門をくぐれたらOK，可能なら職員室あるいは不登校児対応教室（→ガイドラインの用語解説）に行く）を目標とした．4か月後には保護者の付き添いで週1回，不登校児対応教室へ登校することが可能となり，不登校状態2に改善した．目標達成をねぎらい，現状維持を次の目標とした．6か月後（中学3年生），新年度になり緊張して一時的に登校できなくなったが，その後は週3回登校が可能になった．また学外の趣味のサークルに参加できるようになった．このころから患児は勉強の悩みや進学について話をするようになった．登校回数が増え，不登校状態1に改善した．登校できたことをねぎらい，現状維持を目標として，登校ペースは本人に任せて経過観察とした．その後患児は週3回のペースで登校を続けて中学校を卒業し，高校に進学することができた．

解説 不登校の原因として，中学校への不適応を起こした可能性，過剰適応（小学校までの成育歴より）からの反動が考えられた．その結果として自己肯定感が低下して登校への心理的葛藤が発生し，心身症としての微熱や全身倦怠感が出現して不登校になったのではないかと考えられた．保護者の理解を促し，過度な登校刺激を与えずに見守ることで状況は少しずつ改善した．ガイドラインでは，不登校を抱えながらも表向きは身体症状を主訴として受診する子どもに対して，①身体症状の裏に隠れた不登校の存在をどのように

して読み取るか，②不登校を身体症状との関わりのなかでいかにみていくかについて述べている．身体症状を軽視せずに訴えを聞きつつ身体疾患の鑑別を行い，そのうえで家族と患児への気づきを促していくことが，初期の不登校の対処法としてあげられている．また，不登校への治療として「不登校から抜け出すのは子ども自身であり，周囲ができるのはそんな子どもを温かく見守っていくこと．小児科医の役割は子どもを見守るメンバーの一員として，身体症状に向き合うことを通じ，根気よく子どもと関わっていくこと」とあり，症例に応じた見守り方が大切になる．本症例における患児への介入は生活指導と定期受診の約束のみで，生活リズムの改善，外出や週1回の登校など，できるようになったことをほめること，そして現状維持できていることを支持することであった．その結果，患者は無理しなくてもよいと安心を得たこと，そして無理しない自分を認められて自己肯定感が向上したことで，部分的な学校復帰につながったのではないかと考える．

いじめをきっかけに適応障害を発症して不登校になり，学校外の施設を利用した例

症例2：中学2年生，女子．
主訴：頭痛，不眠，不登校．
家族構成：両親と弟の4人家族．
家族歴：特記事項なし．
成育歴：特記事項なし．不登校になる前の学校での人間関係は良好．
既往歴：特記すべきことなし．アレルギー既往なし．
現病歴：1学期に，学校で同級生の男子からいじめられたことをきっかけに登校できなくなった．いじめを受けた1か月後から，頭痛，不眠を訴えるようになり，頻回に学校であった嫌なことを思い出し，同級生に会うことを恐れて1人で外出することが困難になった．無理に外出するとそのたびに蕁麻疹が出現した．一方で家の中では落ち着いて過ごし，食事摂取も良好であった．

診察・検査所見：身体所見，血液検査，頭部MRIで明らかな異常を認めなかった．診察時の表情は穏やかで，受け答えは年齢相応，礼節も保たれていた．
診断：初回の問診から学校に対する回避症状（学校と関連する人，場所，もの，機会，会話などを避けようとする，考えないようにする）と過覚醒を認め，学校でのいじめが原因となって「適応障害」を発症していると考えられた．
鑑別診断：脳腫瘍や脳変性疾患などの頭蓋内病変を頭部MRIで鑑別した．（本症例では行っていないが，不安や緊張が強いなら精神疾患鑑別のために精神科にコンサルトする．）
治療・経過：訴えを傾聴しつつ，2週間に1回のペースで外来診察を行って経過観察する方針とした．学校から患児と家族に対して定期的な連絡があったが，連絡自体を恐れて登校にはつながらなかった．診察のたびに患児は学校に戻ることに対する不安を訴えていた．環境調整を目的に中学校と保護者を交えて複数回のケース会議を開催し，今後について協議を行った．ケース会議によって，中学校は患児が学校に対して抵抗を感じていることを理解した．そして自治体が用意している学校外の適応指導教室（→ガイドラインの用語解説）を利用することを決めた．利用開始後，患児は定期的に適応指導教室へ通うことができた．主治医，中学校，保護者，適応指導教室で連携を行い，患児の様子を経過観察し，中学校へ登校が可能になる時期を待つことになった．最初は道で同級生に偶然会ってしまうと，その翌日は体調不良のために適応指導教室を欠席したが，1か月後には学校の同級生がいても動じずに別の道を選ぶという対応ができるようになり，外出の頻度が増えた．適応指導教室に通いながら受験の準備を行い，無事に高校へ進学した．高校進学後は普通に登校できるようになり，診療終了となった．

解説　同級生からのいじめをきっかけに適応障害を発症し，いじめを受けた場所である学校を回避するようになったことが不登校の原因と

考えた．加えて登校しようと試みた場合や実際に頑張って登校した際に出現する蕁麻疹は，登校に対するストレス，同級生に会うことに対する恐怖が原因となって出現しており，心身症としての蕁麻疹であったと考えられた．患児に対して無理に登校しなくてもよいことを保証すること，学校以外に通う場所を設けたことで，患児に安心を与えることができたと考える．ガイドラインが定める不登校状態において，不登校状態3は「登校していないが学校以外の場所に定期的に通うことができる」と定義されている．そして「学校に対する拒否感が強い場合はこの状態を一応のゴールと考えてもよい」と記載されている．学校に拒否感が強い場合は，生活指導による規則正しい生活の維持と定期的な社会活動の場所の確保が重要になる．本症例では学校復帰は困難であった点から非典型例として扱っているが，学校復帰が困難でも社会活動の場所を確保することで，その後の進路につなげることができる．

起立性調節障害が原因で不登校になった例

症例3：13歳，男子，中学1年生．
主訴：頭痛，全身倦怠感，めまい，起床困難，不登校．
現病歴：3か月前から起床時に頭痛，全身倦怠感，めまい，食欲低下を訴え，登校できなくなった．症状は昼以降には改善した．近医で頭部MRIを含めて精査を受けたが異常を認めなかった．
現症と検査所見：身長145.8 cm（−1.9SD），体重35.4 kg（−1.5SD），顔色不良，咽頭発赤なし，肺音清，心音純・整，腹部平坦軟で腸蠕動音聴取，圧痛なし．血液・尿検査で明らかな異常なし．甲状腺機能に異常なし．胸腹部X線写真で明らかな異常なし．頭部MRIに異常なし．新起立試験（→ガイドラインの用語解説）では起立によって脈拍数が40回/分上昇．
診断：起立性調節障害（orthostatic dysregulation：OD），サブタイプは体位性頻脈症候群（postural tachycardia syndrome：POTS）．ODの身体症

❷ **OD身体症状項目**

項目が3つ以上当てはまるか，あるいは2つであってもODが強く疑われる場合には，アルゴリズムに沿って診療する．
①立ちくらみ，あるいはめまいを起こしやすい
②立っていると気持ちが悪くなる，ひどくなると倒れる
③入浴時あるいは嫌なことを見聞きすると気持ちが悪くなる
④少し動くと動悸あるいは息切れがする
⑤朝なかなか起きられず午前中調子が悪い
⑥顔色が青白い
⑦食欲不振
⑧臍疝痛をときどき訴える
⑨倦怠あるいは疲れやすい
⑩頭痛
⑪乗り物に酔いやすい

（日本小児心身医学会編．小児起立性調節障害診断・治療ガイドライン．2015[3]）

項目（❷）[3]（3項目以上あればODを疑う）のうち5項目（起床困難，顔色不良，食欲不振，全身倦怠感，頭痛）を認めること，新起立試験で有意な脈拍数増加（起立によって35回/分以上）を認めること，鑑別診断で下記の疾患が否定されたことからODと診断した．そしてODが原因で不登校になっていると考えた．
鑑別診断：脳腫瘍や血液腫瘍，甲状腺疾患，貧血を頭部MRI，血液検査で鑑別した．
治療・経過：症状のために登校できず，生活リズムも崩れていたため，生活指導と規則正しい生活の実践によって生活リズムを整えることを目標とした．また，家族と学校に対して，学校に行かれないのはODという身体疾患が原因で心理的な問題ではないこと，周囲のODに対する理解とODに対する身体的な治療が必要なことを説明した．生活指導（2 L/日の水分摂取と10～12 g/日の塩分摂取，1日30分の散歩による運動）を行い，薬物療法としてミドドリン塩酸塩4 mg/日を開始した．治療によって症状は軽減し，1日おきに不登校児対応教室に登校できるようになった．ODに対する治療を行うことで不登校状態は6から2に改善した．2か月ほどは不登校児対応教室に通っていたが，同級生の視線を気にしてなかなか教室に入ることができなかった．また，運動を促す

も，登校できなかった日は他者の視線を気にして外出できなかった．これらの対策として学校とのケース会議を行い，患児と保護者の同意を得たうえで，担任からクラスメイトに患児の現状について説明してもらうことになった．担任からの説明によってクラスメイトに理解が広まったことで患児は安心することができ，少しずつ教室に入るようになった．現在，午前中の症状はまだ残るが，昼前から毎日登校できるようになった．

解説 心身相関の評価として，学校に対する抵抗はなく，ODによる症状のために登校できなくなっていたと考えられた．

ODは思春期に好発する．自律神経失調のために脳血流が低下し，全身倦怠感，頭痛，立ちくらみなどの症状を呈する．症状は午前中に強く，不登校の原因となる．過去の報告では不登校の40％にODを伴っていたとある[4]．午後からは症状が改善することが多く，サボりやなまけと誤解されて精神的に追い込まれていくケースも多い．ODは自律神経失調のため，周囲の理解が乏しく，患児の受ける心理社会的ストレスが強くなると症状はさらに増悪する．

以上のことから，ODは不定愁訴を訴える不登校を診察するうえで，必ず鑑別すべき疾患である．本症例を特異例として扱っているが，不登校の原因に占めるODの割合は高い．

ODへの対応に関しては，『小児起立性調節障害診断・治療ガイドライン』[3]が日本小児心身医学会によって作成されている．脳血流を増加させる目的で2 L/日以上の水分摂取，循環血漿量の増加と血圧上昇を目的に塩分の摂取，そして下半身の静脈プーリングによる脳血流低下を防ぐ目的で，下肢を使用する運動療法が有効である．そのうえで$α_1$刺激薬を利用して血圧上昇を図る．

この対応に加えて疾患に対する周囲の理解を深めること，患児が登校しやすい環境（午後からの登校や部活のみの参加に理解を示す，不登校児対応教室を用意するなど）が必要となる．

本症例では，登校できない自分に対する周囲の視線や評価を気にして，外出や登校に抵抗を感じている様子がうかがえた．ODのみならず不登校の症例ではよくみられる反応であり，復帰の妨げになる．この対応にも周囲の理解と外出や登校しやすい環境調整が必要になる．

不登校に対して登校刺激の与えすぎも，ほったらかしも望ましくない．エビデンスは確立されていないが，症例ごとに適切な見守り方，登校刺激の与え方を考えていく必要がある．また，身体疾患が否定された際に「精神的なもの」として片づけてしまうのは禁忌である．患児や保護者はその後の行き場を失ってしまう．身体疾患が否定されたことを安心につなげるような説明，およびその後の見守りによる保証を行うことが重要になる．

ガイドラインでは不登校状態を0～6の7段階で定義している．この状態もある程度は子どもの心理状態を反映するが，活動状況と心理状態が乖離している場合や状態が上がることが必ずしも改善を意味しない場合（周囲からの圧力で無理に登校している場合など）もあるため，注意が必要である．

不登校に関してはどのような状態を治癒とみなすか，ということ自体があいまいで，現時点では科学的な手法によるエビデンスの検証は困難である．そのため，『小児科医のための不登校診療ガイドライン』は小児心身医療に専門的に携わる小児科医によるエキスパートコンセンサスをもとに作成されている．本項で提示した症例に対する対応の推奨グレードはC（行うよう勧めるだけの科学的な根拠が明確でない）となる．

（柳本嘉時）

文献

1) 文部科学省．平成29年度児童生徒の問題行動・不登校等生徒指導上の諸課題に関する調査結果について 2018.

http://www.mext.go.jp/b_menu/houdou/30/10/1410392.htm

http://www.mext.go.jp/b_menu/houdou/30/10/__icsFiles/afieldfile/2018/10/25/1410392_1.pdf

http://www.mext.go.jp/b_mcnu/houdou/30/10/__icsFiles/afieldfile/2018/10/25/1410392_2.pdf

2) 日本小児心身医学会編．小児科医のための不登校診療ガイドライン．日本小児心身医学会ガイドライン集―日常診療に活かす5つのガイドライン．改訂第2版．東京：南江堂；2015. p.101.

3) 日本小児心身医学会編．小児起立性調節障害診断・治療ガイドライン．日本小児心身医学会ガイドライン集―日常診療に活かす5つのガイドライン．改訂第2版．東京：南江堂；2015. p.31.

4) 田中英高．不定愁訴と心身症．日児誌 2003；107：882-92.

ガイドラインの用語解説

- **不登校状態**：ガイドラインで定義している基準で，不登校である子どもが現在どのような状態にあるかを評価するもの．不登校への対応は一律ではなく，子どもの状態によって変えていかなければならないため，具体的な目標や対応を考えるときには子どもがどのような状態にあるかを評価する基準が必要となる．
- **不登校児対応教室**：学校内にあり，不登校児が通うことを目的に設置されている教室．学校ごとに呼び名が異なる（ステップルームなど）．学校によっては設置されていないところもある．教室には入れない不登校児の居場所として，また，不登校児が登校を試みる際にたどり着く目標の場所として利用される．他の生徒に会わずに通えるように整備されているところもある．不登校児対応教室の規模や設備も学校によって異なり，自習するのみのところ，教師が常駐して対応してくれるところ，授業まで行ってくれるところとさまざまである．
- **学外の適応指導教室**：不登校児対応のため，市町村の教育委員会が学校以外の場所に設置している支援施設．中学生では適応指導教室に通うことで出席として評価される市町村もある．施設での支援体制は市町村ごとに異なり，授業や集団活動，カウンセリングなどさまざまである．
- **新起立試験**：『小児起立性調節障害診断・治療ガイドライン』に記載されている血圧回復時間も測定できる起立試験法．小児心身医学会ではODの診断にこの新起立試験を推奨している．

11章 心身医学

起立性調節障害

概要

起立性調節障害（orthostatic dysregulation：OD）は起立時の血圧や心拍数の調節に問題があるために生じる病態で，立ちくらみやめまい，全身倦怠感といった症状が出現する．脳の自律神経機能の不調が原因であり，心理ストレスで症状が増悪する心身症としての側面をもつ．小学校高学年から中学生で発症し，中学生の10〜30%に認められるとの報告もある．午前中に症状を強く認めるため登校困難となるケースも少なくなく，しかし午後からは症状が改善する傾向にあるため詐病と間違われることもある．

ガイドラインのポイント

ODの病態を理解し診断・治療を行うことで多くの症例に改善がみられることから，日本小児心身医学会では一般外来の診療支援を目的に2006年に『小児起立性調節障害診断・治療ガイドライン2005』を発刊した．さらにはより専門的な診療指針への要望から2012年に「専門医向けガイドライン」を作成した．そしてガイドライン使用後アンケートや研修会での質疑応答をもとに追補や改訂を行い集約した，改訂第2版[1]（以下『ODガイドライン』）を2015年に発刊した．

本ガイドラインは一般小児科での使用を目的に作成されている．ODは身体機能異常の治療をすることで多くは改善がみられる観点から，初診から4週間は本ガイドラインを用いて診療，治療を行いうること，そして4週間後に症状がまったく改善しない場合は専門医に紹介するか，専門医向けガイドラインを用いることが推奨されている．

体位性頻脈症候群（心理社会的関与なし）

症例1：14歳，女子．
現病歴：小学5年生から疲労を訴えることが多くなり，小学6年生3学期からは学校を休みがちとなった．同時期に友人とのトラブルがあったが，問題解決後も朝起き不良，めまい，ふらつき，頭痛といった症状を訴え，学校を欠席する頻度は変わらなかった．中学進学当初は普通に通学しテニス部に入部していたが，ゴールデンウィーク以降は保健室登校となり，クラブも欠席がちとなり退部，2学期からは学校に入れない状態となり，生活リズムの狂いも認めるようになったため9月末に当院受診となった．
家族歴：姉が中学1年生時にODと診断され，内服治療とカウンセリングを受けていた．現在は症状が軽快し通信制高校に通学中．
現症：体重48.4kg，体温36.6℃，呼吸音清，心音清，リズム整，腹部軟，甲状腺腫大なし．
検査所見：白血球6,100/μL，Hb 12.7 g/dL，Plt 26.0万/μL，AST 17 IU/L，ALT 14 IU/L，LDH 180 IU/L，CK 55 IU/L，CRP 0.09 mg/dL，Cre 0.60 mg/dL，Glu 90 mg/dL，Fe 93 μg/dL，TSH 0.933 μIU/mL，fT$_4$ 1.26 ng/dL．
起立負荷試験：臥位血圧98/55 mmHg，心拍数78回/分，起立1分後血圧109/74 mmHg，心拍数117回/分，起立3分後血圧103/72 mmHg，心拍数118回/分，起立5分後血圧102/71 mmHg，心拍数120回/分．
経過：血液検査では特記すべき異常を認めなかっ

❶ OD身体症状項目

項目が3つ以上当てはまるか，あるいは2つであってもODが強く疑われる場合にはアルゴリズムに沿って診察する
1. 立ちくらみ，あるいはめまいを起こしやすい
2. 立っていると気持ちが悪くなる，ひどくなると倒れる
3. 入浴時あるいは嫌なことを見聞きすると気持ちが悪くなる
4. 少し動くと動悸あるいは息切れがする
5. 朝なかなか起きられず午前中調子が悪い
6. 顔色が青白い
7. 食欲不振
8. 臍疝痛をときどき訴える
9. 倦怠あるいは疲れやすい
10. 頭痛
11. 乗り物に酔いやすい

（日本小児心身医学会編．小児起立性調節障害診断・治療ガイドライン．2015[1]）

た．OD身体症状項目（❶）は「立ちくらみ，あるいはめまいを起こしやすい」「立っていると気持ちが悪くなる，ひどくなると倒れる」「少し動くと動悸あるいは息切れがする」「乗り物に酔いやすい」の4項目を満たしたためODが疑われた．ついで起立負荷試験を実施，血圧反応は正常であったが起立後の心拍数増加を強く認め，体位性頻脈症候群の診断基準を満たした（❷）．そして「心身症としてのOD」診断チェックリスト（❸）は3項目が該当し4項目以上の基準を満たさないことから，『ODガイドライン』にある身体的重症度中等症，心理社会的関与なしのODと診断した．治療は，ODは身体疾患であるなどの説明を行い（疾病教育）（→ガイドラインの用語解説），非薬物療法の水分摂取，塩分摂取，定期的な運動を指導，また患児や保護者と相談し最初から薬物療法のミドドリン塩酸塩内服を開始した．治療効果がみられて11月以降は患児から勉強，登校への意欲が聞かれるようになったことを受けて学校側と調整し，スクールカウンセラーとの定期面談が開始された．冬以降は生活リズムが改善し登校意欲がみられたため外出を増やしていき，翌年4月より支援教室への登校を開始した．当初は通学できていたが気温の上昇に伴いOD症状が増悪し，そ

れに伴い生活リズムが崩れ再び登校困難となった．患児にはODの季節変化などといった特性について説明し，焦らずまずは生活リズムの調整に重点をおくこと，登校は可能な範囲で行うことを指示した．春から夏にかけては倦怠感や起立失調症状を呈したが，涼しくなる夕方以降など可能な範囲での運動を継続できたため，秋以降は登校以外の日常生活を問題なく過ごせるようになった．時に生活リズムが崩れることはあったが，定期通院でそのつど本人と問題点を検討し対策をとることで状況の遷延を防ぐことができた．中学3年時は別室登校をほぼ毎日できるようになり，その後単位制高校に進学した．

解説 本症例は，OD中等症の典型例といえる．気温が上昇する春に体調不良を呈するが新学年のため頑張った．しかしゴールデンウィークで生活リズムが崩れ，疲労も蓄積したことから登校困難となる．夏休みは症状は改善するが生活リズムが整わず，2学期も登校できない状態が続く．登校できていないことからの心理的負担も重なるが，どうすればよいかわからない．秋から冬にかけては症状が改善するが，春には症状が増悪することが多い．

ODの診断はまず日常生活について問診し，OD身体症状項目の該当数からOD疑いを選別する．ついで可能性のある基礎疾患の除外を行う．既報告では甲状腺機能亢進症や脳腫瘍，心疾患などとの鑑別があげられている．基礎疾患が否定された後に新起立試験（→ガイドラインの用語解説）を行い，サブタイプ分類を行う（❷）．

ODの治療は『ODガイドライン』[1]に掲載されているように，①疾病教育，②非薬物療法，③学校への指導や連携，④薬物療法，⑤環境調整，⑥心理療法を，重症度や心理社会的関与の有無に応じて組み合わせて行うことが推奨されているが，①②を治療の基本とする．病態を理解することで不安が軽減し，運動や水分摂取などの非薬物療法を継続することで全身状態の改善につながる．また薬物療法を併用する際も治療の効果が強くみら

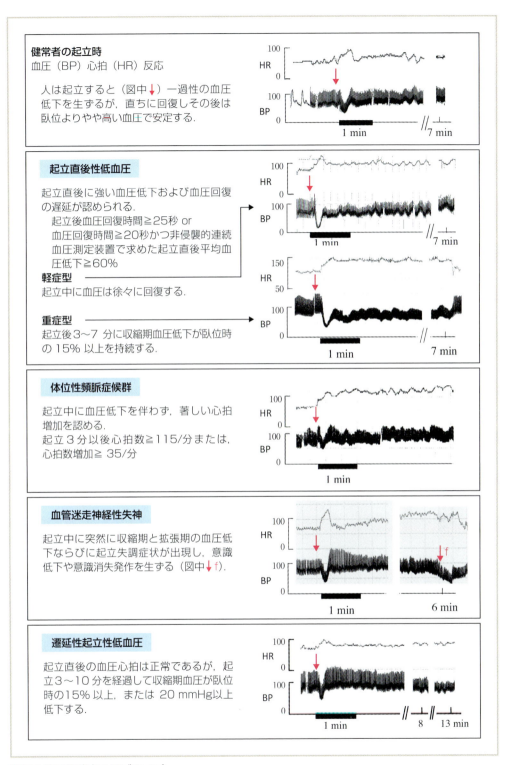

❷ 起立性調節障害のサブタイプ
(日本小児心身医学会編. 小児起立性調節障害診断・治療ガイドライン. 2015[1])

❸「心身症としての OD」診断チェックリスト

1. 学校を休むと症状が軽減する
2. 身体症状が再発，再燃をくり返す
3. 気にかかっていることを言われたりすると症状が増悪する
4. 1日のうちでも身体症状の程度が変化する
5. 身体的訴えが2つ以上にわたる
6. 日によって身体症状が次から次へと変化する

以上のうち4項目がときどき（週1～2回）以上みられる場合，心理社会的因子の関与ありと判定し「心身症としての OD」と診断する

判定：心理社会的因子の関与　□あり　□なし

（日本小児心身医学会編．小児起立性調節障害診断・治療ガイドライン．2015[1]）

れる．OD 中等症・心理社会的関与なしの本症例に対しては，①疾病教育，②非薬物療法，④薬物療法を行った．治療当初は順調に回復することが多いが，長期経過の間には季節性変化や心理ストレスなどで症状は変化しうる．症状増悪時に治療意欲を失わないために，疾病の特性を繰り返し説明して理解を深めることは重要である．薬物療法は起立試験で得られたサブタイプ分類をもとに薬剤を選択していくこととなるが，本来は非薬物療法のみでは効果が不十分と確認されてから行うことが望ましい．最初から薬物療法を行う場合は，非薬物療法も必ず行うこと，効果が出ないからといってすぐに薬が効かないと判断しないことを説明する．

　体位性頻脈症候群は起立後の血圧は正常であるが，心拍数の増多を著明に認めることが特徴である．頻度は起立直後性低血圧に次いで多いとされる．薬物療法での第1選択薬はミドドリン塩酸塩（エビデンスレベルⅡa）である．$α_1$ 受容体刺激薬である同薬は血管を収縮させることで血圧維持を行い，頻脈を軽減させる作用がある．そして効果が不十分な際には β ブロッカーの併用が推奨されているが，気管支喘息患者の場合は $β_1$ 選択性が高い薬剤を選択する．また心拍数低下に伴い血圧が低下する可能性があるため注意が必要である．

起立直後性低血圧（心理社会的関与あり）

症例2：15歳，男子．
家族歴：両親，兄と4人暮らし．
既往歴：喘息発作初期から発作時の状況を不安に思い過換気症候群になることもあった．中学1年時に家庭の問題が引き金となり不登校状態となったが，家族と友人の協力で再度登校可能となった．
現病歴：中学3年9月，喘息発作および過換気症候群で前医入院．ステロイド治療にて喘息発作はすみやかに改善したが，退院への不安を訴えたため行動療法として試験外出を実施，不安の解消を確認し11月に退院となった．しかし退院後より頭痛・腹痛・倦怠感・ふらつきなどの症状を訴え，朝起き不良により生活リズムの狂いを生じたことから通学が困難となり，自宅にひきこもるようになったため，翌年2月紹介受診された．
血液検査：血算，一般生化学検査に異常所見を認めなかった．
経過：基礎疾患は前医での各種検査で否定されている．OD 身体症状項目（❶）は5項目を満たしたため OD が疑われた．起立負荷試験を実施し起立直後の血圧回復時間が26秒と遷延したことから起立直後性低血圧と診断，また「心身症としての OD」診断チェックリスト（❸）は4項目が該当し基準を満たしたため，心理社会的関与ありと診断した．長期経過で生活リズムの狂いを認めたことから入院にての生活指導，運動療法，塩分補給で加療を行い，第14病日以降，生活リズムは改善し安定した．起立負荷試験では起立直後の血圧低下が軽減し血圧回復時間も改善したが，立ちくらみなどの自覚症状は認められた．日々の生活での注意点を繰り返し確認し，入院生活中は症状が消失した．しかし試験外出した際に乗り物酔いやエレベーターでの気分不良，腹痛を自覚したため，平衡機能精査，腹痛精査などを施行した．いずれでも異常所見が認められないことから不安障害と考え，外出時にジアゼパム錠を内服させたところ症状を認めず不安が軽減し，患児・母親と相談し退院となった．退院後しばらくは毎日通学で

きていたが，疲労に伴う入眠困難から生活リズムの狂いをきたし，以降の通学は週に1〜2回程度となった．高校受験で普通高校に合格したが毎日の通学は困難との自身の判断で単位制高校に進学，週3回程度の通学をしていた．通院時に施行した起立負荷試験では血圧，心拍数は正常反応を示していたが自覚症状を認め，自信がもてないことを訴えていた．しかし高校2年生の春からバイトを始めたところ，毎日のバイトと通学を自覚症状なく過ごすことができるようになったため終診となった．

解説 本症例はODでも心身症としての側面が強い症例である．このような症例では検査上は身体疾患の改善がみられたからといって必ずしも通常生活に戻れるわけではない．これは素因だけでなく，長期間の身体不調から外出への不安や自信喪失をきたしていることが要因といえる．このような心理社会的な関与がある症例でも「ODは身体疾患である」として治療を始める．そして患児の訴えに共感，受容し，信頼関係を構築することが必要である．すなわち症状が改善しないときも疾病教育によって身体的不調と考えている患児に寄り添い，症状が改善する方法を指示するのではなく患児自身が問題点に気づくよう，ともに模索していくことである．本症例では患児がバイトを希望した際に，母親とともに後押しをし，バイトを開始したことと，バイト先の人間関係が良かったことも良い結果につながったといえる．

本症例で診断された起立直後性低血圧（instantaneous orthostatic hypotension：INOH）（❷）はODで最も多いタイプで，OD全体の23％を占めている．起立直後の血圧低下および血圧回復時間の遅延に伴い，立ちくらみやめまい，頭痛などの症状を呈する．ガイドラインに掲載されている新起立試験は，従来のSchellong試験に起立後血圧回復時間の測定を加えたもので，INOHの診断を簡便に行うために作成された．INOHでは起立直後の血圧低下を回避するため，非薬物療法を中心に，ミドドリン塩酸塩（エビデンスレベルⅡa）を第1選択に，ついでアメジニウムメチル硫酸塩（エビデンスレベルⅡa）の使用を検討するが，同薬は起立時頻脈を呈することがあるため注意する必要がある．

ピットフォール ODは当初は起立直後性低血圧，体位性頻脈症候群，血管迷走神経性失神，遷延性起立性低血圧の4つのサブタイプに分類されていたが，第2版ではサブタイプのなかの体位性頻脈症候群で診断基準ボーダーラインの症例を「疑い症例」として担当医の裁量で治療を行うことが記載されている．さらに現在新たなサブタイプとして，起立時収縮期血圧の上昇を認めるhyper-response型と，起立試験で血圧と心拍数の反応は正常であるが脳血流のオキシヘモグロビン低下をきたす脳血流低下型が提唱されている[2]．そのため現在サブタイプの診断基準を満たさない症例についてもOD身体症状項目の該当数を活用し，また新起立試験を繰り返し実施すること，つまり「サブタイプ分類を満たさない＝ODではない」と診断せずに，患児の状態を問診と検査から把握することを推奨する．

次にODの治療であるが，OD症状には前述のように季節変化があり，また心理社会的ストレス以外に身体ストレスの影響を受けることもある．選択して効果がみられていた治療法で症状の増悪がみられた際，要因として心理社会的ストレスのみを疑うのではなく，再度詳細な問診を取り，身体的不調についても確認することが望ましい．

留意点 「専門医向けガイドライン」には，難治性ODの身体的，心理社会的機序とその評価，そして治療の進め方として心身医学的対応の方法や薬剤選択方法について記載されている．なおODでは保険適用外の薬剤も掲載されているが，使用は各々の判断に委ねられている．同ガイドラインは小児心身医学会のホームページで会員向けページからダウンロードすることができる．

（梶浦　貢）

文献

1) 日本小児心身医学会編. 小児起立性調節障害診断・治療ガイドライン. 小児心身医学会ガイドライン集—日常診療に活かす5つのガイドライン. 改訂第2版. 東京；南江堂；2015. p.26-85.
2) 田中英高. 小児起立性調節障害の新しいサブタイプに関する研究. 自律神経 2012；49(4)：203-5.

 ガイドラインの用語解説

- 疾病教育：一般的にOD症例では午前に症状を強く認めるが、午後からは症状が軽快し夜は元気なことが多い。実際に起立負荷試験を午前・午後に行うと、午前はODと診断されるが午後には正常反応パターンとなるケースが少なくない。その特性上、午後から元気なことより周囲から「怠け」とみなされることも多い。ODの主な原因は自律神経機能の不調であるが体質や生活習慣などの影響を受けるため、病状を理解し正しく対応すれば多くの症例で回復することを説明する必要がある。
- 新起立試験：『ODガイドライン』にはODのサブタイプ分類をする方法として新起立試験が掲載されている。これは一般的な能動起立負荷試験（Schellong試験）を行う際に、起立直後にみられる収縮期血圧低下からの血圧回復に要する時間を測定することで、起立直後性低血圧の診断を行うものである。連続血圧測定装置を有さない施設においては、起立直後の立ちくらみやめまいなどの症状が強く認められる症例に対し行うことが勧められている。なお本ガイドラインでは、新起立試験に水銀血圧計を使用するように記載されているが、水銀血圧計は使用禁止の方向に進んでいる。今後新起立試験にはアネロイド式血圧計の使用を推奨する。

11章 心身医学

摂食障害

概要

摂食障害とは，神経性やせ症と神経性過食症を代表とする，食行動異常を中心に多彩な心身症状や行動異常を呈する疾患である．前思春期例が増加し，小児のやせ願望のない非定型例や発達障害併存例が近年のトピックスである．小児科を受診する摂食障害の30％はやせ願望や肥満恐怖を呈さない非定型例とされ，その際は診断に注意を要する．また，神経性やせ症では，ダイエットなどを契機にやせが急激に進行し，身体合併症を認めることが多いが，その他の摂食障害でも長期の低栄養による成長障害をきたすことがあるため身体的治療は必須である．とくに12歳以下の患者で栄養障害が強い場合，児童精神科での身体管理が困難で，小児科での対応を求められることも少なくない．一方，神経性過食症は精神病理性が重く，通常の小児科診療の範囲を超えるものが多いので，精神科に紹介するのが適切である．

ガイドラインのポイント

『小児心身医学会ガイドライン集（改訂第2版）』「小児科医のための摂食障害診療ガイドライン」は2009年に出版された第1版の改訂版である[1]．診断分類は，米国精神医学会による精神疾患の診断・統計マニュアル第5版（Diagnostic and Statistical Manual of Medical Disorders 5th ed.：DSM-5）（→ガイドラインの用語解説）の用語およびその日本語訳の変更を受けて表記を改めたこと，小児期発症の摂食障害とその類縁疾患の診断分類として提唱されたGreat Ormond Street criteria（GOSC）（→ガイドラインの用語解説）を併用していることが特徴で，小児科での実臨床に即した細かい病型に合わせた対応を提案している（❶）．いまだ摂食障害の標準治療は確立していないため，エキスパートコンセンサスに基づくガイドラインとして作成されている．

なお，ガイドラインに推奨レベルは記載されていないが，専門家によるコンセンサスでA：高い，B：中等度，C：低いとした．

神経性やせ症制限型例

症例1：14歳，女子．
主訴：体重減少，無月経．
現病歴：友達から太っていると言われたことがきっかけでダイエットを開始した．野菜しか食べず3か月で6kgの体重減少を認めた．一方，学校では勉強も部活も精力的に行っていた．母親が心配して近医に受診させたが，血液検査に異常がないため経過観察となった．その後も体重減少は続き，脱水と低血糖のため入院の適応と判断された．しかし，本人は入院に納得せず低体重であることを指摘されても理解を示さず，今以上に食事を摂取することや体重を増やすことに抵抗を示したため当科を紹介受診した．
所見：体重35.4 kg（身長152 cmから計算した標準体重は45 kgのため，標準体重比79％のやせである）．一般血液検査では，脱水によりCre 0.9 mg/dLと上昇し腎前性腎不全が疑われ，筋逸脱酵素であるCKが580 IU/dLまで上昇し過活動による影響と考えられた．甲状腺ホルモン濃度は低下しており，低栄養による低T3症候群を呈し

❶ GOSCとDSM-5の概要

GOSC	概要
神経性やせ症	頑固な体重減少，体形や食事への激しい没頭
神経性過食症	繰り返されるむちゃ食いと排泄，制御できないという感覚
食物回避性情緒障害	不安，強迫などが背景にあり，身体化の一症状としての食物回避
選択的摂食	少なくとも2年間にわたる狭い範囲の食物嗜好
機能的嚥下障害とその他の恐怖状態	嚥下・窒息・嘔吐の恐怖体験をきっかけに食物回避
制限摂食	年齢相応の食事量よりも少なく正常範囲下限の状態
食物拒否	断続的，場面依存的
広汎性拒絶症候群	食べる，歩く，話すことへの回避
うつ状態による食欲低下	食物回避のない食欲低下

DSM-5	概要
神経性やせ症 神経性過食症	体重・体形に対する歪んだ認知がある
回避・制限性食物摂取症	体重・体形に対する歪んだ認知がない

（日本小児心身医学会編．小児科医のための摂食障害診療ガイドライン．2015[1])を参考に作成）

診断：神経性やせ症制限型（DSM-5）．

鑑別診断：脳腫瘍（視床下部腫瘍など），悪性腫瘍（白血病など），消化器系疾患（消化性潰瘍，胃炎など），膠原病，糖尿病などを鑑別した．

治療：本人と保護者に対して，入院の適応であること，現在のままでは体の安全を保証できないことを繰り返し説明した．現状が低栄養・低体重の状態と伝えても認知の歪みにより本人は理解できず，入院を拒否した．しかし，命を守るために入院が必要だと母親が決心し，24時間付き添うかたちで入院となった．食事摂取困難のため低栄養が長期化する場合は経管栄養もしくは末梢穿刺中心静脈カテーテルによる完全静脈栄養を開始することを伝え，退院目標として「体重維持可能な食事量の回復」をめざして再栄養療法を開始した．入院後800 kcal/日の食事から開始したが，空腹を自覚せず経口摂取に強い抵抗を示した．受験生として将来について本人なりに悩み，付き添いの母親に何度も相談するなどして，最終的には自分で経管栄養での治療を選択した．ガイドラインのクリニカルパスを参考に徐々にカロリー増量を図ったところ空腹感が出現し，経口摂取と経管栄養を併用して体重維持が可能な1,600 kcalを摂取できるようになったため，試験外泊を経て入院71日目，体重36.1 kgで退院した．退院後しばらくは自宅安静とした．経口摂取が進むにつれて不安が増強したので，太らせるための食事ではなく体重を維持しながら元気に生活していくのに最低限必要なカロリーであることを繰り返し伝えた．登校再開時期は本人と相談しながら決定し，午前中の登校からスモールステップで行った．回復期には一時的に食欲が増強し過食傾向になった．「過食症になるのではないか」と本人や保護者が不安を訴えたため，自然な空腹に沿って3食きちんと食事していればそのうち収まることを保証した．本人の焦燥感やイライラ感，食事量の変動などの訴えに対して気持ちを受け止め，本人が実行可能な提案を行いながら外来で支持療法を継続している．

解説　摂食障害の中核である神経性やせ症（→ガイドラインの用語解説）の初発の患者である．本症の好発年齢は10歳台であり，女性に多いという明らかな性差を認める．原則として，やせ願望，肥満恐怖，過活動の行動異常を認める．まず標準体重（❷）との比較による低体重の評価（標準体重比の計算）を行う．標準体重比80%未満はやせに分類されるが，DSM-5では明確な体重比を規定しておらず，食行動異常に着目した診

❷ 標準体重の計算法

5歳以上17歳までの性別・年齢別・身長別標準体重計算式					
年齢(歳)	男子		年齢(歳)	女子	
	a	b		a	b
5	0.386	23.699	5	0.377	22.750
6	0.461	32.382	6	0.458	32.079
7	0.513	38.878	7	0.508	38.367
8	0.592	48.804	8	0.561	45.006
9	0.687	61.390	9	0.652	56.992
10	0.752	70.461	10	0.730	68.091
11	0.782	75.106	11	0.803	78.846
12	0.783	75.642	12	0.796	76.934
13	0.815	81.348	13	0.655	54.234
14	0.832	83.695	14	0.594	43.264
15	0.766	70.989	15	0.560	37.002
16	0.656	51.822	16	0.578	39.057
17	0.672	53.642	17	0.598	42.339
標準体重 = a × 身長 (cm) − b					

(日本小児心身医学会編. 小児科医のための摂食障害診療ガイドライン. 2015[1])

断基準になっている.本患者も低体重に加え,やせ願望と肥満恐怖に伴う食行動異常や過活動を伴っている.

本ガイドラインでは治療の初期は,脳腫瘍などの除外と必要最小限の検査による身体評価,現状の理解を患者・家族に促す疾病教育の必要性を述べている.低栄養状態では心理療法の効果は乏しいと考えられ,身体が危機的な状況にあるためまずは体を守るための検査や再栄養治療を行うことを患者や家族にていねいに説明し実行することが求められる.診察時に触れた脈拍の弱さや皮膚の乾燥,四肢の冷感などについて言葉をかけるのも,身体状況を認識させることにつながる.加えて,ていねいな身体診察により「手当て」をしてもらっているという心理的な満足感や安心感を与える.初回は体重増加に伴う不安を軽減するため,体重維持を提案すると治療同意を得やすい.実際,身体的にも再栄養症候群(→ガイドラインの用語解説)を予防するには,開始のカロリーは少なめとし,その後,摂取状況や血液検査をみながらカロリーを漸増する.長期のやせにより基礎代謝量が低下しているため,体重維持に必要な最低摂取カロリーは1,400〜1,600 kcal/日である.すなわち,初期は栄養療法と疾病教育が治療であり,ていねいな身体診察はそれだけで心理療法に値することを強調したい.英国のNICEガイドラインでは,「成人の神経性過食症に対して,過食症向けの認知行動療法を4〜5か月にわたり16〜20回提供すべきである」(推奨グレードA),「児童思春期の神経性やせ症に対して,直接治療に焦点を当てた家族介入が行われるべきである」(推奨グレードB)と示されている[2].しかし,日本と英国では医療事情が異なり,有効性についてそのまま当てはめることが難しい側面もある.一方,診察場面でのやりとりを通して患者の精神状態を改善し,自尊感情・自我機能・適応能力などを高めるために行う支持療法は最も基本的な精神(心理)療法である.支持療法では,治療者が患者の悩みや不安を傾聴し,その気持ちを理解しながら患者の存在や努力を支持することが基本で,小児科医は意識せずに日常行っている.

やせ願望のない非定型例:その1

症例2:12歳,女児.
主訴:食思不振,倦怠感.
現病歴:元来やせ型であった.少食だが1日3食を摂取していた.4か月前からとくに誘因なく食事量が減少し,近医を受診した.血液・尿検査に異常なく,頭部MRIの異常も指摘されなかったため拒食症と診断され,複数の病院に紹介されたが専門医がおらず対応困難とされ,当科に紹介された.
所見:体重21.3 kg(身長141.6 cmから計算した標準体重は35.8 kgのため標準体重比が60%のやせである).病識はあり,やせて困るという.食欲は低下しており,疲れるため学校に行きにくいという.上腹部が張り,腸蠕動音は低下している.
診断:回避・制限性食物摂取症(DSM-5),食物回避性情緒障害(GOSC).

鑑別診断：上腸間膜動脈症候群などの消化管通過障害を鑑別した．
治療：本人は「食べたいけれど食べられない」という．脱水による腸蠕動の減弱による影響も考えられたため輸液を開始した．再栄養症候群予防のため，1日500 kcalの少なめのカロリーから食事を提供し，輸液にビタミンB_1を補充した．入院後しばらくは血液検査を頻回に施行してカリウムやリンを確認した．入院1週後より腸蠕動が回復し，完食できるようになった．1週ごとに200〜300 kcal増量し，1か月後には年齢相当の食事摂取が可能となった．

やせ願望のない非定型例：その2

症例3：11歳，女児．
主訴：飲み込むのが怖い．
現病歴：2月のインフルエンザ罹患中に嘔気があり1回嘔吐した．解熱後も食欲が回復せず近医を受診した．外来で輸液や摂食指導を繰り返し受けたが十分に摂食できるようにならず，徐々に食べられるものが少なくなり，4月には水分も摂取しなくなったため緊急入院した．
所見：身長130.1 cm（−2.0SD），体重21.0 kg（身長から計算した標準体重は25.5 kgのため標準体重比は82.2％である）．顔色は不良で，口腔内は乾燥し舌圧痕を認める．腸蠕動音は弱い．病識はあり，「食べたらまた気持ち悪くなりそう」と言う．
診断：回避・制限性食物摂取症（DSM-5），機能的嚥下障害とその他の恐怖症（GOSC）．
鑑別診断：成長ホルモン分泌不全症などの下垂体機能低下，胃食道逆流症や食道狭窄などの上部消化管障害を鑑別した．
治療：嚥下恐怖のため食事や水分をまったく飲み込まないため，両親と相談して在宅で経管栄養を行う方針とした．両親に注入手技を習得してもらい退院した．退院後も嚥下恐怖が続いていたが，体重は維持できるようになった．身体が安定したため1日2時間の登校を再開したが，心理的抵抗により注入が困難となった．注入する前に何度も儀式的な行為を繰り返して多くの時間を費やしてしまう強迫症状の改善目的に選択的セロトニン再取り込み阻害薬（SSRI）を開始したところ，注入を受け入れられるようになった．中学に進学し，登校を継続しているうちに将来の目標ができ，「経口摂取ができるようになって高校に行きたい」と考え方が変化し，経口摂取に挑戦するための日帰り入院を繰り返したところ，2年後には十分量を経口摂取できるようになり経管栄養を終了できた．

解説 回避・制限性食物摂取症（→ガイドラインの用語解説）の患者は，やせ願望や肥満恐怖を呈さない非定型の摂食障害である．胃腸炎を契機に食べられない状態が持続する場合やとくにきっかけがない場合など，発症要因はさまざまである．過活動や食事後の代償行動を認めず，それどころか食べずにやせてしまうことを心配している（病識はある）．症例2, 3の患者のように回避・制限性食物摂取症は感冒に引き続き，食べられない，飲み込むのが怖い，吐いてしまうのではないか，などの食行動異常が遷延することが多い．回避・制限性食物摂取症は小児，とくに幼児期〜学童期に多くみられ，頻度ははっきりしていないが自閉スペクトラム症の併存も認められる．治療法は，神経性やせ症と同様で標準治療は確立していないが，疾病教育とともに低栄養であれば再栄養療法を行う．不安が強いときは不安を軽減するための環境調整が必須であり，時に薬物療法が有効である．発達障害を認める場合には周囲に対して患児の特性の理解を促し環境調整を行う．小学校高学年以上であれば，特性に対する肯定的な自己理解を促す関わりも必要である．

ピットフォール 低栄養時の低身長に対する成長ホルモン補充療法は原則禁忌である．摂食障害では長期の低栄養により二次性汎下垂体機能低下症となるため，負荷試験には低反応となる．誤って成長ホルモンを補充するとやせを助長し，骨粗鬆症をきたす．同様に，無月経に対する

Kaufmann療法や低T3症候群に対する甲状腺ホルモン補充療法，徐脈に対するβ刺激薬も原則行わない．

慢性脱水に対する急速輸液は原則禁忌である．血管内に水分だけを急速に補充すると循環に大きく影響して容量負荷となる結果，うっ血性心不全や肺水腫をきたしうる．急性脱水やショックの病態でなければ原則外来での輸液は行わず，入院の場合でも維持輸液量の70～80％程度から開始する．

BMIによる評価は簡便だが，小児では低値となりやすい（重症度を見誤る可能性がある）．治療上，最初にやせの程度を把握し，身体管理を徹底することが大切であるため，体格指標には標準体重比が用いやすい．また，横断的な体重評価では，慢性の低栄養は把握できないことがある．必ず成長曲線を作成し，変化を縦断的にみることが重要である．

［謝辞］ 表の作成や症例の解説に関する貴重な意見をいただいた日本小児心身医学会摂食障害ワーキンググループのメンバーに深謝致します．

（鈴木雄一）

文献

1) 日本小児心身医学会編．小児科医のための摂食障害診療ガイドライン．小児心身医学会ガイドライン集―日常診療に活かす5つのガイドライン．改訂第2版．東京：南江堂；2015．p.118-79．
2) 西園マーハ文．摂食障害治療最前線 NICEガイドラインを実践に活かす．東京：中山書店；2013．

ガイドラインの用語解説

- DSM-5：食行動障害および摂食障害群として，神経性やせ症，神経性過食症，過食性障害，回避・制限性食物摂取症などが分類され，診断基準が示されている．
- GOSC：小児期発症の食行動異常の診断基準として英国ロンドンのLaskらにより提唱された．この分類では，より細かく計9つの病型が示されている．
- 神経性やせ症：食べたい気持ちを肥満への恐怖心で抑えている状態であり，頑固な体重減少，体重・体型に対する歪んだ認知，食物や食事への病的な没頭を認める．
- 回避・制限性食物摂取症：神経性やせ症と異なり，体重・体型に対する歪んだ認知，食物や食事への病的な没頭は認めない．GOSCに含まれる神経性やせ症，神経性過食症以外の診断分類は，DSM-5ではここに取り込まれている．
- 再栄養症候群：再栄養時の早期に起こる合併症の総称．リン，カリウム，ビタミンB_1はブドウ糖と同時に細胞内に取り込まれるため，早期に欠乏しやすい．低リン血症の症状が有名であり，うっ血性心不全，不整脈，急性呼吸不全，乳酸アシドーシス，白血球機能の低下，昏睡，けいれん，横紋筋融解，突然死などがある．予防としては，開始カロリーを少なめ（20～30 kcal/kg/日）とすること，当初から電解質をモニターし，リン，カリウム，ビタミンB_1の補充を行うことである．

12章　精神疾患

ADHD

概要

　1994年に刊行されたDSM-ⅣによりADHD（注意欠如多動症；attention deficit hyperactivity disorder）が広く知られるようになり，発達期にみられる行動の問題が理解され，診断が可能となった．しかし，ADHDにはさまざまな疾病や障害が併存することが多く，併存障害に伴う問題の複雑さや鑑別の困難さがある．さらに諸外国ではADHD薬物療法の第1選択薬であるメチルフェニデートが，日本でのみ小児ADHD治療薬として適応承認されていない矛盾が存在し，かつ不適切な診断および過剰投与や乱用などが社会的問題となっていた．1998年から始まった「厚生省医薬安全総合研究事業：小児薬物療法における医薬品の適正使用の問題点の把握及び対策に関する研究」において，小児科診療におけるADHDの問題点の抽出が行われ，時を同じくして1999年から「厚生省精神・神経疾患研究委託費：ADHDの診断・治療ガイドライン作成研究」が始まり，それらは『注意欠如・多動症─ADHD─の診断・治療ガイドライン第4版』として2016年9月に改訂版が上梓された．ADHDは2013年5月に改訂されたDSM-5により，ASD，SLDなどとともに神経発達症群という疾患群概念でまとめられ，ASDとの併存診断が認められ，実情に合致する改訂となった．

ガイドラインのポイント

　ガイドラインでは適切な診断のためのアルゴリズムを明示し，「子どものADHD臨床面接フォーム」を用いた操作的診断に加えて，生育歴・家族歴・現病歴と医学的・神経学的諸検査，および知能検査を含めた心理的検査を行い，「ADHDを持つ子ども一人ひとりの全体像」をとらえることの意義を強調している．また包括的な治療を構築するために教師・児童福祉士・心理職など多職種との連携の重要さ，さらには子ども支援とともに保護者支援を含めた心理社会的治療を基盤としたうえでの適切な薬物治療方法などを明示している．

知的評価と家族背景の把握に重要性を感じた例

症例1：初診時6歳，男児．
主訴：忘れ物が多い，登校前にぐずる．
家族歴：父親38歳，母親36歳（主婦），弟（8か月）の4人家族．
生育歴：妊娠・周産期に異常なく，正期産，自然分娩，混合栄養，卒乳は1歳2か月．始語11か月，独歩1歳2か月等，精神運動発達に明らかな遅れはないが，やや不器用．幼稚園では明るく元気に過ごし，登園しぶりはみられなかった．
現病歴：小学校では，先生からの指示を忘れることがあるも，他児との交流はとくに問題なかったが，しだいに登校しぶりが多くなり，片づけを何回注意してもできない，字を覚えない，学校での出来事を聞いても覚えていない，など母親が心配して5月に両親と本児の3人で来院した．
診察所見：身長113 cm，体重17 kg，頭囲51 cm．平均的体格で奇形・変質徴候なく，神経学的所見異常なし．微細神経学的徴候（neurological soft sign）（→ガイドラインの用語解説）では回内回

外運動時に肘の随伴運動が認められたが，診察手技には素直に従った．

検査所見：甲状腺を含め血液生化学検査異常なし．脳波検査異常なし．

[投影法] バウムテスト，家族画を依頼したが，「描けない」と言い両親と面談している間は別室で看護師と遊んでいた．診察が約1時間かかった後，診察室に戻ってきた際に「描いたよ」と言ってA4用紙の右端に小さく「オレ」，その横に大きく男性で，「誰？」と尋ねると「ドロボウ」と答え，中央の2階建ての家は「ドロボウの家」と答えた．

[ADHD-RSJ] 母親記入では不注意7/9，多動・衝動性5/9であった．そのほかCBCL（Child Behavior Checklist），乳幼児異常行動歴など評価．

後日実施した田研式田中ビネー知能検査IQ73．素直に検査を受け，約1時間着席していたが，回答には時間がかかり，質問の意味を間違えて答えることが多かった．

初診時，担任に宛てADHD-RSJ（学校版）など評価尺度を依頼した．

その後の経過：約2か月後に母親と弟の3人で来院．知能検査では知的能力として境界領域であること，脳波検査は異常ないことを説明した．また担任の評価を確認したところ，ADHD-RSJでは不注意5/9，多動・衝動性2/9と母親の評価との乖離が認められたが，母親は児の不注意がひどく，言うことを聞かない，登校時のぐずりが激しいことを訴え投薬を希望した．診断基準では乖離がみられ，知的能力の問題も考慮したが，母親の希望をふまえADHD不注意優勢型（疑い）としてコンサータ®18 mgの処方を開始した．

診察終了時に別室で絵を描いたと言って出したA4用紙には，中央に枝のない四角い幹に傾いた三角形の樹冠が描かれ，その右横に家族4人で右端に大きく父親，その横で木のそばに父親の半分くらいの母親，父親の下に小さな弟，その横で母親の下に母親と同じくらいの大きさに自分を描いていた．

コンサータ®開始後，不注意は減少したが，朝のぐずりが継続している，成績は不良との訴えは続いていた．コンサータ®18 mgを継続していたが，約半年後突然来院しなくなった．さらに約10か月後に父親が本人を連れて来院し，母親が不実を働き離婚となり，その際，子どもにどちらを選ぶかと聞いたところ「お父さん」と即答したとのことであった．3人生活となってからは朝の登校しぶりはなくなり，弟の面倒をよくみて支度も率先し，父親と3人で保育園に弟を送ってから登校するとのことだった．その後，主治医の転勤に伴い自宅近在の精神科への転院を希望され紹介した．約5年後に中学生となり，父親，弟，再婚した義母の4人で来院．家族仲は良好で，かかっていた精神科医からはADHD中核症状は認められなくなったとのことで，小学4年生でコンサータ®は終了となっていた．その後ADHD症状は認めないため通院していない，中学の勉強にまったくついていけない，所属する運動部の顧問から，激しく叱責されたことをきっかけに不登校状態となっていること，など相談があった．WISC-Ⅳ知能検査を実施したところ，素直に検査を受け，視線も自然に合い，表情も穏やかで課題に興味をもって落ち着いて取り組み，難しいと感じた課題では考えてから「これ，わかりません．」と素直に答えてくれた．語彙力や表現力は稚拙であったが，コミュニケーション自体は良好．IQ67，下位項目はFSIQ 67，VCI 78，PRI 62，WMI 85，PSI 76．知能検査結果からも「軽度知的能力障害」であること，視覚的理解力より聴覚的理解力が高めで，見たり読んだりすることの苦手さを理解し，会話や具体的な例示や体験から学ぶ場を提供し，適切な支援につながるよう学校への協力要請，および教育相談を受けるよう伝えた．

解説 ADHDをはじめとして神経発達症群を疑った場合は，まず知的評価を子どもの発達をよく理解した心理士により実施する．6歳までの知的理解力の評価には田中ビネー知能検査Ⅴが一般的であるが，小学校入学後はWISC-Ⅳが有用であり，とくに下位項目の値は参考になる．しかし最も重要なのは，検査室への入室時から検

査を受けている最中の子どもの行動，受け答えの仕方である．不安を抱えながらの入室であったり，無邪気に人見知りしなかったり，検査者が課題を説明している途中に手を出したり，椅子にじっと座っていられなかったり，など不注意や多動・衝動性が垣間見られる特性を示すことが少なくない．またわからないことをはっきりと「わかりません」と答えるか否か，情緒的に安定しているかどうかも，その子の置かれた状況を推察するうえで有用となる．また適切な知的評価があることにより，その子の理解できるレベルで説明することができる．これは特別支援教育の根幹であるところの「一人ひとりの教育ニーズに応じた適切な支援」に通じる．

また適切な診断と治療にあたっては保護者の希望だけではなく，学校生活の状況を含め，家庭生活の問題はないか，配慮していくことが不可欠との戒めとなった症例である．後になって判明したこととはいえ，6歳児であっても朝の登校しぶりの背景に，母親の行動に対する不安を含めたさまざまなメッセージが，投影法であるバウムテストおよび家族画に表れていたと痛感した．

知的水準が高く，書字障害と思われたが薬物治療で著明改善した例

症例2：初診時8歳，男児．
主訴：忘れ物が多い，ぽーっとしていることが多い，字が汚い．
家族歴：父親39歳（会社員），母親38歳（主婦），弟6歳の4人家族．
生育歴・発達歴：在胎・周産期に異常なし，言語発達を含め精神運動発達良好．母乳栄養，卒乳12か月．偏食なし，洋服などこだわりなし．幼稚園で問題はなかった．
現病歴：朗らかでテストの成績も良いが，書字が汚いことで担任・母親からいつも注意されているが直らず，連絡帳や提出物をよく忘れていたため，近医に相談して当院紹介受診となった．
診察所見：体格中等度，奇形・変質徴候なく，質問にもハキハキと答え，神経学的所見異常なし．診察手技すべて受容可能．
検査所見：血液生化学検査異常なし，脳波検査で覚醒から睡眠記録で異常なし．
[ADHD-RSJ] 母親記入では不注意8/9，多動・衝動性7/9（後日の担任評価：不注意7/9，多動・衝動性6/9）．PSC日本語版：「自分を卑下する」など2点が14項目，1点が7項目＝合計35点（17点以上は心理社会的問題があると疑われる）．後日実施のWISC-Ⅲでは素直に指示に従うが，やや視線が合いにくく，課題説明中に始めようとしたり，席で常に体動がみられるなど落ち着きがなかった．時間内ですべてを実施することが可能であった．FIQ 122，VIQ 124，PIQ 118．
その後の経過：担任の評価が得られた2か月後からコンサータ® 18 mg開始したところ，その日から連絡帳の書字が今まで見たことのない整った字であることに母親・担任ともに驚くほどであった（❶）．その後コンサータ®を体重に合わせて漸増し，現在中学2年でコンサータ® 54 mgを服用しているが食欲低下も認めず，サッカー部に所属している．テストの成績はほとんど90点以上であるが，提出物を忘れることが多々あり，成績は5段階で4が多いのが現状である．

解説 知的水準が高く，典型的なADHDで不注意と多動・衝動性が混合して存在するタイプで，初診時には書字障害（SLD）を疑ったが，コンサータ®が著効した症例である．

ADHDの評価・診断をするうえで，DSM-5の不注意9項目，多動6項目，衝動3項目が，「2カ所以上の異なる状況」で，「しばしば」認められることを確認することは不可欠である．すなわち保護者からの情報だけでなく，担任から学校生活の状況を確認することを怠ってはならない．また治療開始後も極力，学校との情報交換を行うべきだが，時間的に困難なことが少なくない．そのような場合は通知表（あゆみ）の生活の欄を参考にすることも有益となる．また，「これらの症状があることで，社会的・学業的機能を損なわせて

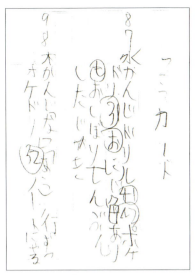
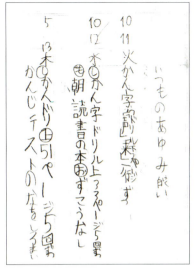

❶ コンサータ®服用前後の連絡帳（症例2）
左：服用前．右：服用後．

いる，またはその質を低下させているという明確な証拠」を確認することで，初めて治療の対象となる．

薬物はADHDの特性を治すのではなく，ADHD児本人が叱責されたり，失敗したりすることを減らしたいと思う気持ち・意欲を後押しする役割と位置づけられ，被叱責体験や失敗体験が減少し，結果として良好な対人関係や集団行動の経験が増加することを目的とする．本症例の場合も初診時は不注意などさまざまなことで叱責されることが多く，知的能力が高いにもかかわらず「自分を卑下していた」が，コンサータ®服用にて字の汚さを叱責されることがなくなり「やればできる」自分に気がついたことでスポーツにも意欲的となり，集団生活になじむようになっている．しかし提出物を忘れるなど不注意さは根幹として残存している症例である．

ADHDにチック，こだわり，感覚過敏（ASD）が併存した例

症例3：初診時7歳，男児．
主訴：不注意，衝動性，運動性チック，こだわり．
家族歴：父親40歳（会社員），母親38歳（主婦），妹5歳の4人家族．

生育・発達歴：在胎中に切迫流産で入院加療．正期産，自然分娩．体重3,200 g，身長49 cm，頭囲34 cm．言語発達，運動発達良好だったが，乳児期から寝つきが悪く，抱っこしていないと泣いてばかりで，寝ていてもおろすと啼泣している児だったため母親は疲弊していた．食事は偏食が目立ち野菜嫌いで，主食は白米のみだった．歩き始めると多動で目を離すと迷子になった．音や匂いに過敏で，嫌なことがあると喚いて拒絶した．5歳ごろからまばたきチック，さらに首振りも認めた．6歳になり知り合いに相談したところ遠方の専門医を紹介され，そこでADHD混合型，高機能広汎性発達障害，チック症と診断された．ストラテラ®の処方が開始され，漸増し1.2 mg/kg/日と維持量になり，チック症や神経過敏は不変だったが，落ち着きが出てきたので遠方に通う困難さを配慮し，7歳時に当院を紹介され受診となった．

診察所見：外斜視があり目をぐるっと回す，首振りチックが認められた．診察手技は舌圧子や耳鏡を嫌がり拒絶した．前医でのWISC-Ⅲ：IQ 108，両親と担任のADHD-RSJはともに全18項目がADHDに該当していた．また乳幼児異常行動歴でも言語の遅れはないもののこだわりや常同性は

顕著であった．前医の診断に従いストラテラ®を継続した．

その後の経過：その後怒りのコントロールができず，気が乗らないと不登校，兄妹間での軋轢，苛立ちの増減を繰り返す．中学は発達障害指導に実績のある私立中学に入学し，学校を挙げての理解もあり，成績は安定していたが，朝気分が乗らないと欠席をし，また体の不調や疲れたと連発していた．家庭内では妹のちょっかいに苛立つことが激しくなり，咳払いや鼻鳴らしチック症状が出現してきたため，中学3年生の秋からアリピプラゾール1mgを併用したところ苛立ちが軽減し，2mg増量で気まぐれ的な不登校もなくなり，チック症状も激減した．妹にちょっかいをされてもやり過ごすことができ，穏やかな日々を過ごせるようになっている．

解説 薬物療法は心理社会的治療を基盤としたうえで，本人に不利益が生じないように副作用に留意しつつ，適切な薬物の選択と処方量を遵守することは不可欠である．コンサータ®はドパミン再取り込み阻害薬である薬理作用からシナプス間隙のドパミンを増加させる作用があり，結果としてチック症には逆効果である．本症例もチック症併存のためノルアドレナリン再取り込み阻害薬であるストラテラ®が選択され，ADHD症状には効果が得られた．しかし併存した感覚過敏やチック症状は不変であり，成長とともに増悪したため，米国でチック症適応薬剤であるアリピプラゾールを使用したところ，チック症と感覚過敏どちらにも著効を示した．

ピットフォール 2013年に改訂されたDSM-5では，従来ADHDと併存診断することができなかった広汎性発達障害が，自閉スペクトラム症（autism spectrum disorder：ASD）に改められ，ADHDとの併存診断が認められた．実際の診療場面ではADHDの40～60%前後の併存が報告されていた実情と合致する改訂である．しかし，その一方で過剰診断や，コンサータ®，ス

トラテラ®に加えて2017年にはインチュニブ®がADHD治療薬として承認され，さらにアンフェタミンプロドラッグであるビバンセ®が間もなく承認・市販されるようになる現在，薬物療法のみに依存し，安易な多剤併用や過剰投与なども危惧される．このためコンサータ®を治療に用いるためには，コンサータ錠適正流通管理委員会での審査により処方資格を医師および薬剤師が取得することが義務づけられている．ビバンセ®はさらに厳密な制約が課せられる予定である．またADHDには不器用さが目立つことも少なくなく，発達性協調運動障害（DCD）が合併することは知られており，DAMP症候群として近年注目されている．さらには読み書き障害に代表される限局性学習症（SLD）は学習面の困難さを伴い，不登校など不適応を起こす要因として留意する必要がある．

留意点 視覚・聴覚など感覚的な問題や機能障害，てんかんや甲状腺機能亢進症など神経・身体疾患の鑑別は常に留意し，可能な限り初診時に脳波や甲状腺機能を含む血液検査は実施しておくことが望ましい．また薬物の種類にもよるが治療実施前の血圧測定，心電図検査は必須と理解しておくべきである．

子どもはみんな個性豊かで，誰一人として同じ存在ではないことを認識する．神経発達症群のうち，ADHDは「社会」が存在することで規定される概念で，そのこと自体が「害」や「疾病」ではなく，児の行動に対して「社会」の理解や配慮が及ばないためさまざまな問題が生じてしまうと，とらえるべきである．

（宮島　祐）

参考図書
- American Psychiatric Association. Attention-Deficit/Hyperactivity Disorder. In：Diagnostic and Statistical Manual of Mental Disorders. 5th ed. 2013. p59-66.
〔日本精神神経学会日本語版用語監修，高橋三郎，大野裕監訳．DSM-5 精神疾患の分類と診断の手引．東京：医学書院；2014〕

- 齊藤万比古編著. 注意欠如・多動症―ADHD―の診断・治療ガイドライン. 第4版. 東京：じほう；2016.
- 宮島祐ほか編著. 小児科医のための注意欠陥/多動性障害―AD/HDの診断・治療ガイドライン. 東京：中央法規出版；2007.
- Frances A. Essentials of Psychiatric Diagnosis: Responding to the Challenge of DSM-5 〔大野裕ほか. 精神疾患診断のエッセンス―DSM-5の上手な使い方. 東京：金剛出版、2014〕
- 宮地泰士，宮島祐ほか. 平成23年度ADHD児への薬物療法実態調査. 日児誌 2013；117：1804-10.
- 岩坂英巳編著. 困っている子をほめて育てるペアレント・トレーニングガイドブック―活用のポイントと実践例. 東京；じほう；2012.

ガイドラインの用語解説

- ADHD：attention deficit hyperactivity disorder．1996年のDSM-IV（Diagnostic and Statistical Manual of Mental Disorders-IV）での和訳は注意欠陥／多動性障害，2014年のDSM-5での和訳では注意欠如多動症．
- 併存症
  ASD：autism spectrum disorder（自閉スペクトラム症）
  PDD：pervasive developmental disorders（広汎性発達障害）
  SLD：specific learning disorder（限局性学習症）
  DCD：developmental coordination disorder（発達性協調運動障害）
  DAMP症候群（deficits in attention, motor control and perception syndrome）
  neurodevelopmental disorders（神経発達症群）：DSM-5で定義された脳・中枢神経の成長・発達における不全状態を示す一群で，知的能力症，コミュニケーション症群，ASD，ADHD，SLD，DCDなどが含まれる．
  neurological soft sign（微細神経学的徴候）：指鼻試験，上肢の回内回外などの変換運動，閉眼片足立ち，継足歩行など微細な動きを年齢相応に行えるか否か判定し，不器用さなどをみる．
- 評価
  ADHD-RSJ：ADHD評価尺度日本版
  WISC-III/IV：Wechsler Intelligence Scale for Children（III/IV）
- ADHD治療薬
  コンサータ®：メチルフェニデート徐放薬（選択的ドパミン再取り込み阻害薬）
  ストラテラ®：アトモキセチン塩酸塩（選択的ノルアドレナリン再取り込み阻害薬）
  インチュニブ®：グアンファシン塩酸塩徐放薬（選択的α2Aアドレナリン受容体作動薬）

12章 精神疾患

自閉スペクトラム症

概要

　次の2点を特徴とする発達障害である．①状況にあった対人行動や社会的行動をとることが苦手，②特定のやり方や対象など範囲が限定された行動・関心・活動を繰り返し行う．以前は，広汎性発達障害の名称のもと，自閉症やAsperger症候群などいくつかの下位分類があったが，下位分類の状態を区別する妥当性がないと考えられるようになり，DSM-5（2013）において下位分類が廃止され自閉スペクトラム症（自閉症スペクトラム障害）（autism spectrum disorder：ASD）の診断名に統一された．

　有病率は，現在，約1％（DSM-5 2013）と推計されているが，最近の疫学調査では2％前後の値も報告されてきている（2.64％，Kim et al. 2011あるいは1.7％，CDC 2018）．多くは背景疾患を伴わず，遺伝要因の関与が考えられている．かつては，知能障害（IQ70未満）を伴う場合が多いと考えられていたが，最近は，ASD全体では知能障害の併存がない場合のほうが多い（IQ85以上46％，境界線知能23％，CDC 2014）と考えられるようになってきている．

　併存する割合が比較的多い問題としては，身体面では脳波異常，てんかん，睡眠障害，チック症，胃腸障害（便秘，腹痛，下痢など）などが，発達面では注意欠如・多動症（ADHD），発達性協調運動症（DCD），知的発達症（IDD）などが，行動面では易刺激性，突発性の興奮状態（パニックとよばれることが多い）などが，精神面では不安，強迫症，うつ，精神病性障害などがみられる．

　小児期における対応の基本は，子どもに対しては療育と教育，保護者に対しては育児支援である．医学的対応としては，易刺激性に対する対症的な薬物療法と併存疾患に対する治療がある．精神疾患を併存した場合，小児科の診療範囲を超えることが多い．

手引きのポイント

■ 日本の現状

　日本において，現時点では，ASDを対象とした医学領域におけるガイドラインは作成されていない．

　なお，医療の臨床場面での活用を主な目的としたガイドラインではないが，手引き的な冊子が2種類，公表されている．一つは，神尾らによる『ライフステージに応じた自閉症スペクトラム者に対する支援のための手引き』[1]である．厚生労働科学研究費補助金による研究成果として，研究結果のほかに，乳幼児期から青年期までの段階ごとに望ましい支援の考え方が解説されている．医療の役割について述べられている章もあるが，診断と家族に対する助言の概要が中心となっている．他の一つは，特定非営利活動法人アスペ・エルデの会が，厚生労働省障害者総合福祉推進事業の活動成果としてまとめた『発達障害児者支援とアセスメントに関するガイドライン』[2]である．発達障害児者の状態を評価するためのさまざまなツールが網羅的に紹介されている．支援のためにツールを活用する際の考え方も，分量は少ないが述べられている．

　ASDへの対応の中心は療育・教育であることから，これら2冊の内容は理解されるところでは

ある．一方，ASDの易刺激性に対する適応が承認された薬物が2剤あり，その他，睡眠障害や不安など，ASDでは薬物療法が考慮される状況を伴うことが少なくないことを考えるならば，薬物療法などの医学的対応を詳細に解説し，ASDの療育や教育および心理検査などの評価ツールについて，その概要をも解説した．臨床医，とくに小児科医を対象とするガイドラインの作成が待たれる．

■ 欧米の現状

欧米のガイドラインとして広く知られているものには，英国の国立医療技術評価機構（National Institute for Health and Care Excellence：NICE）によるガイドラインと米国小児科学会が発表したガイドラインがある．どちらも，「気づきと診断」と「対応」のガイドラインが別々になっているのが特徴である．

NICEのガイドラインは，定期的に見直し・改訂がなされている．19歳未満，つまりは小児用には，気づきと診断に関するガイドラインとして『Autism spectrum disorder in under 19s：recognition, referral and diagnosis』[3]が，対応に関するガイドラインとして『Autism spectrum disorder in under 19s：support and management』[4]がある．なお，成人用としては，『Recognition, referral, diagnosis and management of adults on the autism spectrum』が出されている．

気づきと診断に関するガイドライン『Autism spectrum disorder in under 19s: recognition, referral and diagnosis』は，2011年に発行され，2017年に改訂されている．2013年に発行されたDSM-5を受けて，ASDと関連する状態としてADHDが新たにあげられている点，診断基準としてICD-10とDSM-5が参照されている点，および，ASDの状態像の説明がDSM-5をもとにした記載となっている点が主な改訂内容である．ガイドラインのタイトルに「referral」の用語が付いていることから理解されるように，このガイドラインは，ガイドラインを参考にASDの診断を行うことを意図していない．ASDが疑われたら，そして，発達の問題を認めASDかどうかわからないときも，ASD専門組織（autism team）に紹介することが推奨されている．また，医学的な検査は，検査の必要性が身体診察やその他の所見で示されるときに行い，診断のためにルーチンに検査を行うべきではないとされている．

対応に関するガイドライン『Autism spectrum disorder in under 19s：support and management』は，2013年に発行されたものである．2016年に見直しが検討されたが，2013年版に追加する事項はとくにないとの判断が出されており，現在も2013年版がそのまま活用されている．このガイドラインでは，ASDの子どもの評価と対応は，地域の専門家チーム（local autism team）が行うことを基本としている．地域のチームでは対応できないときには，より上位の組織（regional or national autism service）に紹介することが勧められている．ガイドラインで述べられている対応内容は，環境調整，心理社会的対応，行動問題の予防と心理社会的対応，薬物療法，家族支援，成人期の移行支援などである．なお，行うべきではない対応についても示されているのが特徴である．

2つのガイドラインのいずれも，最初にガイドライン全体の概要が説明され，その後に，個々の項目についての説明が続く構成となっている．箇条書きで要点が示されており，ASD診療を専門としない医師が，ASD診断や対応の概要を把握しやすい内容・記載方法となっている．

米国小児科学会のガイドラインでは，気づきと診断に関するものとして『Identification and evaluation of children with autism spectrum disorders』[5]が，対応に関するものとして『Management of children with autism spectrum disorders』[6]が公表されている．いずれも2007年に出されたもので，改訂は行われていない．

気づきと診断に関するガイドライン『Identification and evaluation of children with autism spectrum disorders』は，DSM-IVの診断基準をもとに述べられているので，現在では，

DSM-5に置き換えて読む必要がある部分がある．それでも，2015年に発表された米国小児科学会におけるASDの早期発見に関する検討（review）において，このガイドラインのスクリーニングに関する考え方はそのまま通用することが述べられている．スクリーニングの流れはフローチャートで示されており，その考え方（アルゴリズム）が解説されている．スクリーニングに有用なチェックリストや発達検査が一覧表でまとめられており，検査の内容や対象年齢のほか，検査の感受性や特異性も示されている．日本では使われていない検査も含まれているものの，検査を考える場合に参考になるものと思われる．

対応に関するガイドライン『Management of children with autism spectrum disorders』では，NICEのガイドライン同様，心理社会的対応，薬物療法，家族支援についての解説がされている．紹介されている内容は，エビデンスが出ているものから試行レベルのものまで多様である．薬物療法に関してはNICEのガイドラインよりもやや詳しく，標的症状と対応する薬物とその概要が一覧表で示されている．ただし，投与量などの記載はなく，薬物療法の知識がなければ，このガイドラインだけで薬物療法を行うことは難しいであろう．

このほか，米国小児科学会は，ガイドラインではないが，臨床医の役に立つ資料集のような出版物『Autism : Caring for Children with Autism Spectrum Disorders : A Resource Toolkit for Clinicians』[7] を刊行している．冊子ではなく，CD-ROM媒体で，パソコンにインストールして使用する．上記2つのガイドラインのほか，ASDの発見，診断，紹介，対応に関して米国小児科学会が作成した多数のリーフレットをクリックするだけで見て，印刷することができる．家族に渡すリーフレットも含まれている．英語とスペイン語の2言語にしか対応していないため，そのまま印刷して家族に渡すことはできないが，家族への助言の参考にすることができる．

米国小児科学会のほか，米国児童青年精神医学会も，評価と対応に関するガイドライン『Practice parameter for the assessment and treatment of children and adolescents with autism spectrum disorder』[8] を2014年に公表している．診断基準について，DSM-5にも言及されている．評価と対応に関する各種方法について，執筆された当時に判明している範囲でエビデンスレベルを併記して解説している．対象として精神科医が想定されているためか，向精神薬に関する記載が詳しい．無作為比較試験（RCT）が行われた薬物の一覧がRCTの結果や投与量とともに示されており，行動問題への薬物療法を検討するうえで参考となる．

■ その他

ガイドラインではなく，専門家に向けた内容でもないが，オーストラリアの小児病院と育児に関する研究センターが立ち上げている保護者向けのサイト『The Australian Parenting Website』は，ASDに特化したサイトではないものの，その中にある『Autism spectrum disorder : Parent Guide to Therapies』[9] では，薬物療法も含めたASDに対するあらゆる対応法について知ることができる．心理社会的対応35技法，薬物10種類，代替療法11種類の合計56種類の方法について，有効性の程度を「エビデンスで証明されている」，「たぶん有効」，「評価には研究が不足」，「評価不能」，「無効・有害」までの5段階で評価したものが示されている．日本では行われていないものも含まれてはいるが，ASDへの対応方法のエビデンスレベルが簡便に示されているので，対応方法について家族に説明するときに参考になる．

知能が高いASD例

症例1：6歳，男児．
主訴：かんしゃく．
現病歴：幼稚園年長組に在籍．他児に対して怒りっぽく，言葉で追求し，時に叩いてしまうことがある．他児がふざけているときや，本児の要求に従わないときに生じることが多い．幼稚園教諭が

注意しても反論することが多く，幼稚園からの勧めで受診した．

身体所見：特記すべきことなし．

検査所見：実施していない．

治療・経過：初診時，冗舌で，「今日は，母と来ました」など年齢の割にはていねいで大人びた言い方が目立った．医師の質問への受け答えは適切であったが，内容が別の話題に流れていくこともよくみられた．他児への自分の言動に関しては，他児が悪いことをするからだとの説明であった．恐竜が好きで，尋ねると，ティラノサウルスとタルボサウルスやダスプレトサウルスの違いを述べ立てるなど，大人顔負けの博識であった．

発達経過では，発達遅滞はなく，言葉は2歳で多語文をよく話し，4歳台で文字を読めていたとのことであった．人見知りはせず，買い物時，店の人に「今日は，よく売れていますか？」など話しかけ，しっかりしていると言われていた．幼稚園では，他児にいろいろ指図し，また，いろいろなことに知識が豊富なため，他児からは一目おかれる存在で，教諭からもリーダー的と思われていた．他児が決まりを守らないことを許せず，騒いだりすると教諭より先に注意し，難詰することが多かった．

状態と発達経過より，ASDと診断した．両親，幼稚園教諭ともASDの診断に驚きを示したが，詳細な説明で理解した．状況に関するていねいな説明，本児の気持ちの受け止めと適切行動の教示などの反復を助言し，幼稚園・家庭で対応することで，問題とされた他児への言動は，消失はしないものの半減した．

解説 　知能が高いASDとして典型的な状態像である．知能障害がないASDでは，言葉の遅れはないか，あっても3歳台までに日常会話はできるようになることが多い．知能が高い場合には，次のような特徴がみられることが少なくない．

言語発達は早く，文字についての児からの問いかけに親が答えているうちに文字の読みもできるようになる．多弁なことが多く，自分が話したい話題が中心ではあるが，途中で話しかけると，応答は適切に行える．一方で，自己主張が強く，「ああ言えばこう言う」というタイプも多く，大人からは扱いにくい，あるいは素直でないと受け取られることもある．年齢の割には難しい言葉やていねいな言い方をすることがあり，周囲からは大人びている，しっかりしていると評価されることもある．基本的には，自己の視点からのみで活動し，自分がそのときに思ったことを他児に言っているだけであるが，幼児期は，定型発達児はそれほど自己主張が強くない児が多いため，ASD児のそうした言葉に従うことが多く，結果として，みんなを引っ張っていると受け取られることがある．周囲から奇妙に思われるこだわりを示すことは少ないが，融通が利かないことが多い．規則や決まりは，自分が理解したことはよく守るが，他の人へも同じように守ることを強要し，守らない人を許せず，非難することも多い．正義感が強いと受け取られていることもある．本症例の主訴である「かんしゃく」は，こうした融通性のなさを背景としていたと考えられる．

知能が高いASDに対しては，行動変容技法に基づく助言が有効なことが多い．また，ソーシャルスキル・トレーニング（SST）は，個別よりもグループで行うほうが有効である．個別対応としては，児の思いや考えをよく聞いてあげる対応が，情緒の安定に有効である．なお，NICEのガイドラインでは，親に愛着を示しているとか言語発達が正常ということでASDを除外してはいけないとの記載はあるが，現時点では，知能が高いASD児に関する適切なガイドラインは公表されておらず，開発が待たれるところである．

「人に気を遣う」ASD例

症例2：8歳，女児．

主訴：友だちと遊べない．

現病歴：小学3年生．小学校入学後より仲の良い友だちがいない．学校では，誘われると級友と一

緒にいることはあり，休み時間に話をすることもあるが，自分から級友のなかに入ることはない．放課後や休日に友だちと一緒に遊ぶこともない．幼稚園のころから，自分が遊んでいるおもちゃを他児が貸してと言うと，すぐに相手に渡す方だった．友だち数人でいるときは，他児の活動についていくタイプ．学校では，口数は少ないが，話しかけられると短く答える．登校しぶりはない．友だちがいないことを母親が心配になり受診した．

身体所見：特記すべきことなし．

検査所見：実施していない．

治療・経過：診察室では，医師の質問に少し小さな声できちんと答えていた．冗舌ではなく，聞かれたことにのみ答え，話がはずんでいくこともなかった．学校は楽しく，嫌だと思ったことはないとのことであった．家庭では，よく話す方で，ちょっとしたことでイライラしやすいことがある．5歳の妹がおり，妹に対する指示・命令が多く，「ばかじゃないの」などのきつい言葉が出ることもあるとのことであった．妹と一緒に遊ぶこともあるが，一人で絵を描いていることのほうが多く，妹との関係も母親は心配していた．

発達遅滞はなく，人見知りは1，2歳のころは激しく，知らない人の前では母親にしがみつく状況であった．一方，家庭など慣れた場所では，母親の後追いはなく，一人で遊んでいて平気だった．また，初めての場所ではじっと動かなくなることが多かった．偏食が強く，白い食物（ごはん，食パン）しか食べない時期もあったが，幼稚園入園後，食べるレパートリーが広がった．

幼稚園では，集団行動は問題なく行っていたが，指示されて動くタイプであった．他児とのおもちゃのやりとりについて，本当は本児がもっと遊びたいのに相手に言われると渡してしまっている，と母親は感じていた．詳細な聞き取りにより，家庭と学校での行動の違い，ASDを示唆する発達経過が浮かび上がってきた．ASDの詳細および不安になりやすいASD特性などを説明すると，母親は児の状態を納得した．児の不安に対する関わり方を助言し，児や母親の不安・心配事に定期的に対応することで，特別のトラブルを生じることなく経過していった．

解説 主訴や状況からは，一見，ASDとは思われにくい症例である．内気な女児のことを母親が少し心配になり受診したものと医師は受け取り，一般外来での受診であれば，児の発達経過を詳細に確認するだけの時間もなく，「大きな支障がなく学校に行っているのであれば心配ないでしょう」と説明したくなるかもしれない．しかし，ASDにおける不安特性を理解しているならば，本症例の発達経過だけでもASDを十分に疑うことができる症例である．

不安傾向が強いASDでは，幼児期早期に激しい人見知りを示すことは珍しくない．人見知りは，一般に，状況理解の不良による不安のためであるが，定型発達児がその際，母親にしがみつくのは母親を安全基地として理解しているからである．一方，ASD児では，母親へのしがみつきが母親への愛着機能の表れと考えにくいことも少なくない．そのことは，慣れた場所では，母親がいなくても平気で，母親を探す行動もみられないことからうかがわれる．不安が強いASDでは，知らない場所を嫌がるというのいわゆる場所見知りも少なくない．

また，不安が強いASD児は，家庭以外では不安が高まりやすく，外では人に気を遣っているようにみえることも少なくない（→ピットフォール）．安心できる場である家庭では，ASD本来のマイペースさや自己主張がみられることから，こうした「気遣い」が気配りでないことが理解される．不安が強いASDでは，固執性がはっきりしないこともあるが，融通が利かない特性はみられる．こうした特性は，年齢が上がってからはっきりしてくることもあり，年少児期では，固執性がみられないことからASDを除外することには慎重でなければならない．

欧米のガイドラインを参照しても判断や対応が困難なASDのタイプが2つある．一つは知能が高いASDであり，他の一つは「人に気を遣うASD」である．

知能障害のない，さらには，知能が高いASD児は，自閉症を最初に報告したKannerが述べたような古典的な自閉症（他者との関わりをもとうとしない，会話にならない，こだわりが強い，知能障害を伴うなど）の状態を示すことはほとんどない．一方，欧米のガイドラインでは，古典的な自閉症が主な対象として想定されていると思われる記載が多い．たとえば，NICEの気づきのガイドラインにおいて，ASDを疑う状態としてあげられているのは，言語遅滞，話していた言葉の消失，呼名に反応しない，人が近づくのを嫌がる，一人遊び，視線が合わないなどである．したがって，これらのガイドラインだけを参考にすると，知能障害のないASDに気づかない可能性がありうる．とくに，知能が高いASD児は，人によく話しかけてくることが多く，物事もよく知っており，大人びた話し方をすることもあり，一見，しっかりしているとみられることさえある．知能障害のないASDの特徴を学んでおくとよいであろう．

「人に気を遣うASD」がいることは，なかなか理解されにくい．ASDは，不安を感じやすい傾向があることが知られている．不安が強くなった場合，反応は2種類あり，外に向かう場合はパニックや攻撃的言動となり，内に向かう場合は固まる，引いてしまう，泣くなどがみられやすい．後者の反応を示すASD児のなかに，一見，人に気を遣うようにみえる児がいることがある．しかし，そうした行動の本態は，相手の気持ちを考えて気遣っているのではなく，自分が不安な気持ちになることを避けるために相手の言うとおりにしているだけのことが多い．本書で取り上げたガイドラインに限らず，ASDのガイドラインでは，こうしたタイプのASDは気づかれにくいと思われる．ある意味，非典型的なASDともいえるので，ガイドラインにはなじまないともいえるが，そうしたタイプがいることを記憶しておくことは役に立つであろう．

欧米のガイドラインに限らず，わが国の神尾らの手引きにおいても，ASDへの対応の中心は心理社会的対応と家族支援である．また，ASDの多くは基礎疾患をもたないことから，NICEのガイドラインで明記されているように，検査をする根拠もなく漫然とルーチン的に医学的検査（採血，採尿，染色体検査など）を行わないように留意しなければならない．欧米のガイドラインでは，脳波検査でさえ，てんかんが疑われるとき以外は実施する必要はないとも記載されている．

わが国では，子どもの問題は，どのようなことでも最初に小児科医に相談に来る状況があること，また，発達障害のある子どもに対する心理と教育の専門家体制が十分でないことなどの状況があり，小児科医には当面，地域の各資源と子どもや家族をつなぐコーディネーターとしての役割を果たすことが求められていると認識することが重要と思われる．そのためには，ASDに限らず発達障害全般に対する地域の社会資源についての情報を，日常的に収集し整理しておくことが望まれる．

（宮本信也）

文献

1) 国立精神・神経センター精神保健研究所．ライフステージに応じた自閉症スペクトラム者に対する支援のための手引き．平成19-21年度厚生労働科学研究費補助金（障害保健福祉総合研究事業）ライフステージに応じた広汎性発達障害者に対する支援のあり方に関する研究（研究代表者：神尾陽子）．http://www.ncnp.go.jp/nimh/jidou/research/tebiki.pdf

2) 特定非営利活動法人アスペ・エルデの会．発達障害児者支援とアセスメントに関するガイドライン．厚生労働省平成24年度障害者総合福祉推進事業．http://www.as-japan.jp/j/file/rinji/assessment_guideline2013.pdf

3) NICE. Autism spectrum disorder in under 19s：recognition, referral and diagnosis. Clinical guideline [CG128]. Published date: September 2011, Last updated: December 2017. https://www.nice.org.uk/

guidance/cg128
4) NICE. Autism spectrum disorder in under 19s: support and management. Clinical guideline [CG170]. Published date: August 2013. https://www.nice.org.uk/guidance/cg170
5) Chris PJ, Scott MM. Identification and evaluation of children with autism spectrum disorders. Pediatrics 2007 ; 120 : 1183-215. http://pediatrics.aappublications.org/content/pediatrics/120/5/1183.full.pdf
6) Scott MM, Chris PJ. Management of children with autism spectrum disorders. Pediatrics 2007 ; 120 : 1162-82. originally published online October 29, 2007; DOI: 10.1542/peds.2007-2362. http://pediatrics.aappublications.org/content/pediatrics/120/5/1162.full.pdf
7) American Academy of Pediatrics. Autism：Caring for Children with Autism Spectrum Disorders：A Resource Toolkit for Clinicians. 2nd ed. American Academy of Pediatrics ; 2012.
［岡明・平岩幹男監．Autism 自閉症スペクトラム障害．東京：日本小児医事出版社；2017］
8) Volkmar F, et al. Practice parameter for the assessment and treatment of children and adolescents with autism spectrum disorder. J Am Acad Child Adolesc Psychiatry 2014 ; 53 : 237-57. http://www.jaacap.com/article/S0890-8567（13）00819-8/fulltext
9) The Australian Parenting Website. Autism spectrum disorder：Parent Guide to Therapies. http://raisingchildren.net.au/parents_guide_to_therapies/parents_guide_to_therapies.html

12章 精神疾患

チック症

概要

　チックは，突発的，急速，反復性，非律動性の運動あるいは発声である．子どもの5～10人に1人はチックを有することがあるとされるほど，一般的である．4～6歳に発症することが最も多いとされ，小児科でしばしば遭遇すると思われる．チックで定義される症候群がチック症であり，チックの種類と持続期間によって分類される．チック症の重症度の幅は広く，軽症の場合には小児科での対応が主となるだろうが，重症の場合には小児神経科や児童精神科などでの対応を要することもある．いかなる重症度でも治療の基本は，本人や家族を含めた周囲の人々が状態を適切に理解して対応できるようにする家族ガイダンスや心理教育，環境調整である．その際に，チックが親の育て方や本人の性格によって起こるのではないとの認識が重要である．

　小児科領域でまとめられたガイドラインに準ずるものに，『子どもの心身症ガイドブック』[1]がある．2004年の出版で，診断分類をはじめとして現在とは異なる部分があるが，臨床特徴の理解や小児科医が行う家族ガイダンスの参考資料としては現在でも有用である．

ガイドラインのポイント

　上述のように，たとえば診断分類をみると，『子どもの心身症ガイドブック』ではDSM-Ⅳが使用されているが，現在はDSM-5であるという相違がある．その後の類似物としては，厚生労働科学研究報告書（http://mhlw-grants.niph.go.jp/niph/search/NIDD00.do?resrchNum=200929013A）のなかのガイドブック，児童精神科領域のガイドラインに準ずるもの[2]，NPO法人日本トゥレット協会のハンドブック[3]などがある．2019年現在，日本小児神経学会がガイドラインを作成中である．

暫定的チック症

症例1：5歳，男児．
主訴：まばたき，顔しかめ．
現病歴：精神運動発達の遅れなし．幼稚園の年中組の運動会で頻回のまばたきを認めたが，数日で消失．その後も行事の折に同様のことを繰り返していたところ，3学期の終わりにまばたきのみならず鼻や口も一緒に動かして顔をしかめることが出現．春休みに入って1週間経っても持続している．
身体所見：特記なし．
検査所見：全身状態良好で，実施せず．
治療・経過：キュッと勢いよく目をつぶることが診察場面でも散見され，病歴と合わせてチックと判断した．本人にチックを苦にする様子がなく，他の精神行動面の問題もとくにないことから，当面は積極的な介入は不要と思われた．母親が，「自分の育て方が悪かったのか，負担をかけすぎていないか」と心配するので，育て方のせいではないと明言して，チックの好発年齢であると伝えた．生活の状況を聞いたところ，スイミングなど複数の習い事を行っているが，張り切って参加している様子であった．規則正しい生活をして過度に疲労しないようにすれば，特段の対応をしなくてもよいだろうと話した．進級して気になることがあ

ったらまた相談してほしいと伝えた．

　数か月後にたまたま胃腸炎で受診した折に母親に話を聞くと，春休みの終わりに顔しかめは消失していた．まばたきはその後も出たり消えたりしているものの生活に支障はなく，医師の説明を聞いてから母親もあまり心配せずに過ごしているとのことであった．

解説　チックの持続期間が1年未満のチック症は，DSM-5では暫定的チック症とされる[4]．本児はチックの発症から1年未満なので，該当する．

　チック症にはさまざまな精神行動面の問題を伴うことが少なからずある．そのなかには広義の習癖に含まれるものがあり，親はそれもチックと言うことがある．爪噛みや指しゃぶり，襟ぐりや袖口を噛んだり舐めたりする，髪の毛をいじったり抜いたりするなどである．また，たとえば眠るときに決まったぬいぐるみを枕の周りに必ず並べるなどの儀式的行動が目立つ，暗いところを怖がったり親と離れるのを嫌がったりする，おねしょやおもらしを繰り返すなどもある．しかも程度が軽いとはいえ複数の行動を認めることもある．抜毛症とか強迫症（obsessive compulsive disorder：OCD）とか限局性恐怖症とか分離不安症などのような病名がつくほど顕著ではないとしても，親が気にかけるのは無理からぬところがある．

　本児の場合は，チックの顔面への広がりのみを案じての受診であるが，精神行動面の問題を伴うといっそう受診しやすくなることが考えられる．そして，チックとそれらを併せて精神的な病気ではないか，育て方の問題ではないかとの心配が強まるかもしれない．

　チックと広義の習癖は異なるものであるが，神経系に関連する起こりやすさ（年齢，素質など）を基盤に生じるという点は共通している．親の育て方によって起こるわけではないが，親が不安になりやすかったり完璧主義傾向があったりすることもある[1]．親からの素質が関与していたり，親の不安が本人に伝わり影響している面がある可能性も推察される．親の育て方が根本原因ではないことを明確にするとともに，親の不安のために本人との間で悪循環に陥ることを避けようと伝えたい．

持続性（慢性）チック症

症例2：8歳，男児．

主訴：首振り，肩すくめ，咳払い，落ち着きのなさ．

現病歴：初語がやや遅く，その後も舌足らずなしゃべり方が認められたが，幼稚園に入園するころには目立たなくなっていた．活発であり，他児と一緒に遊ぶことを好み，神経質なところはなかったが，時々まばたきを繰り返すことがあった．小学校入学後はややマイペースなところがあって時に集団の動きから外れたりするが，クラスの人気者であった．小学2年にはまばたきが日常的になったが，とくに問題にならなかった．クラス替えをして小学3年になった後に，まばたきに加えて，鼻をひくひくさせる，口を歪めたり尖らせたりする，白目をむくなど顔面の多様な動きが入れ替わり立ち替わりに出てきた．ゴールデンウィーク後に顔面の動きがややおさまると，首振りと肩すくめが出現した．とくに首を投げ出すように勢いよく振るのを繰り返して，本人も「首が少し痛い」と言うが，苦にせずに登校している．顔面の動きが出てきたころから落ち着きのなさが以前に増して目立つようになり，課題に集中して取り組めない様子である．最近，妙に咳払いをすることにも気づかれた．

身体所見：軽い首の痛みがあると言うが，特記なし．

検査所見：全身状態良好で，身体的な検査は実施せず．WISC-Ⅳを実施したところ，全般的知能は標準であるが，4つの指標間にばらつきがあり，ワーキングメモリー指標と処理速度指標が低かった．

治療・経過：診察場面では，首をそらすとか肩をピクリとさせることが認められた．それらの動き

がなくてもいすの上で体をもぞもぞさせてやや落ち着きがなかった．人懐っこく，質問に応じてよくしゃべり，その最中には首振りなどはあまり目立たなかった．咳払いは確認できなかった．本人に動きについて尋ねてみると，首振りは止めようとしているがほとんど止まらないとのことであった．親は，家庭と比べて病院ではかなり動きが少なくて驚いたとのことであった．病歴に加えて，運動の性状や場面による変動も考慮して，チック症と判断した．咳払いは音声チックが疑われるものの，確定はできなかった．また，幼児期からやや落ち着かない傾向があったところ，チックの増悪に伴ってそれが顕在化しており，チックの推移に伴って経過を見ていく必要があるが，注意欠如・多動症（ADHD）の併発が疑われた．

チックの基本的な特徴について本人と親に説明した．本人がやろうと思っていなくても脳からの信号で勝手に動いてしまうものであり，しゃっくりとかくしゃみと似ているところがあると伝えた．場面や時期によって変動しやすいこともチックの特徴の一つであり，悪化し続けることはまずないだろうと話した．チックが起こったらどうしようなどと心配するとむしろひどくなることがあり，チックがあってもできることをして前向きに生活することがよいと話すとともに，チックが続いて首の痛みがつらいようであれば，チックを少し軽減できるかもしれない薬を使うことも考えられるとした．また，落ち着きのなさについては，少なくとも今のようなチックがある間は続く可能性があると考えて，それでも是非やらなくてはならない課題から取り組むように優先順位をつけることを勧めた．通常の生活が送れているので，当面は定期的に外来で経過を見ていくこととした．

初診から2週間後には首振りによる痛みがより強まっており，本人も薬物療法を希望したため，比較的効果が明確と思われるアリピプラゾールを1 mgという少量から開始することとした（小児では1日10〜15 mgまでが目安）．2週間で1 mgずつ増量して，3 mgにしたところで本人も親もチックの軽快を実感した．最悪時を100とすると50くらいだが，もう少し良くなりたいと言うので，4 mgにしたら眠気が強くて起きられなくなり，3 mgに戻して継続している．チックの軽快に伴って落ち着きのなさも少し改善したようとのことなので，当面はそちらに対する薬物療法は行っていない．この間に，親を通じて担任教師と連絡を取り，基本方針を伝えるとともに，薬物療法開始後の学校での変化があれば教えてもらうことにしてある．

解説 チックの持続期間が1年以上のチック症は，DSM-5では持続性（慢性）チック症とされる[4]．運動チックのみであれば持続性（慢性）運動チック症となるが，本児では咳払いが音声チックと確定されるとTourette症となる．Tourette症の音声チックとしてはコプロラリア（汚言症）が有名であるが，診断に必須ではない．

Tourette症ではチックの重症度のピークは10〜12歳とされる．軽症であればピークを早目に迎えるかもしれないが，そうなるかの予測は難しい．少なくともチックがどんどん増悪し続けるわけではないことを明確に伝えて，安心を得る．

本児はADHDまたは診断閾下のADHD特性を有するほかには目立った併発症はなさそうだが，一般にはADHDを併発すると，限局性学習症（SLD）や発達性協調運動症（DCD），さらには診断閾下の特性も含めた自閉スペクトラム症（ASD）を伴いやすいので，それらの可能性を考慮する[3]．

その他の併発症に加えて長所も考え合わせて本人の全体像を把握して，本人や親への助言や支援に生かす[5]．このように本人について大まかに把握して，今後の評価や治療・支援の方向性を示すところまでは行いたい．学校などとの連携に基づく環境調整や薬物療法を可能な範囲で行う．そこまで行うことが難しければ，発達障害に詳しい小児神経科医や児童精神科医への紹介を考える．

チックに対する薬物療法として，効果がわかりやすいのは抗精神病薬であろう．現在は，アリピプラゾールやリスペリドンという非定型抗精神病

薬から試みられることが多い．日本ではチック症に適応はないが，ASDの易刺激性に適応があり，小児科医でも馴染みがあるかもしれない．なお，アリピプラゾールはTourette症の治療薬としてアメリカのFDAで承認されている．

このほかにa_2アドレナリン作動薬がチックにもADHDにも有効とされる．日本で子どものADHDに対して適応のあるグアンファシンが該当する．チックに対する効果は抗精神病薬ほど期待できないが，抗精神病薬を一定程度まで増量しても効果が乏しい場合に，切り替えまたは追加が検討される．ただし，日本での使用経験を積んでいる段階なので，慎重さが必要だろう．他のADHD治療薬については，アトモキセチンは少なくともチックを悪化させることはないとされるが，メチルフェニデートは時にチックを悪化させることがあるとして禁忌となっている．チック症とADHDの併発では両方の症状の重症度を含めて総合的に評価をして，本人や親と十分に相談して薬物の使用を決定していく．

チック症および併発症状への薬物の調整が難しいと判断した時点で，小児神経科医や児童精神科医に紹介することも考えられる．

Tourette症とOCDの併発例

症例3：11歳，男児．
主訴：首振り，奇声，繰り返し行動，不登校傾向．
現病歴：精神運動発達の遅れなし．幼児期より言いつけをきちんと守るよい子で，同時に失敗を恐れる傾向もあった．小学2年の夏休み明けに急にまばたきが出現し，その後，顔しかめや首振りなどに次々と移り変わったが，いずれもしばらくすると強さも頻度も低下したので，受診には至らなかった．小学4年になると以前より勉強が難しくなって成績が落ちたと気にするようになった．小学4年の3学期になり家庭で机に向かっているわりには宿題がはかどらないことに気づかれた．小学5年になると，この傾向が強まるとともに，家の中で行ったり来たりや立ったり座ったりすることを繰り返すようになり，朝にスムーズに登校できないことがあった．その後，とくにきっかけなく，以前からあった首振りが激しくなり，甲高い声を発するようになった．それに伴ってより登校しづらくなったので，母親が尋ねると，本人は「何回も書き直しをしないではいられず，宿題が終わらないことなどで疲れてしまって登校したいのに登校できない」と打ち明けた．また，「声は家でしか出ないが，もしも学校で出してしまって同級生に迷惑をかけないか，変に思われないか」という心配もあるとのことであった．
身体所見：特記なし．
検査所見：全身状態良好で，身体的な検査は実施せず．保護者記入の質問紙である子どもの行動チェックリスト（Child Behavior Checklist：CBCL）を実施したところ，8つの下位尺度のうちの不安/抑うつなど複数の尺度と上位尺度の内向尺度で臨床域に達していた．
治療・経過：本人はやや活気に乏しいものの，質問にはきちんと応じた．本人の困っていることについて具体的に聞いていくと，正確に書けたと思えるまで書いたり消したりを繰り返すのが大変でこれではますます勉強が遅れてしまうと心配なこと，学校で声を出さないようにしているとそれによって疲れてしまうことなどを話した．話の合間に片目をつぶることや「ハ」と小さく息を吐くことが散見された．運動チックおよび音声チックに加えて強迫症状を認めて，不安や対人過敏が高まっていると判断した．もともと完璧主義で周囲の評価を気にする傾向があったところ，思春期にさしかかってそれがいっそう強まった可能性があると思われた．

上記の見立てについて本人と親に説明して，少し時間をかけて対応する必要があるだろうと伝えた．より専門的な診療が必要になるかもしれないが，ひとまずは，チックを少し軽減するとともにチックに伴う強迫症状や対人過敏もいくらか和らげるかもしれない薬物を使用することを提案して，アリピプラゾールを3 mgから開始した．しかし，チックは変わらず強迫症状はやや悪化傾向

にあったので，本人と親と相談のうえで児童精神科医に紹介した．

解説 本児は，Tourette症に加えて，正確に書かなくてはならないという強迫観念に伴って書いたり消したりという強迫行為を繰り返すなどの強迫症状のために苦痛を生じて生活に支障をきたしており，OCDも併発していた．

チックや強迫症状およびそれに伴う苦痛や生活の支障の可能性を念頭において本人の話をきちんと聞くことによって，精神行動面の詳細な評価や治療・支援の必要性がより明確になったと考える．また，聞き取りながら，そういう症状は起こりうることだと伝えたり大変さに共感することによって，本人や親は医師にわかってもらったと安心する可能性がある．それだけでも良い影響があるかもしれないし，専門医の紹介も含めた助言が受け入れられやすくなると思われる．

強迫症状や不安などに対して，認知行動療法も含めた心理的ケアや薬物療法を含めた包括的な治療・支援が必要と考えられる．そういう点で，児童精神科医への紹介は無難だろう．強迫症状に対しては，選択的セロトニン再取込み阻害薬（SSRI）が有効とされ，日本ではフルボキサミンが子どものOCDに適応がある．子どもでは抗うつ薬は自殺関連現象も含めた賦活症候群のリスクがあるが，うつに比べてOCDで薬物のメリットが大きいと考えられる．薬物療法について積極的に情報提供しないとしても，頭の隅においておいて，尋ねられたら基本的なことを伝えるとよいだろう．

ピットフォール チックは成長すると完全に治ると強調しすぎないことである．長じてもまばたきや咳払い程度の軽微なチックが残ることは少なからずあり，時にはより重症なチックが続くことがある．重症なチックが残る場合に，自分だけが不運と考えて，自分や親や必ず治ると言った小児科医を恨むことも考えられる．

チックと上手に付き合って自分の調子のバロメータくらいのつもりでいたらと勧めることが望ましい．

留意点 チックは部分的または一時的には止められることが多いので，本人が努力すれば完全に止められると誤解されることがある．そのために本人が批判されると自己評価が低下してしまう．止められずにいちばん困っているのは本人であることを理解して受け止めることが大切である．したがって，「チックを止めるように言わない」ことは基本である．そのうえで，認知行動療法を受けるなどして本人がチックを少しずつコントロールしようとするのであれば，支援していく．

チックをもつ子どもへの接し方としては，あたりまえのしつけを丁寧にすることである．絶対にしてはいけないことはきちんと叱るが，頭ごなしの言い方はしない．チック自体，さらにそれをコントロールしようとすることなどによって，本人は以前より疲れやすくなっている可能性も考慮して接する．

いじめられるのではないかと親はしばしば心配するが，とくに低年齢では親の心配よりもずっと自然に周囲の子どもたちが受け入れてくれてリスクは低い．しかし，いじめがまったくないとは言い切れない．また，悪意なくチックに言及されてもいじめと受け取ってしまう子どもも時にはいる．少なくとも軽いからかい程度は気にしないくらい自分に自信をもてるように促したい．同時に子どもがいじめに悩んだら気軽に相談できるような配慮も大切である．

（金生由紀子）

文献

1) 星加明德．神経・筋疾患．小林陽之助編．子どもの心身症ガイドブック．東京：中央法規；2004．127-32．
2) 金生由紀子．子どものチック障害および強迫性障害．児童青年精神医学とその近接領域 2013；54：175-85．
3) NPO法人日本トゥレット協会．チック・トゥレット症ハンドブック―正しい理解と支援のために．NPO法人日本トゥレット協会；2018．
4) 金生由紀子．トゥレット症／トゥレット障害，持続性（慢性）運動または音声チック症／持続性（慢性）運

動または音声チック障害，暫定的チック症／暫定的チック障害. 日本臨牀別冊精神医学症候群Ⅰ. 2017；116-25, 126-27, 128-29.

5) 金生由紀子. トゥレット障害児・者への支援と対応. 日本医師会雑誌 2017；145：2355-9.

 ガイドラインの用語解説

- チック症と Tourette 症：チック症は，チックの持続が1年未満であれば暫定チック症，1年以上であれば持続性（慢性）チック症となる．Tourette 症は，持続性（慢性）チック症のなかで，多彩な運動チックおよび1つ以上の音声チックを有する場合に診断される．したがって，Tourette 症は，チック症の一部であり，チック症のなかでも重症な場合が多い．
- 大脳基底核：大脳半球の基底部にある神経細胞の集合体であり，尾状核，淡蒼球，視床下核，被殻，黒質で構成される．尾状核と被殻をまとめて線条体とよぶ．随意運動，眼球運動，学習，記憶などのさまざまな機能に関わる．基底核を含んだ皮質-線条体-視床-皮質回路（CSTC 回路）が想定されており，並行する複数の回路があるという．Tourette 症では CSTC 回路の一つに異常があり，しばしば併発する ADHD と OCD もそれぞれ別に回路の異常があると仮説されている．
- ハロペリドール：定型抗精神病薬であり，かつてこの薬物がチックに有効であるとわかってから，チックに対する認識が大きく変わった．チックに対する効果は明確だが，過鎮静や錐体外路症状などの副作用があり，継続的に使用できないことが多い．しかし，現在でも非定型抗精神病薬で効果が不十分な場合に，ハロペリドール少量でさほどの副作用なくチックの改善をみることがあり，選択肢として残しておきたい．

12章　精神疾患

ディスレクシア

概要

　ディスレクシア（dyslexia）とは，全般的な知的発達に遅れはなく，学習するための努力を十分行っているにもかかわらず，基本的な文字の読みが極端に苦手で，学校での学習などさまざまな学習に困難が生じている状態のことをさす．dyslexia は直訳すれば読字障害となる．読めないと書けないので必然的に書字障害も合併するため，発達性読み書き障害と称されることも多い．米国精神医学会による診断の手引き（DSM-5）[1] には，限局性学習症のうち読字に困難を示すタイプの代替用語として dyslexia が登場している．文字の読み書き困難が主症状なので，学校教育の問題ととらえられがちであるが，ディスレクシアは家族内での発症も少なくなく，海外では遺伝性が確認されている．

　ディスレクシアでは，文字や単語を読む際の正確さと流暢性に困難があるので，診断するには，文字を読むためのスキルを測定する必要がある．ガイドラインには，この読むスキルを測定する検査法が示してあるので，実践的な診断に活用できる．

ガイドラインのポイント

　『特異的発達障害 診断・治療のための実践ガイドライン』[2] にはディスレクシアの読字および書字に関する読み書きの症状チェック表（各15項目）が掲載してある．また基本病態である読字困難を客観的に測定するための「ひらがな音読検査」も掲載してある．ひらがな音読検査は4つの検査（単音，有意味語，無意味語，単文）で構成されていて，それぞれに小学1年生から6年生まで男女別の音読時間と誤読数の平均値と1標準偏差（SD）が記してある．症状チェック表との併用によって，ディスレクシアと診断するための条件も示してある．診療報酬点数80点の対象である．基準値が小学生に限定したものであるため，就学前や中学生は適応範囲外であることに注意する．

　なお，推奨度 A は高く，C は低いという意味で，筆者の考えをもとにつけた．

解読指導により音読が楽にできるようになった症例

症例1：7歳，女児．
主訴：まだ読めないひらがながたくさんある．
現病歴：小学1年生の夏休み前に，担任教師から本の音読が苦手なので，夏休みに家庭で練習してくるようにと言われた．家庭で本読みの練習をしたが，練習したところは読めるようになっても，新しい文章になるとほとんど読めない状態であった．いろいろ工夫したが，まったく改善せず，2年生になる前の春休みに受診した．

診察所見：体格は中等度で，視力・聴力に問題はなく，四肢の運動や指の協調運動にも異常はなかった．本の音読は嫌がってやってくれない．

検査所見：知能検査（WISC-Ⅳ）で知能指数は96と遅れはなかった．ひらがな音読検査で音読時間が単音，有意味語，無意味語，単文音読検査の順に，平均よりも 6.4SD，5.2SD，7.6SD，9.5SD と著しく遅く，「りゃ，りゅ，りょ」などの拗音12文字が読めない状態で，半濁音と濁音の誤読も認められた（推奨度 A）．

治療・経過：症状のチェック表で読字困難の症状が11項目，書字困難の症状では12項目が該当し

❶読み書きの症状チェック表

読み書きの症状チェック表

確認日：＿＿＿＿＿年＿＿月＿＿日
記録者：医師・その他＿＿＿＿＿
情報提供者：保護者・教師・その他＿＿＿＿＿
病名：＿＿＿＿＿・ADHD・PDD

氏　名：＿＿＿＿＿＿＿＿＿＿　　性別：男・女
生年月日：＿＿年＿＿月＿＿日（＿＿歳＿＿ヶ月）　学年：＿＿年生

学力（国語）
- ☐ 著しく遅れている（2学年以上、あるいはまったく授業がわからない）
- ☐ 遅れている（約1学年〜2学年、あるいは授業についていけない）
- ☐ やや遅れている（当該学年の平均以下）
- ☐ 遅れていない（当該学年の平均くらい）

読字

①心理的負担
- ☐ 字を読むことを嫌がる
- ☐ 長い文章を読むと疲れる

②読むスピード
- ☐ 文章の音読に時間がかかる
- ☐ 早く読めるが、理解していない

③読む様子
- ☐ 逐次読みをする（文字を一つ一つ拾って読むこと）あるいは、逐次読みが続いた
- ☐ 単語または文節の途中で区切ってしまうことが多い（chunkingが苦手）
- ☐ 文末を正確に読めない
- ☐ 指で押さえながら読むと、少し読みやすくなる
- ☐ 見慣れた漢字は読めても、抽象的な単語の漢字を読めない

④仮名の誤り
- ☐ 促音（「がっこう」の「っ」）、撥音（「しんぶん」の「ん」）や拗音など特殊音節の誤りが多い
- ☐ 「は」を「わ」と読めずに、「は」と読む
- ☐ 「め」と「ぬ」、「わ」と「ね」のように、形態的に似ている仮名文字の誤りが多い

⑤漢字の誤り
- ☐ 読み方が複数ある漢字を誤りやすい
- ☐ 意味的な錯読がある（「教師」を「せんせい（先生）」と読む）
- ☐ 形態的に類似した漢字の読み誤りが多い（「雷」を「雪」のように）

書字

①心理的負担
- ☐ 字を書くことを嫌がる
- ☐ 文章を書くことを嫌がる

②書くスピード
- ☐ 字を書くのに時間がかかる
- ☐ 早く書けるが、雑である

③書く様子
- ☐ 書き順をよく間違える、書き順を気にしない
- ☐ 漢字を使いたがらず、仮名で書くことが多い
- ☐ 句読点を書かない
- ☐ マス目や行に納められない
- ☐ 筆圧が強すぎる（弱すぎる）

④仮名の誤り
- ☐ 促音（「がっこう」の「っ」）、撥音（「しんぶん」の「ん」）や拗音など特殊音節の誤りが多い
- ☐ 「わ」を「は」、「お」と「を」のように、耳で聞くと同じ音（オン）の表記に誤りが多い
- ☐ 「め」と「ぬ」、「わ」と「ね」のように、形態的に似ている仮名文字の誤りが多い

⑤漢字の誤り
- ☐ 画数の多い漢字の誤りが多い
- ☐ 意味的な錯読がある（「草」を「花」と書く）
- ☐ 形態的に類似した漢字の書き誤りが多い（「雷」を「雪」のように）

（稲垣真澄編集代表．特異的発達障害 診断・治療のための実践ガイドライン．2010[2]）

ており，ひらがな音読検査の結果と合わせると診断基準を満たしていることより，ディスレクシアと診断した．

まずは1文字の音読が確実にスムーズにできることを目的とした解読指導を行った．指導は解読指導アプリ（iPad，スマートフォン対応）（→解読指導アプリ）を用いて，保護者が実施した．1日1回5分の練習を3週間実施して，再度ひらがな音読検査を実施したところ，音読時間が平均よりも2.3〜4.6SD遅い程度に改善し，読めない拗音は4文字に減り，半濁音と濁音の誤読はなくなっていた．

解説 ディスレクシアの基本的な病態である「表記された一文字とその読みとの対応が自動化しにくい」という解読障害に対して，1文字の音読が楽にスムーズにできることをめざした解読指導アプリの活用が奏功した症例である．ひらがな音読検査は診断だけでなく，治療経過をみるのにも有効である．

一方で音読検査の結果だけで診断できないことにも留意する必要がある．ここで紹介しているガイドラインに掲載してあるひらがな音読検査では，主に音読時間を指標としているために，音読がゆっくりなだけでディスレクシアではない小児も音読スキルが異常であると判断される可能性がある．それを防ぐためにも❶で示した読み書きの症状チェック表で，読字あるいは書字の困難に7つ以上の項目で該当することを確認する必要がある．過剰診断を防ぐために欠かしてはならない手続きである．

ADHDに隠れて発見が遅れた症例

症例2：8歳，男児．
主訴：落ち着きがない，字の読み書きが苦手．
現病歴：小学校に入学直後から，落ち着きがなくて，授業中も離席や勝手な発言が多く，担任からいつも叱られており，保護者へも再三，静かに授業を受けるように注意してほしいという指導が行われていた．2年生になる春休みに近医を受診し，注意欠如多動症（ADHD）と診断され，生活指導と薬物療法が行われた．その結果，授業中に離席が減る，勝手な発言が減る，忘れ物が減るなどの改善が認められた．すでに勉強が明らかに遅れていたが，保護者は落ち着きがなくて，しっかりと勉強をしないためだと考えていた．しかし，2年生の学年末になっても本の音読がたどたどしく，ほとんど漢字が書けないことが心配になり，3年生の初めに初診となった．

診察所見：体格はやや大柄で，視力・聴力に問題はなく，四肢の運動や指の協調運動にも異常はなかった．診察時に椅子に座ってはいたが，身体の動きは多く，母親に尋ねているのに自分が答えるなど多弁で衝動的であった．

検査所見：知能検査（WISC-Ⅳ）で知能指数は102と正常であった．ひらがな音読検査では，音読時間が，単音，有意味語，無意味語，単文音読検査の順に平均よりも3.8SD，2.7SD，4.2SD，3.5SD遅かった．読めない文字はなかったが，単文音読検査で「あか」を「あお」と読み誤ることがあった（推奨度A）．

治療・経過：症状のチェック表で読字困難の症状が9項目，書字困難の症状では10項目が該当しており，ひらがな音読検査の結果と合わせてディスレクシアと診断した．行動についてADHD-RSという注意欠如多動症の行動評価表を用いた保護者による評定では，不注意の点数が19点，多動・衝動性の得点が16点，合計35点と不注意，多動・衝動性の両方で臨床域であった．診察所見と合わせて，注意欠如多動症の混合型と診断した．

薬物療法の調整をして，多動な行動はさらに改善し，長く集中できるようになった．書字をめんどくさがり，漢字書字では繰り返し練習することを嫌っていたが，書字を嫌がらなくなり，ていねいな文字を書くようになった．徐々にではあるが漢字も書けるようになっている．解読指導アプリによる音読の指導を行ったところ，1か月後には音読時間が，単音，有意味語，無意味語，単文音読検査の順に平均よりも2.0SD，1.8SD，3.9SD，

2.4SDに改善した．誤読は認めなかった．本を読むことへの抵抗感が減り，主に漫画本であるが文字に親しむようになっている．

解説 ADHDとディスレクシアの併存は40％以上であることが知られている．したがって，ADHDの診療では治療によって行動が改善しただけでなく，読字や書字に困難がないかを医療者側から保護者に尋ねておくことが求められる．多動・衝動性が強いタイプのADHDを併存しているときには，その行動に目を奪われて，問題行動の治療が優先されてしまい，顕在化しにくいディスレクシアは見逃されやすい．ADHDに対してもディスレクシアに対しても適切に治療を行わないと，心身症や学校不適応を併発してしまう．

書字困難を主症状とする自閉スペクトラム症例

症例3：10歳，男児．
主訴：漢字が書けない．
現病歴：発達に遅れはなかったが，4歳ごろより自分の好む遊びやルールを優先して譲らず，他の子どもとケンカになることが目立ってきた．医療機関にて自閉スペクトラム症と診断され，就学前まで療育を受けていた．知的能力は高く就学前のWISC-ⅣでIQ122であった．就学後は集団行動は苦手で，相変わらず友達とケンカはあるものの，周囲の子どもがうまく加減することで，大きな問題なく過ごすことができた．勉強の遅れもなかったが，書字が乱雑で形が整わず，漢字がなかなか書けないため，4年生の夏に受診となった．
診察所見：体格は中等度で，視覚・聴覚・四肢の運動に異常はなかった．指の協調運動がやや不器用であった以外には，神経学的に問題はなかった．会話では，質問に答えようとするが，聞かれたことに答えるのではなく自分が楽しみにしていることへと広がり，収拾がつかなくなる傾向があった．
検査所見：ひらがな音読検査では，すべての検査で音読時間も誤読数にも異常はなかった（推奨度C）．読み書きのチェック表では読字の症状は2つに，書字の症状では9つにチェックがあった．漢字の読字は問題なかったが，漢字の書字で3年生相当の漢字を書かせたところ，書き順がバラバラであった．母親によると「同じ漢字を書いても，書くたびに書き順が違っていて，まるで図形を書いているようで，書き順を教えても守らず，自分流に書くことにこだわっている」ということであった．
治療・経過：音読スキルには問題がないことから，ディスレクシアではないと判断した．漢字書字ができないのは，書字障害ではなく，自分流の書き方にこだわり，書き順を無視するためであると判断し，指導として習字教室に通うことを勧めた．ていねいに字の形を整えて書くことの価値を指導してもらい，それには書き順を守ることが近道であることを教示したところ，書き順を守って書くようになり，次第に漢字が書けるようになった．

解説 漢字の書字困難は，自閉スペクトラム症の小児でよくみられる出来事である．そのほとんどは本症例のような書き順を守らず，自分流に書くことに原因がある．これはディスレクシアのように認知の問題が背景にあるわけではなく，自閉スペクトラム症のこだわりに基づく問題であるととらえるべきである．したがって，自閉スペクトラム症の漢字書字困難を学習障害の書字障害であると解釈すると，治療方針を誤ってしまう．とるべき方針は認知能力を鍛えることではなく価値の変換である．

ピットフォール ADHDの小児ではディスレクシアの併存に留意する必要であると記したが，逆の場合もある．とくに不注意優勢型のADHDは，ディスレクシアの症状以上に顕在化しにくいため，外来診療ではとくに意識して診察したり，あえて「聞き返しが多くないか？」「忘れ物が多くないか？」など具体的に保護者から聞き取りをする必要がある．併存している不注意優

勢型のADHDを放置していると，ディスレクシアの症状に対する指導効果も上がりにくいので注意が必要である．

本ガイドラインでは，ディスレクシアの読字困難に引き続いて問題となってくる書字障害を評価する検査法が開発されていないという限界がある．とくに軽度から中等度のディスレクシアの小児では，音読はかなり改善してくるが，漢字の書字困難が残ってしまうことが多く，書字困難の程度を評価し，病的かどうかという判断に参考となる検査法の開発と基準値設定の開発が待たれる．

（小枝達也）

文献

1) American Psychiatric Association. 日本精神神経学会日本語版用語監修, 高橋三郎, 大野裕監訳. DSM-5 精神疾患の診断. 統計マニュアル. 東京：医学書院；2014.
2) 稲垣真澄編集代表. 特異的発達障害 診断・治療のための実践ガイドライン—わかりやすい診断手順と支援の実際. 東京：診断と治療社；2010.
3) 小枝達也, 関あゆみ. T式ひらがな音読支援の理論と実践—ディスレクシアから読みの苦手な子まで. 東京：日本小児医事出版社；2019.

参考図書

- 平岩幹男総編集. 岡明, 神尾陽子, 小枝達也, 金生由紀子編. データで読み解く発達障害. 東京：中山書店；2016.

解読指導アプリの活用[3]

治療に関する留意点として，解読指導のゴールはひらがな音読検査の結果が正常域になることではないことをあげておく．解読障害はディスレクシアの本質的な障害なので，緩和はするが解消することはほとんどない．音読時間が平均よりも2〜3SD遅い程度にまで改善することをめざすとよい．

解読指導アプリは，筆者がスマートフォン，iPad向けに開発し提供しているものである．「音読指導アプリ」で検索すると，❷のアプリ画面が出てくるのでこれをダウンロードして使用する．❸に示したようにひらがな1文字が出て，2秒後に読み上げる音声が聞こえてくる．子どもには文字が出たらすぐに音読して，読み上げる声よりも早く正しく読むように指示する．それができたら○をタップし，できなかったら×をタップする．○となった文字はやがて出てこなくなり，未習得文字が残り集中して練習できるしかけとなっている．

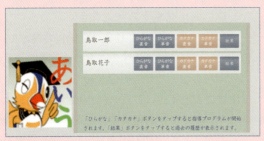

❷解読指導アプリの開始画面

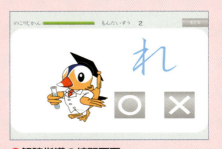

❸解読指導の練習画面

12章 精神疾患

虐待

概要

　子ども虐待を早期に発見して適切に対応することは，子どもを診療する小児科医の重要な診療行為の一つである．なぜなら子ども虐待は見逃しが予後に直結する，死亡率の高い疾患と考えられているからである．児童虐待を疑った場合，児童相談所に通告することは加害者の告発ではなく，家庭という閉じた環境で進行している家族の機能不全を地域に開き，支援を開始することである．手引きによると児童相談所への虐待通告数は年間44,000人を超え，虐待死は200人とあるが，手引き改訂時（平成26年度〈2014年度〉）の厚生労働省による児童虐待相談対応件数は88,931件であったのに対し，平成29年度（2017年度）では133,778件（速報値）と飛躍的に増加している．また厚生労働省による平成26年度の子ども虐待死亡事例は71人，平成29年度の子ども虐待死亡事例は77人だが，日本小児科学会子どもの死亡登録・検証委員会報告[1]によると，虐待死亡の可能性のある子どもは年間350人程度と推察している．

　日本小児科学会では，2007年にすべての小児科医向けに『子ども虐待診療の手引き』を策定し，その後2014年に改訂（第2版）[2]を行った．しかし，その後もわが国における児童相談所の児童虐待対応件数は増え続けており，医師が虐待の診断・対応を学ぶ必要性はさらに増している．手引き改訂後にも，2016年に「児童福祉法」，「児童虐待の防止等に関する法律」の改正があり，警察との連携など対応の考え方も変遷している部分があり，現在，次版の改訂が検討されている．

手引きのポイント

　『子ども虐待診療の手引き』（第2版）は，小児科医が知っておく必要のある幅広い子ども虐待の分野を網羅的に説明している．全29項目あり，子どもを診療中に気になる部分があったときに，その部分のみでも調べられるように構成されている．

　本項では，小児科医が遭遇する主な虐待疑いのケースを紹介し，診療の手引きの参照部分を示すとともに，虐待診断学の向上によって前回改訂後に更新された虐待の医学的診断，医師が知っておくべき子ども虐待に関係する法律，対応方法などにも言及する．また，『子ども虐待診療の手引き』以外に，小児科医が活用できるガイド，書籍などについても紹介する．

子ども虐待への対応に関する法律

　まず子ども虐待についての法律の重要な点，主な改正点，手引き改訂後の対応の変更点などについて，最初に記載する．

①法律の重要な点：「児童虐待の防止等に関する法律」（以下「児童虐待防止法」）には医師ら，児童の福祉に職務上関係のある者は子ども虐待を早期に発見する努力義務が定められている（第5条）．そして，通告は全国民の義務であり，虐待の疑いを通告することは守秘義務違反には当たらないことも明記されている（第6条）．

②重要な改正点：虐待の疑いのある親子について，児童相談所から情報提供を求められることがあるが，これに関して平成28年度の「児童虐待防止法」改正で，虐待が疑われる親子に関する

情報は医療機関などから提供してよいこと，守秘義務違反に当たらないことが明記された（第13条の4）．

③子ども虐待対応の変更点：通告したことを保護者に説明するか否かについて，手引き[2]に，「通告した後でも，その旨を医師から親に告知する方が良いと考えられるときには積極的に告知します」と書かれているが，現在の考え方では，子どもの安全が確保されていないうちに「通告しました」と保護者に説明することは，子どもを危険にさらすことになるため，児童相談所とよく相談のうえ，保護者にいつ，どのように説明するかを決めることが適切である．また，加害者の処罰について，『子ども虐待診療の手引き』[2]には「警察への通報が必要なケースもあるが，原則的には児童相談所を中心とした福祉的援助を中心に据えた関与の方が，現時点では子どもの救済に結び付くことが多い」と記載されているが，ここ数年で子ども虐待対応について関係機関連携の考え方も変化しており，医療機関から警察へ，児童相談所から警察へ通報するケースが増えてきている．児童相談所では県によって警察と虐待疑い事例を全件共有する締結をしたところもある．米国では，虐待通告のあったケースは児童相談所と警察が互いに共有することが原則（クロスレポート）となっている．児童相談所の社会調査と警察による捜査が同時進行で行われるほうが虐待の解明に役立つケースもあり，児童相談所と警察に同時に通告，通報するケースが今後さらに増加してくるものと思われる．

乳児の身体的虐待疑い事例

事例1：6か月．
状況：かぜをひいたようだとのことで，母親に連れられ小児科外来を受診した．診察時に顔面の両頬部に直径2cmほどの皮下出血が見られた．母親に皮下出血について尋ねたところ，「気がついたらできていたんです．寝返りを打ったときにおもちゃにぶつけたんでしょうか」と言う．母親は22歳．育児休業中というが，かぜなどのときはすぐに受診するし，健診や予防接種も受けさせており，不審な点はみられない．

対応：乳幼児の顔面の皮下出血であるため，念のため児童相談所に電話にて情報提供した．当日児童相談所が家庭訪問を行い，乳児の全身を見せてもらったところ，体幹にも皮下出血が見つかり，これも母親は覚えがないと言うため，乳幼児に原因のわからない皮下出血が複数あるという理由で児童相談所が職権で一時保護を行った．その後，児童相談所職員とともに被虐待児の診察に慣れている総合病院小児科を受診し，全身骨撮影を行ったところ，すでに仮骨形成が認められている肋骨骨折が2か所見つかった．血液検査も行ったが，出血傾向などは認められず，これまでに骨折の既往はなく，骨形成不全症も否定され，虐待による皮下出血と肋骨骨折の疑いが強いと判断された．

結果：その後の調査で，本児の父親が暴力的な人であり，父親が世話をしている間にできた皮下出血であることもわかった．

解説 乳児の顔面に皮下出血のある頻度は過去の調査研究により0.6％であるとの報告[3]があり，乳児の顔面に皮下出血を認める場合はそれのみでも虐待を疑い通告するべきである．また，2歳未満児に身体的虐待やネグレクトを疑った場合には，全例全身骨撮影を行うべきであるが，乳児の肋骨骨折などは骨折直後では骨折線が見えにくく見落とすことも多いため，2週間後に再度，全身骨撮影を行うべきである．このようなケースでは，児童相談所が通告受理後に調査すると，第1子が不審死していたり，重傷を負った既往があることもある．とくに，乳幼児の皮下出血や，通常のケガでは起こりにくい部位の皮下出血は要注意である．虐待を疑うべき皮膚損傷・頭部損傷・骨折や，虐待に特徴的な挫傷・熱傷の受傷部位などに関しては，『子ども虐待診療の手引き』「子ども虐待が気になった時の身体診察・虐待を受けた子どもの身体所見」に記されているが，❶も便利

❶ 身体症状から虐待を疑う

項目		虐待の可能性が高い	
皮膚損傷	挫傷	多発性 新旧混在	手形・物の形
	熱傷	不自然な分布 感染合併	辺縁明瞭で深い
頭部損傷	頭蓋内出血	硬膜下血腫,新旧血腫の併存	
	頭蓋骨骨折	多発性,両側性,骨折線離開 頭頂部陥没	
骨折	部位	骨幹端骨折,肋骨・棘突起骨折 胸骨骨折,肩甲骨骨折	
	形態	らせん状骨折,鉛管骨折	
	年齢	2歳未満	
その他		CPA-OA 治療奏功しない慢性頭痛・腹痛等	

挫傷・熱傷の存在部位

■ 虐待の可能性が高い　□ 虐待の可能性が低い
＊被服部位,手背,足底,大腿内側に存在した場合も虐待を考慮

(参考：愛知県児童虐待・対応機能強化検討委員会.医療機関向け子どもの虐待対応マニュアル)
(奥山眞紀子ほか.一般医療機関における虐待初期対応ガイド[5])

乳児の硬膜下血腫事例

事例2：9か月.
状況：つかまり立ちからの転倒で嘔吐数回,意識障害,けいれんを起こしたということで総合病院小児科を受診した.
対応・経過：夜間帯に頭部CTを撮影したところ右側頭部,前頭部に急性硬膜下血腫を認めた.虐待による硬膜下血腫を疑い,翌日,眼科にオーダーし,眼底検査を行ったところ,両側性に点状出血ありとの所見であった.硬膜下血腫,眼底出血を認めたため,院内虐待防止委員会(Child Protection Team：CPT)に報告.CPTで検討した結果,虐待の疑いも否定できないので,児童相談所に通告をすることとなった.子どもの状態は,嘔吐もけいれんも止まっており,意識も清明であった.CPTからの助言で全身骨撮影をオーダーしたが,とくに骨折は見られなかった.子どもの全身状態は良く,全身状態としては明日にも退院可能である.

しかし児童相談所から「虐待の疑いがあり,硬膜下血腫があり,眼底出血もあるなら,頭部MRIを撮影してほしい」と依頼があった.また,児童相談所から「どのような眼底出血か」と聞かれた.カルテでは「両側の点状の眼底出血」と記載されているが,当該医療機関では乳児の眼底写真を撮れないため,スケッチのみである.当該医療機関は3次救急病院であり,全身状態の悪くない子どもを継続的に入院させておくことはできない.しかし,児童相談所からは,頭部MRIを依頼され,「眼底を診察した眼科医の所見を直接聞きたい.それらの結果をセカンドオピニオンにかけたうえで判断したいので,退院はもうしばらく待ってほしい」と言われた.

解説　虐待による乳幼児頭部外傷(Abusive Head Trauma：AHT)は小児の虐待死の死因で最も頻度が高く,AHTを疑ったときには,頭部CTのみでなく,頭部損傷後の病変検出に優れている頭部MRI撮影が推奨されている(画像診断ガイドライン[4]：推奨グレードB).つかまり立ちからの後方転倒や,1m程度の比較的低所からの転落の説明が保護者からあった一方,急性硬膜下血腫,眼底出血が認められ,やや不自然であった.このように全身状態が比較的良好なケースの場合,虐待によるものか,低所転落やつかまり立ちからの後方転倒による事故かは判断が難しいことが多い.児童相談所としても,できるだけ

多くの情報を得たうえで判断をしなければならない．AHT が疑われ，頭部 CT 撮影のみの場合には，できるだけ早期の頭部 MRI 撮影を依頼する．小脳テント上片側のみの硬膜下血腫で，頭部 MRI で脳実質損傷もなく，眼底出血も点状出血のみで，広汎性でも，多発性・多層性でもない非特異的網膜出血の場合には，後方転倒や低所からの転落による可能性もあり，家庭の調査や，頭部 CT，頭部 MRI などについて専門家によるセカンドオピニオンを聴取したうえで，事故の可能性が高いか，虐待の可能性が高いかを判断していく．そのために児童相談所は，頭部 MRI 撮影後 1 週間ほどの入院継続を要望することもある．できる限り早く判断するためには，入院の早期に児童相談所に通告を行い，早めに児童相談所が保護者と接触をし，家庭の状況などを調査する必要がある．医療機関から虐待疑いの通告があった場合，児童相談所はその後，小児放射線科医，虐待医学を専門とする医師，小児脳神経外科医，法医学者などにセカンドオピニオンの聴取を行い，虐待か否かの判断をしていく．どの程度のケースを病院から警察に通報すべきかは悩むところとではあるが，AHT を疑うケースは全例，児童相談所と警察に同時に通告・通報している医療機関もある．早い時期に児童相談所と警察に連絡したほうが，必要な調査が早く始められ，より正確な判断ができうるという利点がある．

一方，硬膜下血腫が小脳テント上の両側および小脳テント上下の両方にあったり，頭部 MRI において，限局性でなく，両大脳半球あるいは小脳などにも及ぶ広範囲の脳実質損傷が認められる場合，また，網膜出血も広汎性・多発性・多層性に出血が認められる場合には，暴力的な揺さぶりなどの虐待による頭部外傷である可能性が高くなるうえ，今後の子どもの安全確保がより重要となるうえ，警察による捜査も必要となる．

発育不全事例

■ 厳格な食事療法による体重増加不良事例

事例 3：3 歳．

状況：体重増加不良．母親が子どもに過度な食事制限をしていることが判明．病院には発育不全，低身長を主訴に通院していた．毎回医師の診察時の問診で，「食事は食べていますか」との質問に，母親は「全量食べています．食欲はすごくあります」と答えていた．

家庭の調査をすると，父親は仕事で忙しく，子どもと食卓をともにすることがほとんどなく，不適切な食事をしていたことを知らなかった．母親は「全量食べている」と答えていたが，全量がどのくらいの量なのかを医師は詳しく聴き取っていなかった．母親は自分の作っている食事が原因で発育不全になっていることを理解していなかった．子どもには基礎疾患があり，ステロイドを服用していた．子どもの病気の家族会で「ステロイドを服用すると糖尿病になるリスクがある」と聞いて糖尿病になってはたいへんと思い，厳格な食事療法を行っていた．

対応・経過：病院が母親に栄養指導を行い，3 歳の子どもにふさわしい食事量と食事内容を指導して退院とした．退院後は児童相談所のケースワーカーと区役所の職員が週に一度は訪問し，実際の食事場面にも立ち合い，食事量も確認しながら経過をみていった．その後は，順調に体重も増加し，幼稚園に入園．入園後も問題なく経過し，小学校に入学しフォローを終結した．

■ 妊婦健診未受診で出産したるいそう乳児事例

事例 4：8 か月．

状況：るいそう著明で入院．妊娠 32 週より妊婦健診を受診せず，40 週で破水して受診．2,900 g 台で出生．1 か月健診 4,200 g 台．4 か月健診の受診なく，生後 6 か月 22 日で受診．5,200 g 台．7 か月 5,200 g．予防接種もすべて未接種．保健センターより病院に連絡し，病院を受診したが，受診時体重 5,000 g 台（−3SD），身長 64 cm，頭囲

40 cm，るいそう著明で肋骨が浮き出て，皮膚がしわでたるんでおり，当日入院となった．
対応・結果：入院1か月で6,300 g台（+1,160 g）．若い夫婦と父方の両親が同居していたが，父方両親には仕事があり，赤ちゃんの養育は若い夫婦のみで行っていた．経済的にも苦しく，ミルクを薄めて与えていたことも判明した．その後，若い夫婦は経済力や養育環境が立て直せず，子どもへの面会も滞り，子どもは乳児院に入所．入所後も面会が滞り，家族再統合もできないままでいた．しかしその後，第2子を出産．第2子は産院退院直後より，児童相談所と区役所で分担し，毎週訪問した．保育園にも入園し，体重減少なく在宅で生活している．第1子は体重は何とかキャッチアップするも，言語面の遅れがあり，現在も乳児院に入所中．両親の面会も滞ったままである．

妊娠中より妊婦健診が滞り，出産したケース．出産後は予防接種もすべて未接種で，乳児健診も滞り，るいそうが著明になって初めて対応された．もっと早く体重減少のフォローができていたら，発達の遅れを防げた可能性がある．また第2子は早期からの家庭訪問などのフォローで順調に育っているのをみると，若くて養育能力や経済力が不十分な父母でも早期からの支援があれば，順調に育てることができると感じる．このケースのように，妊婦健診未受診ケースはとくに発育不全のリスクが高いことから，産院退院後，早期から頻繁な家庭訪問による養育状況の確認が必要であろう．

解説 ネグレクトに分類される発育不全ケースを2例あげたが，これらのように発育不全に至るケースにはさまざまな理由がある．しかし，早期に発見して適切な支援が入れば改善するものも多い．健診や予防接種，かぜなどでの受診時にも体重を測り，成長曲線をプロットして，早期に発育不全を見つけること，そして，体重増加不良，体重減少などがある場合には，早めに市区町村や児童相談所に通告し，支援を開始することが重要である．

性虐待の疑い事例

事例5：小学6年生，女児．
状況：学校で腹痛をきたし，教師に連れられて受診．本人への問診で「父親から嫌なことをされる．性的なこと」との開示があった．性器挿入の被害があったかは，確認できていない．

解説 性虐待の被害を主訴に受診する子どもは少なく，腹痛などの身体症状やリストカットなどの自傷行為を主訴に受診することがある．非加害親に開示することもあるが，学校の養護教諭，病院の医師や看護師などに開示することも少なくない．また，尿検査で妊娠が判明する場合もある．

性虐待を疑わせる開示などがあった場合には，すぐに児童相談所に通告するべきである．このときに気をつけるべきことは，「何（what）があったの？」「それをしたのは誰（who）？」だけを聴き取り，医師が問診で根掘り葉掘り詳細を聞きださないことと，安易に親に連絡しないことである．通告を受けた児童相談所は，すぐに病院や学校などに駆けつけ，性虐待の疑いが濃厚な場合には，子どもの安全確保および調査のために一時保護をすることがある．72時間以内に腟性交があった場合には，緊急避妊薬を処方してくれる婦人科に受診させる．それと同時に，被害を確認するための調査面接を設定するが，性虐待が疑われる場合は，児童相談所のみによる事実確認面接は避け，原則として，事例によっては警察・検察と連携して協同面接を行う．

そして，できる限りすみやかに，性虐待被害児の診察技術研修を修了した医師に系統的全身診察を依頼し，子どもになるべく負担のかからない診察法により性器・肛門のみでなく，全身を診察してもらう．手引きに書かれている「診察のプロトコール」はこの系統的全身診察の行い方である．虐待被害児診察技術研修は認定NPO法人チャイルドファーストジャパンが年に数回ずつ開催している．

そのような専門的研修を受けていなくても，すべての小児科医に求められることは，性虐待が疑われる子どもを発見したときに，事実確認のために詳細を聞かず，早めに通告することである．虐待被害児の診察技術を学べば，さらに子どもを助けることができる．

虐待に隠された問題と対応

虐待と発達障害

虐待と発達障害の関係について知っておいたほうがよいことがある．

虐待の結果としての発達障害：幼少期に虐待を受けると，その影響で発達に障害が起こる．日本では杉山が「第四の発達障害」[6]として説明しているし，van der Kolk は「発達性トラウマ障害」[7]として，虐待を受けた子どもにみられる一連の症状を説明している．van der Kolk は児童虐待やトラウマの専門家と作業チームを組み，「発達性トラウマ障害の診断基準」を提唱した（❷）．

また，杉山は虐待を受けた親子の治療をするなかで，治療に訪れた被虐待児のうち発達障害の子どもが54％を占めたことを報告し，発達障害の子どもは虐待を受けやすいことも指摘している．発達障害の子どもは親への愛着が薄くなりやすく，さらに発達障害による社会性の障害により，非社会的なさまざまな行動が生じると，両親がしつけによって子どもの身勝手にみえる行動を修正しようとし，さらに愛着の遅れが生じ，激しい叱責や突き放し，体罰などの虐待に至るのである．

小児科外来の受診時の様子のみで，発達障害なのか，虐待の影響によって発達障害様の特徴や，さまざまな情緒・行動の問題を呈しているのかを判断するのは困難なことが多い．生後から現在までの生育歴，その子どもの生活の背景要因を調査し，虐待を受けている子どもであれば，安全な環境に保護して初めて鑑別できることも多い．小児科医に求められるのは，身体に原因不明のケガがあったり，子どもの様子や親子の関係性に心配なところがあれば，児童相談所や子どもの精神科医

❷ **発達性トラウマ障害の診断基準**

A. 1年以上反復的で過酷な身体的虐待や情緒的虐待を受けた子どもで
B. 恐れ・怒りなどの調節不全，睡眠，摂食，排泄の障害，解離
C. 注意や行動の調節不全，危険行為や衝動的自慰，自傷行為
D. 自己や対人関係の調節不全（たとえば，自己嫌悪，自分を無価値と思う，他者への攻撃性や，他者への共感性の欠如など）

（ベッセル・ヴァン・デア・コーク著．身体はトラウマを記録する．2016[7] より要約抜粋）

などと連携して支援や治療につなげていくことである．

虐待する養育者に隠された問題

虐待が起こる背景にはいくつもの要因が絡んでいることが多い．①子どもの側の要因，②社会的要因，③養育者の側の要因などである．①子どもの側の要因は，発達障害や知的な遅れ，未熟児などで養育が大変である場合など，②社会的要因は，養育者の孤立や経済的困窮など，③養育者の側の要因としては，うつ状態などの精神疾患や養育者自身が虐待を受けて育ち養育の仕方がわからない，精神的に不安定で子どもを安定して養育できないなどである．一つだけの要因であることはほとんどなく，さまざまな要因が複雑に絡んでいる．虐待をする養育者も支援を必要としているという視点が重要である．支援する側は，どのような要因で虐待に至っているのかを理解し，必要な支援を行うことが求められる．もし，子どもの命が危ないと判断すれば，まず養育者から分離する必要がある．分離も支援の一つである．それをふまえて養育者を支援し，子どもと養育者が安全に暮らせる環境や支援を十分に整えたうえで子どもを帰す必要がある．また子どもへの支援，経済的支援，養育者支援を十分に行えば，在宅のままで親子が安全に，安心して暮らせるようになることも多く，これも多機関，多職種で十分検討しながら連携して行う必要がある．

❸ 虐待鑑別疾患―これらを「鑑別する必要がある」と説明すれば同意が得られやすい

症状・徴候	虐待と鑑別すべき疾患として説明する事項
多発性の出血斑	出血傾向等血液疾患の精査，頭蓋内出血合併の防止
繰り返す骨折	くる病や骨形成不全症など病的骨折の精査
頭部外傷	頭蓋内出血の有無の精査，中枢神経障害合併の精査
腹部外傷	内臓損傷合併の精査
やせ，体重増加不良	脱水症の治療，成長ホルモンの分泌検査
発達の遅れ	神経・筋疾患や代謝性疾患などの原因疾患の精査
無気力，異食	代謝性疾患の疑い
家出，放浪，乱暴	注意欠陥多動性障害等の精査と治療

（参考：松田博雄ほか．虐待を疑ったとき，直面したときの医療機関での対応．小児科診療 2005；68：337-44）
（奥山眞紀子ほか．一般医療機関における虐待初期対応ガイド[5])）

ピットフォール
子どもを受診させてきた親の受傷起点に関する説明をすべて信じてしまうと，虐待を見逃すことがある．虐待による受傷だった場合，親は本当のことが言えず，虚偽の受傷機序の説明をすることが多い．また，受診の前に子どもに「先生に『ころんだ』と言いなさい」と虚偽の説明をするようにコーチングしたり，何も話さないように口止めをしていることもある．これらの理由から，「誰に何をされた（Who did What）」が話せる年齢の子ども（定型発達の児では2歳8か月以上）の場合には，虐待を疑ったら親と子どもを分離し，別々の部屋で問診することが重要になる．ケガについての説明，傷の性状，部位，親子の状況などから虐待を疑ったときには，親子が診察室に入ってからでもよいので，「体重を測る」「傷の処置をする」などの説明をして，子どもと親を分離する．そして，分離前の説明どおり，体重を測る，ケガの処置を行うなどをしながら，子どもに「このケガはどうしたの？」と尋ね，子どもの言ったとおりの言葉をカルテに記載する．子どもが「ころんだ」と答えたとしても，そのケガの部位，性状などが，子どもが話す受傷機転と矛盾すると感じたら，その旨をカルテに記載し，児童相談所に通告することが必要である．

留意点
子ども虐待は「虐待!?」を疑ってみなければ発見できないことが多い．虐待の発見や通告，対応は全医療者の義務であるにもかかわらず，日本では，子ども虐待について医療者が知っておくべき内容の医学教育が不十分で，自分で手引きを読んだり，学会に行ったり，研修を受けるなどしなければ，なかなか学べない．『子ども虐待診療の手引き』や，コラムに記した対応ガイドなどを活用し，虐待の早期発見と対応に役立ててほしい．

虐待対応は日々変わっていく部分もあり，『子ども虐待診療の手引き』も新しい知見を更新していく必要がある．「子ども虐待は，見逃せば非常に再発リスクの高い疾患」ととらえて，すべての医師・医療関係者が対応していくべきである．

また，虐待によるケガを疑ったときには，それがたとえ入院を要さない程度の受傷だったとしても，子どもの安全確保のために入院させる必要がある場合がある．また，退院可能と判断しても，子どもの安全に関する調査が終了するまで，入院を延長するべき場合もある．虐待を疑って入院させるときには「虐待を疑っているから」と説明してはならず，ケガや病気によるものである可能性を鑑別疾患としてあげて，その疾患のために入院精査が必要であると説明する．説明に必要な鑑別疾患を❸にあげる．

（田﨑みどり）

文献

1) 溝口史剛ほか．パイロットの4地域における，2011年の小児死亡登録検証報告―検証から見えてきた，本邦における小児死亡の死因究明における課題．日児誌 2016；120（3）：662-72.
2) 日本小児科学会．子ども虐待診療の手引き（第2版）；2014. www.jpeds.or.jp/modules/guidelines/index.php?content_id=25
3) Sugar NF, et al. Bruises in infants and toddlers. Arch Pediatr Adolesc Med 1999；153：399-403.
4) 日本医学放射線学会編．虐待による頭部外傷が疑われるときにMRIを推奨するか？日本医学放射線学会編．画像診断ガイドライン2016年版．東京：金剛出版；2016. p.100-1.
5) 奥山眞紀子ほか．一般医療機関における子ども虐待初期対応ガイド．厚生労働科学研究費補助金成果物；2011. https://jamscan.jp/manual.html
6) 杉山登志郎．子ども虐待という第四の発達障害．東京：学研；2007.
7) ベッセル・ヴァン・デア・コーク著．柴田裕之訳．身体はトラウマを記録する．東京：紀伊國屋書店；2016.
8) 奥山真紀子ほか．子ども虐待対応医師のための子ども虐待対応・医学診断ガイド．厚生労働科学研究費補助金成果物；2011.
9) ロバート・リース，シンディ・W・クリスチャン編著．溝口史剛訳．日本子ども虐待医学研究会監訳．子ども虐待医学．東京：明石書店；2013.
10) キャロル・ジェニー編．日本子ども虐待医学会監訳．子どもの虐待とネグレクト．東京：金剛出版；2017.

『子ども虐待診療の手引き』以外の参考にできるガイドライン，資料，研修

虐待を疑ったときの対応については，日本子ども虐待医学会（JaMSCAN）が行っている「医療機関向けの虐待対応啓発プログラムBEAMS Stage 1, 2, 3」の研修で詳しく学べる．BEAMS Stage 1はすべての医療者に必要な虐待対応の基礎知識に関しての研修であり，BEAMS Stage 2は，主に子どもに関わりの多い小児科医向けの研修となっている．BEAMS Stage 3は，より専門的な知識や，虐待を疑ったときにどのようにして適切に告知をするかなどのロールプレイなど，実践的な内容を含む研修である．虐待対応に必要な知識などについて，かなり専門的に学べる．研修については「医療機関向けの虐待対応啓発プログラムBEAMS公式ホームページ（http://beams.childfirst.or.jp/）」から申し込める．

また，JaMSCANでは厚生労働科学研究班により作成された『一般医療機関における子ども虐待初期対応ガイド』[5]および『子ども虐待対応医師のための子ども虐待対応・医学診断ガイド』[8]を公認マニュアルとして取り扱っている．『一般医療機関向けのガイド』は，JaMSCANのホームページから無料でダウンロードできるので活用してほしい．『子ども虐待対応医師のためのガイド』はBEAMS Stage 2を受講すると，参考資料として配布される．1, 2部であれば，JaMSCANから購入することもできる．

さらに，日本小児科学会では，会員向けのコンテンツとしてe-ラーニングを作成中である．こちらも，子ども虐待のイロハから始まり，虐待対応の重要な内容がコンパクトにまとめられる予定である．

書籍で詳しく子ども虐待医学を学ぶための参考文献をあげる[9, 10]．

12章 精神疾患

小児の強迫性障害

概要

強迫性障害（obsessive compulsive disorder：OCD）とは，止めたいのに止められないこと（自我違和性）[1]により特徴づけられる精神疾患であり，DSM-Ⅳまでは不安障害の一種に分類されていたが，DSM-5では独立した疾患単位となった．無意味だとわかっているのに考えずにいられない「強迫観念」，それを実際に行動化してしまう「強迫行為」のいずれかの存在により，診断される．小児での有病率は0.5～4％であるが，発症年齢が小児と成人の二峰性のピークをもつことから，小児期のOCDの独自性が示唆されている[2]．治療は，非薬物療法である認知行動療法と選択的セロトニン再取り込み阻害薬（SSRI）を中心とした薬物療法が推奨されているが，成人と同様の認知行動療法は小児への実施は難しい．またSSRIに関してガイドラインの発表時点ではすべてオフラベルであったが，発表以降に適応が承認された薬物もあるので併せて解説する．

ガイドラインのポイント

『子どもの強迫性障害　診断・治療ガイドライン』[2]は2005～2007年（平成17～19年）ならびに2008～2010年（平成20～22年）の厚生労働省研究班の成果としてまず案が作成され，2012年に完成した．小児のOCDの各年代の特徴，診断基準，評価スケール，併存症，治療ならびに予後を総括したものであり，内容はDSMの改訂を経ても共通して使用可能であるが，唯一薬物療法に関しては上述のとおり新規適応承認薬がある．

『強迫性障害（強迫症）の認知行動療法マニュアル』[3]は2010～2012年（平成22～24年）ならびに2013～2015年（平成25～27年）度の厚生労働省研究班の成果として作成された．治療者用と患者用からなり，認知行動療法の概要説明から，患者説明に用いる図，具体的なセッションの進め方をまとめている．

手洗いを主訴とする強迫性障害の典型例

症例1：13歳，女子．
主訴：人に病気をうつしてしまうのではないかと心配である，頻回に手を洗ってしまう．
現病歴：1年前の中学入学後，友人関係がうまくいかなくなった．中学2年になり夜間に部屋の整理整頓をしたり，宿題をする際には字がうまく書けないと何度も書いたり消したりを繰り返したりするようになり，やがて手洗いを繰り返し，外出すると感染症を家に持ち帰るのではないかと不安で登校できなくなったため，当院を受診した．
既往歴：特記事項なし．1歳半，3歳健診通過．
家族歴：特記事項はないが，父親は几帳面である．
身体所見：身長157 cm，体重49 kg，体格中等度，身体生理学的に異常所見を認めないが，手あれが著しい．
検査所見：血液学的所見に異常なし．CY-BOCS（Children's Yale-Brown Obsessive Compulsive Scale）34（強迫観念19，強迫行為15）と最重度の強迫症状を認めた．
治療・経過：病気をうつしてしまうのではないかという強迫観念，頻回の手洗いという強迫行為から強迫性障害と診断したが，症状が高じて外出で

きなくなった．初診時，「不潔と感じるもの（学校のプリントや父親の衣類）に触って手洗いをしない」という認知行動療法の曝露反応妨害法（→ガイドラインの用語解説）を試みたが，症状はさらに悪化し，本人の苦痛が大きいことから薬物療法の適応と考えた．フルボキサミン初期量25 mgを開始したところ2，3日目に頭重感を認めたがその後軽快し，2週間後に50 mg/日に増量したところ，1か月後には手洗いの回数が減少し，不安を感じつつも外出が可能になった．5週間後に別室登校できるようになり，2か月後には教室に入れるようになり，手洗いの回数は発症前にまで減少した．その後は試験やインフルエンザの流行時に不安や手洗いの回数が増えることはあったが，全般的には安定していたため，投薬開始から1年6か月，高校合格後に薬物を漸減し中止した．投薬中止後3年を経ているが症状の再燃はない．

解説 OCDの症状として最もイメージしやすいのは頻回の手洗いであろう．本症例は病気をうつしてしまうのではないかという強迫観念，頻回の手洗いという強迫行為が高じて外出できなくなるというOCDの典型的な例である．13歳という年齢から非薬物療法も試みたが，症状の急激な悪化を認めたため，小児のOCDに適応のあるフルボキサミンを開始した．フルボキサミンのみならずSSRI一般においていえることであるが，主たる作用の前に副作用の頭痛や消化器症状を認めることが多く，本症例でも認めたが数日で軽快し，50 mg/日に増量した時点で，本人も家族も「楽になった」と感じる程度に症状が軽快した．本症例では初診時不登校でもあり，再登校を開始してから間もなく中学3年生の受験期を迎えたため，慎重を期して高校受験が終了するまで服薬を継続した．50 mgという量は成人の体格と比較すると少量であるが，小児期発症のOCDでは少量で安定することも少なくない．また本症例のように主作用の前に副作用が生じることはしばしば経験する．むしろ副作用がみられる症例では，後に主作用も期待できるので，投薬にあたって先にこのことを説明しておくと，副作用が出た時点で服薬を中断せずに治療を続けることができる．

チック症との鑑別が難しい非典型例

症例2：9歳，男児．
主訴：前髪が気になって首を振ってしまい，首が痛い．
現病歴：5歳ごろから春先に瞬目チックを認めていた．小学3年になり，口を開く，肩を回すといった運動チックとともに，筆箱の角が気になって触ってしまう，前髪が目にかかるのが気になって振り払うために首を振ってしまうという症状が出現した．前髪を短く切っても症状が改善せず，首を強く振らずにいられなくなり，だんだん首が痛くなるとともに，首を振った際に人にぶつかるのではないかと不安が強くなり，当院を受診した．
既往歴：特記事項なし．1歳半，3歳健診通過．
家族歴：父親も幼児期に瞬目を認めた．
身体所見：身長125 cm，体重24 kg，身体生理学的に異常所見を認めず．
検査所見：血液学的所見に異常なし．
治療・経過：診察時にも瞬目が著しく，鼻ならし，首振り，開口など多彩な症状を認めたため，チック症と診断し，リスペリドン（保険適用外）の初期量0.3 mg/日を開始した．3週間後，チック症状は消失はしないものの改善を認めた．リスペリドンにより不安も軽減していることから，0.5 mg/日に増量した．治療開始から6週後にチック症状はほとんど認めなくなったが，筆箱の角が気になって触ってしまう，鉛筆の先が気になり授業中も触ってしまうというOCDの症状は残っていた．しかし当初の訴えである首を振って痛い，首を振った際に人にぶつかるのではないかという不安は軽減したため，リスペリドンのみで経過を観察することになった．

解説 首を振る運動チックとともに首の痛みや不安を訴えた例であり，チック症とOCDの合併例と考える．チック症は男児に多く，年齢

依存性の経過をたどり，5歳ころに瞬目で始まり8〜10歳で最も症状が強くなる．併存症としてOCD，発達障害が多いことが知られている．本症例ではチック症もOCDも症状が悪化する年齢であり，「首を振らずにいられない」ことがチック症かOCDかの見極めも難しかった．しかし，多彩な運動チックの症状に対する苦痛が強かったため，まずはチック症への投薬を行った．本症例で用いたリスペリドンはOCDへの効果があることも知られている（保険適用外）．投薬開始後，強迫観念は残っていたが，本人，家族ともにさらなる投薬を望まなかったため，単剤で経過をみた．

摂食障害として紹介された特異例

症例3：9歳，女児．
主訴：食欲不振，嘔気，体重減少．
既往歴・家族歴：特記すべき事項なし．
現病歴：1か月前に感染性胃腸炎に罹患し，嘔吐・下痢を認めた．2週間前，胃腸炎が軽快したのにもかかわらず，嘔吐したときの気持ち悪さを思い出して「吐くのではないか」と心配になり，堅いものを嚥下することができなくなった．その後飲み込むこと自体が不安になり，口に物を入れては「嘔吐するのではないか」という不安から口から出すようになり，食事摂取が激減し，前医を受診．発病以来1か月で5kgの体重が減少し，血液検査上軽度の脱水所見を認めたため，当院に紹介入院となった．
身体所見：136 cm，24.5 kgと−20％以上のやせを認めた．
検査所見：血圧90/68 mmHg，脈拍数80回/分．心電図検査は異常所見なし．血液検査で電解質異常，肝腎機能異常は認めず．
鑑別検査：嘔吐や嚥下障害をきたす喉頭部病変や脳腫瘍などの鑑別を目的とした喉頭内視鏡検査，頭部MRI検査では異常所見を認めなかった．
治療・経過：典型的な神経性無食欲症ではなく，暫定的に小児の摂食障害における，機能的嚥下障害タイプの摂食障害あるいはOCDと診断した．

❶小児の強迫性障害に対する薬物療法

薬物	開始量 (mg/日)	用量範囲 (mg/日)	小児への適応
フルボキサミン	25	25〜150	有
パロキセチン	10	10〜150	無
セルトラリン	10	10〜40	無
クロミプラミン	25	25〜100	無

（斎藤万比古，金生由紀子編．子どもの強迫性障害　診断・治療ガイドライン．2012[2]）

入院後は摂食障害の治療である行動制限療法を行い，摂取カロリーは1日500 kcalから始めて電解質異常（カリウム，リンの低下）がなければ漸増した．行動制限療法により，不安の対象である「食べること」の後，「口から出さないこと」が認知行動療法的アプローチとなり，典型的な摂食障害例と比較してすみやかに食事摂取量を増やすことができた．

解説　急激な食事摂取量と体重の減少により摂食障害として紹介されたが，機能的嚥下障害タイプの摂食障害あるいはOCDと考えられた症例である．摂食障害に特徴的なボディイメージの歪みや体重を減らすための行動（ベッド上の運動など）はなかったため，「嘔吐するのではないか」という過度の不安はOCDの症状と考えている．小児の摂食障害では成人とは異なった非定型例が多く，食行動異常がOCDに基づくこともあるので注意を要する．

ピットフォール　OCDが症候診断であるために，**症例2・3のチック症や摂食障害の症状，自閉症スペクトラムのこだわりとの区別が難しい場合がある．またそれぞれ併存することも多く，診立てる医師により診断が異なることも少なくない．そのような場合には，診断名にこだわるよりもまず症状の軽減や緩和に有効と考える非薬物/薬物治療を行い，軽減した症状，変わらない症状から，再度診断を試みることも現実的である．

ガイドラインで推奨されている薬物を❶にまとめた（❶の4剤についてはエビデンスが報告されているが，それ以外の薬剤については知見の蓄積および使用実績はない）．このうち，小児のOCDに適応のあるものはフルボキサミンのみである．通常，8歳以上の小児には，フルボキサミンマレイン酸塩として，1日1回25 mgの就寝前経口投与から開始し，その後1週間以上の間隔をあけて1日50 mgを1日2回朝および就寝前に経口投与する．年齢・症状に応じて1日150 mgを超えない範囲で適宜増減する[4]．

その際に注意すべき点として，先述のように往々にして主作用が出る前に眠気，悪心や嘔吐などの副作用が投与の早い時期から出現することがある．またSSRIの投与初期や増量時に不安，焦燥，攻撃性，不眠，躁状態などを呈する賦活症候群，SSRIを8週以上服用し中断した後，1～3日にめまい，嘔気，頭痛，倦怠感，筋肉痛などの身体症状と，不安，衝動性などを呈する退薬症候群について知っておくことが重要である．

〈石﨑優子〉

文献

1) 小平雅基．強迫性障害．児童青年精神医学とその近接領域 2014；55：152-9.
2) 斎藤万比古，金生由紀子編．子どもの強迫性障害 診断・治療ガイドライン．東京：星和書店；2012.
3) 中谷江利子，加藤奈子，中川彰子．強迫性障害（強迫症）の認知行動療法マニュアル．https://www.mhlw.go.jp/file/06-Seisakujouhou-12200000-Shakaiengokyokushougaihokenfukushibu/0000113840.pdf
4) Meiji Seika，ファルマ株式会社．デプロメール添付文書．https://www.meiji-seika-pharma.co.jp/medical/product_med/group.html?id=158

ガイドラインの用語解説

- 曝露反応妨害法：OCDに対する認知行動療法の技法の一つ．OCDでは何らかの刺激に対して不安が起こり，強迫行為を行うと一時的に不安が下がるが，強迫行為をやめると不安が悪化するため，不安になるたびに強迫行為を繰り返さざるをえなくなるという悪循環に陥る．
  そこで，逃げていた刺激に立ち向かい（曝露法），あえて強迫行為をしない（反応妨害法）ことにより，患者が苦手と感じていた場面に不安が軽減されるまで立ち向かわせる方法である．一例として，父親の衣類に触れると不安になり，たびたび手を洗う症例であれば，あえて父親の衣類に触り（曝露法），手を洗わない（反応妨害法）ことを繰り返していく．その際にただ不安に耐えるより，気晴らしをしながら不安をやり過ごすことが現実的であり，有用である．

13章　先天異常

Down症

概要

　Down症は21番染色体，とくに21q22にあるDown症責任領域の過剰により発症する先天異常症候群である．Down症の名称は第1報告者のJohn Langdon Downに因む．Down症では特徴的な顔貌（内眼角贅皮，つり上がった眼瞼裂，平坦な鼻根），筋緊張の低下，弛緩した関節，軽度から中等度の知的障害，先天性心疾患，先天性腎尿路異常などがみられる．頻度は600～800出生に1例程度で，新生児期に最も多い遺伝性疾患である．

ガイドラインのポイント

　Down症に対するわが国独自のガイドラインは存在しないため，本項では米国小児科学会（The American Academy of Pediatrics：AAP）のガイドライン（以下AAPガイドライン）をもとに記述した[1]．また2001年版の日本語訳も参照した[2]．AAPガイドラインでは小児科医を対象とし，出生前から21歳ころまでの対応について記載されている．また臨床的対応だけでなく，染色体核型と出生前診断，遺伝カウンセリングについても紹介されている．わが国と米国では，とくに出生前診断の考え方に異なる点があるため，わが国でのDown症管理を念頭に記載する．

Down症の典型例

症例1：1生日，男児．
主訴：Down症についての相談．
現病歴：父親39歳，母親36歳，同胞健常姉7歳．妊娠経過中とくに異常を指摘されたことはなかった．近医産科で出生後，特徴的な顔貌からDown症を疑われた．そのほかに身体的異常は認めなかった．染色体検査と今後のフォローアップを目的に紹介となった．
身体所見：身長36.5 cm，体重2,387 g．意識は清明，顔色良好．つり上がった眼瞼裂，平坦な鼻根，巨舌を認める．チアノーゼなし．胸部聴診所見で心雑音は認めない．体は全体に柔らかい．両側の手掌に単一屈曲線を認める．
経過（検査前）：まず両親に対して児の誕生へ祝意を述べ，その後身体的所見からDown症が強く疑われることを告げた．Down症についての概要，診断確定のためには染色体検査が必要であること，診断することでさまざまな公的支援が受けやすくなること，家族会などでのピアサポートに参加できること，一方で診断が確定しても根治療法はないことを説明し，了解を得て染色体検査を提出した．
検査所見：染色体G分染法 47,XY,+21．
経過（検査後）：両親に対して染色体検査の結果を説明し，Down症の診断が確定したことを告知した．標準トリソミー型であること，両親からの遺伝ではないこと，生涯にわたるフォローアップが必要であるが，自立した生活を送っている成人患者もいることなどを説明した．両親の受け入れは良好であった．院内ソーシャルワーカーに連絡し，公的な扶助について相談できるようにした．

解説　AAPガイドラインでは原則としてすべての妊婦に対して，非侵襲的なDown症

の出生前診断を勧めている[1]．そのため，出産前からDown症である可能性が高いことを知っている場合がある．わが国では積極的な出生前診断は推奨されておらず，出生後に特徴的顔貌からDown症を疑われることも多い．

Down症の診断

Down症の診断には染色体検査が必要である．染色体検査を行う前には保護者に必ず検査の意義を説明し，同意のもとで行う．文書による同意は必須ではないが，同意を取得したことをカルテに必ず記載する．医療関係者の判断だけで染色体検査を行うことは絶対にしてはならない．

染色体検査で21番染色体のDown症責任領域の重複が確認できれば診断が確定する．95％がトリソミー型，3～4％が転座型，1～2％はモザイク型（→ガイドラインの用語解説）である[1]．FISH解析はG分染法に比べると迅速で，わが国でも7～9日程度で結果が出る．しかしFISH法ではRobertson型など転座の診断はできないため，最終的にはG分染法での検査が必要となる．Down症の診断はできるだけ出生後早期に行い，両親が揃った場面で結果を伝えるのが望ましい．ただしすべての症例で同様の対応は困難であり，個々の症例に合わせて対応する．

Down症児の発達と留意すべき合併症

Down症児はおおむね健常児の倍くらいの時間をかけて成長する．あらかじめこのことを伝えておくとその児の発達を見守りやすくなる．

Down症の合併症を❶に示す．難聴や視力障害が比較的多く，先天性心疾患やHirschsprung病などの消化管疾患も起こりうる．したがってDown症と診断された場合には，専門各科（眼科，耳鼻咽喉科，循環器科，小児外科，整形外科など）との連携が重要である．一見何も合併症がなさそうでも，血球検査，甲状腺検査，心臓超音波検査，眼科診察，聴力検査は行っておく．

甲状腺機能低下症は生涯にわたって起こりやすく，1歳までは半年ごと，その後は年に1回の定期的な検査（fT_4，TSHの測定）が推奨されている[1]．また，Down症の児は呼吸器感染を起こしやすいため，❷に示す合併症のある24か月齢以下のDown症児にはRSウイルス予防のためのパリビズマブの投与が推奨されている[3]．

滲出性中耳炎（→ガイドラインの用語解説）はDown症ではしばしば問題となる（おおよそ50

❶ Down症の主な症状と出現頻度

症状	頻度（％）
難聴	75
視力障害	60
白内障	15
屈折障害	50
閉塞性睡眠時無呼吸	50～75
中耳炎	50～70
先天性心疾患	40～50
歯数不足，歯牙萌出遅延	23
腸管閉鎖	12
甲状腺疾患	4～18
てんかん	1～13
血液疾患	
貧血	3
鉄欠乏	10
一過性骨髄増殖疾患	10
白血病	1
セリアック病	6
環軸関節不安定	1～2
自閉症	1
Hirschsprung病	＜1

(Ball MJ, et al. Pediatrics 2011[1])

❷ パリビズマブが推奨されるDown症の合併症

- 解剖学的または生理的・機能的異常：顕著な巨舌，舌根沈下，気道軟化症などによる気道狭窄および合併する無呼吸，肺高血圧，肺低形成・異形成，肺気腫様変化
- 呼吸器またはウイルス感染症の既往：ウイルス感染症・呼吸器感染症による入院の既往
- 免疫に関する検査データ異常：リンパ球減少あるいはT細胞減少*
  *月齢により基準値が異なるが，リンパ球数は概ね2,000/mm^{3}以下，T細胞数は概ね1,000/mm^{3}以下程度を1つの目安とする．

（森雅亮ほか[3]）

〜70%）．Down症では解剖学的な要因で耳管が開放しやすく，また耳管そのものが短いために中耳炎になりやすい．Down症児にみられる難聴の大多数は滲出性中耳炎による伝音性難聴である[4]．定期的な聴力検査（4歳ころまでは6か月に1度，それ以降は年に1度）が推奨されている．

Down症児は頸椎の不安定性による環軸亜脱臼の危険性が指摘されている．日常生活や医療的処置を受ける場合には頸椎を保護する必要があることを常に念頭におく必要がある．AAPガイドラインでは通常のX線写真では頸椎の損傷を予測できないことから，無症状のDown症児へのスクリーニング的なX線撮影は推奨していない．サッカーなどの接触のあるスポーツや体操などは頸椎損傷のリスクが高くなるため十分に注意する．頸椎異常では首の痛みのほか，まれに歩容異常や直腸膀胱障害を認めることがあるため，少しでも疑った場合は頸椎の精査が必要である．

Down症の遺伝カウンセリング例

症例2：3歳，女児．
主訴：次子についての相談．
現病歴：父親43歳，母親39歳．第1子（本児）がDown症と診断され，当院でフォローアップ中．受診時に，次子に関する相談を受けた．第1子の染色体検査結果は47,XX,+21であった．
経過：第1子がトリソミー型Down症であったため，次子再発率は母親の年齢からおおよそ84人に1人であることを伝えた．胎児超音波検査やクアトロ検査（母体血清マーカー検査），あるいは母体血を用いた出生前遺伝学的検査（無侵襲的出生前遺伝学的検査〈non-invasive prenatal genetic testing：NIPT〉）などで出生前検査を受けられること，いずれの場合でも出生前に診断を確定するには羊水検査が必要であることなどの概略を説明した．さらに詳細な説明を希望したため，遺伝子診療部で臨床遺伝専門医，認定遺伝カウンセラーによる遺伝カウンセリングを受けることとなった．

❸ Down症の出生頻度

母親年齢	出生頻度
25	1/1,383
30	1/959
35	1/338
40	1/84
45	1/32

（大橋博文．産婦人科の実際 2017[5]）

解説 家族にDown症患者がいる場合，その患者の主治医である小児科医が相談を受けることも多い．Down症を含め，出生前診断に関する遺伝カウンセリングは臨床遺伝専門医や認定遺伝カウンセラーが担うことが望まれるため，必要に応じて紹介を行う．

Down症の95％はトリソミー型である．転座型の場合は両親がRobertson型転座を保有していることがあるため，両親の遺伝子解析が勧められる場合がある（ただし，必須ではない）．この場合，均衡型転座の保因者が不当な非難を受けることがないように慎重に対応する．

Down症の児が出生する確率

わが国では出生する児の1〜2％程度は，Down症を含む「何らかの先天異常」をもって生まれてくるとされている．Down症がしばしば出生前検査を論じる際にクローズアップされるのはその頻度が高いことによるが，Down症以外にもさまざまな先天異常の児が生まれてくる可能性があることも念頭において面談を進める．

Down症のほとんどがトリソミー型であるため，性腺細胞の不分離が起こりやすい母体高齢妊娠で発生しやすい．母親の年齢が25歳であれば1,383出生に1人であるが，45歳では32出生に1人となる（❸）[5]．高齢妊娠はDown症のリスクファクターではあるが，母親の年齢のみが要因ではないことに留意する（「母親の責任である」と誤認されないようにする）．

出生前検査

AAPガイドラインでは超音波検査やクアトロ検査について触れられている．その後，NIPTが行われるようになったが，NIPTを第1選択とす

るかどうかは国際的に議論が分かれている[6]．超音波検査でのNT（nuchal translucency）肥厚の確認やクアトロ検査は非侵襲的で，80％以上のDown症の検出が可能である．しかし偽陽性が約5％ある．

Down症の非典型例

症例3：0生日，女児．
主訴：新生児低血糖，腹部膨満．
現病歴：妊娠経過中とくに異常は指摘されなかった．在胎38週6日，体重2,732gで出生．出生後から遷延する低血糖を認め当院紹介．腹部の著明な膨満と入院時の検査で白血球768,300/μL（blast 56％）を認めた．一過性骨髄増殖疾患（transient abnormal myelopoiesis：TAM）の診断で，少量化学療法が開始された．末梢血染色体中の一部の細胞に47,XY,+21を認めたため当科紹介．顔貌はDown症を示唆するものではなく，先天性心疾患などの多臓器の異常も認めなかった．頬粘膜でのFISH解析で21q22シグナル過剰を55/500細胞で認め（11.0％），モザイク型Down症と診断された．

解説 TAMは新生児期Down症の5～10％にみられる血液増殖疾患で，急性巨核芽球性白血病（acute megakaryoblastic leukemia：AMKL）の芽球（blast）と類似している．一部死亡例も報告されているが，多くは2～3か月程度で自然に寛解する．しかしその20～30％は寛解後，4歳までにAMKLを発症する．

TAMはモザイク型Down症でも発症することが報告されている．モザイク型Down症の臨床像はさまざまで，本例のように一見Down症とは診断できない例もある．モザイク型は非モザイク型に比べて発達の遅れは軽いとする報告もある[7]．モザイク率は各臓器・組織によって異なると考えられるため，モザイク率と各症状の出現率，重症度の比較は困難である．AAPガイドラインではモザイクについてはほとんど触れられておらず，症例によって慎重に対応する必要がある．

ピットフォール 本項で取り上げたAAPガイドラインは米国のものであり，医学的，社会的背景が異なる点がある．米国では前述のようにすべての妊婦に侵襲の少ない出生前検査を勧めており，積極的には勧めないわが国での立場と異なる．AAPガイドラインでは出生前検査でDown症が疑われても，家族が出産を選択した場合について記載されている．家族がどのような選択をしようとも，われわれ医療者がそのことを最大限尊重するのは日米共通で重要である．

留意点 近年Down症の予後は確実に改善している．平均寿命は現在60歳程度である．Down症の患者自身の性格は社交的で穏やかで，自分自身が幸せであると感じていることが多い．その家族も彼（彼女）がいることを心から誇りに思うと考えている．また社会進出も進んでおり，芸術的な分野などで活躍するDown症患者も増えている．出生前の遺伝カウンセリングではDown症の負の側面が強調されてしまうことがあるが，正確で公平な情報提供を行う必要がある．

（森貞直哉）

文献

1) Bull MJ, et al. Clinical report：health supervision for children with Down syndrome. Pediatrics 2011；128（2）：393-406.
2) 愛知県心身障害者コロニー中央病院ホームページ．ダウン症児の定期健康管理（日本語訳）．http://www.aichi-colony.jp/library/index.html（最終閲覧日 2018年10月17日）
3) 森雅亮ほか．免疫不全およびダウン症候群におけるパリビズマブ使用の手引き．http://www.jspid.jp/news/1308_palivizumab.pdf（最終閲覧日 2018年9月26日）
4) 日本耳科学会，日本小児耳鼻咽喉科学会編．小児滲出性中耳炎ガイドライン2015年版．東京：金原出版；2015.
5) 大橋博文．ダウン症候群について遺伝カウンセリングで伝えるべきこと．産婦人科の実際 2017；66：503-8.
6) NIPTコンソーシアム　http://www.nipt.jp/nipt_04.html（最終閲覧日 2019年1月10日）
7) Papavassiliou P, et al. Mosaicism for trisomy 21：a review. Am J Med Genet Part A 2014；167A：26-39.

ガイドラインの用語解説

- モザイク型：1つの個体（1人のヒト）に2つ以上の異なる細胞系列をもつこと．Down症では異なる染色体をもつ細胞が観察されることがある．
- 滲出性中耳炎：急性炎症を伴わずに中耳腔に液の貯留を認める状態で，小児難聴の最大の原因疾患である[4]．

14章　内分泌疾患

肥満症

概要

　日本人の6～18歳未満では，肥満度＋20％以上かつ体脂肪率が有意に増加した状態（男児25％以上，女児11歳未満30％以上，11歳以上35％以上）を肥満と定義する．日本人小児肥満の頻度は，12歳男女でそれぞれ約10％，約8％である．肥満小児には，身体的問題，心理社会的問題など種々の問題が生じやすく，また，成人肥満へトラッキングする．したがって，小児科診療や学校保健において，肥満小児に対して積極的に指導介入をすることが望ましい．2002年，日本肥満学会の小児適正体格検討委員会より小児肥満症の判定基準が提唱された[1]．そこでは，小児肥満のうち，肥満に起因ないし関連する健康障害（医学的異常）を合併するか，その合併が予測される場合で，医学的に肥満を軽減する必要がある肥満を小児肥満症と定義し，疾患単位として扱っている．その後，日本肥満学会小児肥満症検討委員会において診断基準をアップデートさせた『小児肥満症診断基準2014年版』が作成され[2]，『小児肥満症診療ガイドライン2017』が発刊された[3]．

ガイドラインのポイント

　『小児肥満症診療ガイドライン2017』は，小児肥満症診療に関するエビデンスが少ないため，エキスパートオピニオンが中心のガイドラインとなっている．病因，病態，診断，治療，予防など多岐にわたる小児肥満症診療について網羅されており，実際の診療に役立つ内容である．診断については健康障害として，① 肥満治療を必要とする医学的異常，② 肥満と関連が深い代謝異常，③ 身体的因子や生活面の問題をあげている．細則に詳細な診断基準を設定しており，容易に小児肥満症の診断が可能となっている．

　次に，治療の流れを❶に示す．治療のポイントは以下である．① 小児肥満症の治療目標は体重を減らすことではなく，内臓脂肪を減少させて肥満に伴う合併症の数や程度を減少させることである．② 定期的に通院させ，体格や肥満合併症の再評価を行う．③ 治療効果の判定には成長曲線が有用である．④ 消費エネルギー（運動）を増やし，摂取エネルギー（食事）を少なくすることで，体脂肪の減量を図る．⑤ 成長期のため摂取エネルギーを極端に制限せず栄養バランスを整える．⑥ 摂取エネルギーの設定は性，年齢別に，身体活動レベルを目安とする．⑦ 生活習慣や食事内容を把握して食品の配分や適量を示し，よい食習慣が身につくよう支援する．⑧ 無理のない運動から始め，歩数や肥満度などをモニタリングし，励ましや称賛によって継続率を高める．⑨ 1日あたり500～1,000歩（外遊び10～15分）程度増やすことから始め，最終的には1日あたり合計60分程度の運動実施を目標とする．ガイドラインには，実際の診療の参考になるような具体的な生活指導や行動療法についても記載がある．最後に予防についての項目がある．小児科医であれば，母子保健，学校保健とかかわる場合，少しでも小児肥満予防について活動していただきたい．『小児肥満症診療ガイドライン2017』によって，日本の小児肥満診療のレベルが向上し，肥満小児が減少することを期待したい．

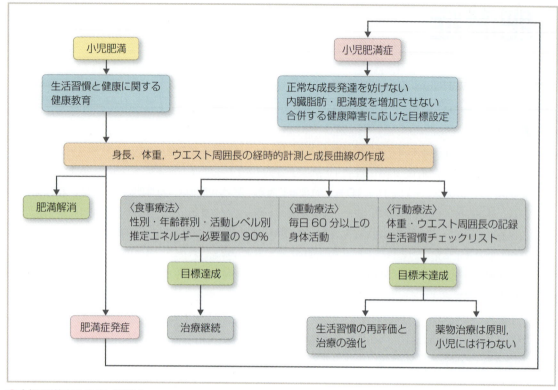

❶ 小児肥満症の治療（概念）
（日本肥満学会．小児肥満症診療ガイドライン2017．p.80，資料1．2017[3]）

幼児期後期に肥満が増悪した肥満小児例

症例1：6歳，男児．
主訴：肥満．
家族歴：両親とも肥満．
周産期歴：母親は妊娠糖尿病の既往はあるが，現在，糖尿病はなし．在胎40週，出生体重3,800 g，出生身長52.5 cm．
現病歴：1歳6か月時：身長87 cm，体重11.5 kg，BMI 15.2．3歳時：101.0 cm，16.0 kg，BMI 15.7であったが，その後，体重増加が著明になった．小学校入学時に肥満を指摘され受診した．睡眠中，いびきはあるが，呼吸が止まることはない．
生活状況：起床時刻は7時，就寝時刻は22時ごろ．朝食は毎日食べているが，排便は2, 3日に1回である．米飯が好きで，たくさん食べる．また，家庭で毎日イオン飲料200 mLと牛乳400 mLを飲んでいる．夕食前にはスナック菓子を食べる．生野菜は苦手で，ほとんど食べない．ただし，味噌汁や鍋物の野菜やきのこは食べられる．保育所には楽しく通所し，活発に遊び，家庭では，スマホで動画を見ていることが多い．
身体所見：身長123.0 cm（＋2.03SD），体重35.0 kg（肥満度＋43.9％），ウエスト周囲長76 cm，BMI 23.1，血圧115/65 mmHg，脈拍101回/分，呼吸音異常なし．扁桃肥大Ⅱ度．［外陰部］Tanner　陰茎1度，陰毛1度，睾丸容積2 mL．［皮膚所見］頸部に黒色表皮症なし，腹部に皮膚線状なし，股ずれなし．膝関節痛および足関節痛なし．
検査所見：［空腹時採血］AST 18 IU/L，ALT 23 IU/L，TC 185 mg/dL，HDL-C 45 mg/dL，TG 115 mg/dL，UA 6.2 mg/dL，インスリン20.5 μIU/mL，血糖値93 mg/dL，HbA_{1C} 5.2 %，LDL（Freidewald式）117 mg/dL，nonHDL-C 140 mg/dL．［画像検査］腹部エコーで脂肪肝なし．骨年齢7.4歳．

治療・経過：診断基準によると，中等度肥満であるが，内臓脂肪型肥満，高インスリン血症があり，A項目1，B項目1があるため小児肥満症と診断した（→ガイドラインの用語解説）．成長曲線を作成し，3歳以降に急激に体重が増加していることが判明した．両親は患児の体重が急激に増加していることを認識していなかったので，成長曲線を用いて明らかに異常であることを説明した．運動量はある程度確保されていると判断し，食事を中心に生活指導を行った．家庭でのイオン飲料および牛乳の摂取を控えること，温野菜から食べることを指導した．また，夕食前に体重測定をしてグラフ化するように指導した．まずは体重が増えないように，食べる量を調整することを目標にした．毎月受診させ体重の増加がないこと，患児本人がつらい思いをしていないかを確認した．初診時から1年間は体重35～36 kgで推移し，7歳時には身長129 cm（+1.86SD），体重35.5 kg（肥満度+30.0%），ウエスト周囲長75 cmと肥満度の低下傾向がみられた．しかし，その後は徐々に体重増加がみられ，肥満度+40.0%前後で推移している（❷）．

肥満小児では骨年齢が促進している例が多い．過栄養のため，副腎アンドロゲンが過剰になることと関連していると考えられている．小学生までの肥満小児は高身長傾向の例が多いが，骨年齢が促進している場合は早期に最終身長に達してしまうので，成人後は小学生のころのような高身長ではなくなる．保護者は，本人が肥満であっても高身長だから心配ないと考えている場合が多いので，骨年齢を読影し，予測される最終身長について説明する[4]．

●**保護者の意識の変化**：受診時は，小学校低学年での小児肥満を大きな問題と考えていなかった．受診後は，将来起こりうる問題を理解した．とくに，骨年齢が進行しており，最終身長がそれほど高くならないであろうという説明には驚いており，治療の動機づけになった．

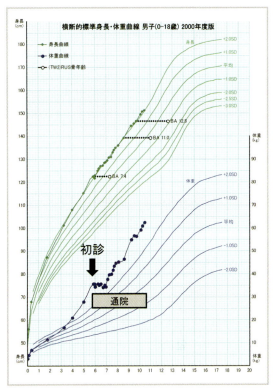

❷**症例1の治療経過**
初診から1年間は体重増加がほぼなく，きわめて順調に経過した．しかし，その後は体重増加がみられた．標準体重曲線にほぼ沿っており，肥満度は+40%程度で推移している．思春期が近づき，本人のやる気を引き出すことが課題である．骨年齢進行の程度が増加しており，最終身長での高身長の可能性は少ない．その点を勘案した指導も必要である．

解説 3歳時BMIは，1.5歳時BMIよりも高値であり，アディポシティリバウンド（→ガイドラインの用語解説）は3歳未満にあったと考えられる．幼児期後半に急激な体重増加があり，小学校入学時にはすでに小児肥満症であった症例である．学童肥満の多くはこのような成長パターンをとることが多い．学童肥満の多くは思春期肥満，さらには成人肥満に移行する．したがって，幼児期の肥満予防が重要である．幼児肥満では，保護者は子どもが肥満であることを認識していないことが多い．3歳以降は，乳児期のような体重増加がないことが標準である．しかし多くの保護者は，乳児期のようにどんどん体重が増えると思っている．一人ひとりの成長曲線を作成し，体重

が標準体重曲線から離れていないことを確認するだけで，幼児肥満はある程度予防できる．

さて治療については，幼児期から小学校低学年は保護者の指示を守ることが多く，勝手に食事をすることは少ない．また，自分で買い食いをすることもほとんどない．さらに，自尊感情の低下が少なく，運動も苦手になっていない．しがたって，保護者が体重が増えていないことをしっかり誉めながら生活していけば，比較的容易に肥満が改善していくことが多い．まず液体でのカロリー摂取を極力なくし，間食を可能な範囲で減らす．野菜は生野菜よりも温野菜を推奨し，とりあえず食べられる野菜をできるだけ食事の前半に食べるように指導する．

夕食前の体重を記録させ，体重増加がなければそれを継続し，体重増加があれば，間食，夕食の量を調整する．初診時に体重の記録帳を渡し，少なくとも夕食前の体重を毎日記録し，できればグラフ化させて受診ごとに持参させる．小学校低学年までは，保護者がこれらを実行できれば肥満診療が成功する場合が多い．子どもの日常生活習慣を意識するように，保護者を称賛し励ましながら指導することが鍵である．

●保護者に肥満のリスクを説明する際のポイント：幼児期，小学校低学年の小児肥満は高身長傾向で，運動もそれほど苦手でなく，集団生活での問題も少なく，合併症の検査でも異常がないことが多い．しかし，一般に小児肥満は年齢とともに進行し，思春期肥満，成人肥満へと移行することが多い．低年齢での高身長傾向は骨年齢が促進しているためであり，最終身長が高身長になることは少ない．運動は徐々に苦手になり，学校生活でも心理的な問題が多くなってくる．このように思春期以降は種々の合併症が出現する．したがって，低年齢のうちに肥満を改善し，思春期以降の諸問題を予防することが重要である．また，低年齢ほど生活習慣の修正が容易であり，肥満の改善が期待できる．

高度の睡眠時無呼吸を合併した高度肥満小児例

症例2：7歳，男児．
主訴：睡眠時無呼吸，膝関節痛．
家族歴：両親とも非肥満，糖尿病なし．
周産期歴：母親は妊娠糖尿病の既往はあるが，現在，糖尿病はなし．在胎40週，出生体重2,475 g，出生身長49.0 cm．
現病歴：5歳時に両親が離婚し，父親が養育者になった．そのころから急激に体重が増加した．父親は家庭でまったく料理をしないため，食事は外食，中食であった．好き嫌いが多く，野菜はほとんど食べない．給食は好きなものしか食べず，学童保育でおやつを食べていた．学童保育の後は，市の子育て支援施設に行き，夕食を食べ，22時に父親が迎えにきた後，ファストフード店でハンバーガーを食べて帰宅していた．睡眠中はいびきが強く，たびたび呼吸を止めていた．起床も遅く，朝食は食べずに登校していた．便秘が高度で排便は3～4日に1回であった．睡眠時の無呼吸が増悪し，学校でも傾眠傾向になってきたため，当科を受診した．
身体所見：身長128.0 cm（-0.40SD），体重74.3 kg（肥満度+185.8％），ウエスト周囲長110 cm，血圧122/78 mmHg，脈拍105回/分，呼吸音異常なし．扁桃肥大Ⅱ度．[外陰部] Tanner 陰茎1度，陰毛1度，睾丸容積3 mL．[皮膚所見] 頸部に黒色表皮症あり，腹部に皮膚線状あり，股ずれあり．膝関節痛あり．
検査所見：[空腹時採血] AST 45 IU/L，ALT 93 IU/L，TC 199 mg/dL，HDL-C 33 mg/dL，TG 223 mg/dL，UA 7.2 mg/dL，インスリン 18.2 μIU/mL，血糖値 109 mg/dL，HbA$_{1C}$ 5.8％，LDL（Freidewald式）121 mg/dL，non HDL-C 163 mg/dL，TSH 4.54 μIU/mL，fT$_3$ 4.54 pg/mL，fT$_4$ 1.41 ng/dL，ACTH 100.7 pg/mL，コルチゾール 13.9 μg/dL，LH 0.1 mIU/mL未満，FSH 0.1 mIU/mL未満，E$_2$（エストラジオール）5.0 pg/mL未満，テストステロン 0.06 ng/mL，DHEA-S 182 μg/

dL. [画像検査] 骨年齢（日本人標準化 RUS）12.1 歳. 腹部エコーで脂肪肝, 腹部 CT で内臓脂肪面積 122 cm^2〔基準 60 cm^2〕. [簡易アプノモニター] Apena Hypopnea Index (AHI) 165 回/時〔AHI ≧ 1 で睡眠時無呼吸と診断〕.

治療・経過：小児肥満症診断基準より, 高度肥満, 内臓脂肪型肥満, 睡眠時無呼吸, 非アルコール性脂肪性肝疾患, 高インスリン血症かつ黒色表皮症, 高 non HDL-C 血症, 高 TG 血症かつ低 HDL-C 血症, 高尿酸血症が認められ, A 項目 2, B 項目 5 であり, 小児肥満症と診断した（→ガイドラインの用語解説）.

　日中の傾眠傾向が強いため早急な減量が必要と判断し, 入院治療を行った. CPAP 療法（経鼻的持続陽圧呼吸療法）を開始したところ, 装着中はほぼ無呼吸はなくなった. 早寝・早起き・朝ごはんを徹底し, 生活リズムを整えた. 食事療法は 1 日 1,400 kcal とし, 運動療法として病棟の廊下の歩行を行った. また, ラクツロース, 整腸薬で便秘の治療を行い, 毎日排便がみられるようになった. 行動療法として, 夕食前に体重測定をし, グラフ化させた. 小学校の教諭, 市役所子ども課, 学童保育, 子育て支援施設の職員らと医療者で, 退院後も支援していくことを確認した. 2 か月間の入院で 62 kg まで減量し, 日中の傾眠傾向はなく, 廊下を走れるようになった. 退院後には, 行動目標を実践し, 記録をするように記録帳を渡した. 行動目標は以下のとおりである. ①早寝・早起き・朝ご飯を心がけよう. ②毎日, 体重を測って記録しよう, グラフも描こう. ③体重は夕食の前と夕食の後, 1 日 2 回測ろう. ④「体重を増やさないぞ」という気持ちをもとう. ⑤体重が増えてきたら, おやつ, ごはん, おかずを少し減らそう. ⑥ジュース, スポーツドリンクなどは飲まないようにしよう. ⑦家では, 牛乳を飲まないようにしよう. ⑧ごはんのときには野菜も食べよう. ⑨ゲーム, インターネット, スマホなどは 1 日 2 時間までにしよう. ⑩毎日, 家のお手伝いをしよう. ⑪歩数計をつけて 1 日 1 万歩をめざそう. ⑫学校が休みの日でも 1 日 1 回は汗をかく運動をし

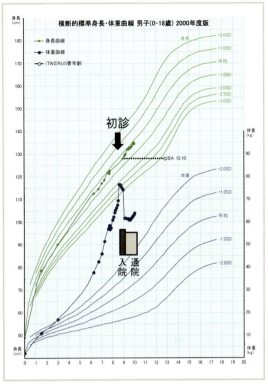

❸ **症例 2 の治療経過**
入院 2 か月で約 12 kg の減量ができた. 外来移行後も家庭での体重測定を継続し, 退院時の体重を維持している. 退院 6 か月後あたりから, 保護者と本人のモチベーションが低下傾向になったので, 誉めて励ます姿勢で診療を行った.

よう. 退院後は家庭での体重測定を毎日行っており, 毎月, 記録帳を持参して通院した. 体重増加は 1 年間で 2 kg 程度と改善した (❸).

● **本人と父親の意識の変化**：当初, 父親は小児肥満への治療に対して, きわめて否定的な考えをもっており, 放置していた. 本児の肥満が増悪し, 重症の睡眠時無呼吸症候群を合併するようになり, やむをえず受診した. 受診時, 呼吸のサポートと減量のため入院治療が必要であると説明した. 本児は入院を激しく嫌がり, 父親はその姿をみて, 積極的に入院させたくないという態度であった. しかし非常に重症であり, 生命に関わる可能性があることを説明し, なんとか入院した. 入院後は CPAP を装着し, 夜間の睡眠時間を確保でき, 生活リズムが改善し, 体調も良くなったこと, 本児が楽になってきたことを実感し, 治療に

積極的になってきた．父親もそのような本児の変化をみて，治療に積極的になってきた．退院後も生活指導を守ることができている．

解説 小児肥満症の入院治療の適応は，睡眠時無呼吸や運動障害などのためにすみやかな体重減少が必要な場合や，2型糖尿病，とくに清涼飲料水ケトーシス(→ガイドラインの用語解説)を合併した場合などである．できれば養護学校や院内学級を併設している医療機関への紹介が望ましい．入院の目的は体重減少のほか，退院後に健康的な家庭学校生活ができるように，本人と保護者を指導することである．これらを実践するためには行動療法が有効である．具体的には毎日の体重測定と記録，日常生活の行動目標のチェックリストの記録帳を作成し，保護者と本人が毎日記録し，受診ごとに持参することである．行動目標は，本人と家族が少し気をつければできることとし，目標が達成できたことを，保護者が本人を誉める材料にすることである．行動療法の継続に必要なことは保護者が本人を誉めること，医療者が保護者と本人を誉めることである．受診および家庭での体重測定の継続が成否の鍵である．受診間隔は1〜2か月とし，3か月以上あけると保護者と本人のモチベーションが下がり，受診継続が困難になる場合が多い．本症例でも骨年齢の促進がみられる．LH，FSHが抑制されているので，副腎アンドロゲンが過剰であることが推測される．最終身長は現在の身長SDスコアよりも低下すると推測される．

(菊池　透)

文献

1) 朝山光太郎ほか．小児肥満症の判定基準 小児適正体格検討委員会よりの提言．肥満研究 2002；8：204-11．
2) 岡田知雄ほか．小児肥満症ガイドライン2014(概要)．肥満研究 2014；20：i-xxvi．
3) 日本肥満学会．小児肥満症診療ガイドライン2017．東京：ライフサイエンス出版；2017．
4) 菊池透．肥満とメタボリックシンドローム．田中敏章，安達昌功編．専門医による新小児内分泌疾患の治療．東京：診断と治療社；2017．p.250-60．

ガイドラインの用語解説

- 小児肥満症の診断（小児肥満症診療ガイドライン 2017）
 小児肥満症とは肥満に起因ないし関連する健康障害（医学的異常）を合併するか，その合併が予測される場合で，医学的に肥満を軽減する必要がある状態をいい，疾患単位として取り扱う．
 A 項目（肥満治療を必要とする医学的異常）：①高血圧，②睡眠時無呼吸症候群など換気障害，③ 2 型糖尿病・耐糖能障害，④内臓脂肪型肥満，⑤早期動脈硬化．
 B 項目（肥満と関連が深い代謝異常）：①非アルコール性脂肪性肝疾患（NAFLD），②高インスリン血症 かつ/または 黒色表皮症，③高 TC 血症 かつ/または 高 non HDL-C 血症，④高 TG 血症 かつ/または 低 HDL-C 血症，⑤高尿酸血症．
 参考項目：①皮膚線条などの皮膚所見，②肥満に起因する運動器機能不全，③月経異常，④肥満に起因する不登校，いじめ等，⑤低出生体重児または高出生体重児．
 肥満症の診断：（1）A 項目を 1 つ以上有するもの，（2）肥満度が＋50％以上で B 項目の 1 つ以上を満たすもの，（3）肥満度が＋50％未満で B 項目の 2 つ以上を満たすものを小児肥満症と診断する．（参考項目は 2 つ以上あれば，B 項目 1 つと同等とする）
- アディポシティリバウンド：1984 年，Rolland-Cachera が提唱した乳幼児早期の栄養問題が，その後の人生における肥満，糖尿病をもたらすという概念である．一般に，BMI は 5〜6 歳に最低値をとり，その後増加する．これをアディポシティリバウンド（AR）という．AR が 5 歳未満の早期に出現する群（早期 AR）は遅れて出現する群よりも，成人になって肥満や 2 型糖尿病になるリスクが高いと考えられている．
- 清涼飲料水ケトーシス：高度肥満者が，糖を含む清涼飲料水を多飲することで発症する．糖の大量摂取による高血糖，それに引き続くブドウ糖毒性によってインスリン抵抗性，インスリン分泌障害が生じ，さらに高血糖となる．また，脂肪分解の亢進による大量のケトン体産生により，ケトーシス，さらにケトアシドーシスという病態に陥る．

SGA 性低身長症

概要

　SGA（small for gestational age）性低身長として，在胎週数に比して体格が小さい状態で生まれても，約90％は2歳までに正常身長にキャッチアップする[1]．出生体重と身長がともに在胎週数相当の10パーセンタイル未満で，かつ身長または体重のどちらかが在胎週数相当の－2SD（standard deviation：標準偏差）未満で，2歳までに身長SDスコアが－2SD以上にキャッチアップしなかった場合，SGA性低身長症と診断される．疫学調査[2]では，SGA性低身長症の頻度は，全新生児の約0.3％と推定されている．

　SGA性低身長症のうち，成長ホルモン（GH）治療の適応になる条件は，ガイドラインに詳しく述べられているが，全新生児の約0.06％，低身長児の約2.6％と推定されている．

　GH治療量は0.23～0.47 mg/kg/週と，成長ホルモン分泌不全（growth hormone deficiency：GHD）性低身長症よりも多く，治療量の幅も認められている．GHDより高用量なので早期からキャッチアップできるが，思春期の開始時期や成人身長に関しては，わが国ではまだ十分なデータがない．安全性においても，GHDと比較して新たに問題となる有害事象はないといわれているが，高用量なので耐糖能には注意する必要がある．

ガイドラインのポイント

　SGA低身長症におけるGH治療は，アメリカでは2001年，ヨーロッパでは2003年から認められており，日本では治験開始から承認まで時間がかかり，2008年10月に承認された．承認前に当局から学会にガイドラインの作成を要請され，2006年にGrowth Hormone Research Society/European Society for Paeditric Endocrinology/Lawson Wilkins Pediatric Endocrinologyの主催で開催されたconsensus meetingの内容や，海外のSGAの定義とわが国における定義の違い，治験における開始条件なども考慮して，2007年に日本小児科学会と日本未熟児新生児学会と合同で，『SGA性低身長症におけるGH治療のガイドライン』[3]を発表した．

　SGA低身長症のうちGH治療の適応になるのは，①暦年齢が3歳以上，②身長SDスコアが－2.5SD未満，③成長率SDスコアが0SD未満，④他の低身長をきたす疾患を除外した場合である．ガイドラインを補う意味で，2008年10月に「SGA性低身長症におけるGH治療の実施上の注意」が発表され，2009年6月，2010年6月，2010年10月に一部改訂されている．

GH 治療により成人身長が正常化した SGA 性低身長症例

症例1：初診時6歳4か月，女児．
主訴：低身長．
既往歴・家族歴：母親初産．在胎40週，出生体重2,554 g（＜10パーセンタイル），出生身長45.6 cm（＜－2SD）．父親161 cm，母親149 cm．
現病歴：身長102.6 cm（－2.55SD），15.3 kg，成長率5.7 cm/年（－0.57SD），骨年齢5.8歳．身体所見異常なし．
検査所見：一般生化学，血液検査異常なし．甲状

胎期間別出生時体格標準値」[4]を用いる．この標準身長・体重表は，在胎22週1日より41週6日までの初産/経産，男女の10パーセンタイル値，−2SD値が1日ごとに記載されている．42週0日以降に出産した児の場合は，41週6日の値を準用する．

母子手帳の記録で2歳ごろの身長を把握すれば，正常身長にキャッチアップしているかいないかが確認できる．3歳時に−2.5SD未満で，成長率が0SD未満のときは，他の低身長をきたす疾患を除外できればGHの適応となる．身長の標準値には2000年の標準値[5]を用いる．成長率を過去の成長の記録から計算する必要がある．成長率の標準値[6]は縦断的記録からつくられている．

他の疾患の除外においては，GHDを除外する必要があるため，GH分泌刺激試験を行う．本症例では2種類行っているが，1種類で正常反応（GHRP-2負荷試験以外の負荷試験でGH頂値が6 ng/mLを超える）が認められれば除外できる．女児ではTurner症候群を除外する必要があるので，特徴的な小奇形（外反肘，翼状頸など）があれば染色体検査を行うが，女児全例に行う必要はない．そのほか，低身長を呈する症候群も除外する必要がある．

GH治療量は，添付文書には「通常1週間に体重kg当たり0.23 mgを6〜7回に分けて皮下に注射する．なお，効果不十分の場合は1週間に体重kg当たり0.47 mgまで増量し，6〜7回に分けて皮下に注射する．」と記載されている．「効果不十分」の判断基準は，身長SDスコアの1年ごとの改善度による．身長SDスコアの改善度が，1年目0.5SD未満，2年目0.25SD未満，3年目0.15SD未満，4年目以降0.1SD未満であれば，効果不十分として増量を考慮する．増量は，0.47 mg/kg/週まで急激に増量しなくても，徐々に増量することにより，年齢が若ければ通常は十分な効果が認められる．本症例も，最大GH治療量は0.28 mg/kg/週であった．

思春期開始年齢も健常女児の平均9歳9か月とあまり変わりなく，思春期の伸びも23 cmと平

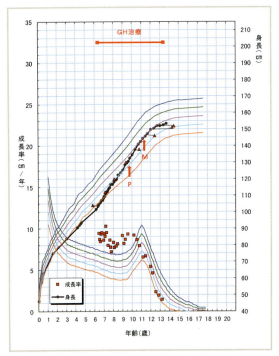

❶ GH治療により成人身長が正常化したSGA性低身長症女児の身長・成長率グラフ（症例1）
P：思春期開始，M：初経．
─+2SD，─+1SD，─0SD，─−1SD，─−2SD．

腺機能正常．IGF-I 63 ng/mL（基準値：55〜215 ng/mL）．［成長ホルモン分泌刺激試験］アルギニン負荷試験でGH頂値 9.28 ng/mL，グルカゴン負荷試験でGH頂値 14.4 ng/mL．

治療経過：SGA性低身長症として6歳4か月からGH 0.5 mg/日（0.23 ng/kg/週）の就寝前自己注射で治療を開始した．1年目の伸びは9.4 cm/年で，身長112.0 cm，−1.71SDまで身長SDスコアは改善した．以後の伸びも順調で，9歳6か月 130.5 cm，24.7 kg，骨年齢9.5歳で思春期に入り，10歳10か月で初経を迎えた．13歳4か月 152.5 cmでGH治療を終了し，成人身長は153.3 cm（−0.91SD）に達した（❶）．

解説 SGAかどうかは，生まれたときの在胎週数と出生体重，出生身長，初産か経産かで決まる．したがって問診で，母親が初産だったか経産だったかも聞いておく必要がある．これらの標準値には，現在2010年3月に作成された「在

均的に伸びて，成人身長SDスコアも−0.91SDと正常化した．

超低出生体重児のGH治療例

症例2：初診時9歳5か月，女児．
主訴：低身長．
既往歴・家族歴：母親経産，品胎 第3子．在胎週数 24週5日，出生体重 539 g（＜10パーセンタイル），出生身長 32 cm[★1]．父親 172 cm，母親 155 cm．
現病歴：身長 112.5 cm（−3.36SD），16.9 kg，成長率 5.0 cm/年（−0.50SD），骨年齢 9.0歳．身体所見異常なし．乳房発育 Tanner 1度．
検査所見：一般生化学，血液検査異常なし．甲状腺機能正常．IGF-I 154 ng/mL（基準値：133～517 ng/mL）．[成長ホルモン分泌刺激試験]クロニジン負荷試験でGH頂値 19.9 ng/mL．
治療経過：SGA性低身長症として1日 0.7 mg（0.25 mg/kg/週）のGHで治療を開始し，6か月目で 0.8 mg/日（0.30 mg/kg/週）に増量したが，治療1年目（10歳5か月）の伸びは 6.9 cm/年（119.4 cm，−3.03SD）と不十分で，治療1年目に 0.9 mg/日（0.33 mg/kg/週）に増量した．2年目（11歳6か月）の伸びは 6.3 cm/年（125.2 cm，−3.10SD）とまだ不十分で，1.1 mg/日（0.35 mg/kg/週）まで増量した．11歳8か月 128.0 cm（−3.06SD）で思春期に入り，13歳4か月で初経を迎えた．GH治療は 14歳7か月（143.4 cm，−2.68SD）まで行われたが，成人身長は 144.8 cm（−2.51SD）であった（❷）．

解説 在胎24週の超低出生体重児．『SGA性低身長症におけるGH治療の実施上の注意』（2010年10月4日改訂）（日本小児内分泌学会，日本未熟児新生児学会）には，「SGA性低身長症の治療適応の有無の判定は，最終的にそれぞれの

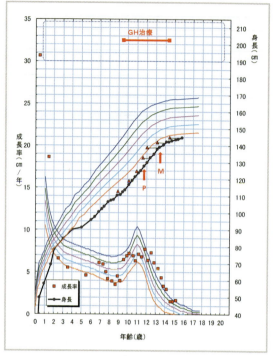

❷ GH治療した超低出生体重児の身長・成長率グラフ（症例2）
P：思春期開始，M：初経．

現場での総合的な判断に委ねられる．（出生時身長・体重の測定や在胎期間の推定における誤差を考慮すると，体格基準を文字通り厳密に適用することが必ずしも適切でない場合もある．）」と書かれており，本症例も出生身長測定の誤りが推測されたため，SGA性低身長症として，GH治療を開始した．

一般的にGH治療は年齢が若いほどGH治療に対する成長率が大きいが，本症例のように女児ですでに9歳だと大きな成長率は期待できない．「SGA性低身長症におけるGH治療の実施上の注意」の増量の基準には，「効果が不十分」であること以外に増量を考慮するべき事項として，以下の項目があげられている．

- 低身長の程度が著しい場合
- 予測された成人身長が著しく低い場合

★1 出生身長 32 cm は，10パーセンタイル以上なのでSGAとは判定されないが，母子手帳には生後7日には身長 27.0 cm，生後1か月には身長 30.2 cm と記載されており，出生身長の 32 cm は誤りで，27 cm 未満だったと考えられるのでSGAと判定した．

- 骨年齢や性成熟からみて成長できる期間がかなり短い場合
- 低身長に伴う心理的ストレスが大きい，または自己肯定感が損なわれている場合

本症例では，ほとんどの項目が該当したので急速に増量したが，128 cmと低身長で思春期に入ったため，成人身長を正常化することはできなかった．しかし，身長SDスコアは治療開始時より0.85SD改善した．

3歳から治療を開始したSGA性低身長症例

症例3：初診時3歳3か月，女児.
主訴：低身長.
既往歴・家族歴：母親初産，妊娠糖尿病あり．在胎週数37週5日，出生体重 1,594 g（＜－2SD）．脚長差があり，Russell-Silver症候群と診断されていた．父親172 cm，母親158 cm．
現病歴：身長 84.3 cm（－2.80 SD），8.2 kg（やせ度－26.1 %），成長率 6.8 cm/年（－1.20SD），骨年齢2歳．脚長差1 cm．乳房発育 Tanner 1度．
検査所見：一般生化学，血液検査異常なし．甲状腺機能正常．IGF-I 115 ng/mL（基準値：40～227 ng/mL）．［成長ホルモン分泌刺激試験］GHRP-2負荷試験で GH頂値 41.6 ng/mL．
治療経過：3歳4か月からGH 0.3 mg/日（0.23 ng/kg/週）で治療を開始した．1年目の伸びは9.7 cm/年で，95.2 cm（－1.67SD）まで身長SDスコアは改善した．以後の伸びも順調で，4年目の7歳4か月 120.9 cm（＋0.14SD），21.3 kgと平均身長に達した．9歳11か月 140.7 cm（＋0.69SD）で思春期に入った．10歳5か月ごろから HbA_{1C} が上昇し始めたため，10歳9か月 147.2 cm（＋0.70SD），33 kgでGH治療終了．以後も HbA_{1C} が上昇したため，糖尿病として治療を開始した（❸）．

解説 出生時に身長が測定されていないときは，体重だけで判定してよいことになっている．

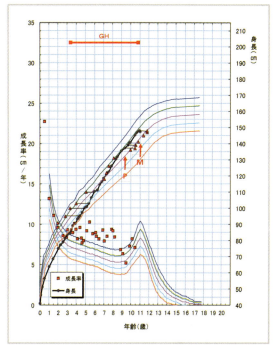

❸ 3歳から治療を開始したSGA性低身長症女児の身長・成長率グラフ（症例3）
P：思春期開始，M：初経.

Russell-Silver症候群は，治験においても適応として治療されているので，除外しなくてよい．GHDを除外するのには，副作用もなく検査も1時間で終わるGHRP-2負荷試験がよい．ただし刺激が強力なので，他の負荷試験はGH頂値のカットオフが6 ng/mLであるのに対し，GHRP-2負荷試験は16 ng/mLである．

SGA性低身長症はGH治療が3歳から認められているため，3歳時健診でスクリーニングして治療を開始するのが効率的である．年齢が若いほど治療に対する成長率は大きく，年齢が小さいほど身長のSD幅が小さいので，早くキャッチアップする．本症例もGH治療量はそれほど増量しなくても，平均身長まで早期にキャッチアップした．

GHは血糖上昇作用があり，とくにSGA性低身長症ではGHDと比べて高用量を用いるので，耐糖能に注意する必要がある．通常は，GH治療によってインスリン分泌も亢進しているため血糖は上昇しない．しかし，本症例のように母親に妊娠糖尿病があるような例では，遺伝的に糖尿病を

発症しやすい素因があり，GH 治療が引き金になった可能性は否定できない．欧米では SGA 性低身長症の GH 治療において糖尿病の発症の報告はないので，人種的に日本人が注意しなくてはならないのかもしれない．

増量の基準は，「効果が不十分であること」だけではなく，考慮すべきいくつかの点があるので，なるべく早期に増量を検討することが，治療効果に重要である．

SGA 性低身長症の診断に重要な出生時身長は，不正確なこともある．出生体重と釣り合わないときは，母子手帳からその後の成長を検討して，出生時身長が妥当かどうか確認することで診断できることもある．

〈田中敏章〉

文献

1) Albertsson-Wikland K, Karlberg J. Natural growth in children born small for gestational age with and without catch-up growth. Acta Paediatr Suppl 1994；399：64-70.
2) Fujita K, et al. Prevalence of small for gestational age (SGA) and short stature in children born SGA who qualify for growth hormone treatment at 3 years of age：population-based study. Pediatr Int 2016；58：372-6.
3) 日本小児科学会成長ホルモン委員会・日本未熟児新生児学会薬事委員会報告．SGA 性低身長症における GH 治療のガイドライン．日児誌 2007；111：641-6.
4) 日本小児科学会新生児委員会．新しい在胎期間別出生時体格標準値の導入について．日児誌 2010；114：1271-93.
5) 日本小児内分泌学会・日本成長学会合同標準値委員会．日本人小児の体格に関する基本的な考え方．成長会誌 2011；17：84-99.
6) Suwa S, et al. Longitudinal standards for height and height velocity. Clin Pediatr Endocrinol 1992；1：5-13.

14章　内分泌疾患

Basedow病

概要

Basedow病はTSH受容体抗体（TSH receptor antibody：TRAb）がTSH受容体を刺激して甲状腺ホルモンの産生と分泌を増加させ，びまん性中毒性甲状腺腫をきたす後天性自己免疫疾患である．小児での有病率は0.02%，発症年齢は11～15歳で年齢とともに増加し，高校生で発症がピークとなる[1,2]．男女比は1：3～6である．

小児Basedow病の40%が家族歴を有する．Basedow病は複数の遺伝的要因に環境的要因が加わり，甲状腺に対する免疫寛容機構が破綻して発症する．Basedow病の発症機序の79%を遺伝因子で説明できる．

ガイドラインのポイント

Basedow病は発症頻度が高く一般実地医家が診療に携わる機会も多いため，標準的な薬物治療法の指針として『バセドウ病薬物治療のガイドライン2006』が作成され，2011年に改訂された．小児に関しては『小児期発症バセドウ病薬物治療のガイドライン2008』[2]が作成され，その後『小児期発症バセドウ病診療のガイドライン2016』として改訂され，具体的な治療法が明記された[1]．

典型的な症例

症例1：13歳，女子．
主訴：全身倦怠感，嘔気，微熱，食欲亢進，体重減少，前頸部腫大．
現病歴：生来健康．友人関係において問題行動を起こし，近医にて注意欠陥多動性障害と診断され，メチルフェニデート塩酸塩，アリピプラゾールを処方された．その2か月後より全身倦怠感，微熱があり，また前頸部腫大，眼球突出に気づかれ，食欲亢進にもかかわらず体重が5 kg減少したため，外来を受診した．イライラしていて，いつも汗をかいている．
身体所見：身長158.9 cm，体重54.2 kg，体温37.2℃，脈拍数98回/分，血圧144/64 mmHg．甲状腺腫は七條分類Ⅳ度（甲状腺腫大が著明で前方に突出しているもので，側方から観察して頸部の曲線が明確に著明な彎曲を示すもの）で，発赤，圧痛はないが血管雑音を聴取した．眼球突出度は10 mmであった．収縮期駆出性心雑音（Levine第Ⅱ度/Ⅵ度）を大動脈弁領域で聴取した．多汗，手指振戦を認めた．
検査所見：AST 30 IU/L，ALT 56 IU/L，Cre 0.4 mg/dL，CPK 57 IU/L，ALP 406 IU/L，T-Chol 131 mg/dL，fT_4 4.81 ng/dL，fT_3 13.29 pg/mL，TSH＜0.003 μU/mL，TRAb（抗TSH受容体抗体）6.9 IU/L（基準値＜1.0 IU/L），TPOAb（抗甲状腺ペルオキシダーゼ抗体）377 IU/mL（基準値＜16 IU/mL），TgAb（抗サイログロブリン抗体）148 IU/mL（基準値＜28 IU/mL）．超音波検査では甲状腺はびまん性に腫大し，内部エコー輝度は低下し，不均一で，血流シグナルは火焔様に増加し，血流速度波形解析では上甲状腺動脈最高血流速度は45 cm/秒であった．
治療・経過：臨床症状と検査所見よりBasedow病と診断し，メチマゾール（MMI）15 mgによる治療と運動制限を指示した．1か月後には甲状腺中毒症状，心雑音は消失し，2か月後に運動制

限を解除した．9か月後よりMMIを10 mgに，17か月後より5 mgに減量し，TRAbが陰性を維持できていたため，26か月後よりMMIを5 mg隔日投与として6か月後中止した．

解説 小児Basedow病の典型例である．成人と異なり，精神症状が前面に出ることがある．T-Chol, Cre, CPKは低下し，AST, ALTは軽度上昇しているが，甲状腺機能の回復に伴い正常化する．高校生以上ではALPは長期の甲状腺機能亢進を反映して上昇することが多いとされているが，本例のような中学生以下では参考にならない．

抗甲状腺薬にはMMI（わが国ではチアマゾール）とプロピルチオウラシル（PTU）（→ガイドラインの用語解説）がある．PTUは低用量では甲状腺機能正常化に時間を要し，高用量では副作用の出現率が高い[3]．PTUはMMIに比べて重篤な副作用の発現率が高く，とくに若年者では重症肝障害とANCA関連血管炎症候群の報告例が多いことから，米国ではPTUの使用が制限されている[4]．以上からMMIを第1選択薬とする（推奨度1）．MMI初期投与量は0.2〜0.5 mg/kg/日とし，重症（fT_4値＞7 ng/dL）では倍量まで増量する（推奨度1）．通常はMMI 15 mg/日で加療を開始する（目標値は基準値内）．

Basedow病患者では大動脈弁領域で収縮期雑音を聴取することがある．甲状腺中毒状態では心拍出量が200〜300％に増えており，それが大動脈流出路に流れ込み，心雑音をもたらすが，甲状腺機能の改善後に消失する．また，Basedow病患者では心尖部に収縮期逆流性雑音を聴取することがある．これは僧帽弁逸脱症による．左室圧の亢進により僧帽弁乳頭筋に負担がかかり，心拡大による僧帽弁輪の拡張と乳頭筋の位置のずれ，さらに乳頭筋変性によって逸脱が起こる．

経過中再燃した症例

症例2：14歳，男子．

主訴：易疲労感，体重減少．
家族歴：家系内に甲状腺疾患なし，結石の既往者なし．
現病歴：起床時に腰背部の激しい疼痛を訴え，近医を受診した．超音波検査にて腎臓結石と診断され，経過観察された．そのころから易疲労感，体重減少（約10 kg）があり，動悸を自覚し，軟便傾向で，暑がりとなった．運動能力が低下し，学業成績も低下したため，当科を受診した．
身体所見：身長174.6 cm，体重：62.7 kg，体温36.4℃，脈拍数114回/分，血圧118/56 mmHg，甲状腺腫は七條分類Ⅲ度（頭部を正常位に保つとき，甲状腺を明確に視診しうるもの），弾性硬，血管雑音を聴取せず．心雑音なし．いらつき，多汗，手指振戦あり．
検査所見：AST 20 IU/L，ALT 25 IU/L，Cre 0.48 mg/dL，CPK 99 IU/L，T-Chol 91 mg/dL，Ca 10.4 mg/dL，IP（無機リン）4.0 mg/dL，ALP 612 IU/L，fT_4 4.54 ng/dL，fT_3 20.40 pg/mL，TSH＜0.003 μU/mL，TRAb 22.9 IU/L，TPOAb 146 IU/mL，TgAb 190 IU/mL，intact PTH 12 pg/mL，尿中Ca/Cre 0.48．超音波検査で甲状腺はびまん性に腫大し，内部エコー輝度は不均一で，亢進し，血流豊富であった．
治療・経過：Basedow病およびBasedow病による高Ca尿症と診断し，MMI 15 mg，β遮断薬にて加療を開始し，運動制限を指示した．2か月後にfT_4 1.49 ng/dL，fT_3 4.97 pg/mL，TSH＜0.003 μU/mL，尿中Ca/Cre 0.14と改善した．部活動を許可した後増悪したため，1年後にヨウ化カリウム丸（KI）50 mg/隔日を一時的に併用した．1年6か月後MMI 10 mgに減量し，2年後にTRAbが陰性化したためMMI 5 mgに減量した．2年8か月後，fT_4 2.14 ng/dL，fT_3 6.33 pg/mL，TSH＜0.003 μU/mL，TRAb 12.2 IU/Lと再燃したため，MMI 15 mgに増量した．

解説 Basedow病では尿中へのCa排泄が増加し，尿路結石をきたすことがある．甲状腺機能が正常化するまでは体育の授業や運動部活動

は控える．正常化した後は激しい運動部の活動以外はとくに制限する必要はない．本症例では甲状腺機能が安定しないため，一時的に KI を併用した．

少なくとも 18～24 か月間は抗甲状腺薬を継続する（推奨度 2）．小児では TRAb が低下しづらく，陰性化までに長期間を要する．一般的に，甲状腺腫大が改善し TRAb 陰性が持続していれば寛解している可能性が高い（推奨度 2）．一方，維持量・投与期間が長いほうが寛解率は高くなる．最近，フランスからカルビマゾール（肝臓でMMI に代謝される）を 8～10 年間投与することにより，小児 Basedow 病の約 50％ が寛解すると報告された[5]．佐藤らは 10 年以上治療した本症の寛解率は PTU では 50％，MMI では 35％ であると報告している[3]．大江らは治療期間中央値 3.8 年での抗甲状腺薬による寛解率は 46.2％ で，治療開始 5 年間は寛解率が上がるとしている[6]．

従来，抗甲状腺薬で 2 年間治療し寛解しない場合，外科治療，^{131}I 内用療法を考慮するとされていたが，2 年間の抗甲状腺薬治療で寛解しなくとも，必ずしも他の治療法を選択する必要はない（推奨度 1）．

維持量（MMI で 5 mg/隔日～5 mg/日程度）で甲状腺機能正常が維持できていれば，治療中止を考慮する（推奨度 2）．抗甲状腺薬隔日 1 錠を 6 か月以上継続し，機能正常であれば中止する方法もある（推奨度 2）．

抗甲状腺薬により無顆粒球症を呈した症例

症例 3：12 歳，女児．
主訴：前頸部腫脹．
家族歴：父方叔母に甲状腺癌，橋本病の既往あり．
現病歴：頸部の腫脹に気づき，外来を受診した．頻脈，振戦，びまん性甲状腺腫大を認めた．fT$_3$ 17.48 pg/mL，fT$_4$ 4.25 ng/dL，TSH＜0.003 μU/mL，TRAb 50.9 IU/L から，Basedow 病と診断され，MMI 30 mg で加療された．16 日後に蕁麻疹が出現した．23 日後に発熱，悪寒，咽頭痛が出現したため外来を受診した．

身体所見：体温 39.5℃，脈拍数 108 回/分，血圧 154/60 mmHg，甲状腺腫は七條分類Ⅲ度，血管雑音を聴取，手指振戦あり，意識は清明で，胃腸症状なし，咽頭発赤あり，胸腹部異常なし．
検査所見：白血球 1,500/μL（好中球 0％），Hb 12.4 g/dL，血小板 27.8 万/μL，AST 18 IU/L，ALT 23 IU/L，CK 44 IU/L，CRP 4.2 mg/dL．骨髄検査では有核細胞数 $5.3×10^4$/μL，巨核球数 218.8/μL，軽度低形成骨髄，骨髄球と顆粒球の著減，成熟赤芽球減少，巨核球は過形成で，異型細胞は認めなかった．
治療・経過：急性咽頭炎，無顆粒球症と診断し入院加療となった．ただちに MMI を中止し，カルバペネム系抗菌薬パニペネム・ベタミプロン合剤，顆粒球コロニー形成刺激因子製剤，KI，β 遮断薬で加療した．2 日後に解熱し，11 日後に無顆粒球症は回復した．1 か月後に甲状腺外科専門病院にて甲状腺全摘術を行った．

解説 MMI の代表的で重篤な副作用は無顆粒球症であり，頻度は 0.35％ で，投与量に依存して発症する[1]．本邦小児では無顆粒球症は投与期間とは関連はなく，MMI 投与量 20 mg/日以上で発症率が上昇する．重篤な副作用出現時にはただちに抗甲状腺薬を中止し，無機ヨウ素剤を投与し，外科的治療や ^{131}I 内用療法を考慮する（推奨度 1）．

一方，妊娠第 1 三半期の MMI 投与は新生児の頭皮欠損，臍帯ヘルニア，腸間管遺残，気管食道瘻，食道閉鎖症，後鼻孔閉鎖症などの MMI embryopathy との関連性が示唆されている（推奨度 1）．米国のガイドラインでは抗甲状腺薬治療は原則的に MMI を用いるが，例外的に PTU を用いるのは，①妊娠第 1 三半期，②甲状腺クリーゼ，③ MMI に軽度の副作用が出て ^{131}I 内用療法や外科治療を拒んだ場合，に限定している[4]．

急性脳症を疑われ，甲状腺クリーゼで亡くなった症例

症例4：4歳，女児．
主訴：発熱，下痢．
家族歴：父はBasedow病で寛解中．
既往歴：熱性けいれん．
現病歴：朝から発熱，嘔吐，下痢が出現し，近医を受診した．「感冒性胃腸炎」と診断され，乳酸菌製剤，制吐薬，解熱薬を処方された．夜間に1分間のけいれんがあり，夜間急病診療所に搬送された．体温39.5℃，脈拍数159回/分，インフルエンザ迅速抗原検査は陰性であった．感冒性胃腸炎，熱性けいれんと診断され，ジアゼパム座薬を挿肛後，2時間補液を受けた．翌朝，前医を再診し，輸液目的で当科を紹介受診した．当科受診時，視線が合わず，応答もなく急性脳症を疑い，入院となった．

身体所見：身長115 cm，体重18 kg．体温40.5℃，血圧80/mmHg（最低血圧は測定不可），脈拍数240回/分であった．座位不可，顔色は不良で，末梢冷感を認めた．視線は合わず，不穏で痛み刺激に払いのけ反応あり，発声はあるが，呼びかけに応答はなかった（JCS 100）．項部硬直，Kernig徴候，Babinski反射は認めなかった．瞳孔は3 mmで左右差はなく，対光反射も正常であった．咽頭は軽度発赤し，口腔粘膜は乾燥していた．毛細血管再充満時間は1秒であった．胸腹部に異常所見なし．

検査所見：白血球 19,800/μL，BUN 34 mg/dL，Cre 0.92 mg/dL，UA 10.9 mg/dL，AST 68 IU/L，ALT 49 IU/L，ALP 1,382 IU/L，CK 127 IU/L，T-Chol 83 mg/dL，CRP 0.6 mg/dL，静脈血血液ガス分析にて pH 7.150，HCO₃⁻ 13.7 mmol/L，BE −14.5 mmol/L であった．髄液検査は正常であった．

治療・経過：急性脳症と診断し，輸液を開始した．直後に全身性けいれんを反復したため，気道確保し，抗てんかん薬フェニトイン，ミダゾラムを静脈内注射した．その際，甲状腺腫大（七條分類Ⅳ度），眼球突出に気づき，超音波検査，甲状腺機能検査を行った．超音波検査では甲状腺はびまん性に腫大していたが，血流信号は認めなかった．fT₃ 17.7 pg/mL，fT₄ 9.0 ng/dL，TSH<0.003 μU/mL，TRAb 92.2%であった．甲状腺クリーゼと診断し，抗甲状腺薬，無機ヨウ素，β遮断薬投与の準備中に心停止となり，ヒドロコルチゾンも含めた心肺蘇生に反応せず死亡に至った．

解説 甲状腺クリーゼとは甲状腺中毒症の急性増悪であり，甲状腺中毒症の原因となる未治療ないしコントロール不良の甲状腺基礎疾患が存在し，これに強いストレスが加わったときに，甲状腺ホルモン作用過剰に対する生体の代償機構の破綻により複数臓器が機能不全に陥った結果，生命の危機に直面した緊急治療を要する病態をいう(推奨度1)．発症機序は不明であり，臨床症状，徴候に基づいて診断される．致死率は高く，緊急な治療が要求されるが，成人甲状腺中毒症患者の0.22%を占めるまれな病態である．小児に関しては10万人あたり0.1〜3人の発症率という報告があるが，疫学的データは乏しい[1]．ICUにて全身管理下，すみやかに大量の輸液，体温管理，大量の抗甲状腺薬，KI，β遮断薬，副腎皮質ホルモン薬により治療を行う．改善しなければ血漿交換を行う(推奨度1)．

従来，救急医療の現場には甲状腺クリーゼ患者が受診している可能性が指摘されている．とくに小児医療の現場では，発熱を伴う中枢神経症状を呈した患児を診察した場合，急性脳症と診断され，本症が見逃されている可能性がある．

ピットフォール
「甲状腺中毒症」とは過剰な甲状腺ホルモンによって代謝と活動性が亢進した状態である．甲状腺ホルモン産生と分泌が亢進する「甲状腺機能亢進症」と甲状腺ホルモン産生亢進を伴わない甲状腺ホルモン過剰状態（甲状腺ホルモン過剰摂取や甲状腺濾胞の炎症性破壊により甲状腺ホルモンが漏出する破壊性甲状腺炎）を併せて，甲状腺中毒症という．

甲状腺機能亢進症の原因としてBasedow病，TSH産生下垂体腺腫，絨毛癌，卵巣甲状腺腫，中毒性多結節性甲状腺腫，Plummer病，先天性甲状腺機能亢進症，甲状腺ホルモン不応症，ヨウ素過剰などがあげられる．甲状腺中毒症の50～70％はBasedow病である．

近年，抗甲状腺薬による副作用発現を可能な限り減らすことを最優先に，抗甲状腺薬の投与量を以前より減らす傾向にある．『小児期発症バセドウ病診療のガイドライン2016』では抗甲状腺薬の副作用と長期継続投与の有効性，18歳以下に対する^{131}I内用療法，甲状腺クリーゼの治療法に関して推奨が記載されている．

（南谷幹史）

文献

1) 日本小児内分泌学会薬事委員会，日本甲状腺学会小児甲状腺疾患診療委員会．小児期発症バセドウ病診療のガイドライン2016．http://jspe.umin.jp/medical/files/gravesdisease_guideline2016.pdf
2) 佐藤浩一 ほか．小児期発症バセドウ病薬物治療のガイドライン2008．日児誌 2008；112：946-52．
3) Sato H, et al. Comparison of methimazole and propylthiouracil in the management of children and adolescents with Graves' disease: efficacy and adverse reactions during initial treatment and long-term outcome. J Pediatr Endocrinol Metab 2011; 24: 257-63.
4) Ross DS, et al. 2016 American thyroid association guidelines for diagnosis and management of hyperthyroidism and other causes of thyrotoxicosis. Thyroid 2016; 26: 1343-421.
5) Léger J, et al. Positive impact of long-term antithyroid drug treatment on the outcome of children with Graves' disease: national long-term cohort study. J Clin Endocrinol Metab 2012; 97: 110-9.
6) Ohye H, et al. Antithyroid drug treatment for Graves' disease in children: a long-term retrospective study at a single institution. Thyroid 2014; 24: 200-7.

ガイドラインの用語解説

- プロピルチオウラシル（PTU）とチアマゾール：チアマゾールにはメチマゾール（MMI）とカルビマゾール（CBZ）の2種類ある．わが国や米国ではMMIが使用され，欧州ではCBZが使われている．CBZは肝臓ですみやかにMMIに完全に代謝されるが，側鎖が外れるため，CBZ 10 mgはMMI 6 mgに相当する．PTUとMMIはともに甲状腺ペルオキシダーゼを阻害し，サイログロブリンのチロシン残基へのヨウ素の取り込みを抑制する（有機化阻害作用）．また，サイログロブリン合成阻害作用，ヨウ素チロシンのT_3，T_4への縮合阻害作用，甲状腺ホルモンの分泌阻害作用ももつ．MMIはPTUの10～100倍の力価があるとされている．血清半減期はMMIは6～8時間，PTUは0.5時間であり，MMIは1日1回投与が可能であるが，PTUは1日3回の投与が必要となる．

14章 内分泌疾患

糖尿病

概要

わが国の小児・思春期1型糖尿病は，発症頻度が欧米の約1/20という非常にまれな疾患である．血糖自己測定のなかった1963年に，アメリカに遅れること40年で初めて1型糖尿病患者を対象とした糖尿病サマーキャンプが開催された．以後科学の進歩に伴い開発されてきたインスリン製剤，医療保険制度の対応の変化に伴い進歩した血糖値測定器材，さらに現在のガイドラインを追い越す治療手段となる血糖値把握とインスリン投与を可能としたCGM（continuous glucose monitoring：持続血糖測定），FGM（flash glucose monitoring：フラッシュグルコースモニタリング）の進歩に伴い，治療法や患者の予後も良好に改善した．

そのような背景のなか，当初『小児・思春期糖尿病管理の手引き』として，2001年，2007年，2011年と第3版まで刊行されたものが，2015年に初めてガイドラインとして刊行された（『小児・思春期糖尿病コンセンサス・ガイドライン』[1]）．上述のように周辺医療機器の進歩が目覚ましく，今後も随時適切に改訂されていくべきものである．

ガイドラインのポイント

本ガイドラインは通常のガイドラインと異なり，タイトルに診療や治療という用語を加えず，医療従事者管理というイメージを払拭し，糖尿病をもつ方の自立支援の立場から教科書的な基礎知識も含まれている．

現在，2型糖尿病が小児期における生活習慣病への入り口として治療介入されるが，しばしば治療に難渋する．また日本における非肥満2型糖尿病の知見は，日本から世界に発信できるものでもある．国際小児思春期糖尿病学会（International Society for Pediatric and Adolescent Diabetes：ISPAD）は，1995年（第1版），2000年，2009年，2014年と改訂を続け，最新版として2018年10月にコンセンサスガイドラインを発行した．

学校検尿で発見された1型糖尿病例

症例1：8歳，女児．
主訴：学校検尿で尿糖陽性．
現病歴：3月中旬より，多飲多尿傾向が認められるようになったが，とくに病院を受診していなかった．4月の学校検尿で尿糖（3+）を指摘され，糖尿病を疑われて紹介入院した．約1kgの体重減少を認めた．
身体所見：身長137.8cm，体重27.6kg（1か月前は29kg），BMI 14.5，血圧106/62mmHg，意識レベル清明．
検査所見：［血液］BUN 14.2 mg/dL，Cre 0.3 mg/dL，Na 132 mEq/L，K 4.20 mEq/L，Cl 102 mEq/L，血糖337 mg/dL，HbA_{1C} 9.8％，GA（グルコアルブミン）39.1％（基準値11〜16％），インスリン6.0 μU/mL（基準値2〜10 μU/mL），抗GAD抗体2.3 U/mL（基準値1.5未満），抗IA-2抗体2.80 U/mL（基準値0.39未満），インスリン抗体3.6％（基準値7％未満），TSH 3.06 μIU/mL，fT_3 1.44 pg/mL，fT_4 1.19 ng/dL．

［血液ガス］静脈血 pH 7.418，HCO_3^- 21.3

mmol/L, BE −2.4.
[尿] 糖（4＋），タンパク（−），ケトン体（2＋），潜血（−）．

治療・経過：ケトアシドーシスや脱水のないこと，抗 GAD 抗体陽性を確認でき，1 型糖尿病と診断し，同日よりインスリン皮下注射を開始した．投与量は毎食前 3 回の超速効型インスリンと眠前の持効型インスリン計 4 回をそれぞれ 7 単位で開始した（経験的に体重と同じインスリン単位数をインスリン回数で除す）．食事量は年齢による食事摂取量を他の健康な小児と同等の 1,800 kcal で設定した．入院中の頻回血糖測定により，食事量と活動量に合わせたインスリン量の調節を行い，退院時各食前それぞれ 11 単位と眠前 16 単位として外来管理へと移行した．

解説 1 型糖尿病は今後の医療の発展（移植医療や遺伝子治療など）にもよるが，インスリンの自己注射は避けられない疾患である．治療のプランニングからは，内分泌や糖尿病専門医での加療を受けるべきとし（グレード B），入院・外来での加療開始にかかわらず，糖尿病教育を医師だけではなく，看護師，栄養士，心理士などのメディカルスタッフと協力した患者教育が求められる（グレード A）．

インスリン製剤は 21 世紀に入り，従来使用されてきた速効型，中間型，混合型製剤に加え，超速効型，持効型製剤が加わり，治療の選択肢が広がっている．

インスリン療法の基本概念は，生理的インスリン分泌動態にできるだけ類似した基礎インスリンと追加インスリンを理解し，強化インスリン療法を可能な限り開始することから始まる（グレード A）．この選択には，年齢，罹病期間，生活習慣（食習慣，運動，学校生活など），目標血糖値，患者や家族の嗜好など多数の因子を配慮しなくてはならない（グレード A）．日本における小児 1 型糖尿病のコホート研究を行うインスリン治療研究会の報告では，超速効型，持効型インスリン注射による 4 回法が最もよく用いられる注射法であるが持続皮下インスリン注入療法（continuous subcutaneous insulin infusion：CSII）の使用者も年々増加しており，さらに CGM や FGM，real time CGM を用いた血糖値の日内変動の把握が急速に進んでいる．インスリン総投与量は，いわゆる，インスリン注射により残存していた膵 β 細胞機能が回復し，インスリン分泌能力が一時的に回復するハネムーンピリオドには 0.5 IU/kg/日を下回ることもあるが，思春期前には通常 0.7～1.0 IU/kg/日，思春期や女性の月経周期の黄体期には 1～2 IU/kg/日を超える投与量になることもある．ISPAD の 2018 年の改訂版[2]において，基礎インスリン量はインスリン総投与量の 30～45％であるべきとされ，時には 50％まで使用される．また CSII に移行する場合にも，基礎注入量は 30～50％程度必要とされ，小児では，午前 3～4 時ごろに基礎インスリンの増量が必要な時間帯もあり（暁現象），今後は CGM や FGM のデータから，細かいインスリン注入量設定ができるものと期待される．

食事療法は，健常な成長・活動を得るのに十分なエネルギーを摂取することを前提に，血糖管理を改善し，糖尿病合併症を未然に防止する意味合いも含まれている．通常小児・思春期では日本人の食事摂取基準（2015 年版）を中心に摂取エネルギーの 50～60％を炭水化物，タンパク質を 20％未満とし，残りを脂質で摂取する（グレード A）．

カーボカウントは，食後の血糖上昇に関与するのは炭水化物が大部分を占め，炭水化物量に対して追加インスリン量を決定するという考え方であり，広く使用されている（❶）．通常炭水化物 10 g（1 カーボ）に対して必要なインスリン量をインスリン/カーボ比といい，50 ルール（1 日の総インスリン量/50）により算出する．インスリン 1 単位で下がる血糖値の目安をインスリン効果値といい，1,600 ルール（1,600/1 日の総インスリン量）で算出する．1,600 は超速効型インスリンが使用され始めてから用いられるようになったが，小児では各個人のインスリン感受性によって 1,500～1,800 の範囲で計算されることが多く，食

必要インスリン量	=	食事糖質処理インスリン	+	血糖補正インスリン
=7+2 =9単位		=70/10×1.0 =7単位		=(250−130)/60 =2単位

たとえば，食後目標血糖値 130 mg/dL，現在の食前血糖値 250 mg/dL，食事での摂取炭水化物 70 g（7 カーボ），インスリン効果値 60（通常 100 から開始し，適宜調節して 50 程度になる），インスリン/カーボ比 1.0（通常 0.5 で開始し，1.0 前後になる）である場合の計算．

❶ カーボカウントによる必要インスリン量

事ごとに適用する数値を変動させ指導する医師もいる．つまり，朝はインスリンが効きにくく，昼以降はインスリン効果値が高くなるという運動量などの背景まで考慮しているのである．❶のように各食前に投与するインスリン量は，食前の血糖値と目標血糖値との差とインスリン効果値から計算した量と，食事で摂取する炭水化物量とインスリン/カーボ比から算出した量の合計の単位数となる．

低インスリンダイエットと称したダイエットブームなどで，炭水化物の摂取制限が散見されるが，あくまでも小児期においては健常な成長を主目的とした栄養摂取が望まれる．

●ポイント：甲状腺機能も併せて評価すべき検査であり，後述する**症例3**では発症時低T_3を示している．1型糖尿病では甲状腺機能低下症合併が多く，0.3～1.1％の発症率，3～8％の有病率である．一般対象では通常 20％に甲状腺自己抗体が認められるが，1型糖尿病者では 29％に認められる．日本のインスリン治療研究会のコホートにおいて，25.8％（1型糖尿病患者 1,372 人中）で甲状腺自己抗体が陽性であり，日常診療で1年に1度は甲状腺機能の評価をしておくべきである．

学校の養護教諭の機転で発見された2型糖尿病例

症例2：12歳，女児．
主訴：体重減少．
現病歴：夏休みに多飲多尿傾向が認められるようになったが，病院受診はしていなかった．2学期に養護教諭が約 6 kg の体重減少に気づき，病院受診を勧め，糖尿病を疑われて紹介入院した．1年前から小学校を不登校傾向になっていた．
家族歴：母親が本児妊娠時に尿糖を指摘され，7年前から2型糖尿病（内服加療のみ）であった．
身体所見：身長 155.8 cm，体重 50.6 kg（学校での最大体重は 57 kg），BMI 20.8，皮膚には黒色表皮腫なし．
検査所見：［血液］AST 13 IU/L，ALT 15 IU/L，Cre 0.39 mg/dL，Na 135 mEq/L，K 4.2 mEq/L，Cl 101 mEq/L，TCH 225 mg/dL，TG 206 mg/dL，HDL-C 54.4 mg/dL，LDL-C 151 mg/dL，血糖 433 mg/dL，HbA$_{1C}$ 14.5％，GA 33.5％，インスリン 10.0 μU/mL，抗 GAD 抗体 0.3 U/mL 未満，CPR 2.28 ng/mL（基準値 0.8～2.5 ng/mL）．

［血液ガス］静脈血 pH 7.362，HCO$_3^-$ 27.2 mmol/L，BE 1.1．

［尿］糖（4＋），タンパク（−），ケトン体（−），潜血（−），CPR 73.8 μg/日（基準値 40～100 μg/日）．

治療・経過：ケトアシドーシスや脱水はなく，家族歴と抗 GAD 抗体陰性であることから，2型糖尿病と診断した．HbA$_{1C}$ 高値であり，糖毒性を考慮してインスリン投与を1日4回法で超速効型 10 単位3回と持効型 10 単位の計 40 単位で開始した．針に対する恐怖心のため，当初から治療に抵抗を示したが，食前血糖値の改善から早期のインスリン離脱目標を説明し，同時にメトホルミンの内服を開始した．1週間後には1日を通して血糖値が 200 mg/dL を切るようになり，注射減量を開始した．食事量は年齢による食事摂取量を他

の健康な子どもと同等の 2,000 kcal で設定した．不登校の背景があり，食前の超速効型インスリンの中止まで入院加療し，3 週間で眠前の持効型インスリン 4 単位のみとなったところで退院とした．母子家庭でもあり，母親が子どもの起床前に出勤し，夜 8 時過ぎの帰宅となるため，家庭での食事に関して食事栄養指導を行ってからの退院となった．

退院後は，インスリン注射も血糖自己測定も自己判断で 1 週間以内に中止してしまった．その後，HbA_{1C} はいったん 7.0％まで改善したが，生来の面倒くさがりな性格と家庭環境から，軽快・悪化を繰り返している．

解説 2 型糖尿病は，1 型糖尿病と比較して学校検尿による発見が多い．1992 年（平成 4 年）に，それまで行われてきた検尿システムに尿糖が加えられるようになったが，日本と台湾でのみ行われている誇るべきシステムである．山梨県の 10 年間の統計（❷）では，1 型と 2 型では明らかに発見の様式は異なっていた．2 型糖尿病の治療の根幹は生活習慣の見直しであり，とくに食事療法と運動習慣の徹底である（グレード A）．肥満がある場合は，食事摂取カロリーは標準体重に対するエネルギー必要量の 90〜95％程度に調整し（グレード A），運動療法は，できれば毎日，少なくとも週に 3〜5 回の中等度の強度をもつ有酸素運動を 20〜60 分行うことが勧められている（グレード A）．食事運動療法で良好なコントロールができない患者に対しては，同意を得て薬物療法が必要となる（グレード A）．通常，メトホルミンの内服が第 1 選択で，本症例のようなケトーシスの是正にはインスリン投与も必要になる（グレード A）．単剤での治療では治療困難で多剤の血糖経口降下薬を併用する患者の存在も統計調査で明らかになっており，脂質異常症や高血圧の合併を伴うメタボリック症候群も存在している．発症時点で自覚症状がないため，治療途中の自己（家族）判断による治療脱落も多数認められ，それらの症例ほど早期に合併症が認められることも判明

❷ 山梨県における 10 年間の小児糖尿病発症発見様式

糖尿病	学校検尿	それ以外	計
1 型	10	30	40
2 型	17	17	34
計	27	47	74

（平成 11〜20〈1999〜2008〉年度）

している．現在，小児に対する適応が認可されている薬剤はメトホルミンとグリメピリドのみである．SU 薬（グリメピリド以外），速効型インスリン分泌促進薬，チアゾリジン薬，α-グルコシダーゼ阻害薬，インクレチン関連薬（DPP4 阻害薬，GLP1 受容体作動薬），SGLT2 阻害薬は 18 歳未満での適用が認められていない血糖降下薬[3]であるが，症状に合わせてインフォームドコンセントのもと，実際は使用されている．

●ポイント：2 型糖尿病と鑑別する病態として，若年発症成人型糖尿病（maturity-onset diabetes of the young：MODY）が重要であり，小児糖尿病のうち 1〜6％とされる．優性遺伝性単一遺伝子糖尿病であり，インスリン分泌低下を主たる病態とする（グレード A）．25 歳以下の若年発症であり，父母，祖父母の若年発症があればすみやかに遺伝子検査を施行し同定する（グレード A）．日本ではとくに非肥満 2 型糖尿病が多く，この MODY の鑑別は重要視される．以前 MODY は 11 型まで分類されている文献もみられたが，今回の ISPAD ガイドライン[4]では，MODY2（GCK），MODY3（HNF1A），MODY1（HNF4A）が MODY のセクションで紹介され，MODY5（HNF1B）は遺伝症候群に分類され，判明した遺伝子によって新生児糖尿病や単一遺伝子インスリン抵抗性症候群に分類されている．

糖尿病ケトアシドーシスで発症した 1 型糖尿病例

症例 3：13 歳，女子．
現病歴：咽頭痛，発熱を主訴に開業医を受診した際，体重減少を認め，精査目的で総合病院を紹介

された．その際意識は清明であったが，血液検査で血糖値高値のため糖尿病と診断され，次第に意識レベルの低下が進行し，加療目的で大学病院へ緊急搬送となった．

身体所見：身長 152 cm，体重 31 kg（1 か月前は 40 kg），BMI 13.4，心拍数 122 回/分，血圧 109/59 mmHg，SpO_2 99％（room air），意識レベルはやや傾眠 E4V5M6，Kussmaul 様呼吸，腹部はやや膨満，皮膚は黒色表皮腫なし，ツルゴール低下なし．

検査所見：［血液］Hb 14.3 g/dL，Ht 41.8 ％，BUN 18.3 mg/dL，Cre 0.54 mg/dL，Na 126 mEq/L（修正 Na 133 mEq/L），K 4.2 mEq/L，Cl 98 mEq/L，Ca 7.7 mg/dL，P 0.7 mg/dL，血糖 780 mg/dL，HbA_{1C} 16.3 ％，GA 55.1 ％，抗 GAD 抗体 50.0 U/mL，抗 IA-2 抗体 0.4 U/mL 未満，CPR 0.33 ng/mL，TSH 2.17 μIU/mL，fT_3 1.20 pg/mL，fT_4 0.973 ng/dL．

［血液ガス］静脈血（room air）pH 7.085，HCO_3^- 5.9 mmol/L，BE −22.8．

［尿］糖（4+），タンパク（+），ケトン体（4+），潜血（−）．

治療・経過：糖尿病性ケトアシドーシス（diabetic ketoacidosis：DKA）の診断定義である，①血液ガス分析で pH < 7.3 もしくは炭酸水素イオン（HCO_3^-）< 15 mmol/L，②高血糖 > 11 mmol/L（200 mg/dL），③ケトン血症かつケトン尿を認めたため，DKA とそれに伴う意識障害と診断した．5～10％の脱水があると想定し，まず輸液として生理食塩水 10～20 mL/kg/時を開始した．輸液を開始した 1 時間後から，0.1 U/kg/時でインスリンの持続投与を開始した．4 時間後に血糖値が 250～300 mg/dL になったため，輸液をブドウ糖を含むものに変更した．また小児 DKA では発症時 3～6 mEq/kg の K が欠乏しているとされ，補充開始は循環血液量回復後インスリン療法開始と同時がよいとされ，本症例でも K を輸液に追加した．さらに P 補充の臨床的有用性を示す報告はないものの，本症例では P 0.7 mg/dL と著明な低下を示したため，1.5 mEq/kg/日までの量として追加した．意識障害に対しては，マンニトールの投与も行い，約 15 時間後に意識は清明となった．第 2 病日には食事の開始とともにインスリン皮下注射（3 食前の超速効型インスリンと眠前の持効型インスリン計 4 回をそれぞれ 7 単位）で開始した．

解説 小児 DKA の死亡率は 0.15～0.30％であり，以下の 5 ポイント，①循環動態の改善，すなわち水分と電解質の修正（グレード A），②インスリンの作用不足の改善（グレード A），③血糖値の正常化，④酸-塩基平衡の改善，⑤最大の合併症である脳浮腫の防止がきわめて重要である（グレード B）．❸に DKA の緊急評価と治療の概略[5]を示す．重症例の約 10％に認める昏睡の治療や気道確保，胃管挿入，酸素投与，心電図モニター装着などを行うこともある．

脱水の評価はきわめて重要で，DKA があると通常 5～10％の脱水ありと評価されるが，乳幼児では 15％程度もまれに認める．胃腸炎に伴う脱水程度の評価である体重減少，毛細血管再充満時間の延長（2 秒以上），皮膚のツルゴール低下，口腔粘膜の乾燥，四肢末梢冷感，脈拍微弱や触知不能，低血圧，乏尿などの指標を通して 5～7％または 7～10％，あるいはそれ以上と評価する．

一般的に輸液のみでも血糖値はある程度低下するが，血糖の正常化と脂肪分解，ケトン体生成抑制のためにインスリンは必須ホルモンである．血糖値が 250～300 mg/dL になったら，低血糖回避のために輸液内にブドウ糖を補充する．

脳浮腫の頻度は 0.5～0.9％で，そのうち死亡率は 21～24％と高頻度である．脳浮腫は治療開始 4～12 時間後の発生が多いが，治療開始前に発症している場合もあり，診断もしくは疑ったらマンニトールの投与を即座に開始する．0.5～1 g/kg のマンニトールを 20 分以上かけて静注し，30 分から 2 時間で効果がない場合には繰り返し，その際は輸液量を 1/3 に減じて行う．またマンニトールの反応不良例では高張食塩水（3％）5～10 mL/kg を 30 分以上かけて投与する方法もある．

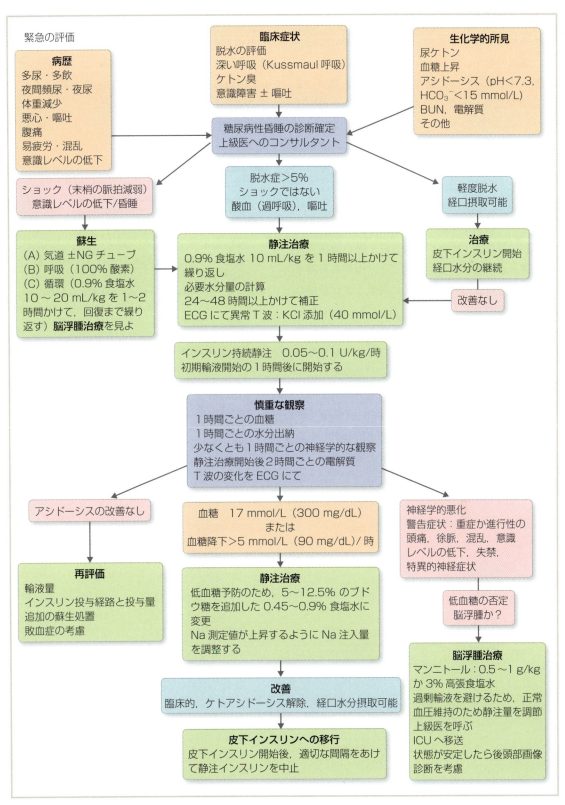

❸ DKAの緊急評価と治療
(ISPAD clinical practice consensus guidelines 2018. 2018[5])

●**炭酸水素ナトリウム投与とDKA**：アシドーシス時の炭酸水素（メイロン®）投与について述べる．救急の現場では，血液ガス分析でアシドーシスと診断されると，治療のため炭酸水素投与となる場面が数多くある．一般内科領域ではpH 7.0以下の場合のアルカリ欠乏量mEq/L＝(base excess)×(体重kg)×0.3より計算した炭酸水素イオン量の半量を炭酸水素によって1〜2時間かけて補充し，残りは24時間かけて点滴静注することがある．しかし，DKAにおいてはインスリン治療を開始するとケトン体産生は減少し，ケトン体が炭酸水素イオンに代謝され，遠位尿細管での炭酸水素イオンの産生も始まり，血中の炭酸水素イオン濃度は上昇し，安易に炭酸水素は使用しないのが原則である．逆に投与によりparadoxical acidosisを惹起し，組織の低酸素症を助長して脳浮腫の危険性を増大させることになるともいわれている．それゆえ炭酸水素の投与が必要または安全であるというエビデンスはこれまでない．とくに小児ではDKAの重篤な合併症が脳浮腫であり，小児においては各臓器の非可逆的なダメージになる恐れもあり，十分な注意が必要である．しかし，例外的に高度のアシドーシス（＜6.9）で心収縮力が低下し，末梢血管が拡張し，循環不全が進行して生命の危険がある場合には，炭酸水素1〜2 mmol/kgを60分以上かけて注意深く投与することもある．

〔小林浩司〕

文献

1) 日本糖尿病学会・日本小児内分泌学会編・著．小児・思春期糖尿病コンセンサス・ガイドライン．東京：南江堂；2015.
2) Danne T, et al. ISPAD clinical practice consensus guidelines 2018：insulin treatment in children and adolescents with diabetes. Pediatr Diabetes 2018；19（Suppl. 27）：115-35.
3) Zeitler P, et al. ISPAD clinical practice consensus guidelines 2018：type 2 diabetes mellitus in youth. Pediatr Diabetes 2018；19（Suppl. 27）：28-46.
4) Hattersley A, et al. ISPAD clinical practice consensus guidelines 2018：the diagnosis and management of monogenic diabetes in children and adolescents. Pediatr Diabetes 2018；19（Suppl. 27）：47-63.
5) Wolfsdorf JI, et al. ISPAD clinical practice consensus guidelines 2018：diabetic ketoacidosis and the hyperglycemic hyperosmolar state. Pediatr Diabetes 2018；19（Suppl. 27）：155-77.

14章 内分泌疾患

くる病

概要

くる病（→手引きの用語解説）は，不適切な生活習慣や遺伝的要因により，活性型ビタミンDの欠乏・産生障害や抵抗性，カルシウム（Ca）・リン（P）などの不足，またまれには非特異的アルカリホスファターゼ（ALP）の異常や，腎尿細管の異常などを原因として発症する．近年，過度の日光遮断や食事制限などさまざまな生活習慣に起因するビタミンD欠乏性くる病が報告され，啓発と予防の必要性が提唱されている[1, 2]．そのため，ビタミンD欠乏性くる病は，一般小児科医も知っておくべき疾患であり，日本小児内分泌学会では，『ビタミンD欠乏性くる病・低カルシウム血症の診断の手引き』[3]を策定した．日本内分泌学会からは，『くる病・骨軟化症の診断マニュアル』[4]，『ビタミンD不足・欠乏の判定指針』[5]が発表されており，併せて参考にされたい．

手引きのポイント

小児期（骨端線閉鎖以前）におけるビタミンD欠乏症（→手引きの用語解説）について記載され，対象として小児科を標榜する医師と医師全般が想定されている．ビタミンD欠乏症は臨床症状により，歩行開始後の幼児に多いビタミンD欠乏性くる病と，乳児に多いビタミンD欠乏性低カルシウム血症に大別され，それぞれの診断指針が記載されている．文献検索などにより客観性をもたせているが，推奨レベルを設定していないため，ガイドラインではなく手引きと名づけられている．なお，ビタミンD欠乏症は予防と啓発が重要であるが，本診断の手引きは，その診断に特化している．

ビタミンD欠乏性低カルシウム血症によるけいれんを呈した乳児例

症例1：11か月，男児（1月生まれ）．
主訴：けいれん．
現病歴：感冒症状に伴い食欲が低下していた．5分間程度の全身性強直性けいれんが2回あり，当院へ救急搬送された．
身体所見：身長75.0 cm（+0.44SD），体重9.6 kg（Kaup指数17.1），体温37.5℃．全身状態良，胸腹部異常なし，項部硬直なし．
検査所見：一般検血異常なし．Alb 3.8 g/dL，BUN 7 mg/dL，Cre 0.24 mg/dL，AST 35 IU/L，ALT 23 IU/L，ALP 2,713 IU/L，Ca 5.1 mg/dL，P 4.8 mg/dL，iCa（イオン化Ca）0.74 mmol/L，intact-PTH 142 pg/mL（基準値10〜65），1,25(OH)$_2$D 39.5 pg/mL（基準値20〜70），25(OH)D <5.0 ng/mL（基準値10〜31）．手・膝関節X線像異常なし，頭部CT異常なし，腹部超音波像異常なし．
栄養師による聞き取り：食事はご飯とベビーフードの組み合わせで，人工乳はなく，牛乳200 mL/回を月に10回程度摂取していた．タンパク質，Caの摂取量は不足しており，栄養的にバランスがとれていなかった．また，秋以降，かぜをひくのを心配し外出を控えていた．
治療・経過：カルシウム製剤の静脈内投与後，活性型ビタミンD製剤とカルシウム製剤を経口投与した．けいれんの再発はなく，Ca値も改善していった．食生活改善のために，栄養指導を行った．

解説 低カルシウム血症によるけいれんが考えられた．問診より，食事性のビタミンD，Caの摂取不足が考えられ，25(OH)Dは低下し，intact-PTHは上昇していた．食事性の原因に加え，外出を控えたことによる紫外線照射不足も，ビタミンD欠乏症となった一因と思われた．栄養指導とともに適度な日光浴など生活習慣の改善を指導し，25(OH)D値は改善していった．なお，Ca補給によいとされる牛乳には，ビタミンDの含有は少なく，注意が必要である．

ビタミンD欠乏性くる病の幼児例

症例2：2歳7か月，女児（5月生まれ）．
主訴：歩容異常．
家族歴：母親が重度のアトピー性皮膚炎，紫外線アレルギーである．
現病歴：1歳ごろから独り歩きを始めたが，1歳7か月ごろからO脚が気になるようになった．2歳ごろから歩行が動揺性となり，近医整形外科を受診した．四肢X線写真にて，くる病を疑われ，当科へ紹介された．
生活歴：外出は2日に1回10分程度で，日差しが強いときは避けていた．自宅では遮光カーテンを使用していた．母親の考えで，小麦，卵，牛乳，肉・魚類などの食事制限を行っていた．
身体所見：身長86.2 cm（−0.88 SD），体重12.3 kg（肥満度7.0%，Kaup指数16.4）．全身状態良，胸腹部異常なし．O脚と動揺性歩行あり，両下肢の内反強い．
検査所見：一般検血異常なし．Alb 4.3 g/dL，BUN 9 mg/dL，Cre 0.15 mg/dL，AST 31 IU/L，ALT 22 IU/L，ALP 3,741 IU/L，Ca 7.2 mg/dL，P 3.1 mg/dL，iCa 0.94 mmol/L，intact-PTH 821 pg/mL（基準値10〜65），1,25(OH)$_2$D 27.5 pg/mL（基準値20〜70），25(OH)D＜5.0 ng/mL（基準値10〜31）．手・膝関節X線像ではスプレイング（splaying, 骨端線の拡大），カッピング（cupping, 盃状陥凹），フレイング（fraying, 毛ばだち）がみられる．

栄養師による聞き取り：1日栄養摂取量は900〜1,200 kcal程度で，ビタミンDの1日摂取量は平均1.1 μg（目安2.5 μg）程度であった．
治療・経過：活性型ビタミンD製剤とカルシウム製剤を経口投与した．栄養士からビタミンD，Ca，Pを多く含む食品を指導し，適度な日光浴など生活習慣についての指導も行った．Ca値は改善し，血清ALP値，X線写真所見も徐々に改善していった．

解説 母親の重度のアトピー性皮膚炎，紫外線アレルギーを背景に，極端な食事制限，日光曝露不足によるビタミンD欠乏性くる病と考えられた．活性型ビタミンD製剤とカルシウム製剤の投与も行ったが，食事・生活習慣の改善が治療の主体となり，くる病所見は改善していった．25(OH)D値も改善し，内服加療も中止した．

低リン血性くる病にビタミンD欠乏性くる病を合併した幼児例

症例3：2歳0か月，女児（3月生まれ）．
主訴：O脚．
現病歴：保育園にてO脚を指摘され，整形外科を受診した．四肢X線写真にて，くる病所見を認めたため，当科へ紹介された．
生活歴：保育園では外でよく遊んでいた．しかし，アトピー性皮膚炎のため，卵を制限していた．
身体所見：身長81.7 cm（−0.90SD），体重12.2 kg（肥満度16.2%，Kaup指数18.3）．全身状態良，胸腹部異常なし．O脚と動揺性歩行あり．
検査所見：一般検血異常なし．Alb 4.7 g/dL，BUN 6 mg/dL，Cre 0.19 mg/dL，AST 31 IU/L，ALT 14 IU/L，ALP 1,945 IU/L，Ca 8.7 mg/dL，P 1.9 mg/dL，intact-PTH 97.3 pg/mL（基準値10〜65），1,25(OH)$_2$D 57.5 pg/mL（基準値20〜70），25(OH)D 9.0 ng/mL（基準値10〜31）．手・膝関節X線像ではスプレイング，フレイング，カッピングがみられ，腹部超音波像では異常なし．
栄養師による聞き取り：食生活にとくに問題なし．

治療・経過：初診時にはビタミンD欠乏性くる病として，生活習慣の改善指導と活性型ビタミンD製剤の投与を行った．しかし，X線写真所見，血液検査所見に改善はなく，むしろ悪化していった．活性型ビタミンD製剤を増量したが，依然として改善はなく，治療開始6か月後の検査では，ALP 2,135 IU/L，Ca 8.9 mg/dL，P 2.3 mg/dL，intact-PTH 35.0 pg/mL，1,25(OH)$_2$D 50.5 pg/mL，25(OH)D 11.2 ng/mL であった．また，%TRP（尿細管リン再吸収率）66%，FGF23 45 pg/mL（成人では10～50 pg/mLが基準であるが，小児では30 pg/mL以上でFGF23関連低リン血性くる病と考えられる）が判明し，低リン血性くる病にビタミンD欠乏性くる病を合併したものと考えられた．P製剤の投与を追加した．

解説 初診時Pの低値があり，低リン血性くる病の可能性も考えられたが，intact-PTHが上昇していたためビタミンD欠乏性くる病として加療を開始した．しかし，改善はなく，%TRPが低値のためP利尿が過剰であることを疑い，FGF23を測定した．FGF23は高値であり，低リン血性くる病の診断が確定した．FGF23の測定が診断に有用であった．

ピットフォール 血清FGF23（fibroblast growth factor 23）の測定は鑑別診断に有用である[6]．X連鎖性低リン血性くる病ではFGF23は高値となり，ビタミンD欠乏症では高値とならない．ただし，両者の合併例も存在するので注意が必要である．現在，FGF23の測定には保険適用がない．

ビタミンD欠乏症の回復途中で検査結果が典型的でなく，くる病様変化のみが残る症例も存在する．そのような際には，骨変化が正常化するかどうか経過観察を行う必要がある．なお，亜鉛欠乏時には，血清ALP値が上昇しないことがある．

❶ ビタミンD欠乏性くる病と鑑別を要する疾患

- 低リン血性くる病
- 低ホスファターゼ症
- 骨幹端異形成症
- Blount病
- 副甲状腺機能低下症
- 偽性副甲状腺機能低下症
- ビタミンD依存症
- 乳児一過性高ALP血症

（日本小児内分泌学会ビタミンD診療ガイドライン策定委員会．ビタミンD欠乏性くる病・低カルシウム血症の診断の手引き[3]をもとに作成）

❷ 診断のために必要な検査の基準値の目安

低リン血症		
血清リン値	1歳未満	4.5 mg/dL 未満
	1歳以上小児期まで	4.0 mg/dL 未満
	思春期以降成人まで	3.5 mg/dL 未満
高アルカリホスファターゼ血症		
血清ALP値	1歳未満	1,200 IU/L 以上
	1歳以上小児期まで	1,000 IU/L 以上
	思春期の成長加速期	1,200 IU/L 以上
血清25(OH)D 低値		
20 ng/mL 以下		
15 ng/mL 以下であればより確実		

（日本小児内分泌学会ビタミンD診療ガイドライン策定委員会．ビタミンD欠乏性くる病・低カルシウム血症の診断の手引き[3]をもとに作成）

留意点 鑑別を要する疾患，混同されやすい疾患に留意する（❶）．ビタミンD欠乏状態を定義する血清25水酸化ビタミンD（25(OH)D）の値については，議論の余地があるが，❷に示す値が採用されている．また25(OH)D値には季節変動が認められる．そのうえで，季節性，副甲状腺ホルモン（PTH）値，基準値の設定，測定法など複数の因子を考慮して25(OH)D値は解釈する必要がある．また，検査値には年齢により基準値が異なるものがある．基準値に関しては施設間の差も存在し，ある程度の幅をもたせて判断する必要がある（❷）．

（都 研一）

文献

1) Munns CF, et al. Global consensus recommendations on prevention and management of nutritional rickets. J Clin Endocrinol Metab 2016；101：394-415.
2) 都研一，河野斉．生活習慣に起因するビタミンD欠乏性くる病．小児科 2003；44：1383-8.
3) 日本小児内分泌学会ビタミンD診療ガイドライン策定委員会．ビタミンD欠乏性くる病・低カルシウム血症の診断の手引き．http://jspe.umin.jp/medical/files/_vitaminD.pdf
4) 日本内分泌学会，日本骨代謝学会，厚生労働省難治性疾患克服研究事業ホルモン受容機構異常に関する調査研究班．くる病・骨軟化症の診断マニュアル．日本内分泌学会雑誌 2015；91：1-11.
5) 日本内分泌学会，日本骨代謝学会，厚生労働省難治性疾患克服研究事業ホルモン受容機構異常に関する調査研究班．ビタミンD不足・欠乏の判定指針．日本内分泌学会雑誌 2017；93：1-10.
6) Kubota T, et al. Serum fibroblast growth factor 23 is a useful marker to distinguish vitamin D-deficient rickets from hypophosphatemic rickets. Horm Res Paediatr 2014；81：251-7.

手引きの用語解説

- **くる病**：くる病は成長過程の小児において，長管骨骨端部における類骨組織の石灰化が障害されるため骨変形と成長障害を呈する疾患である．同様の病態が骨端線の閉鎖後の成人に起こった場合には，骨痛を特徴とする骨軟化症となる．
- **ビタミンD**：ビタミンDには，側鎖構造の異なるビタミンD_2とビタミンD_3とがあり，両者は体内において同様に代謝され，ほぼ同様の生理活性をもっている．ビタミンD_3は皮膚において紫外線照射により合成され，栄養素として魚，卵類の動物性食品から摂取される．また，ビタミンD_2は，きのこなどの植物性食品から摂取される．紫外線による体内での生成量は十分であるとは限らず，食事からの摂取は不可欠である．ビタミンDは，肝臓において25位が水酸化されて 25-hydroxyvitamin D（25(OH)D）となり，次に腎臓において $1,25(OH)_2D$ と $24,25(OH)_2D$ となる．1位が水酸化された 1,25-dihydroxyvitamin D（$1,25(OH)_2D$）が，生理活性を発揮する．ビタミンDは，Ca，Pの腸管吸収を促進し，Caの骨からの動員，副甲状腺ホルモンの分泌抑制，腎尿細管からのCa，Pの再吸収促進などを行い，骨，Ca，P代謝において重要な役割を担っている．
- **25水酸化ビタミンD（25(OH)D）**：25(OH)DはビタミンD結合タンパクと結合し，安定な状態で血中を循環する．25(OH)Dの血中半減期は約3週間と比較的長いため，血中25(OH)D濃度がビタミンD充足度の指標になると考えられている[5]．
- **ビタミンD欠乏状態，ビタミンD欠乏症**：体内のビタミンDの蓄積状態の指標である25(OH)Dが低値の場合をビタミンD欠乏状態とよぶ．また，ビタミンD欠乏状態に，スプレイング（splaying，骨端線の拡大），カッピング（cupping，盃状陥凹），フレイング（fraying，毛ばだち）など骨X線学的徴候や何らかの症状を呈する場合をビタミンD欠乏症とよぶ．ビタミンD欠乏状態となるリスク因子を❸に示す．

❸ ビタミンD欠乏状態となるリスク因子

- 未熟児
- 日光曝露の不足
- 冬季
- 皮膚の高い色素含量
- 食事制限
- 偏食
- 菜食主義
- 母親のビタミンD・カルシウム不足
- ビタミン補充のない完全母乳栄養
- 胆汁うっ滞性疾患

（都研一，河野斉．小児科 2003[2]）をもとに作成）

15章 皮膚疾患

血管腫

概要

近年国際的に認知されつつある，皮膚あるいは軟部組織の血管病変の International Society for the Study of Vascular Anomalies (ISSVA) 分類では，これらを細胞の増殖性変化を伴う vascular tumor（血管系腫瘍）と増殖性変化を伴わず血管の異常な拡張を主体とする vascular malformation（血管奇形）（→ガイドラインの用語解説）の2つに大別している[1,2]（❶）．両者は治療方針に大きな違いがあるため，この分類に基づく疾患概念の解説，および適切な診断と治療法についての指針が求められていた．

2013年に，日本形成外科学会と日本IVR学会が中心となった「難治性血管腫・血管奇形についての調査研究班」によって，『血管腫・血管奇形診療ガイドライン』が策定・公表された．その後，研究班は「難治性血管腫・血管奇形・リンパ管腫・リンパ管腫症および関連疾患についての調査研究班」として拡大再編成され，2017年にガイドラインの大幅な改訂を果たした．

ガイドラインのポイント

本ガイドラインの作成には形成外科，放射線科をはじめ，小児科，小児外科，皮膚科などさまざまな診療科が参加し，時間をかけてコンセンサスを得ることにより実臨床に真に役立つものとしている．また，血管病変に対するランダム化試験は少ないものの，Minds2014をもとにした厳格なシステマティックレビューに基づく世界的にも類をみない質の高いガイドラインとなっている．診療アルゴリズム，用語・略語一覧，総説，クリニカルクエスチョン（CQ）および推奨と幅広い内容を網羅しているのも特徴である．

毛細血管奇形

症例1：2か月，女児．
主訴：左顔面の皮疹．
現病歴：在胎36週0日，2,386 gで出生．出生時より左顔面に紅色斑を認めたため紹介受診．
身体所見：左眼囲～頬部に隆起しない紅色斑を認める（❷）．成長・発達に異常はなかった．
検査所見：血液検査で特記すべき異常を認めなかった．また，神経学的異常や脳MRIでの画像的な異常もみられなかった．
治療・経過：臨床像と経過から毛細血管奇形と診断し，パルス幅可変式色素レーザー（→ガイドラインの用語解説）による治療を開始した．同一部位は3か月程度間隔をあけて，外来で局所麻酔下，あるいは入院のうえ全身麻酔下で分割して照射を行った．3歳時点で色調はかなり改善した．

解説 毛細血管奇形（単純性血管腫）の典型例である．皮膚真皮上層の，血管内皮細胞の増殖を伴わない毛細血管の拡張を主体とし，出生時より存在し平坦な紅色斑を呈する．胎生期における血管発生時期のエラーと考えられているが，その詳細なメカニズムはいまだ不明である．

診断は臨床像と臨床経過による．顔面の症例はとくに近年 *GNAQ* 遺伝子の異常で出現することが判明したSturge-Weber症候群の検索が必要である．乳幼児期の第1選択はパルス幅可変式の

❶ ISSVA 分類（2018 版の抜粋）

a　vascular tumor（血管系腫瘍）

良性型
乳児血管腫
先天性血管腫
急速退縮型
非退縮型
部分退縮型
房状血管腫
紡錘型細胞血管腫
類上皮型血管腫
毛細血管拡張性肉芽腫
その他
局所浸潤・境界型
Kaposi 肉腫様血管内皮腫
網状血管内皮腫
乳頭状リンパ管内血管内皮腫
複合型血管内皮腫
多形血管内皮腫
Kaposi 肉腫
その他
悪性型
血管肉腫
類上皮型血管内皮腫
その他

（www.issva.org）

b　vascular malformation（血管奇形）

単純型
slow-flow
● 毛細血管奇形
● 静脈奇形
● リンパ管奇形
fast-flow
● 動静脈奇形

　皮膚の血管異常は習慣的にすべて"血管腫"とよばれるが，1996 年にできた国際基準である ISSVA 分類では血管内皮細胞の増殖を伴う血管系腫瘍と，増殖を伴わず血管の拡張が主体の血管奇形に分類している．

　いちご状血管腫，Unna 母斑，海綿状血管腫などの病名は使われておらず，とくに血管奇形では皮膚科的な見た目よりも，放射線科的な画像検査で血流が遅いか速いか，つまり動脈成分があるかどうかが分類の大きなウェイトを占めている．

　そのため単純性血管腫や海綿状血管腫は，ISSVA 分類では腫瘍ではなくそれぞれ毛細血管の奇形，静脈の奇形になった．

　血管系腫瘍には乳児血管腫（いちご状血管腫），先天性血管腫，房状血管腫（tufted angioma），毛細血管拡張性肉芽腫などがある．Kaposi 肉腫様血管内皮腫や Kaposi 肉腫は良性と悪性の境界型で，悪性型には血管肉腫などが含まれる．

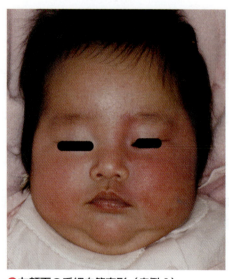

❷ 左顔面の毛細血管奇形（症例 1）

　色素レーザーで，顔面や頸部ではその他の部位に比べ有効性が高い（推奨グレード 2C）．また乳幼児であるほど皮膚が薄くレーザーの深達性がよいこと，血管壁も幼若であること，レーザー照射後の治癒が良いこと，色素沈着が少ないこと，照射面積が小さく治療効率が良いことなどから，1 歳前のレーザー治療の有効性が高い可能性があり，できるだけ早期の治療開始が推奨されている（推奨グレード 2D）．一方，治療終了後の経過が長いほど再発率が高くなる可能性がある（推奨グレード 2C）ため，長期のフォローアップが望ましい．

　なお，本症例では皮疹が広範囲であったため全身麻酔下でのレーザー照射を併用した．とくに眼周囲は全身麻酔下で行われることも多いが，熟練した術者であれば保護用コンタクトを用いて局所麻酔下で行うことも可能である．

顔面の乳児血管腫

症例 2：2 か月（修正 15 日），女児．
主訴：左下眼瞼の皮疹．
現病歴：切迫早産で在胎 31 週 0 日で経腟分娩，

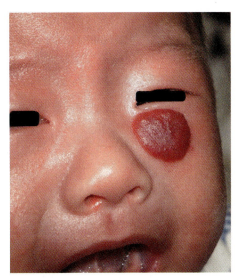

❸ 左下眼瞼の乳児血管腫（症例2）

Apgar スコア（正常7〜10点）1分4点，5分8点．極低出生体重児のため NICU で管理されていた．生後2週間ごろより左下眼瞼に紅色斑が出現し，徐々に色調が濃くなり隆起し，時に出血をきたすようになった．
身体所見：左下眼瞼に扁平隆起する約1.5 cm大の紅色結節を認める（❸）．
検査所見：血液検査で軽度の貧血と肝機能上昇以外は特記すべき異常なし．
治療・経過：身体所見や臨床経過より乳児血管腫と診断した．将来的に整容的な問題を生じる可能性を考慮したが，極低出生体重児で高リスクであったためできるだけ修正週数5週近くを待ってからプロプラノロールの内服を開始した．入院のうえ 1 mg/kg/日から投与を開始し，2日ごとに増量し 3 mg/kg/日を継続した．有害事象はみられず，病変は8か月後にはほぼ消退した．

　乳児血管腫（いちご状血管腫）は良性の血管系腫瘍で，乳幼児期に最も高頻度でみられる腫瘍性病変の一つである．出生時には存在しないあるいは目立たないが，生後2週間程度で顕在化しはじめ，1歳程度まで増大し，その後自然退縮するといった特徴的な経過を有する．局面型，腫瘤型，皮下型などの病型に分類される[3]．

本症例は隆起が軽度の腫瘤型で整容面の問題を有するが，機能的な問題を起こす可能性は少ないため，ガイドラインの診療アルゴリズムにおいては治療の相対適応である．治療の選択肢としてはプロプラノロール（→ガイドラインの用語解説）とレーザーを考慮した．眼周囲でレーザーは手技的にやや難しく，病変に厚みがありレーザーの深達性が低いと思われたため，プロプラノロール内服がベストであると考えた．プロプラノロールは慎重な観察の下に投与されるのであれば第1選択となる可能性のある薬剤である（推奨グレード2A）．低血圧や低血糖などの副作用には十分な注意を要し，本ガイドライン発刊後にとくに低出生体重児に対しては修正週数5週まで待ってからの投与が望ましいことが添付文書に明記されるようになった．

眼球結膜の乳児血管腫（非典型例）

症例3：4か月，女児．
主訴：右眼球結膜の皮疹．
現病歴：在胎38週5日で出生．生後2日目に右眼球結膜の紅色斑に気づき，徐々に増大した．
身体所見：眼科的診察にて右眼球結膜に，径が大小不同の蛇行し一部で合流する血管の集簇像を認める（❹）．頭頂部と左側腹部にも赤色の小結節がみられた．
検査所見：血液検査では軽度の白血球上昇や IgG の低下を認めたが，その他明らかな異常はみられなかった．腹部エコーを行ったが肝血管腫は認めなかった．
治療・経過：臨床経過より3病変（右眼球結膜，頭頂部，左側腹部）とも乳児血管腫と診断した．眼病変は増大すると機能的な問題を生じる可能性を考慮し，プロプラノロールを投与した．有害事象はみられず，すべての病変は27週間後にはほぼ消失した．

解説　通常，乳児血管腫は皮膚に多く出現するが，時に肝臓や脳にも出現しうる．一方，

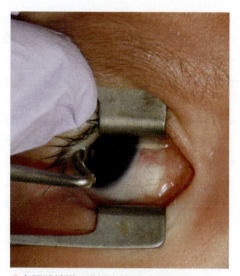

❹ 右眼球結膜の乳児血管腫（症例 3）

眼球結膜の乳児血管腫はきわめてまれで報告も少なく，ガイドラインには記載がないため非典型例として提示した．出生後に出現する血管病変については皮膚以外でも乳児血管腫の鑑別が望ましいと考える．また多発例では肝臓など内臓の血管腫を伴っている可能性があり，検索の必要があることが知られている．

⚠ ピットフォール　たとえば毛細血管奇形に対してはこれまで単純性血管腫，ポートワイン母斑，そしてポートワイン血管腫などさまざまな病名が使われており，病名の混乱がある．さらに，血管病変は習慣的にすべて"血管腫"と称されることが多く，たとえば従来，単純性"血管腫"や海綿状"血管腫"と称されてきた病変は，病理組織学的には血管の拡張が本態で，厳密な意味での細胞増殖を伴う腫瘍でない．そのような病名の共通化と疾患概念の混乱を整理しようとしたのがISSVA分類である．

血管病変のなかでも上記のように，乳児血管腫と毛細血管奇形が多い．なかでも局面型の乳児血管腫は毛細血管奇形と似ていることがあるが，後者は一部を除いて自然消退しないため治療方針が異なり早期の鑑別を必要とする．乳児血管腫は出生時には目立たず生後しばらくしてから病変が明らかになるが，毛細血管奇形は出生時から明らかで通常変化に乏しい．組織学的にはとくにglucose uptake transporter-1（GLUT-1）は乳児血管腫の腫瘍細胞に比較的特異性が高く，鑑別に有用である．

また，もう一つのピットフォールとして，診療アルゴリズムでは機能的な問題がある乳児血管腫は治療の絶対適応となっているが，整容的な問題については相対適応である．教科書的には乳児血管腫は消えると記載されていることが多いため，そのように保護者に説明されがちだが，たとえば大きく隆起の強い病変はたるみや瘢痕を残すことがある．そのため，現時点での病変の存在に加えて将来的な瘢痕形成の可能性を常に考慮して経過観察で本当によいか，治療したほうがよいのかを保護者とよく相談すべきである．

 留意点　本ガイドラインでは，総説部分で治療の選択肢として重要なものがいくつか列挙されている．毛細血管奇形に対する治療の選択肢として，ガイドラインではパルス幅可変式の色素レーザー治療と外科治療（切除・再建）があげられている．一方，乳児血管腫では手術療法（全摘・容量減少術），プロプラノロール，ステロイド療法（外用・局所注射・全身投与），パルス色素レーザー，冷凍凝固療法，塞栓/硬化療法，イミキモド，さらにはインターフェロン，シクロホスファミド，ブレオマイシン，ビンクリスチン，ベカプレルミン，シロリムス，放射線療法，持続圧迫療法，その他のレーザーなどがあげられている．これらのうち，推奨グレードが設定されているものとしてはプロプラノロール（推奨グレード1A），ステロイド（推奨グレード2B），チモロールやイミキモドなどの外用療法（推奨グレード2C），そして持続圧迫療法（推奨グレード2D）である．

（神人正寿）

文献

1) 難治性血管腫・血管奇形・リンパ管腫・リンパ管腫症および関連疾患についての調査研究班. 血管腫・血管奇形・リンパ管奇形診療ガイドライン 2017.
http://www.marianna-u.ac.jp/va/files/vascular%20anomalies%20practice%20guideline%202017.pdf#view=FitV

2) Mulliken JB, et al. Hemangiomas and vascular malformations in infants and children：a classification based on endothelial characteristics. Plast Reconstr Surg 1982；698：412-3.

3) 神人正寿. 乳児血管腫についての最近の知見. 西日本皮膚科 2013；75：295-300.

ガイドラインの用語解説

- 血管奇形：狭義では毛細血管，静脈や動脈の異常な拡張の総称である．広義でリンパ管奇形を含むことがある．あるいはこれらをすべて脈管奇形と称することもある．
- パルス幅可変式色素レーザー：ローダミン色素を用いたパルス発振レーザーで，近年，長波長，広パルス幅，大きなスポット径，皮膚表面の冷却装置などの工夫がなされ，治療効果が向上している．
- プロプラノロール：非選択的交感神経β受容体遮断薬．従来より降圧薬として用いられていたが，近年，乳児血管腫に対し本邦でも使用できるようになった．

蕁麻疹

概要

蕁麻疹は膨疹，すなわち紅斑を伴う一過性，限局性の浮腫が病的に出没する疾患であり，多くは痒みを伴う（❶）[1, 2]．通常の蕁麻疹に合併し，あるいは単独に，皮膚ないし粘膜の深部を中心とした限局性浮腫は，とくに血管性浮腫とよぶ．蕁麻疹の生涯罹患率は約10％といわれ，日常診療で遭遇する機会の多い皮膚疾患である．2007年に日本皮膚科学会が策定した『蕁麻疹診療ガイドライン』は，2018年に第3版の改訂を終えた．

慢性（特発性）蕁麻疹（乳児）

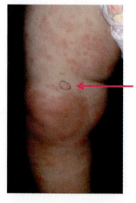

蕁麻疹か否か疑わしいときは，膨疹に印をつける．
24時間後に，跡形なく消えていれば，蕁麻疹と診断できる．

急性（特発性）蕁麻疹（幼児）

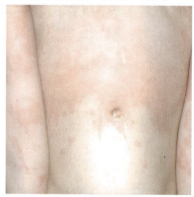

血管性浮腫

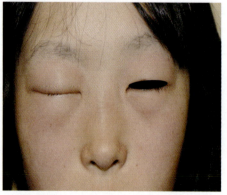

眼裂が閉鎖するほどの眼瞼浮腫

色素性蕁麻疹

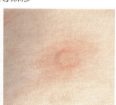

Darier徴候
褐色斑を擦過すると，膨疹が誘発される．

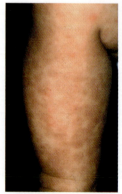

平常時は，全身に多発する褐色斑を認める．

❶蕁麻疹の臨床像
（猪又直子．小児科学レクチャー．2012[2] より一部改変）

ガイドラインのポイント

『蕁麻疹診療ガイドライン 2018』では，適切に病型を分類し，その病型に即した診療を行うことの重要性が強調されている（❷）[1]．現時点では，小児に限定されたガイドラインは存在しないので，小児においても基本的には成人のガイドラインに準じた治療を行う．しかし，当然ながら小児特有の留意点も存在するため，注意を払う必要がある．病型のなかでも，感染症に伴う蕁麻疹，コリン性蕁麻疹，自己炎症性症候群などは，成人に比べ頻度が高い．さらに，薬物治療では成人以上の安全性への配慮が必要となり，また併せて，妊婦と授乳婦についての治療の留意点も記載されている．

2018年版における主な改訂ポイントとして，これまでのエビデンスを検証するとともに，国際ガイドラインとの整合性を取りつつわが国の現状をふまえたものにすること，また，医師，患者および医療関係者がどのように蕁麻疹をとらえ，問題を解決するために行動すべきかの指針を示すことなどがあげられる[3]．

❷ 蕁麻疹の主たる病型

Ⅰ．特発性の蕁麻疹
1．急性蕁麻疹（発症6週間以内）
2．慢性蕁麻疹（発症6週間以上）
Ⅱ．刺激誘発型の蕁麻疹
1．アレルギー性の蕁麻疹
2．食物依存性運動誘発アナフィラキシー
3．非アレルギー性の蕁麻疹
4．アスピリン蕁麻疹（不耐症による蕁麻疹）
5．物理性蕁麻疹
（1）機械性蕁麻疹
（2）寒冷蕁麻疹
（3）日光蕁麻疹
（4）温熱蕁麻疹
（5）遅延性圧蕁麻疹
（6）水蕁麻疹
6．コリン性蕁麻疹
7．接触蕁麻疹
Ⅲ．血管性浮腫
1．特発性の血管性浮腫
2．刺激誘発型の血管性浮腫（振動血管性浮腫を含む）
3．ブラジキニン起因性の血管性浮腫
4．遺伝性血管性浮腫
Ⅳ．蕁麻疹関連疾患
1．蕁麻疹様血管炎
2．色素性蕁麻疹
3．Schnitzler 症候群 および クリオピリン関連周期熱症候群

（秀道広ほか．蕁麻疹診療ガイドライン 2018. 2018[1]）

急性特発性蕁麻疹例

症例1：4歳，女児．
主訴：強い瘙痒を伴う皮疹．
現病歴：37℃台の発熱，咽頭痛，咳嗽，嘔吐が出現した．翌日，小児科を受診し，気管支拡張薬，去痰薬，抗ヒスタミン薬，鎮咳配合薬錠，制吐薬が処方された．感冒症状が改善してきたため，3日目に内服薬をすべて中止したところ，全身に瘙痒を伴う浮腫性紅斑が出現し，毎日のように皮疹がみられるため，当科受診となった．皮疹を観察すると，1か所は数時間で跡形なく消失するが，気づくと異なる部位に類似した皮疹が新たに現れていた．

初診時検査：血算，血清 CRP，肝・腎機能検査はすべて正常．
治療・経過：初診日より，抗ヒスタミン薬（抗ヒ薬）2種（第2世代と第1世代を各1種）を処方した．2週間後に再診し，初診日の翌日から皮疹の新生はなかったことを確認したので，第1世代抗ヒ薬を中止した．その後数日は，小豆大程度の小型の膨疹が数個みられたが，以後膨疹の新生はなかった．第2世代抗ヒ薬も中止した．

解説　本症例は，皮疹出現から6週未満に来院しており，「急性」の蕁麻疹と考えられた．小児の蕁麻疹では，上気道などの一過性の感染に伴うものが多い[1]．本症例でも，感冒症状が先行

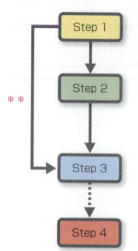

❸ 特発性の蕁麻疹に対する薬物治療手順
(秀道広ほか．蕁麻疹診療ガイドライン2018．2018[1])

　していることから，感染が悪化要因となった急性特発性蕁麻疹の可能性が有力である．鑑別すべき主な病型として，感冒に対して処方された薬剤によるアレルギー性ないし非アレルギー性蕁麻疹があげられる．

　感染症を契機とする急性蕁麻疹では，感染症の寛解に続いて蕁麻疹も消失することが多い．また原因は特定されなくても，適切な治療のもとに1か月以内に治癒に至る例が多い[1]．

　この場合の診療の手順として，初回の症状出現時ないし出現後の診察では，直接的誘因の有無を確認し，誘発可能な蕁麻疹を鑑別する．診察時の症状がない，または軽度であって，かつ薬剤や食物などの直接的誘因の関与が疑われる場合は必ずしも薬物治療の必要はなく，そのまま経過を観察する．診察時に強い症状が出現しているか，すでに消退していてもその程度が大きい場合は2，3日間予防的に抗ヒ薬を内服する．診察時までに2，3日以上症状の出没を繰り返している場合は予防的に抗ヒ薬を内服し，数日以上完全に皮疹の出現を抑制した後中止する．もしも，通常の抗ヒ薬内服により十分な症状の抑制ができない場合は慢性蕁麻疹に準じて治療する（❸)[1]．なおステロイドは，急性蕁麻疹に対して抗ヒ薬と併用することで症状を抑制し，病悩期間が短縮したという小規模な臨床研究があるが，抗ヒ薬単独の治療と差がなかったという報告もあり，長期的予後に関する有用性も確立していない．そのため，ステロイドの使用は症状が重篤で抗ヒ薬および補助的治療薬だけで制御することが困難な場合に限り，かつできる限り短期間にとどめる（推奨度2，エビデンスレベルC）．

慢性特発性蕁麻疹例

症例2：10歳，女児．
紹介理由：慢性蕁麻疹の精査・加療．
現病歴：6歳時より，特定の誘因なく全身に蕁麻疹が出現するようになった．近医から抗ヒ薬を処方されたが，症状は鎮静化しなかった．その後，近隣の基幹病院に通院し，抗ヒ薬を何度か変更されたが皮疹は制御できず，さらにトラネキサム酸や抗ロイコトリエン薬などの補助的治療薬を併用しても改善がみられなかった．そこで，10歳時，他の大学病院を受診し，精査・加療目的のため当科紹介となった．皮膚外症状の合併はない．
身体所見：瘙痒の強い，手拳大までの大型の浮腫性紅斑が体幹や四肢に散在し，一部癒合傾向を示し，地図状の分布を認めた．
検査所見：前医で施行された自己血清皮内試験は陽性．血液検査では，血算，血清CRP，肝・腎機能検査，甲状腺機能検査はすべて正常．
治療・経過：本症例における蕁麻疹の病悩期間は4年であり，慢性の経過であった．とくに誘因がみられず，ほぼ毎日新たな膨疹が出現しており，慢性特発性蕁麻疹と診断した．蕁麻疹の活動性を正確に把握するため，患者申告型スコア日誌の記載を促しながら治療評価を行った．病歴や自己血清皮内試験陽性の結果から難治性と判断し，抗ヒ薬の種類の変更に加え，ヒスタミンH_2拮抗薬（H_2拮抗薬）（保険適用外）を追加した．その後，浮腫性の強い紅斑が出現することもあったが，個疹の大きさは次第に縮小していった．1年半後には，球技運動のボールが当たるなどの強い圧迫刺激時に膨疹が出現する以外は，膨疹の新生はなくなった．現在，補助的治療薬から順次漸減中である．

解説　慢性特発性蕁麻疹（chronic spontaneous urticaria：CSU）の定義として，第2版のガイドラインまでは，発症後1か月を目安に慢性と判定してきた．しかし，2018年版では，国際ガイドラインとの整合性をとるため，6週間に変更されている[1]．なお，慢性特発性蕁麻疹をわが国のガイドラインでは簡略化し，「慢性蕁麻疹」とよんでいる．

慢性蕁麻疹では，単一の直接的誘因の関与よりも，むしろ感染，疲労・ストレス，抗原感作，薬剤などのさまざまな背景因子が複雑に関与して病態を形成しているものと考えられている．そのため，慢性蕁麻疹に対してルーチンに行うべき検査はなく，なんらかの因子の関与が疑われる場合には適宜それらを明らかにするための検査を行う．

IgEまたは高親和性IgE受容体に対する自己抗体や*Helicobacter pylori*菌感染などが慢性蕁麻疹に関与しうることがこれまで報告されてきたが，それだけでは病態の全体像を説明できないことが多いので，自己抗体の検出を一般臨床検査として推奨する結論には至っていない．

鑑別として虫刺症，多形滲出性紅斑，IgA血管炎，結節性紅斑，薬疹，成人Still病などがあげられる．

予後については発症から数か月から数年にわたり症状が出ることも多いため，患者には治癒には時間がかかることを伝え，治療目標を設定することが大切となる．慢性蕁麻疹135例に対する調査では，5年後，10年後の治癒率は，それぞれ34％，49％であった[3]．

慢性蕁麻疹の治療では，症状の制御を最初の目標とし，第1選択薬である非鎮静性抗ヒ薬から開始することが望まれる．1種類の抗ヒ薬の効果を1～2週間継続した後に判断することを基本とする．ただし，症状が激しく，数日以上症状の軽減まで待てない場合は，❸に従い適宜，次のステップの治療を行う．通常用量で効果が不十分であっても，内服量を増加，または他の非鎮静性抗ヒ薬を併用することで高い効果が得られることもある（推奨度2，エビデンスレベルB）．なお，国際ガイドラインでは他剤の追加よりも単剤の増量が推奨されている[4]．それでもなお十分に制御できない場合はH_2拮抗薬（推奨度2，エビデンスレベルB）または/および抗ロイコトリエン薬（推奨度2，エビデンスレベルB）を併用し，適宜その他の補助的治療薬（推奨度2，エビデンスレベ

ルB～C）を併用してもよい．これらの治療薬は抗ヒ薬ほど有効率は高くないものの，一部の症例では高い効果を期待しうる．症状が重篤な場合，または抗ヒ薬に補助的治療薬を併用しても症状がコントロールできない場合は，プレドニゾロン換算量＜0.2 mg/kg/日のステロイド内服により症状を制御できることが多い．しかし，慢性蕁麻疹の長期的予後に対するステロイドの治療効果に関するエビデンスはなく，皮疹を抑制できるというだけで漫然とステロイド内服を続けることは望ましくない（推奨度2，エビデンスレベルC）．したがって，ステロイドの併用で効果的に症状が抑制できた場合でも，徐々に減量して早期に中止する．投与開始から1か月以上経過しても減量または中止の目処が立たない場合は他の治療への変更を検討する．ただし，小児には原則として長期的なステロイドの投与は行わないようにガイドラインでは注意喚起を促している（推奨度2，エビデンスレベルC）．以上の治療法を行ってもなお症状が強い，あるいは副作用などの理由で他の方法により症状の制御が必要な場合は，12歳以上であればオマリズマブ（推奨度1，エビデンスレベルA），またはシクロスポリン（推奨度2，エビデンスレベルB）を検討する．残念ながら，これらの治療も蕁麻疹の症状を抑制する効果は確認されているものの，治癒までの期間を短縮する効果があるかは十分なエビデンスが得られていない．

近年，蕁麻疹の活動性とQOLを評価するための患者申告型の質問セット（Urticaria Activity Score 7（UAS7），Chronic Urticaria Quality of Life Questionnaire（CU-Qo2L），Angioedema Activity Score（AAS），Angioedema Quality of Life Questionnaire（AE-QoL））が開発され，国際ガイドライン[4]ではその使用が推奨されており，わが国でも日常診療にその導入が進んでいる．

コリン性蕁麻疹例

症例3：12歳，男児．
紹介理由：慢性に経過する蕁麻疹の精査・加療．

現病歴：2か月前より，全身に瘙痒のある紅色の皮疹が毎日のように出現するようになった．近医を受診し，第1世代の抗ヒ薬と第2世代の抗ヒ薬を1種類ずつ処方されたが，症状は改善しなかった．皮疹の出現頻度が増してきたため，精査・加療のため当科に紹介受診された．皮疹は，入浴中，運動中，辛い食品を摂取したとき，屋内外への移動による気温変化時に誘発される傾向があった．運動時に激しく誘発されるため，運動部の入部を断念した．また，皮疹は1～2時間以内と，比較的すみやかに消退した．とくに，涼しい場所に移動すると改善しやすかった．なお，発汗低下の自覚はなかった．

既往歴：幼児期より気管支喘息，アトピー性皮膚炎であった．

身体所見：診察時には皮疹はみられなかったが，持参の携帯写真では，前胸部，背部にかけて左右対称性に点状の紅斑が散在していた．時に軽度の呼吸困難を伴ったという．

検査所見：半年にわたり抗ヒ薬を内服していたこともあり，副作用の有無を確認するために検査を実施した．血液検査では，血算，肝・腎機能検査はすべて正常．血清IgE値は674 IU/mL（基準値＜300 IU/mL）．

治療と経過：皮疹の性状や急激な体温上昇時に誘発されていることから，コリン性蕁麻疹と診断した．アセチルコリン皮内試験，自己汗皮内試験について説明したが希望がなかった．治療については，まず服用していた第2世代の抗ヒ薬を倍量に増量した．また，体育の授業の前には，他の第2世代抗ヒ薬を誘発の予防内服することとした．初診1か月後，改善がみられないため，H_2拮抗薬（保険適用外）を追加したところ，その1か月後には激しい運動時以外は誘発されなくなった．その後1か月間も誘発されなかったため，第1世代の抗ヒ薬を中止した．今後，第2世代の抗ヒ薬も漸減予定である．

解説　本症例の皮疹は，一般的な蕁麻疹よりも小型の紅斑であり，入浴，運動，精神的緊

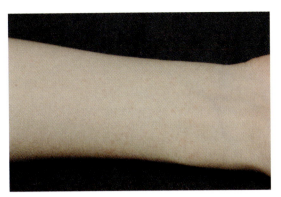

❹ コリン性蕁麻疹（症例 3）

張など，発汗ないし発汗を促す刺激が加わったときに生じていたことから，コリン性蕁麻疹と診断した．コリン性蕁麻疹は，入浴や運動などの日常的な刺激によるため，毎日のように誘発されることも多く，慢性蕁麻疹と誤診されることが少なくない（❹）．

コリン性蕁麻疹は小児から 30 歳代前半までの成人に好発し，皮疹は粟粒大から小豆大までの癒合傾向のない膨疹や紅斑として現れる．軽症であれば浮腫は目立たずに紅斑のみで終わるが，重症例では浮腫が顕著で，次第に癒合して大型の膨疹になっていき，呼吸困難や意識障害を伴うこともある．皮疹は出現後数分から 2 時間以内に消退することが多いが，眼瞼，口唇に血管性浮腫を伴うこともある．運動後に誘発されることから，食物依存性運動誘発アナフィラキシーとの鑑別が必要になる．

また，自覚症状として，痒みだけでなく特有のピリピリとした痛みを伴うこともある．さらに併存疾患の注意点として，本症は減汗症を伴うこともあり，体表の 25 ％以上の範囲の減汗を伴うものは特発性後天性全身性無汗症と診断され，併せて治療が必要となる[5]．

治療としては，抗ヒ薬の内服はある程度の効果を期待しうる（推奨度 1，エビデンスレベル B）．症状が軽く，日常生活への支障がなければ必ずしも治療を要しない．発汗低下を伴う症例では，発汗誘発刺激を避けるよりも，むしろ積極的な入浴や運動で発汗を促すことで症状が軽減することもある（推奨度 2，エビデンスレベル C）．ただし，発汗誘発刺激によって，まれながら血管性浮腫やアナフィラキシーに進展することもあるので，誘発刺激を負荷する場合は負荷量を緩徐に増加させることが大切である．

ピットフォール
蕁麻疹の診療では，病型診断をもとに進めることが重要になる．そのため，小児の病型別頻度の傾向を知ることが助けになる．小児では，成人に比し感染症の関連が疑われる急性蕁麻疹やアレルギー性蕁麻疹，コリン性蕁麻疹などの頻度が比較的高い．一方，慢性蕁麻疹や機械性蕁麻疹，遅発性圧蕁麻疹は成人に比べ少ない[1]．また，まれではあるが，小児では遺伝性血管性浮腫（→ガイドラインの用語解説）や自己炎症性症候群（Schnitzler 症候群，クリオピリン関連周期熱症候群）などの遺伝性疾患，色素性蕁麻疹も見落とさないように注意する必要がある．

留意点
近年，多くの非鎮静性抗ヒ薬で，成人を対象に通常量で制御不十分な蕁麻疹に対する増量効果が証明されている．しかし，小児の蕁麻疹に対する増量についてのエビデンスは現在ない．そのため抗ヒ薬の増量は，個々の症例の年齢，治療の必要性，費用と安全性などを十分考慮し，さらなる薬物治療による症状の制御を必要とする場合の第 1 選択として位置づけられる[1]．

またガイドラインでは，ステロイドについても小児では安易に使用しないように注意がなされている[1]．小児に対するステロイド全身投与は，成人にみられる一般的な副作用のほかに成長障害を生じる危険性もあり，費用対効果の観点から数日以上の連続的な使用は推奨されていない．国際ガイドラインでは，小児の chronic urticaria（慢性蕁麻疹）に対して成人と同じ治療アルゴリズムを適用することを弱く推奨（suggest）しているが，そこにステロイドの継続的な使用は含まれていない[4]．ちなみに，国際ガイドラインにおける

chronic urticaria の定義は，発症後 6 週間以上経過する病型をすべて含んでおり，特発性の蕁麻疹，物理性蕁麻疹，コリン性蕁麻疹，接触蕁麻疹から構成される．

（猪又直子）

文献

1) 秀道広ほか．蕁麻疹診療ガイドライン 2018．日皮会誌 2018；128：2503-624．
2) 猪又直子．Q33．蕁麻疹．小児科学レクチャー「小児のアレルギー Q & A」2012；2：669-79．
3) van der Valk PG, et al. The natural history of chronic urticaria and angioedema in patients visiting a tertiary referral centre. Br J Dermatol 2002；146：110-3.
4) Zuberbier T, et al. The EAACI/GA2LEN/EDF/WAO Guideline for the definition, classification, diagnosis and management of urticaria. The 2017 revision and update. Allergy 2018；73：1393-414.
5) Munetsugu T, et al. Revised guideline for the diagnosis and treatment of acquired idiopathic generalized anhidrosis in Japan. J Dermatol 2017；44：394-400.

ガイドラインの用語解説

- **ブラジキニン起因性の血管性浮腫（bradykinin mediated angioedema）**：血管性浮腫の病態には，①通常の蕁麻疹と同様のマスト細胞の関与するものと，②ブラジキニンの関与するものがある．①では通常の表在性の蕁麻疹に伴って現れるものと，血管性浮腫が単独で出没するものがあるが，②では基本的に表在性の蕁麻疹は出現しない．②では，マスト細胞からのメディエーターの作用を阻止する治療薬（抗ヒスタミン薬やステロイドなど）の効果は期待できず，ブラジキニンの代謝経路の制御が必要になる．

  血中に高濃度のブラジキニンが生じると，血管内皮細胞に発現するブラジキニン B2 受容体に作用し浮腫が出現する．血漿浸透圧の低下やリンパ管閉塞などによる浮腫と異なり，皮膚または粘膜の一部に浮腫を生じ，通常指圧痕を残さない．

- **遺伝性血管性浮腫（hereditary angioedema：HAE）**：HAE は，C1-INH（C1 インヒビター）遺伝子の欠損，変異またはその他の遺伝的背景のために生じる．C1-INH の量的低下によるものを I 型，機能的低下によるものを II 型とよぶ．大部分は I 型または II 型に分類されるが，一部その他の遺伝子の異常によるものもある（C1-INH 正常 HAE または HAE III 型）．III 型の一部の患者で血液凝固第 12 因子遺伝子，アンジオポエチン（angiopoietin）-1 遺伝子（ANGPT1），プラスミノーゲン（plasminogen）遺伝子の異常が報告されている．症状は皮膚に出現することが最も多いが，発作の程度はさまざまで，顔面以外に四肢，軀幹，陰部などにも出現し，腹痛・下痢・嘔吐などを伴う消化器症状，気道閉塞などを伴うこともある．多くは小児期に発症するといわれているが，腹部症状のみの場合には，急性腹症との鑑別が難しく診断が遅れることがある．したがって，繰り返す腹痛発作をみた場合，血液中の C1INH 活性や C4 の低下がないかを確認し，本症を鑑別する必要がある．

15章 皮膚疾患

熱傷

概要

熱傷は体表のあらゆる部位に起こりうる熱損傷であり，受傷部位や面積・深達度によって病態や治療法の選択が大きく異なる疾患である．顔面や手指では整容性や機能性を考慮した局所治療が必要で，受傷範囲が広ければ煩雑な処置のみならず急激な病態変化に対応する全身管理と複数回にわたる手術を要し，生命を脅かす疾患にもなりうる．開業医や専門治療の体制が整っていない医療機関の小児科医にとって，熱傷は自院で治療を進めるべきかどうか判断に迷う疾患の一つであろう．熱傷診療にあたり，まず治療を引き受けるべきか，それとももっと高次の病院に搬送すべきかの決定を行い，それからその場で最低限何をすべきなのかを理解することが，円滑に初期治療へ移行するためにとても重要である．本項ではまず❶に熱傷の重症度判定基準を示し，これに基づいて症例を提示しながら熱傷の初期対応を中心に解説する．

❶ 小児の重症度判定基準（Artzの基準に準ずる）

外来で対応できるもの
- 10%未満のⅡ度熱傷または2%未満のⅢ度熱傷

総合病院レベルでの入院治療を要するもの
- 10～20%のⅡ度熱傷または2～5%のⅢ度熱傷

専門病院での入院治療を要するもの
- 20%以上のⅡ度熱傷および5%以上のⅢ度熱傷
- 顔面・手指・足・陰部などの特殊部位を含む熱傷
- 気道熱傷，化学損傷，電撃症を疑う場合

ガイドラインのポイント

『熱傷診療ガイドライン（改訂第2版）』[1]は2015年に改訂され，創傷被覆材と栄養管理の項目が追加された．ただ，熱傷診療は古くから標準的に行われているためにエビデンス不十分な治療法も少なからず存在したまま現在も続けられており，今回の改訂でさほど大きな変更点はみられない．小児に関しての記載も若干の修正をみるのみである．

外来通院が可能なⅡ度熱傷（❷）

症例1：11か月，男児．
主訴：顔面・体幹部熱傷．
現病歴：テーブルに置いてあったカップを倒して熱湯を浴び受傷．夜間救急病院で処置を受けて翌日外来を受診した．
身体所見：頤部に0.5%（手掌法），前胸部に体幹前面の1/4の範囲で水疱が破れたびらんを認める．
評価：0.5%（手掌法）＋20%×1/4（5の法則）＝5.5%のⅡ度熱傷と判断．水疱が破れて充血した創面が露出しており，浅達性Ⅱ度熱傷（superficial dermal burn：SDB）と判断した．
治療・経過：外来受診まで時間が経っているためクーリングは行わなかった．創部の汚染はなく軽

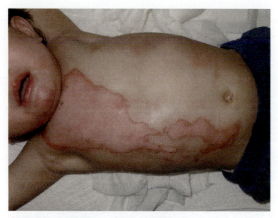

❷浅達性Ⅱ度熱傷　5.5%（症例1）

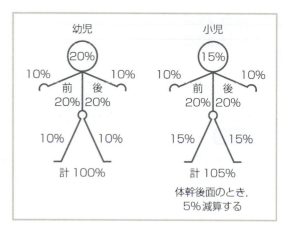

❸5の法則

❹熱傷の深達度分類

Ⅰ度熱傷	表皮の脱落がなく発赤にとどまるもの
Ⅱ度熱傷	熱損傷が真皮に達し，水疱を形成するもの 浅達性Ⅱ度熱傷（superficial dermal burn：SDB）：真皮表層にとどまり，2週以内にほとんど瘢痕を残さずに治癒するもの 深達性Ⅱ度熱傷（deep dermal burn：DDB）：真皮深層に達し，治癒が遷延して瘢痕治癒するか，手術を要するもの
Ⅲ度熱傷	熱損傷が真皮全層に及び，さらに深部に至るもの

い洗浄を行った後，頤部はアズノール®軟膏塗布を行い，体幹部は創傷被覆材（アクアセル®Ag BURN）を貼付のうえガーゼ保護・包帯固定とした．週2回の外来通院で被覆材のズレがないことを確認しつつガーゼ交換のみ行い，受傷後2週までには創部は完全に表皮化した（→ガイドラインの用語解説）．

解説　小児では危険察知・回避行動の未熟により特徴的な熱傷の受傷機転がある．これはつかまり立ちができるようになる生後11か月ごろに起こる典型的な熱傷症例である．テーブルやコンロ上の容器を引き倒して，顔を上げた状態で高温液体を浴びるため，顔面・体幹前面・上腕への受傷が多い．この月齢の幼児がいる家庭では，台所やテーブルの縁には物を置かず，テーブルクロスやランチョンマットの使用も極力避けるのが好ましい．

　熱傷面積は熱傷の予後推定因子として最も基本的なものである（推奨度B）．また，外来受診時に迅速に熱傷面積の概算を行うことがその後の治療方針を決めるために重要になる．小児の熱傷面積算出法は，一般的に「5の法則」（❸）を用いる（推奨度B）．これは体の部位ごとに体表面積比率が表示されており，まずその部位の受傷割合を算出し，それらを合計すれば熱傷面積となる．小範囲の熱傷が散在するケースは，患児の手掌の大きさを1%とした「手掌法」を併せて使うと便利である（推奨度B）．熱傷面積はⅡ度とⅢ度の面積を合計して算出し，Ⅰ度は原則含めない．専門治療を行うにあたってはさらに正確な熱傷面積の算出法があるが，限られた時間で初期対応を行うためには，上記2法での迅速な概算こそが重要である．

　熱傷の深達度はⅠ度，Ⅱ度，Ⅲ度に分けられる（❹）．曝露された物質の温度・比熱・接触時間によって熱損傷を受ける深さが変わるため，熱傷の深達度は必ずしも均一とはならず混在することも

多い.とくにI度・II度混在型では,受傷直後はI度と判断された部位が水疱化してくる場合があり,過小評価しないように常に意識する.

II度熱傷の処置は,創の湿潤環境維持を目的にワセリン基材の軟膏を用いることが基本である.アズノール®軟膏は基材が軟らかく,創面での保持が良いため広く使用されている.早期炎症の鎮静のためのステロイド軟膏の使用や,熱傷の深さや広さを考慮して,抗生物質軟膏の使用を検討してもよい(推奨度C)が,熱傷に保険適用されているステロイド軟膏はリンデロン®-VGなど種類が限られているため注意を要する.

またII度熱傷に創傷被覆材を用いると処置の頻度が減り,疼痛の軽減が期待できる(推奨度A).創面からの滲出液の量など,創部の状態によって被覆材を選択する.いずれの使用においても密閉による感染に留意して適切な交換が必要であり,汚染が残る創への使用は避けるべきである.とくに,初期治療後に他病院に紹介・転送する場合には,その後の担当医が創状態を確認するのに支障がでるため,旅行先で数日間受診ができないなどやむをえないとき以外は使用を控えたほうが無難である.また,本邦では創傷被覆材のII度熱傷(真皮に至る創傷に分類)に対する保険適用が限られている素材が多いため,使用に際して注意が必要である.

入院が必要なII度熱傷(❺)

症例2:1歳6か月,男児.
主訴:顔面・体幹・両上肢・左下肢熱傷.
現病歴:コンロに乗っている鍋をこぼして受傷.救急搬送された.
身体所見:頬・頤部に2%,右上肢に0.5%(手掌法),前体幹部の1/3,左上肢の1/3,左下肢の1/4の範囲(5の法則)で水疱を伴う発赤とびらんを認める.
評価:2 + 0.5 +(20 × 1/3)+(10 × 1/3)+(10 × 1/4)= 15%のII度熱傷と判断.
治療・経過:受傷範囲が10%を超えるため,末

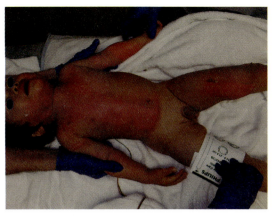

❺浅達性II度熱傷 15%(症例2)

梢ルートを確保し乳酸リンゲルにより維持輸液を開始.低体温回避のため,体幹を避けて顔面・四肢のみ5分間クーリングを行った.創部の経時的な深達の有無を確認するため,処置はフィブラスト®スプレーの噴霧,アズノール®軟膏塗布とし,顔面は開放療法,体幹・四肢はガーゼ保護・包帯固定後入院となった.

解説 熱傷は浮腫と滲出液により循環血漿量の低下をきたす.とくに小児は熱傷面積が10%以上になるとショックを起こしうるとされ,初期輸液が必要となる(推奨度C)ため入院による経過観察を行う必要がある.初期輸液の計算式はさまざまな方法が報告されているが,明らかな結論は得られていない.ここでは小児において体表面積の計算が不要で便利なためABLS2011における方法(❻)を採用した.しかし熱傷面積が10~20%では輸液量は計算上維持輸液程度にしかならないため,通常は脱水にならないように排尿が維持される範囲(オムツカウントでよい)で輸液量の調節を行えばよい.輸液は乳酸リンゲルなどのほぼ等張な電解質液が標準的である(推奨度B).グリコーゲン貯蔵量が限られている1歳未満または10kg未満の乳児の場合には,低血糖予防のため糖質入りの電解質液を使用する(推奨度C)とされるが,この症例のようにそれほど侵襲が高くなく経口摂取が問題なくできる場合は必須ではない.

❻ ABLS2011における初期輸液の方法

	成人	小児（14歳未満，40kg未満）
輸液量	2（mL）×体重（kg）×熱傷面積（％TBSA）	3（mL）×体重（kg）×熱傷面積（％TBSA）
速度	熱傷面積計算前の開始速度：500 mL/時（14歳以上），250 mL/時（6～13歳），125 mL/時（5歳以下） 熱傷面積計算後：上記輸液量の1/2を最初の8時間で，残りの1/2を16時間で投与，ただし，時間尿量が2時間連続で指標より多い/少ない場合は，輸液速度を1/3ずつ減らす/増やす	
尿量	0.5 mL/kg/時（30～50 mL/時）	1 mL/kg/時

ABLS：Advanced Burn Life Support，TBSA：total body surface area.
（参考：ABLS2011における初期輸液の方法〈ABLS2010 fluid resuscitation formulas〉）

受傷後のクーリングについては，水温は12～18℃，時間は5～30分間の範囲で諸説あるものの，現時点でガイドラインでは言及されていない．少なくとも受傷直後の熱源除去および一時的な疼痛緩和には有効であることは間違いないが，時間が経過している場合の効果は不明であり，また体幹部の受傷などで低体温を引き起こす恐れがある場合はむしろ行わないほうがよい．

熱傷範囲が広くなると処置も煩雑になり，感染管理も難しくなってくる．感染によって熱傷創は容易に深達し重症化するため，広範囲の熱傷の初期治療においては安易な被覆材での密閉を行わず，創観察がしやすい軟膏処置を行うほうが無難である．また，頭部・顔面は皮膚血行が良く治癒力や感染抵抗性が高いこと，被覆や固定が非常に煩雑になることから，軟膏処置とともに開放療法を行うのが一般的である．

Ⅱ度熱傷に対してbFGF製剤（フィブラスト®スプレー）の併用は有用（推奨度A）である．ただし単独使用では創の湿潤環境維持ができないため，あくまでも軟膏との併用が必要である．また誤って目に混入すると血管新生による角膜の混濁が起こる可能性があるため，顔面への使用には注意が必要となる．

熱傷専門施設での治療が必要なⅡ度熱傷（❼）

症例3：7か月，男児．
主訴：顔面・胸部・背部・両上肢・左下肢熱傷．
現病歴：床上に置いてあった湯沸かしポットを抱

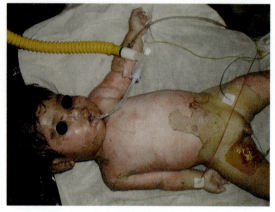

❼ Ⅱ度熱傷（SDB・DDB混在型） 47％（症例3）

えたまま後ろに倒れ，全身に熱湯を浴び，救急搬送された．

身体所見：頭部・顔面の半分，体幹前面の8割，体幹後面の3割，左上肢の7割，右上肢の6割（5の法則），左大腿に2％（手掌法）のⅡ度熱傷で，体幹・上肢の創面の大部分が蒼白となっている．また熱湯誤飲による口腔内の粘膜びらんも認められる．

評価：$(20 \times 1/2) + (20 \times 0.8) + (20 \times 0.3) + (10 \times 0.7) + (10 \times 0.6) + 2 = 47\%$のⅡ度熱傷と判断．咽頭・気道熱傷の合併も強く疑う．

治療・経過：咽頭浮腫による気道閉塞を回避するため気管挿管．大量輸液に備えて中心静脈ルート確保と尿道カテーテル留置を行い，熱傷面積算出前に乳酸リンゲルによる初期輸液を125 mL/時で開始．熱傷創は蒼白で大部分が深達性Ⅱ度熱傷と判断し，感染管理を含め経時的な観察が必要であると考え，処置は洗浄後フィブラスト®スプレー

を噴霧し，あらかじめ作製してあるバラマイシン®軟膏ガーゼで被覆して包帯固定．正確な熱傷面積と体重（7 kg）を確認次第，24時間の仮の輸液量 3（mL）× 7（kg）× 47（%）= 987 mL を算出．その半量である 493.5 mL を最初の 8 時間で割った 61.7 mL/時を正式な初期輸液量として流量変更．輸液内容も 5% 糖質を加えた乳酸リンゲルに変更し，定期的な血糖チェックを指示した．毎時間尿量チェックを行い，1 mL/kg/時を確保するように 2 時間ごとに輸液量を調節．今後予想される大量輸液の合併症に対する呼吸・循環管理，広範囲の創処置・感染管理目的のため，集中治療室（熱傷ユニット）へ入室となった．

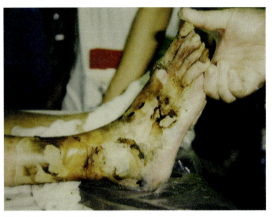

❽火炎によるⅢ度熱傷
皮膚表面は炭化または蒼白で羊皮紙様を呈する．

解説 ハイハイができるようになる 7〜8 か月ごろには，床に置いてある高温物体による接触，すなわち炊飯器のスチームによる手掌熱傷やストーブによる頭部熱傷，そしてこの症例のようなポットの転倒による熱傷に注意しなければならない．

広範囲熱傷（小児では 20% を超える熱傷）では，局所の創傷のみならず全身疾患としての管理も必要になる．高度な侵襲により遊離したサイトカインが全身の血管透過性を亢進させて血管内脱水によりショックとなるため，大量輸液が必要になる．初期輸液において輸液量が少なければ腎不全，多ければ再灌流後容易に肺水腫に陥り，さらにその後の管理は複雑化する恐れがある．熱傷創面が蒼白ということは，真皮表層が熱凝固で壊死に至る（深達性Ⅱ度熱傷）可能性が高いということで，これに創感染が重なると敗血症・多臓器不全に陥り致命的となりかねない．専門施設での治療が必要な症例である．

ここでは熱傷専門施設内での初期対応，輸液量設定・処置までの簡単な流れを記したが，専門施設転送を前提とした一般外来での対応は，この症例では熱傷面積の迅速な概算と口腔内熱傷の有無の確認までであろう．熱傷の初期輸液は受傷後 2 時間以内に開始するのが望ましい（推奨度 B）とされており，静脈ルートの確保は末梢で可能ならば行うが，むしろ転送を遅らせてしまうならば搬送を優先することを考慮する．ただし専門病院が遠方の場合は，上記の流れに準じた対応が必要となる可能性があるため，転送先の専門医師と連絡を取ったうえで指示に従うのがよい．

留意点 ①本来Ⅱ度熱傷は創の管理状態や感染などの二次的影響によって容易に深達するため，重症度判定では SDB と DDB の判断は考慮されない．結果的に瘢痕を残さず治癒するものが SDB，治癒の遷延や瘢痕拘縮で手術治療を必要とするものが DDB である．ただ，処置法の選択には受傷機転や視診からある程度の経験的な判断が求められる．

②小児熱傷では高温液体による受傷が大半で，火炎熱傷はまれである．高温液体による熱傷では水疱化によりⅡ度と評価することがほとんどであるが，火災や着衣引火による火傷は皮膚表面の炭化や蒼白な羊皮紙様の外観を呈し（❽），Ⅲ度熱傷と評価されることが多い．

ピットフォール ①広く平らな体幹部に比べ，球形または円筒形の顔面・四肢は外観上熱傷面積が過小評価されやすい．

②ゲーベン®クリームは熱傷の外用薬として認知されているが，本来は壊死組織を有する深達熱傷に対して感染防御目的に使用され，広範囲Ⅲ度

熱傷に良い適応（推奨度B）となる薬剤である．しかし基材が親水性のクリームであるため，創面浸潤環境維持には向かないとされ，Ⅱ度熱傷では使用されない．

③輸液公式で算出されるのは，受傷後24時間までに投与する仮の輸液量であり，実際はそれから初期輸液量を算出することこそが真の目的である．初期輸液量決定後は，主に尿量を指標にして頻繁な輸液量調節がなされる（推奨度C）ため，実際に投与される輸液量とは大きく乖離することも珍しくない．決してこれを1日量として盲目的に投与してはならない．

（山本　康）

文献

1) 日本熱傷学会．熱傷診療ガイドライン（改訂第2版）．東京：春恒社；2015.

参考図書

- 神奈川県立こども医療センター小児内科・小児外科編．小児科当直医マニュアル．改訂第14版．東京：診断と治療社；2016.
- 菅又章．小児熱傷．救急医学 2003；27：98-100.

ガイドラインの用語解説

- 表皮化（上皮化）：創傷治癒において，創縁や皮脂腺・汗腺などの皮膚付属器から表皮が再生され創表面を覆うこと．とくに創面が広い場合は皮膚付属器からの表皮化が起こることによって，すみやかに治癒が進行する．
- 瘢痕（拘縮）：皮膚損傷が真皮乳頭層以下に及び，その欠損部分が結合組織で置換されて治癒した状態．皮膚付属器の一部または全部がその機能を失い，ほぼ創縁からのみの表皮化で創が閉鎖されていくため，治癒が遷延する．また欠損が深いとさらなる治癒機転として創縁の収縮が起こり，周囲の皮膚のひきつれが生じる．これによって顔面の変形や関節の可動域制限が起こることを瘢痕拘縮という．通常熱傷の場合，受傷後2週以内に治癒した場合は瘢痕を残さないとされるが，これは皮膚の機能が温存されるという意味で，色素沈着や傷痕が残らないこととは決して同義ではないため，患者家族への説明には注意を要する．

15章 皮膚疾患

痤瘡（にきび）

概要

　尋常性痤瘡は，13歳ごろに発症し思春期ごろに増悪，その後多くは軽快するため，「青春のシンボル」ともいわれている．日本人の9割以上が経験するが，医療機関を受診する者は全体の1割にすぎない．しかし，痤瘡の悪化や瘢痕形成による心理的な影響は大きく，自尊心の低下やいじめなどの原因となるため，軽症でも早期の治療介入が求められる．これまでの日本における治療は，炎症を生じた痤瘡に対する抗菌薬の内服もしくは外用のみであった．2008年にアダパレン（ディフェリン®ゲル0.1%）が導入され，面皰（→ガイドラインの用語解説）と炎症改善後の痤瘡に対する寛解維持が可能となり，最初のガイドラインの策定を行った．また2015年に過酸化ベンゾイル（ベピオ®ゲル2.5%）と，クリンダマイシンの配合剤（デュアック®配合ゲル）が承認され，耐性菌の対策が進み，アドヒアランスの向上と抗菌薬の適切な使用，寛解維持療法のさらなる普及を目的に2016年にガイドラインの改訂を行った．さらに過酸化ベンゾイルとアダパレンの配合剤（エピデュオ®ゲル）の承認を受けて，2017年に再改訂を行った．

ガイドラインのポイント

　『尋常性痤瘡治療ガイドライン2017』[1]では，急性炎症期におけるより高い効果とアドヒアランスを意識した配合剤の使用を強く推奨している．また薬剤耐性痤瘡桿菌の急速な増加への対策として，維持期における過酸化ベンゾイルやアダパレンを強く推奨し，抗菌薬の使用は推奨していない．

軽症例

症例1：15歳，女子．
主訴：顔面の皮疹．
現病歴：1年前より顔面に皮疹が出現した．市販の痤瘡用外用剤を使用していたが改善せず，当科を受診した．
現症：前額部，両頬部，顎部に面皰を認め，毛包一致性の半米粒大の紅色丘疹が散在している（❶）．
月経歴：初潮年齢13歳，周期30日整．
生活歴：基礎化粧品として母親の保湿用化粧品を使用している．
治療・経過：過酸化ベンゾイル外用を開始した．また脂性肌であることを説明し，保湿用化粧品の使用を中止させた．治療開始3か月目の再診時，

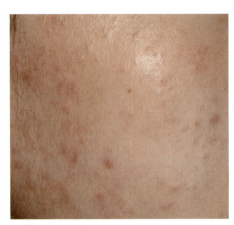

❶軽症例：顔面の皮疹（症例1）

炎症性皮疹と面皰の減少はあるが，皮疹が残存しているため，アダパレンと過酸化ベンゾイルの配合剤に変更した．治療開始6か月目にさらに改善を認め，治療開始1年目には寛解維持を保ってい

る．

解説 尋常性痤瘡は，脂腺性毛包に生じる慢性炎症性疾患で，①皮脂分泌亢進，②毛包漏斗部の異常角化，③毛包内の *Cutibacterium acnes*（*C. acnes*）（旧称：*Propionibacterium acnes*）の増殖が原因とされている．初発症状は毛包内の皮脂の貯留で生じた面皰であり，面皰に炎症を生じることで紅色丘疹や膿疱となる．日本皮膚科学会のガイドラインで用いられている片顔の炎症性皮疹数による重症度判定では，軽症は5個以下，中等症で6〜20個，重症で21〜50個，最重症では51個以上となっている[1]．本症例では面皰が主体で，炎症を伴う皮疹を少数認めるのみで，軽症に分類される．軽症・中等症における推奨治療を提示する（❷）．

過酸化ベンゾイルは，強い酸化作用をもち，容易に分解してフリーラジカルを生じて *C. acnes* に殺菌的に作用する，薬剤耐性菌の懸念のない抗菌作用を有する薬剤である．また角質剥離作用があることから面皰にも効果があり，炎症改善後の維持療法としても有効である．副作用として塗布部位の紅斑や皮膚剥脱などがある．容認できることが多いが，時にアレルギー性の接触皮膚炎を起こすことがある．

一方，アダパレンは，レチノイドによる面皰改善作用と抗炎症作用を有する．抗菌作用はない．炎症性皮疹を有する場合は単独よりも，過酸化ベンゾイルとの配合剤や外用抗菌薬（クリンダマイシン1％ローション，ナジフロキサシン1％クリームないしローション，オゼノキサシン2％ローション）との併用が効果が高い[1]．外用抗菌薬は丘疹や膿疱など皮疹部に外用するのに比べて，過酸化ベンゾイルやアダパレンは，皮疹の出ない所を除く顔面全体に外用する．副作用は落屑，紅斑，乾燥，灼熱感や瘙痒が認められたが，軽微であり，使用中止に至ることはまれである[2]．副作用の軽減や予防のために，保湿剤を追加することがある．副作用に対する不安感を軽快し，アドヒアランスを高めるためには，使用開始2週間後に来院を指

❷ 軽症・中等症における推奨治療

軽症
① CLDM/BPO 配合剤 　アダパレン/BPO 配合剤
② アダパレン＋外用抗菌薬　併用
③ アダパレン，BPO，外用抗菌薬　単独
①＞②＞③の順で推奨している

中等症
①，②，③の他
④ アダパレン/BPO ＋内服抗菌薬
⑤ アダパレン＋内服抗菌薬
⑥ 内服抗菌薬

CLDM：クリンダマイシン，BPO：過酸化ベンゾイル．
（林伸和ほか．日皮会誌2017[1]）

示するのが望ましい．過酸化ベンゾイルとクリンダマイシンの配合剤（デュアック®配合ゲル）は，それぞれの単剤よりも効果が高く，またアドヒアランスの観点からも有利で，クリンダマイシン単独外用と比べると薬剤耐性菌を生じにくい利点がある．アダパレンと外用抗菌薬の併用と比較すると3か月後の長期的有効性は同じだが，より早期に効果が発現されることが示されている[3]．

中高生の痤瘡患者に最も影響が大きい助言者は母親だが，母親の痤瘡に関する知識は，思春期後痤瘡を対象とした女性誌に基づいていることがあるため，痤瘡に対して保湿のアドバイスをしがちである．しかし，思春期には皮脂の分泌量は多く，むしろ洗顔料を用いた1日2回の洗顔を勧めるべきであり，保湿は不要な場合が多い．アダパレンや過酸化ベンゾイルによる局所の刺激症状が問題となる場合には，低刺激性，コメド（面皰）を誘発しにくいと証明されたノンコメドジェニックテスト済みの保湿剤を使用をしてもよい．

中等症例

症例2：16歳，女子．
主訴：顔面の皮疹．
現病歴：2年前より顔面に皮疹が出現した．半年間アダパレンゲルを使用したが改善がみられない

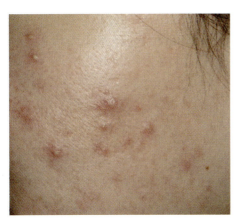

❸中等症例：顔面の皮疹（症例2）

ため当科を受診した．
現症：前額部，両頬部，鼻部にかけて毛包一致性で半米粒大の紅色丘疹，膿疱が存在する．面皰もある（❸）．
月経歴：初潮年齢13歳，周期28日整．
治療・経過：アダパレン外用を継続し，ビブラマイシン®100 mg 分1内服を開始した．1か月後，炎症性皮疹の消褪を確認し，ビブラマイシン®内服を終了した．現在アダパレン外用のみで維持療法を行っている．

解説 本症例は中等症に分類される．中等症では，❷で示した軽症における推奨治療に加えて，内服抗菌薬の追加を考慮する．もしくは過酸化ベンゾイルとクリンダマイシンの配合剤への変更もよいだろう．アダパレン，過酸化ベンゾイル，内服抗菌薬の作用機序はそれぞれ異なる．そのため，この3剤を併用することが中等症〜最重症の症例を治療する選択肢の一つとなる．一般に内服抗菌薬の選択においては感受性が考慮されるが，痤瘡の場合，感受性に加えて抗炎症作用を期待してテトラサイクリン系やマクロライド系の抗菌薬を選択することが多い．耐性菌出現を抑えるため長期使用は避けるべきである．global allianceでは，内服抗菌薬の投与は3か月までとし，6〜8週間で再評価して継続の可否を判断することを推奨している[1]．さらに，抗菌薬の単独療法や，外用抗菌薬との併用は避け，過酸化ベンゾイルやア

❹ 2016・2017年ガイドラインによる内服抗菌薬の推奨度

推奨度	保険	薬剤
A	○	ドキシサイクリン
A*		ミノサイクリン
B	○	ロキシロマイシン
	○	ファロペネム
C1		テトラサイクリン
		エリスロマイシン
		クラリスロマイシン
	○	レボフロキサシン
	○	トスフロキサシン
		シプロフロキサシン
		ロメフロキサシン
	○	セファロキシム　アキセチル

A：行うよう強く推奨する，A*：行うよう推奨する（Aに相当する有効性のエビデンスがあるが，副作用などを考慮すると推奨度が劣る）
B：行うよう推奨する
C1：選択肢の一つとして推奨する
○は保険適応あり．
（林伸和．日皮会誌2018[5]）

ダパレンとの併用・維持療法を推奨している[1]．薬剤別の推奨度は，ドキシサイクリンとミノサイクリンは有効性としては同等であるというエビデンスがある[1]．しかしミノサイクリンではめまいなどの副作用の頻度が高く，副作用を勘案すると推奨度は劣る[1]．なお，ドキシサイクリンは2018年に適応外使用例として認められ（❹），痤瘡への使用が保険診療上可能となった（厚生労働省保険局医療課長通達保医発0928号第3号平成30年9月28日）．ドキシサイクリン，ミノサイクリン，テトラサイクリンでは，8歳以下において歯牙黄染の副作用があり，使用できない[4]．

特異例

症例3：14歳，男子．
主訴：顔面の皮疹．
現病歴：12歳ごろから顔面に痤瘡を自覚し始めた．アダパレン外用を1年間継続していたが改善なく，当科を受診した．
現症：前額部，両頬部，鼻部，顎に米粒大までの紅色丘疹・膿疱と大豆大までの囊腫が混在してい

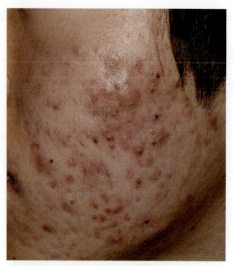

❺ 特異例：顔面の皮疹（症例3）

る．面皰もその周囲にある（❺）．

治療・経過：囊腫が多発しているため，集簇性痤瘡（→ガイドラインの用語解説）の初期と診断した．炎症が強く通常の治療では反応不十分と考えてビブラマイシン®200 mg分2とアダパレン，過酸化ベンゾイルの配合剤を開始した．1か月後，塗布部位の刺激反応は軽度であり，炎症の改善がみられたが，まだ囊腫が残るため同じ治療を継続した．治療開始2か月後，炎症性皮疹は著明に改善し，ビブラマイシン®100 mg分1内服へ減量した．治療開始3か月後，炎症再燃がないことを確認してビブラマイシン®内服を終了し，過酸化ベンゾイルとアダパレン配合剤外用による維持療法に移行した．

解説 本症例は囊腫が多発しており，日本皮膚科学会の『尋常性痤瘡治療ガイドライン』では，カバーされていない集簇性痤瘡に準じた治療が必要となる．炎症が長く続くと生涯消えない瘢痕を残すことになるため，早期から積極的な治療が望ましい．そのため，ドキシサイクリン200 mg/日より開始した．

ピットフォール マラセチア毛包炎は，皮膚の常在真菌であるマラセチア属により生じる毛包一致性の多発する丘疹である．基本的に面皰は伴わない．ステロイド外用で誘発されることが多い．好発部位は上胸部，背部，肩，上腕伸側で顔面に生じることはまれである．毛包内容をKOH法でみると，多数の胞子を認める．治療は抗真菌薬外用やイトラコナゾール内服である．

留意点 治療とともに生活指導は重要である．皮脂の除去や皮膚を清潔にすることは，痤瘡にとって望ましいと考えられ，1日2回の洗顔が推奨されている[1]．特定の食物と痤瘡の関係は明確ではない．そのため特定の食物を制限したり，積極的に摂取することは推奨されていない[1]．基礎化粧品（スキンケア製品）は痤瘡治療薬に併用することで，治療効果を高めながら治療薬による刺激を軽減することができる．ただし，痤瘡患者に使用試験が報告されている低刺激性でノンコメドジェニックの痤瘡用基礎化粧品を選択するのがよい[1]．

（軸屋そのこ，林　伸和）

文献

1) 林伸和ほか．尋常性痤瘡治療ガイドライン2017．日皮会誌 2017；127（6）：1261-1302．
2) Kawashima M. et al. Adapalene gel 0.1%-topical retinoid -like molecule-for the treatment of Japanese patients with acne vulgaris：a multicenter, randomized, investigator-blinded, dose-ranging study. Skin Research 2007；6：494-503.
3) Nobukazu H, et al. Clindamycin phosphate 1.2%/benzoyl peroxide 3% fixed-dose combination gel versus topical combination therapy of adapalene 0.1% gel and clindamycin phosphate 1.2% gel in the treatment of acne vulgaris in Japanese patients：a multicenter, randomized, investigator-blind, parallel-group study. J Dermatol 2018；45：951-62.
4) Eichenfield, LF, et al. Evidence-based recommendations for the diagnosis and treatment of pediatric acne. Pediatrics 2013；131：S163-86.
5) 林伸和．尋常性痤瘡治療ガイドライン2017の要点．日皮会誌 2018；128（8）：1643-8．

ガイドラインの用語解説

- 面皰(comedo):俗にいう白ニキビ.皮脂などが毛孔を栓塞した結果,小さな黒点を有する丘疹を生じたものである.C. acnes などの増殖により炎症を起こし,紅色丘疹や膿疱を生じる.
- 集簇性痤瘡:項部,前胸部,背部,肩などが好発部位である.毛孔一致性の紅色丘疹,囊腫,皮下瘻孔,瘢痕など多彩な皮疹を形成する.痤瘡の重症型だが,慢性膿皮症の一型との考えもある.

16章 その他の疾患

脊柱側弯症

概要

昭和53年（1978年）の学校保健法規則改正から脊柱側弯症学校検診が始まり，側弯症という言葉が世間一般に認知されるようになった．その後，学校検診での脊柱検診がやや不徹底になる傾向がみられていたが，平成28年（2016年）より文科省主導にて学童運動器検診の拡充が行われ，平成29年（2017年）の文科省データによると1.2%が脊柱項目で二次検診勧奨となっている．昭和54年（1979年），脊柱検診開始と同時にその手引き書として『知っておきたい脊柱側弯症』が日本学校保健会から出版され，その後現在までに2回の改訂を経ている．しかし，その間に起きた脊椎外科分野における研究，技術，器械の進歩は目覚ましいものであった．そこで，日本側彎症学会を編者とし，平成25年（2013年）に『側弯症治療の最前線—基礎編』，その翌年に『手術編』が発刊され，現在この領域のバイブルとなっている．すでに，次版の改訂作業も開始されている．

ポイント

『側弯症治療の最前線—基礎編』[1]は，側弯症総論，側弯症の多岐にわたる病態，治療に加え，代表的な特発性・症候性・先天性側弯症と成人脊柱変形に関する各論が述べられ，一般診療医向けに書かれている．一方，後続の『手術編』はさまざまな手術手技の詳説で，かなり専門的な内容となっており，脊椎外科医向けとなっている．「脊柱側弯症」は多くの異なる病態を包括しているため，本領域にエビデンスレベルを伴った治療推奨ガイドラインはまだ作成されていない．

思春期特発性側弯症（AIS）例

症例1：12歳，女児．
主訴：側弯症．
現病歴：1年前に学校検診で指摘を受け，二次検診先の医院で経過観察となっていた．この1年で進行がみられるとのことで，専門医への紹介となった．
身体所見：身長150 cm，体重38 kg．生来健康．初経発来なし．斜視なし．右肩上がり1横指．右肩甲骨上がり1横指．rib hump右高位スコリオメーターで16°．四肢反射異常なし．ankle clonusなし．腹皮反射両側陽性．四肢感覚障害，筋力低下なし．膀胱直腸障害なし．四肢関節弛緩性なし．thumb signなし．四肢体幹色素斑なし．
画像所見：午前10時撮影の立位全脊椎画像で近位胸椎カーブ30°，主胸椎カーブ40°，腰椎カーブ15°であった．肋骨癒合や先天的な脊椎奇形はない．Risser Grade[2]（→用語解説）は0（❶）．MRIにて脊髄空洞症，Chiari奇形の所見は認めなかった．
治療経過：側弯矯正用体幹コルセットを作製，常時装着を指導したが，装具のコンプライアンスが上がらず，脊柱変形は進行した．初診後1年半で主胸椎カーブが65°まで進行したため（❷），観血治療の説明を行い，自己血貯血後，手術を施行した．術後4年現在，日常生活に制限なく，経過を観察している（❸）．

解説 adolescent idiopathic scoliosis（AIS）の患者である．本症の好発年齢は11～13歳であり，9:1の比率で女児に多い．広告規制

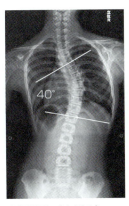 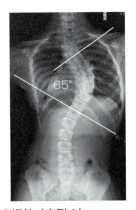 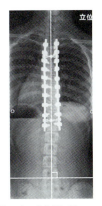

❶初診時（症例1）
12歳，女児．主胸椎カーブ40°．装具治療開始．

❷術前（症例1）
13歳．装具装用が遵守されず，主胸椎カーブが65°まで進行し手術適応となった．

❸術後4年（症例1）
最終経過観察は良好な矯正が維持されたまま，成長終了を迎えた．写真内の縦線は骨盤中心垂線．

のないインターネット情報ではカイロプラクティックや整体などの広告が濫立しており，患者・家族を翻弄している．しかし，本症に対して科学的エビデンスをもって治療効果が証明されているのは装具治療と手術治療のみである．とくにカイロプラクティックに関しては，本家のAmerican Chiropractic Associationが自らのウェブサイトのなかで，「AISに対して有効性はない」というstatementを公示している．世界側弯症学会（Scoliosis Research Society：SRS）のガイドラインによると，対象患者が，「初経発来前か初経後1年ぐらい」，「年間身長が1cm以上伸びている」，「Risser Gradeが0，1，2」に関しては，成長による急速な側弯進行リスクが高いため，装具治療が強く推奨される．装具治療の成績判定はSRSにより定められており，装具装着から2年間手術を回避できれば（50°に至らなければ），「成功」と判定される．つまり，装具は進行を遅らせる効果が求められているだけで，装具により側弯が治ることはない．しかも，最近のAIS装具治療の文献reviewでは，装具治療の最大の恩恵を得るには，1日18時間以上の装着を必要とし，逆に1日4時間未満の装着しかできない例は，装具未使用群との差異がないこともわかっている[3]．

手術適応はSRSによると，50°以上と設定されている．50°以上遺残した脊柱変形は，成長終了後も微速とはなるが進行が止まらないことがわかっているためである．現在は，後方単独手術がほとんどであり，椎弓根スクリューの強力な椎体アンカーを利用することによって矯正率も80％近い報告が多い．

早期発症側弯症例

症例2：5歳，男児．
主訴：側弯症．
現病歴：1年ぐらい前から家族が背中の曲がりに気づいていたが，進行してきたように感じたため近医へ来院した．単純X線像にて側弯を認め専門医へ紹介となった．
身体所見：107 cm，17 kg．左肩上がり2横指．左肩甲骨高位2横指．四肢反射異常なし．腹皮反射左側陰性．四肢感覚異常，筋力低下なし．膀胱直腸障害なし．四肢体幹色素斑なし．関節弛緩性なし．
画像所見：椎体回旋の目立たない左凸カーブ34°を認めた（❹）．また，側面像で頸部の脊柱管拡大を認めた（❺）．
治療経過：MRIを施行し，C3～T11レベルにわたる脊髄空洞症とChiari I型奇形を認めた（❻）．脳神経外科へ紹介し，大後頭孔拡大術，C1後弓切除，硬膜形成術が施行された．

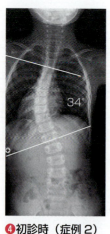

❹ 初診時（症例2）

椎体回旋のない左凸胸椎カーブ34°.

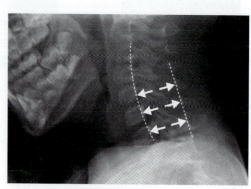

❺ 初診時頸椎部側面像（症例2）

脊柱管の拡大を認めた.

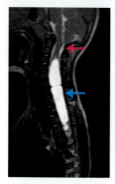

❻ MRI（T2強調画像）（症例2）

大後頭孔では，脊髄と下垂した小脳扁桃によりくも膜下腔をほぼ認めず，Chiari I 型奇形と診断された．また C3 レベル以下では脊髄中央に T2 強調画像で著明な高信号，T1 強調画像で低信号を示す嚢胞様に拡張した領域があり，中心管拡張症/脊髄空洞症と診断された.

➡：Chiari 奇形，➡：空洞症.

解説 10歳未満の脊柱側弯症は，「早期発症側弯症」と別称され，種々の検討を必要とする．なかでも，注意するべきは脊髄空洞症に付随する側弯症である．AIS は女児に多く，ほぼ100％胸椎右凸カーブである一方，本症の場合，男女比はほぼ同等で，AIS とは逆の左凸カーブを呈する例が約3割ある．脊髄空洞症と Chiari 奇形の神経学的三徴候は，①宙づり型痛覚解離（9割），②腹皮反射消失ないし減弱（9割），③下肢腱反射異常（6割）とされる[4]が，臨床的には，腹皮反射が最も利用しやすい．成長に伴う空洞の自然消失とともに側弯の改善がみられる報告もあるが，空洞の改善傾向がみられない場合，側弯進行は急速であることが多いので，後頭下減圧術を考慮することが多い．

神経筋性側弯症例

症例3：14歳，男子．

主訴：側弯症．

現病歴：胎児機能不全のため34週6日1,468g，帝王切開にて出生．Apger スコア1/6．以後，脳性麻痺，点頭てんかんにより神経内科にかかっていた．2歳時より麻痺性下肢変形のため整形外科で診療を開始した．10歳時，側弯角27°．座位保持のため体幹コルセットを使用していたが，脊柱変形が急速に進行した．14歳時，側弯角120°に至り，座位も保てなくなってきたため手術を行った．

身体所見：144 cm，22.3 kg．GMFCS（粗大運動能力分類システム：レベル I～V）レベル V．経口摂食は可能であった．

画像所見：骨盤傾斜を伴った腰椎高度側弯．座位側弯角120°，脊椎骨盤傾斜角23°．股関節脱臼は

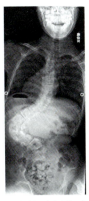
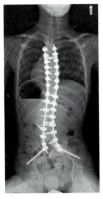

❼術前（症例3）　❽術後4年（症例3）

なし，横隔膜挙上あり（❼）．

治療経過：骨盤傾斜を伴った重度側弯症であり，今後の進行性，その結果の呼吸障害，消化管障害が危惧されたため，家族と合併症について十分話し合ったうえ，手術を選択した．上位胸椎から骨盤までの矯正固定術を行い，同種骨を用いた十分な後方骨移植も行った（❽）．家族曰く，「術後，呼吸も楽そうになり，摂食量の増加，便秘の解消，かぜを引きにくくなり，全体的な健康感が増した」．術後4年が経過した現在も，装具なく，安定した座位と良好な呼吸機能，消化管機能を維持している．

解説　脳性麻痺や筋ジストロフィーに代表される神経筋疾患は，高い確率で脊柱変形を有することで知られている．放置すると高度に進行し，明らかなQOL，ADL障害や呼吸器・消化器障害となることが専門家の間では知られている．医学の進歩とともに，それらの治療も大幅に進歩しているにもかかわらず，小児整形外科医，脳性麻痺専門医の間ですらその情報は行き渡っていない．神経筋性脊柱変形の進行に対して，装具治療が無効であることは十分証明されている．その効果は座位の安定にしか寄与しない．そして，神経筋性側弯症の脊柱変形自体を矯正できるのはインプラントを利用した手術治療以外証明されていない．手術治療後の高い介護者満足度は世界中から報告されている[5]．本邦においてはこの領域は非常に遅れているといっても過言でない．適応のある患者をしっかりと見極め，きちんとした情報提供の下に治療がなされることが期待される．一方，神経筋性側弯症手術は，AIS手術などと比べ，集学的な治療を必要とする合併症率が高い[5]．そのため，整形外科のみならず，他科との連携がスムーズに行える施設での治療が本手術をより安全に行える大切な要素と考える．本手術の鍵は「障害のあるなしにかかわらず，人は平等に治療を受ける権利がある」その認識だけと考える．

ピットフォール　執刀医からすれば，側弯症手術を受ければ将来の不安がなくなるというものではない．むしろ，放置進行の末に生じる呼吸器・消化器機能障害，腰背部痛の増悪を避けるために致し方なく施行する手術である．患者にはその点を強調している．現在の脊柱変形が進行した結果もたらされる将来の不利益を減らすことが予想・期待されるだけで，手術後に問題がなくなるわけではないことは知っておかなければならない．本来は動くべき脊椎をほかに方法がないので矯正し固定しているのである．どんなに美しく仕上げたとしても，脊椎固定術を行ったときから，隣接椎間障害（→用語解説）という問題は一生付随した問題となる．また，インプラントによる側弯矯正術の歴史は50年程度しかなく，未知の要素も少なくない．

留意点　神経筋性側弯症に関しては，その合併症率からAISのように50°で手術を推奨する医師はまだ国内には少なく，70°が一つの目安と考えてよい．また，脊椎の早期固定は否定的に考えられることが多いが，神経筋性側弯症に関しては，高度に進行し年齢を待っていると手術不可能な状況になってしまうことが少なくない．そのため，現在世界の論調は，高度な進行が予測される神経筋性側弯症に関しては10歳未満の早期脊椎矯正固定でも，放置するよりは利益があると考えられ始めている[6]．

（中村直行）

文献

1) 日本側彎症学会編．側弯症治療の最前線―基礎編．東京：医薬ジャーナル社；2013.
2) Risser JC. The iliac apophysis : an invaluable sign in the management of scoliosis. Clin Orthop 1958 ; 11 : 111-9.
3) Weinstein SL, et al. Effects of bracing in adolescents with idiopathic scoliosis. N Engl J Med 2013;369(16): 1512-21.
4) Yngve D. Abdominal reflexes. J Pediatr Orthop 1997 ; 17(1) : 105-8.
5) Comstock CP, et al. Scoliosis in total-body-involvement cerebral palsy : analysis of surgical treatment and patient and caregiver satisfaction. Spine (Phila Pa 1976) 1998 ; 23(12) : 1412-24 ; discussion 1424-15.
6) Yaszay B, et al. Performing a definitive fusion in juvenile CP patients is a good surgical option. J Pediatr Orthop 2017 ; 37(8) : e488-91.

用語解説

- Risser サイン：X線写真において骨の成熟度を表すサイン．腸骨稜（骨盤の一部）の骨化程度を示し背骨の成長とよく相関する．Grade 0〜5 までの6段階があり，Grade 5 に近づくほど骨が成熟していることを示している．脊椎撮影の際，同時に情報が取得できるので，現在でも利用されることが多い．

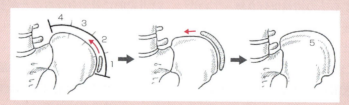

- 隣接椎間障害：脊椎固定術後に固定部頭尾側の隣接椎間にストレスが増加し，同部の椎間板や椎間関節の変性が進むこと．

16章　その他の疾患

熱中症

概要

熱中症は暑熱環境に対する生理的な身体適応の破綻により生じる病態であり，重症化すると生命に危険が及ぶ疾患であるが，基本的には十分に注意すれば予防可能である．多くの人が正しい知識を身につけて，熱中症の予防，早期発見・対応することが必要である．熱中症はすべての年代にわたって発症しうるが，とくに小児では汗腺の発達や自律神経が未熟なため体温調節機能が弱く，暑熱環境では容易に脱水に陥り熱中症を発症する．また生理的な水分出納量も多いが，自分で必要に応じて飲水量を調節する能力に乏しく，衣服の選択・着脱に関する十分な知識も身についていないため，周囲の大人が小児は"熱中症弱者"であることを認識し，予防のための方策を立ててあげることが必要である．

暑熱環境下では熱中症の発症に十分に注意するとともに，暑熱環境における体調不良では常に熱中症を疑うことが必要であり，早期認識，早期治療で重症化を防ぐことが重要である．

ガイドラインのポイント

日本救急医学会「熱中症に関する委員会」は2006年より全国の救急医療機関を対象に熱中症の全国調査 Heatstroke STUDY（以下 HsS）を行ってきた．『熱中症診療ガイドライン 2015』[1]はこれまでに行われた HsS や，過去に報告された国内外の知見を集積して作成されたものである．本ガイドラインでは 熱中症の疫学や発生条件，診断基準，診断，予防や治療法，重症化の因子などさまざまな内容に関して Clinical Question 形式で収載しており，熱中症の診療にあたる医療従事者のみでなく，熱中症に遭遇する可能性がある学校，職場，介護の現場でも役に立てられるよう考えられている．

I 度熱中症（熱疲労）

症例1：5歳，男児．
主訴：ぐったりして活気がない．
現病歴：6月下旬，梅雨明け前の晴天時，保育所の駐車場で遊んでいたところ，ぐったりして元気がないことに保育士が気づき受診した．
身体所見：呼びかけに応答するが活気なし．口腔は乾燥し，全身の発汗はさほど目立たない．体温37.1℃，脈拍数 130 回/分，血圧 94/56 mmHg，SpO_2 98%（room air）．
治療・経過：涼しい環境において，少量の経口補水液を与えたところ，とくに問題なく摂取可能であった．少量ずつ摂取を進めたところ 500 mL 飲水した時点で元気になり，排尿も認めたため帰宅とした．

解説　熱中症の発生に関係する環境要因としては気温のみでなく，湿度，風速，日射・輻射などが関係しており，熱中症発症リスクの判断には，これらを組み合わせた「暑さ指数（WBGT：Wet Bulb Globe Temperature）」の活用が推奨される（推奨グレード1C）．暑さ指数は WBGT = 0.7 × 湿球温度（湿度）+ 0.2 × 黒球温度（輻射熱）+ 0.1 × 乾球温度（気温）の計算式から算出される指標である．小児では身長が低いため，地面か

❶ 暑さ指数と活動の目安

暑さ指数 WBGT (℃)	乾球温度 (℃)	温度基準	注意すべき生活活動の目安	熱中症予防のための運動指針
31	35	危険	すべての生活活動で起こる危険性	運動は原則中止
28	31	厳重警戒		厳重警戒 激運動中止
25	28	警戒	中等以上の生活活動で起こる危険性	警戒 積極休憩
21	24	注意	強い生活活動で起こる危険性	注意 積極水分補給
				ほぼ安全 適宜水分補給

日本生気象学会「日常生活における熱中症予防指針」,日本体育協会「熱中症予防のための運動指針」をもとに作成.
(日本救急医学会. 熱中症診療ガイドライン 2015. 2015[1]))

らの輻射熱の影響を受けやすく，大人は気がつかないような道路からの照り返しなどでも熱中症に陥ることがあるため注意が必要である．WGBTを指標とした熱中症予防の指針として日本体育協会から「熱中症予防運動指針」，日本生気象学会から「日常生活に関する指針」が公表されており，とくに保育・教育機関では集団活動の計画において，参考にして行動することが望まれる (❶).

熱中症は真夏の疾病と考えられがちであるが，梅雨の晴れ間や，梅雨明けの急に蒸し暑くなった時期にも多くみられる．この時期の熱中症は真夏より低い気温でも発症し (推奨グレード1C)，重症度が高いことも多い (推奨グレード1C) ため注意が必要である．これは身体がまだ暑さに慣れていないために，発汗機能や体表からの気化による体温調節がうまく働かないことが原因として考えられる．また，気温がそれほど高くなくても，強い日差しのあたる閉め切った車の中は，ごく短時間で非常に高温となるうえに，無風で湿度も高い状態である．たとえ少しの時間でもあっても子どもを車内に残しておくと，熱中症となり生命にも危険が及ぶことを認識する必要がある．暑い日が続くと「暑熱順化」により発汗機能が向上するなど，次第に身体が暑さに慣れて熱中症を発症しにくくなるが，近年は冷房環境に慣れた小児の暑熱環境への対応能力の低下も懸念されおり，注意が必要である．

熱中症は「暑熱環境における身体適応の障害によって起こる状態の総称」[1]) であり，暑熱によると思われる諸症状を呈するもののうちで，他の原因疾患を除外したものが熱中症と診断される (推奨グレード1C)．小児はウイルス感染など「発熱」をきたす疾患に罹患することが多く，熱中症，つまり高温多湿の環境により誘発された体温調節機能異常の結果としての「高体温」の鑑別が必要である．熱中症の初期症状は口渇，嘔吐，頭痛，めまいなど非特異的であり，感染症，敗血症との鑑別が難しい．さらに重症化し意識障害やけいれんを伴う場合に，急性脳炎・脳症，髄膜炎との鑑別は困難である．気象条件，発症場所，発症状況などの正確な病歴聴取を行い，診断を絞り込んでいくことが重要である

意識が保たれ，自力で経口摂取可能な軽度の熱中症では特別な治療は必要としない．運動は中止し，涼しい環境で十分な休息をとらせる．衣服は緩め，冷たいタオルや氷嚢で頸部・腋窩部・鼠径

部を冷やして，水分を，まずは経口的に補給する．熱中症では発汗により水分とともにナトリウム（Na）など電解質の喪失があるので，塩分と水分の両者を適切に含んだ経口補水液（0.1〜0.2％の食塩水）の摂取が推奨される（推奨グレード1C）．梅昆布茶や味噌汁などもミネラル，塩分が含まれており，熱中症に有効と考えられる．

本症例は冷所での安静，飲水で軽快し，結果としてはⅠ度熱中症と判断した．熱中症発症直後に重症度を評価することは容易ではないため注意が必要である．経口による水分補給が不十分で症状の改善が得られない場合や呼びかけに対する返事がおかしい，反応がないなど症状の進行がみられた場合はすみやかに救急要請し，医療機関へ搬送する必要がある．

Ⅱ度熱中症（熱けいれん）

症例2：13歳，男子．
主訴：手足と腹部の筋けいれん．
現病歴：中学1年生，剣道部の合宿稽古中にこむら返りを起こした．水分を摂取させ安静にすることで症状は軽快したため稽古を再開したところ，再度手足に有痛性の筋けいれんを起こし，さらに過換気状態となったため救急搬送された．
身体所見：意識はあるが興奮し過換気状態．両前腕およびふくらはぎ，腹直筋に有痛性の筋けいれんを認めた．体温 38.4℃，血圧 118/72 mmHg，脈拍数 108 回/分，呼吸数 30 回/分．
検査所見：白血球 13,500/μL，Hb 16.2 g/dL，Ht 51.7％，Plt 16.9×10^4/μL，TP 8.1 g/dL，Alb 5.2 g/dL，BUN 19.8 mg/dL，Cre 0.55 mg/dL，Na 129 mmol/L，K 3.4 mmol/L，Cl 94 mmol/L，T-Bil 0.7 mg/dL，LDH 453 IU/L，AST 60 IU/L，ALT 46 IU/L，CK 945 IU/L，血糖値 93 mg/dL，CRP 0.12 mg/dL．
治療・経過：静脈路を確保し，涼しい環境で冷却した生理食塩水 1,000 mL を急速投与したところ，筋けいれんの頻度が低下し，過換気症状も落ち着いた．経口摂取も可能となったため，経口補水液の飲用も開始したが，間欠的に筋けいれんを繰り返すため補液を継続し入院とした．翌日までに筋けいれんは消失し，経口摂取も十分可能で，利尿も得られた．血液検査での血液濃縮所見は改善し腎機能の悪化もみられなかったため退院とした．

解説 熱中症は，発症要因から古典的（非労作性）熱中症と労作性熱中症に分けることができる．高齢者や乳幼児では日常生活においての高温多湿環境が原因となる古典的熱中症が多いのに対し，若年のとくに男子においては運動，労働による筋肉の熱産生増加が発症に関わる労作性熱中症の頻度が高い．

学童・学生に多くみられるスポーツなどによる労作性熱中症は，屋外競技での発症頻度が高いが，胴着や面を着ける必要のある剣道や，風の影響を避けて体育館を締め切って行われるバドミントンのように，競技の特性によっては屋内種目でも熱中症を引き起こしやすいものがあることを理解する必要がある．また運動競技以外に吹奏楽，ダンスのように音を発生する部活動でも部屋を締め切らねばならないために熱中症発症のリスクが高くなることを認識する必要がある．

スポーツによる労作性熱中症では症状が軽いものが頻度としては高いが，陸上競技などグラウンドでのスポーツでは時に重症となることがあり，とくに高温多湿な環境，飲水の機会が少ない場合に重症化しやすい．運動選手を対象とした調査では，熱中症の約3割は2時間を超える運動で発症するとされており，指導者はWGBTを参考に暑熱環境でのトレーニングは控えるとともに，長時間の連続した練習は避け，適切に休息し水分を摂るよう監督する必要がある．

労作性熱中症では運動による大量の熱産生に対して，熱放散による体温低下を目的とした生理的代償反応として大量の発汗が起こる．この際に水のみの補給では塩分の相対的不足が起こり，結果として低Na血症となり本症例のような筋けいれん，いわゆる熱けいれんを起こしやすい．治療と

❷ 熱中症の重症度分類

	症状	重症度	治療	臨床症状からの分類
Ⅰ度（応急処置と見守り）	めまい，立ちくらみ，生あくび 大量の発汗 筋肉痛，筋肉の硬直（こむら返り） 意識障害を認めない（JCS＝0）		通常は現場で対応可能 →冷所での安静，体表冷却，経口的に水分とNaの補給	熱けいれん 熱失神
Ⅱ度（医療機関へ）	頭痛，嘔吐 倦怠感，虚脱感 集中力や判断力の低下 （JCS≦1）		医療機関での診察が必要→体温管理，安静，十分な水分とNaの補給（経口摂取が困難なときには点滴にて）	熱疲労
Ⅲ度（入院加療）	下記の3つのうちいずれかを含む (C) 中枢神経症状（意識障害 JCS≧2，小脳症状，けいれん発作） (H/K) 肝・腎機能障害（入院経過観察，入院加療が必要な程度の肝または腎障害） (D) 血液凝固異常（急性期DIC診断基準（日本救急医学会）にてDICと診断）→Ⅲ度の中でも重症型		入院加療（場合により集中治療）が必要 →体温管理 （体表冷却に加え体内冷却，血管内冷却などを追加） 呼吸，循環管理 DIC治療	熱射病

Ⅰ度の症状が徐々に改善している場合のみ，現場の応急処置と見守りでOK

Ⅱ度の症状が出現したり，Ⅰ度に改善が見られない場合，すぐに病院へ搬送する（周囲の人が判断）

Ⅲ度か否かは救急隊員や，病院到着後の診察・検査により診断される

（日本救急医学会．熱中症分類2015．熱中症診療ガイドライン2015．2015[1]）

しては水に加えて電解質の補充が必要であり，経口摂取可能であれば経口補水液などを用いるが，飲水が難しいようであれば生理食塩水やリンゲル液などの輸液を必要とする．運動負荷，代謝亢進の代償亢転や筋けいれんによる疼痛をきっかけとして過換気症状を伴うことも多いが，過換気症状のみでなく錯乱・人格変化がみられたり，反応がおかしいと思われる場合は，重症熱中症のサインである意識障害の可能性があり，注意深い対応を要する．

従来，熱中症を症状から熱失神（heat syncope），熱けいれん（heat cramps），熱疲労（heat exhaustion），熱射病（heat stroke）と分類することが広く行われてきた．この分類は症状，病態に応じた対応をするためには合理的ではあるが，重症度の判断が難しく，病状を過小評価し重症化への対処が遅れる危険性がある．そこで日本救急医学会では熱中症を軽症から重症まで1つの軸でⅠ，Ⅱ，Ⅲ度の3段階の重症度に分類することを推奨している（推奨グレード1C）．重症度は対処の必要性の観点から分類されており，Ⅰ度は現場にて対処可能な状態，Ⅱ度はすみやかに医療機関への受診が必要な状態，Ⅲ度は採血，医療者による判断により入院（場合により集中治療）が必要な状態である（推奨グレード1C）（❷）．

本症例は初診時に高度脱水，筋逸脱酵素の上昇を認め，今後，意識障害，腎障害などの臓器障害の進行が起こりうることも予測して治療を開始したが，結果として急性腎障害などの発症はなくⅡ度，中等症の熱中症であった．初診時から単に熱けいれんつまり軽症と判断するのではなく，熱中症を一連の病態・症候群ととらえ，常に重症化の可能性を考慮しながら治療にあたることが安全である．

Ⅲ度熱中症

症例3：15歳，男子．
主訴：意識障害．
現病歴：陸上中距離競技の選手．インターバルトレーニング中にふらつき，逆走したうえで倒れて動けなくなったために救急要請された．
身体所見：意識レベルはGCS7（E1V2M4），体温41.8℃（直腸温），血圧89/40 mmHg，脈拍数

142回/分・整．全身の熱感著明で，発汗は停止していた．血液検査では高度の脱水・血液濃縮，代謝性アシドーシスと肝・腎機能障害，高CPK血症を呈していた．急性期DICスコアは2点であったが，凝固亢進と思われる．Ⅲ度熱中症と診断し集中治療管理を開始した．

治療・経過：ただちに温水噴霧と扇風機による送風で体表冷却を開始し，生理食塩水の急速輸液を行った．シバリングを認め不穏となったためミダゾラムにて鎮静し，気管挿管人工呼吸を開始した．CK・ミオグロビンの上昇，腎機能障害も認めたため持続的血液濾過透析（continuous hemodiafiltration：CHDF）を導入，回路血の冷却も併用することで来院1時間後には体温は38℃台まで低下した．集中治療管理を継続し第3病日にCHDFを離脱，意識も回復し第9病日に合併症なく退院した．

解説　Ⅱ度とⅢ度熱中症の相違点は中枢神経・肝臓・腎臓・血液凝固などの臓器障害の有無にある．Ⅲ度熱中症は，すみやかに核温を下げて，全身臓器の保護を目的とした治療を行わなければ予後不良で死につながり，回復しても中枢神経系などに後遺症を残すことがある重大な病態である（推奨グレード1C）．当初Ⅱ度熱中症と判断された場合でも治療開始の遅れや，対応の誤りがあると重症化しⅢ度に移行する可能性があることにも留意を要する．Ⅲ度熱中症のなかでも深部体温が高く，高度の意識障害，血圧低下などの循環障害を認める場合に後遺症が生じる頻度が高い傾向にある（推奨グレード1C）．

Ⅲ度重症熱中症に対しては，病院に搬送する前から積極的な冷却処置を開始したうえで，病院到着後は直腸温をモニタリングし全身管理の下に深部体温が38℃台になるまで強力な冷却処置を効果的に行うことが重要となる（推奨グレード1C）．高体温の継続は予後が不良となるため，できるだけ早期に目標温度に到達することが望ましい（推奨グレード1C）．

冷却法としては冷水への全身浸漬や，水・微温湯噴霧と送風などによる体表冷却法のほか，冷水での胃洗浄や膀胱洗浄による体腔冷却法，冷却輸液などに加え，CHDF，ECMOなど体外循環を使用することもある．血管内冷却カテーテル，水冷式体表冷却（ゲルパッド法，ラップ法）などの新しい機器を使用した冷却方法も考案されているが，これまでに個々の方法の有効性に関して十分な検討がなされてはいない（推奨グレード2D）．現実的には各施設において可能ないくつかの方法を組み合わせて，早期の体温正常化をめざすこととなる．治療中は過度の冷却によって低体温に陥らないため，深部体温のモニタリング下に処置を行うことが望ましい．全身冷却によるシバリングが起こると，かえって熱産生が増加するため，ミダゾラムなどにより十分な鎮静を図るとともに，気道確保，人工呼吸下に筋弛緩薬の併用も考慮する．

熱中症による高体温は，感染症による発熱とは異なり，中枢の体温セットポイントは正常であるので解熱薬は効果が期待できない．むしろ熱中症による肝障害，腎障害を悪化させる可能性がありNSAIDsなどの解熱薬の使用は控えるべきである．

Ⅲ度熱中症では，通常は脱水に伴うショックの状態であり，生理食塩水や乳酸リンゲル液の急速投与によって脱水を補正し，循環動態の安定を図る．循環の改善は臓器不全の進行を防ぐのみでなく，熱放散のためにも重要である．横紋筋融解症を合併した場合は腎庇護のために輸液による尿量確保を図るが，肺水腫，高K血症，代謝性アシドーシスを合併する場合には早期からCHDFなどの腎代替療法の導入を検討する．

重症熱中症により生ずる臓器障害は中枢神経，肝，腎，循環器などの多臓器に及ぶ（推奨グレード1C）が，これに対して十分に検討し確立された治療方法はなく，それぞれの病態を考慮して対症療法を行う（推奨グレード2D）．播種性血管内凝固症候群（DIC）を合併することも多い（推奨グレード1C）が，DICそのものの治療の必要性，治療する場合の薬剤選択に関しては十分な検

討がなされていない（推奨グレード2D）.

Ⅲ度の重症熱中症では，集中治療管理を行っても多臓器不全から死亡に至ることがあるほか，小脳症状やParkinson症候群などの中枢神経症状の後遺障害などを残すこともある（推奨グレード1C）．なによりも熱中症を発症させないための予防と，重症化させないための早期認識と早期治療が重要である．

（若杉雅浩）

文献
1) 日本救急医学会. 熱中症診療ガイドライン2015. 東京：日本救急医学会 熱中症に関する委員会；2015.

参考図書
- 日本救急医学会監. 熱中症—日本を襲う熱波の恐怖. 東京：へるす出版；2017.
- 日本救急医学会 熱中症に関する委員会. 熱中症の実態調査—Heatstroke STUDY 2006 最終報告. 日本救急医学会雑誌 2008；19：309-21.
- 日本救急医学会 熱中症に関する委員会. 本邦における熱中症の実態—Heatstroke STUDY 2008 最終報告. 日本救急医学会雑誌 2010；21：230-44.
- 日本救急医学会 熱中症に関する委員会. 本邦における熱中症の現状—Heatstroke STUDY 2010 最終報告. 日本救急医学会雑誌 2012；23：211-30.
- 日本救急医学会 熱中症に関する委員会. 熱中症の実態調査—日本救急医学会 Heatstroke STUDY 2012 最終報告. 日本救急医学会雑誌 2014；25：846-62.

機器を用いた冷却法

近年，心停止後症候群や重症頭部外傷での体温管理の重要性が明らかとなり，それに応じて下記のような各種の冷却装置が開発され使用できるようになってきた．冷却方法は異なるがいずれの装置も測定体温からのフィードバック機構により，すみやか，かつ正確に目標体温を維持できるよう設計されている．熱中症の治療においても，これらの装置の活用が期待される．

体外冷却装置
- ゲルパッド法：冷水を循環させた，熱伝導効率の高いゲルを用いたパッドを体表に貼り付けることで体温を調節する（Arctic Sun 5000®）．
- 冷水灌流法：患者をビニルプールに入れ，冷却水を噴出するシートで覆い体温管理する（ThermoSuit® 国内未発売）．
- 鼻咽頭冷却法：鼻腔内に冷水を噴霧（RhinoChill® 国内未発売）したり，咽頭に冷却カフを挿入（クーデックアイクール®）することで，主に脳をターゲットとして冷却を図る．

体内冷却装置
- 血管内冷却法：温度管理された生理食塩水が循環するバルーン付CVカテーテルを挿入し体温管理する（サーモガードシステム®）．

付録

ガイドライン推奨グレード・エビデンスレベル，入手先一覧

	疾患名	ガイドライン	推奨グレード／推奨の強さ
アレルギー疾患	食物アレルギー	食物アレルギー診療ガイドライン2016	推奨させる／推奨する 推奨されない／推奨しない
	新生児・乳児食物蛋白誘発胃腸症	新生児・乳児食物蛋白誘発胃腸症Minds準拠診療ガイドライン2018	1（強い推奨）1．実施することを強く推奨する／2．実施することを弱く推奨する 2（弱い推奨）3．実施しないことを弱く推奨する＊／4．実施しないことを強く推奨する＊ ＊今回のガイドラインでは「4」に該当する項目がなかったために「3」を単に「推奨できない」と記載
	アトピー性皮膚炎	アトピー性皮膚炎診療ガイドライン2018	1：強い推奨 2：弱い推奨
	気管支喘息	小児気管支喘息治療・管理ガイドライン2017	1：行うことを強く推奨する 2：行うことを弱く推奨する 3：行わないことを弱く推奨する（提案する） 4：行わないことを強く推奨する
	アレルギー性鼻炎	鼻アレルギー診療ガイドライン2016	推奨度A：強く推奨する
川崎病	川崎病の急性期治療	川崎病急性期治療のガイドライン2012年改訂版	Grade A：強く勧められる Grade B：勧められる Grade C：勧められるだけの根拠が明確でない Grade D：行わないよう勧められる
	川崎病の心臓血管後遺症	川崎病心臓血管後遺症の診断と治療に関するガイドライン2013年改訂版	クラスⅠ：有効であることについて証明されているか，あるいは見解が広く一致している クラスⅡ：有効性に関するデータあるいは見解が一致していない場合がある クラスⅢ：有効ではなく，時に有害となる可能性が証明されてる見解が広く一致している
感染症	パリビズマブの投与基準	先天性心疾患児におけるパリビズマブの使用に関するガイドライン	
	敗血症	敗血症診療ガイドライン2016	1：推奨する 2：弱く推奨する
	細菌性髄膜炎	細菌性髄膜炎診療ガイドライン2014	A：行うよう強く勧められる（少なくともレベルⅡ以上のエビデンスがある） B：行うよう強く勧められる（少なくともレベルⅣ以上のエビデンスがある） C：行うよう勧められる（レベルⅣ以上のエビデンスがないが，一定の医学的根拠がある） D：科学的根拠がないので勧められない E：行わないように勧められる
	MRSA感染症	MRSA感染症の治療ガイドライン2017	A：強く推奨する B：一般的な推奨 C：主治医の任意
呼吸器疾患	呼吸器感染症	小児呼吸器感染症診療ガイドライン2017	A：強い科学的根拠があり，行うよう強く勧められる B：科学的根拠があり，行うように勧められる C1：科学的根拠はないが，行うように勧められる C2：科学的根拠はないが，行わないように勧められる D：無効性あるいは害を示す科学的根拠があり，行わないように勧められる
	慢性咳嗽	小児の咳嗽診療ガイドライン	A：行うよう強く勧められる B：行うよう勧められる C1：行うほうがよい C2：行わないほうがよい D：行わないよう勧められる

エビデンスレベル	入手先一覧
	日本小児アレルギー学会 協和企画
A（強），B（中），C（弱），D（とても弱い）	https://www.egid.jp/index/guideline
	https://www.dermatol.or.jp/uploads/uploads/files/guideline/atopic_GL2018.pdf
A（強）効果の推定値に強く確信がある B（中）効果の推定値に中等度の確信がある C（弱）効果の推定値に対する確信は限定的である D（とても弱い）効果の推定値がほとんど確信できない	http://www.jspaci.jp/modules/journal/index.php?content_id=13
	ライフサイエンス出版 http://pgmarj.a-nex.net/index.php（web版）
	http://minds4.jcqhc.or.jp/minds/kawasaki/kawasakiguideline2012.pdf
	http://www.j-circ.or.jp/guideline/pdf/JCS2013_ogawas_h.pdf
	http://jspccs.jp/wp-content/uploads/200501.pdf
A（強） B（中） C（弱） D（とても弱い） エビデンスなし	https://www.jsicm.org/pdf/jjsicm24Suppl2-2.pdf
Ⅰシステマティック・レビュー／RCTのメタアナリシス Ⅱ1つ以上のランダム化比較試験による Ⅲ非ランダム化比較試験による Ⅳa 分析疫学的研究（コホート研究） Ⅳb 分析疫学的研究（症例対照研究，横断研究） Ⅴ記述研究（症例報告やケース・シリーズ） Ⅵ患者データに基づかない，専門委員会や専門家個人の意見	南江堂 http://www.neuroinfection.jp/pdf/guideline101.pdf（web版）
	http://www.kansensho.or.jp/guidelines/pdf/guideline_mrsa_2017revised-edition.pdf
	協和企画
	診断と治療社

	疾患名	ガイドライン	推奨グレード／推奨の強さ
耳鼻咽喉科疾患	急性中耳炎	小児急性中耳炎診療ガイドライン2018年版	強い推奨 推奨 オプション 非推奨
	滲出性中耳炎	小児滲出性中耳炎診療ガイドライン 2015	A：強い推奨 B：推奨 C：推奨は行わない D：提供しないように推奨 I：不十分なエビデンスで利益と害のバランスが決定できない
	急性鼻副鼻腔炎	急性鼻副鼻腔炎診療ガイドライン2010年版（追補版）	A：強い科学的根拠があり，行うよう強く勧められる B：科学的根拠があり，行うよう勧められる C1：科学的根拠はないが，行うよう勧められる C2：科学的根拠がなく，行わないよう勧められる D：無効性あるいは害を示す科学的根拠があり，行わないよう勧められる
循環器疾患	不整脈	小児不整脈の診断・治療ガイドライン 2010年	クラスⅠ：有益であるという根拠があり，適応であることが一般に同意されている クラスⅡa：有益であるという意見が多いもの クラスⅡb：有益であるいう意見が少ないもの クラスⅢ：適応がない．危険性が有効性をうわまわる
	高血圧	高血圧治療ガイドライン2014	A：強い科学的根拠があり行うよう強く勧められる B：科学的根拠があり行うよう勧められる C1：科学的根拠は不十分だが行うよう勧められる C2：科学的根拠は不十分だが行わないよう勧められる D：科学的根拠があり行わないよう勧められる
消化器疾患	胃腸炎	小児急性胃腸炎診療ガイドライン2017	1：強い推奨 2：弱い推奨
	便秘症	小児慢性機能性便秘症診療ガイドライン	A：行うよう強く勧められる B：行うよう勧められる C1：行ってもよい C2：明確推奨ができない D：行わないよう勧められる
	過敏性腸症候群	小児心身医学会ガイドライン集―日常診療に活かす5つのガイドライン．改訂第2版．5．くり返す子どもの痛みの理解と対応ガイドライン（腹痛編）	
	急性虫垂炎	エビデンスに基づいた子どもの腹部救急診療ガイドライン2017「虫垂炎スコア」	A：行うよう強く勧められる．強い根拠があり，臨床上明らかに有効である B：行うよう勧められる．中等度の根拠があり，臨床上有効性が期待できる C1：行ってもよい．科学的根拠に乏しいが，臨床上有効である可能性がある C2：明確な推奨ができない．科学的根拠に乏しく，有効性を判断できない D：行わないよう勧められる．有効性を否定する，あるいは害を示す根拠がある

エビデンスレベル	入手先一覧
	https://www.otology.gr.jp/common/pdf/guideline_otitis2018.pdf
	https://www.otology.gr.jp/common/pdf/guideline_otitis2015.pdf
	日鼻誌 2014；53：27-84 https://www.jstage.jst.go.jp/article/jjrhi/53/2/53_103/_pdf
	http://jspccs.jp/wp-content/uploads/guideline_cure.pdf
	http://www.jpnsh.jp/data/jsh2014/jsh2014v1_1.pdf
A（強）：強い確信 B（中）：中等度の確信 C（弱）：確信は限定的	日本小児救急医学会事務局 TEL：03-3352-4011／ E-mail：jsep@convention-axcess.com 株式会社大塚製薬工場 OS-1 事業部 TEL：03-5217-5951
	http://www.jspghan.org/constipation/files/guideline.pdf
	南江堂
	書籍購入は「日本小児救急医学会事務局」に問い合せ

分類	疾患名	ガイドライン	推奨グレード / 推奨の強さ
消化器疾患	腸重積症	エビデンスに基づいた小児腸重積の診療ガイドライン	A：行うよう強く勧められる．強い根拠があり，臨床上明らかに有効である B：行うよう勧められる．中等度の根拠があり，臨床上有効性が期待できる C1：行ってもよい．科学的根拠に乏しいが，臨床上有効である可能性がある C2：明確な推奨ができない．科学的根拠に乏しく，有効性を判断できない D：行わないよう勧められる．有効性を否定する，あるいは害を示す根拠がある
消化器疾患	鼠径部ヘルニア	鼠径部ヘルニア診療ガイドライン 2015	A：行うよう強く勧められる B：行うよう勧められる C1：行うことを考慮してもよいが十分な科学的根拠はない C2：科学的根拠がないので勧められない D：行わないよう勧められる
腎・泌尿器疾患	特発性ネフローゼ症候群	小児特発性ネフローゼ症候群診療ガイドライン 2013	A：強い科学的根拠があり，行うよう強く勧められる B：科学的根拠があり，行うよう勧められる C1：科学的根拠はないが，行うよう勧められる C2：科学的根拠がなく，行わないよう勧められる D：無効性あるいは害を示す科学的根拠があり，行わないよう勧められる
腎・泌尿器疾患	IgA 腎症	エビデンスに基づく小児 IgA 腎症の治療	1：強く推奨する 2：弱く推奨する 推奨なし
腎・泌尿器疾患	停留精巣	停留精巣診療ガイドライン	なし
腎・泌尿器疾患	夜尿症	夜尿症診療ガイドライン 2016	1：強く推奨する 2：弱く推奨する（提案する）
腎・泌尿器疾患	膀胱尿管逆流	小児膀胱尿管逆流（VUR）診療手引き 2016	★★★ 標準的と考えられるもの ★★　標準に準拠すると考えられるもの ★　　オプションと考えられるもの ▲　　推奨されないもの
腎・泌尿器疾患	先天性水腎症	小児先天性水腎症（腎盂尿管移行部通過障害）診療手引き 2016	
腎・泌尿器疾患	検尿	小児の検尿マニュアル	
神経疾患	熱性けいれん	熱性けいれん診療ガイドライン 2015	A：行うよう強く勧められる B：行うよう勧められる C：行うよう勧めるだけの根拠が明確でない D：行わないよう勧められる
神経疾患	けいれん重積	小児けいれん重積治療ガイドライン 2017	A：行うよう強く勧められる B：行うよう勧められる C1：科学的根拠はないが，行うことを考慮してもよい C2：科学的根拠はなく，行わないことを考慮してもよい D：行わないよう勧められる
神経疾患	頭痛	慢性頭痛の診療ガイドライン 2013（日本神経学会・日本頭痛学会）	A：行うよう強く勧められる B：行うよう勧められる C：行うよう勧めるだけの根拠が明確でない
新生児疾患	発育性股関節形成不全（先天性股関節脱臼）	乳児股関節健診の推奨項目と二次検診への紹介	

エビデンスレベル	入手先一覧
	へるす出版 http://www.convention-axcess.com/jsep/doc/annai/20121017_Guideline.pdf（web 版）
	http://jhs.mas-sys.com/pdf/sokeibuhernia_guideline2015.pdf
A（強），B（中），C（弱），D（とても弱い）	http://minds4.jcqhc.or.jp/minds/Nephrosis/CPGs_INSC.pdf
	日本小児腎臓病学会雑誌 2016；29：94-101
	http://jspu.jp/img/guideline_1.pdf
	http://minds4.jcqhc.or.jp/minds/nocturnal-enuresis/nocturnal-enuresis.pdf
	http://jspu.jp/img/tebiki2016-2.pdf
	http://jspu.jp/img/tebiki2016-1.pdf
	診断と治療社
ステップ 1～5 （レベル 1～5）	診断と治療社 https://www.childneuro.jp/modules/about/index.php?content_id=33（web 版）
	診断と治療社 https://www.childneuro.jp/modules/about/index.php?content_id=36（web 版）
	http://www.jhsnet.org/GUIDELINE/gl2013/gl2013_main.pdf
	http://www.google.com/url?sa=t&rct=j&q=&esrc=s&source=web&cd=1&ved=2ahUKEwiMkdLckovhAhULxLwKHU98BE8QFjAAegQIChAC&url=http%3A%2F%2Fwww.jpoa.org%2Fwp-content%2Fuploads%2F2013%2F07%2Fa2b209c8952eacb5dc09039e98e8068b.pdf&usg=AOvVaw3nNYq7JHNrscbDlZlrLz8V

	疾患名	ガイドライン	推奨グレード/推奨の強さ
新生児疾患	ビタミンK欠乏性出血症	新生児・乳児のビタミンK欠乏性出血症に対するビタミンK製剤投与の改訂ガイドライン（修正版）	
	鉄欠乏性貧血	新生児に対する鉄剤投与のガイドライン2017	A：効果の推定値に強く確信がある B：効果の推定値に中等度の確信がある C：効果の推定値に対する確信は限定的である D：効果の推定値がほとんど確信できない
	未熟児動脈管開存症	根拠と総意に基づく未熟児動脈管開存症治療ガイドライン	根拠になる情報の確かさ・強さを示すものであり重要度を示すものではない A 1++ B 1+, 2++, 2+ C 3++, 3+
	先天性高インスリン血症	先天性高インスリン血症診療ガイドライン	1：強さ「1」（強い推奨） 2：強さ「2」（弱い推奨） 3：強さ「なし」（明確な推奨ができない）
心身医学	不登校	小児心身医学会ガイドライン集―日常診療に活かす5つのガイドライン. 改訂第2版. 3. 小児科医のための不登校診療ガイドライン	
	起立性調節障害	小児心身医学会ガイドライン集―日常診療に活かす5つのガイドライン. 改訂第2版. 2. 小児起立性調節障害診断・治療ガイドライン	
	摂食障害	小児心身医学会ガイドライン集―日常診療に活かす5つのガイドライン. 改訂第2版. 4. 小児科医のための摂食障害診療ガイドライン	
精神疾患	ADHD	注意欠陥・多動症―ADHD―の診断・治療ガイドライン. 第4版	
	自閉スペクトラム症	なし	
	チック症	子どもの心身症ガイドブック 厚生労働科学研究報告書 チック・トゥレット症ハンドブック―正しい理解と支援のために	
	ディスレクシア	特異的発達障害 診断・治療のための実践ガイドライン―わかりやすい診断手順と支援の実際	
	虐待	子ども虐待診療手引き 第2版	

エビデンスレベル	入手先一覧
	http://www.jpeds.or.jp/uploads/files/saisin_110131.pdf
	http://jsnhd.or.jp/pdf/pblcmt/pbl00301.pdf
1＋＋非常に質が高く，そのまま利用可能な研究（ランダム化比較試験） 1＋　利用可能だが，すこし注意が必要な研究（ランダム化比較試験） 2＋＋非常に質が高く，そのまま利用可能な研究（非ランダム化比較試験） 2＋　利用可能だが，すこし注意が必要な研究（非ランダム化比較試験） 3＋＋非常に質が高く，そのまま利用可能な研究（専門家の意見） 3＋　利用可能だが，すこし注意が必要な研究（専門家の意見）	http://plaza.umin.ac.jp/~jspn/J-PrePguidline.pdf
	http://jspe.umin.jp/medical/files/guide161004.pdf
	南江堂
	南江堂
	南江堂
	じほう
	中央法規 http://mhlw-grants.niph.go.jp/niph/search/NIDD00.do?resrchNum=200929013A NPO法人日本トゥレット協会
	診断と治療社
	https://www.jpeds.or.jp/uploads/files/abuse_all.pdf

	疾患名	ガイドライン	推奨グレード / 推奨の強さ
精神疾患	強迫性障害	子どもの強迫性障害 診断・治療ガイドライン 強迫性障害（強迫症）の認知行動療法マニュアル	
先天異常	Down 症	ダウン症患児の健康管理ガイドライン	
内分泌疾患	肥満症	小児肥満診療ガイドライン 2017	
	SGA 性低身長症	SGA 性低身長症における GH 治療のガイドライン 2007 年	
	Basedow 病	小児期発症バセドウ病診療のガイドライン 2016	1：強い推奨（ほとんどの患者に利益を生みだす） 2：弱い推奨（患者にとって利益をもたらすことが多いため，考慮すべきである．当然患者の状況によって最良の選択を行う）
	糖尿病	小児・思春期糖尿病コンセンサス・ガイドライン	グレード A：行うよう強く勧める グレード B：行うよう勧める グレード C：行わないように勧めるだけの根拠が明確でない
	くる病	ビタミン D 欠乏性くる病・低カルシウム血症の診断の手引き	
皮膚疾患	血管腫	血管腫・血管奇形・リンパ管奇形診療ガイドライン 2017	1：強い 2：弱い
	蕁麻疹	蕁麻疹診療ガイドライン 2018 年	1：強い推奨（recommended）（推奨された治療によって得られる利益が大きく，かつ，治療によって生じうる負担を上回ると考えられる） 2：弱い推奨（suggest）（推奨した治療によって得られる利益の大きさは不確実ある，または，治療によって生じうる害や負担と拮抗していると考えられる）
	熱傷	熱傷診療ガイドライン（改訂第 2 版）2015 年	A：レベル Ⅰa，Ⅰb の研究による B：レベル Ⅱa，Ⅱb，Ⅲ の良質な研究による C：レベル Ⅳ の研究による．直接の根拠となる良質な研究はない
	痤瘡（にきび）	尋常性痤瘡治療ガイドライン 2017	A：行うよう強く推奨する A*：行うよう推奨する　*A に相当する有効性のエビデンスがあるが，副作用などを考慮すると推奨度が劣る B：行うよう推奨する C1：選択肢の 1 つとして推奨する C2：十分な根拠がないので推奨しない D：行わないよう推奨する
その他	脊柱側弯症	側弯症治療の最前線―基礎編	
	熱中症	熱中症診療ガイドライン 2015	1：強い推奨 2：弱い推奨

エビデンスレベル	入手先一覧
	星和書店 https://www.mhlw.go.jp/file/06-Seisakujouhou-12200000-Shakaiengokyokushougaihokenfukushibu/0000113840.pdf
	http://www.aichi-colony.jp/library/pdf/1_02_downsyndorome_aap.pdf
	ライフサイエンス出版
	http://jspe.umin.jp/medical/files/guide11104641.pdf
	http://jspe.umin.jp/medical/files/gravesdisease_guideline2016.pdf
	南江堂
	http://jspe.umin.jp/medical/files/_vitaminD.pdf
A 強い B 中 C 弱い D とても弱い	http://www.marianna-u.ac.jp/va/files/vascular%20anomalies%20practice%20guideline%202017.pdf
A（高い） B（低い） C（とても低い）	https://www.dermatol.or.jp/uploads/uploads/files/guideline/urticaria_GL2018.pdf
Ⅰa 無作為対照化試験（RCT）のメタアナリシスによる Ⅰb 少なくとも1つの無作為対照化試験（RCT）による Ⅱa 少なくとも1つの非無作為対照化試験（無作為化が完全でないもの）による Ⅱb 少なくとも1つのよくデザインされた準実験的研究による Ⅲ 少なくとも1つのよくデザインされた非実験的研究（比較研究，相関研究，症例対照研究）による Ⅳ 専門委員会の報告や意見，専門家の臨床経験による	http://www.jsbi-burn.org/members/guideline/pdf/guideline2.pdf
Ⅰ システマティックレビュー，メタアナリシス Ⅱ 1つ以上のランダム化比較試験 Ⅲ 非ランダム化比較試験 Ⅳ 分析疫学的研究 Ⅴ 記述研究 Ⅵ 専門委員会や専門家個人の意見	https://www.dermatol.or.jp/uploads/uploads/files/guideline/acne%20guideline.pdf
	医薬ジャーナル
A RCT（無作為比較対照試験） B 質の低いRCTまたは質の高い観察研究，コホート研究 C 対照と比較した観察研究，コホート研究 D 症例集積研究または専門家の意見	https://www.mhlw.go.jp/file/06-Seisakujouhou-10800000-Iseikyoku/heatstroke2015.pdf

索引

和文索引

あ

アクアセル®Ag BURN	324
アザチオプリン	144, 145, 147
アシドーシス	95, 305, 306, 343
アズノール®軟膏	324, 325
アスピリン	33, 35, 37, 39, 40, 42
アセトアミノフェン	77, 194, 196
アダパレン	329, 330, 331
暑さ指数	339, 340
アディポシティリバウンド	285, 289
アデノイド	84
アトピー性皮膚炎	5, 13, 18, 22, 308, 320
アトピー素因	13, 18, 72, 74
アトモキセチン	258
アドレナリン	51
アナフィラキシー	3
アムロジピン	99, 100
アモキシシリン（AMPC）	66, 76, 79, 84, 93, 166
アラーム治療	162
アルブミン尿	169
アルベカシン	62
アレルギー疾患	2, 11
炎症	20
消化管	12
アレルギー性鼻炎	22, 25-29
アレルギー性鼻副鼻腔炎	26, 27
アレルゲン	3, 6, 25
検索	5
除去と回避	28
特異的IgE抗体	27
アレルゲンコンポーネント	2, 7
アレルゲン免疫療法	29
アンジオテンシンⅡ受容体拮抗薬（ARB）	100, 102, 103, 145, 146, 170
アンジオテンシン変換酵素阻害薬（ACEI）	100, 102, 103, 145, 146, 170
アンピシリン	67, 80, 81, 101

い

意識障害	102, 190, 207, 342
異所性精巣	155
いちご状血管腫	312, 313
遺伝カウンセリング	280
遺伝性血管性浮腫	322
いびき	83, 85, 86
イブプロフェン	194, 195, 214-216
インクレミン®	210, 211, 212
インスリン	221
——持続静注	305
超速効型——	301, 303
インスリン依存性糖尿病	223
インスリン/カーボ比	302
インスリン療法	304
インチュニブ®	246
インドメタシン	214, 215-218
インフリキシマブ	34
インフルエンザ菌	68, 76, 79-81
——b型（Hib）	54

う

植込み型除細動器（ICD）	94
ウリナスタチン	35
運動負荷心電図	40

え

壊死性腸炎	219
エナラプリル	100, 146
エピペン®	3
エリスロポエチン	211, 212
炎症性腸疾患（IBD）	119

お

黄色ブドウ球菌	80
嘔吐	9, 129, 134, 203, 207
オクトレオチド	222
オトベント®	88
オマリズマブ	320

か

カーボカウント	302
咳嗽	70, 72, 74
分類	75
解読指導アプリ	263, 265
解読障害	263
開排位	199
回避・制限性食物摂取症	240, 241
過酸化ベンゾイル	329-331
ガストログラフイン®	115, 129, 130
カゼイン	8, 10, 11
学校検尿	144, 148, 180, 182, 303
カテーテルアブレーション	95, 96, 97
カテコラミン	50
カテコラミン不応性ショック	51
過敏性腸症候群（IBS）	118-120, 122
花粉症	25, 26, 29
カルシウム拮抗薬	100
カルシウム製剤	307, 308
カルバペネム系抗菌薬	80
カルバマゼピン	206
川崎病	31, 34, 35
急性期治療	31
心臓血管後遺症	37, 42
不全型	39
川崎病血管炎	33
眼球結膜充血	31, 33, 35, 39
眼球結膜の乳児血管腫	313, 314
眼球突出	295
間欠的腹痛	54, 130
眼瞼浮腫	138
環軸亜脱臼	280
関節炎	62, 63
完全除去給食	3
感染性腸炎	120
冠動脈瘤	35, 37, 39, 40, 41
重症度	42
嵌頓ヘルニア	137

き

気管支喘息	19, 20, 26, 29, 71, 234
気管挿管	51
機能性消化管疾患（FGIDs）	118
機能性ディスペプシア（FD）	118
機能性腹痛（FAP-NOS）	118
機能的嚥下障害とその他の恐怖	240
虐待	266-268, 271
鑑別疾患	272
被害児診察技術研修	270
脚長差	200, 201
急性胃腸炎	105
急性重症高血圧症	102, 103
急性腎不全	179
急性中耳炎	76, 77, 81, 83
治療アルゴリズム	78
急性虫垂炎	124, 125, 127
急性特発性蕁麻疹	317
急性脳症	298
急性鼻副鼻腔炎	89
スコアリングシステム	89
治療アルゴリズム	90
牛乳アレルギー	2, 112
強迫性障害	274
起立性調節障害（OD）	228, 229, 231

起立直後性低血圧　　　　　233-235
起立負荷試験　　　　232, 234, 236
菌血症　　　　　　　　　　　　59

く

クアトロ検査　　　　　　280, 281
くしゃみ　　　　　　　　　26-29
首振り　　　　　　　　　256, 258
クラリスロマイシン　　　　　　74
グリセリン浣腸　　　　111-116, 121
クリックサイン　　　　　　　201
クリンダマイシン　　　　　　　63
グルカゴン　　　　　　　　　222
くる病　　　　　　　307, 308, 310
クロニジン　　　　　　　　　103

け

経口負荷試験　　　　　　　　8-11
経口補水液（ORS）　　　　107, 110
経口補水療法（ORT）　　　105, 110
経口免疫療法　　　　　　　　　6
経皮的血管拡張術（PTA）　　　101
経皮的腎血管形成術（PTRA）　102
経皮的腹膜外ヘルニア閉鎖術
　　（LPEC法）　　　　133, 135-137
けいれん　102, 183, 190, 207, 298, 308
けいれん重積　　　　　　187, 189
けいれん重積状態　　　　　　187
けいれん性てんかん重積状態（CSE）
　　　　　　　　　　　　　　187
ゲーベン®クリーム　　　　　　327
下血　　　　　　　　　　　　130
血圧　　　　　　　　　　　　178
血管奇形　　　　　　311, 312, 315
血管系腫瘍　　　　　　　　　311
血管腫　　　　　　　　　312, 314
血管性浮腫　　　　　　　316, 322
血管迷走神経性失神　　　　　233
血漿レニン活性（PRA）　　　　101
血清Cr　　　　　　　　178, 179
血清FGF23　　　　　　　　　309
血糖値　　　　　　300, 301, 302, 305
　　――高値　　　　　　　　304
血尿　　　　　　　　　　177-180
血便　　　　　　　　　　　8-11
ケトアシドーシス　　　　　　305
ケトーシス　　　　　　　289, 303
ケトコナゾールクリーム　　　　15
ケトチフェン　　　　　　　　　11
ケトン尿　　　　　　　　　　304
下痢　　　　　　　118, 127, 298
下痢型IBS　　　　　　　118, 119
ゲルパッド法　　　　　　　　344

減感作療法　　　　　　　　　29
言語発達　　　　　　　　　　88
言語発達遅滞　　　　　　　　86
検尿→学校検尿

こ

抗MRSA薬　　　　　　　　61, 64
降圧薬　　　　　　　　　101, 102
高インスリン性低血糖症　　　221
抗菌薬　　　　54, 60, 76, 79, 83, 84
　　――予防投与　　　　　　164
抗菌薬の管理プログラム（ASP）　61
高血圧　　　　　99, 100-102, 104, 170
高血圧性脳症　　　　　　　　102
高血圧性網膜症　　　　　　　101
抗血小板薬　　　　　　　　　42
抗甲状腺薬　　　　　296, 297, 299
好酸球性胃腸炎（EGE）　　　　12
好酸球性消化管疾患（EGIDs）　10, 12
好酸球性食道炎（EoE）　　　　12
好酸球性大腸炎　　　　　　　12
甲状腺機能　　　　　　　　　302
甲状腺機能亢進症　　　　　　299
甲状腺クリーゼ　　　　　298, 299
甲状腺腫大　　　　　　　295, 298
甲状腺中毒症　　　　　　298, 299
甲状腺ホルモン　　　　　237, 241
紅色丘疹　　　　　　　　330, 331
抗真菌薬　　　　　　　　　　16
高尿酸血症　　　　　　　　　169
紅斑　　　　　　　　316, 320, 321
抗ヒスタミン薬　　　3, 29, 317, 318
後鼻漏　　　　　　　　　　　84
硬膜下血腫　　　　　　　268, 269
抗ロイコトリエン薬　　　318, 319
呼吸器感染症　　　　　　　66, 69
呼吸機能検査　　　　　　　　20
国際頭痛分類第3版（ICHD-3）
　　　　　　　　　　　193, 194
極低出生体重児　　　214, 215, 313
骨髄炎　　　　　　　　　　62, 63
鼓膜所見　　　　　　　　　77, 83
　　発赤　　　　　　　　　　77
鼓膜チューブ留置術　　　　86, 87
コメド　　　　　　　　　　　330
コリン性蕁麻疹　　　　　320-322
コンサータ®　　　　　　　243-245

さ

サーモガードシステム®　　　　344
再栄養症候群　　　　　　239, 241
催奇形性　　　　　　　　　　103
細菌性髄膜炎　　　　　　54, 58-60

　　治療のフローチャート　　　56
最重症充全型スギ花粉症　　　　26
最終身長　　　　　　　　　　285
痤瘡　　　　　　　　　329, 330, 333
暫定的チック症　　　　　255, 256

し

ジアゼパム　　183, 185, 186, 189, 234
ジアゾキシド　　　　　　220-223
自家感作性皮膚炎　　　　　　16
糸球体腎炎　　　　　　　177, 178
シクロオキシゲナーゼ阻害薬　216-219
シクロスポリン　　　　　34, 140-142
シクロホスファミド　　　　　140
ジゴシン　　　　　　　　　　95
思春期特発性側弯症　　　334-336
持続血糖測定　　　　　　　　300
持続性（慢性）チック症　　255, 257
七條分類　　　　　　　　　　295
市中肺炎　　　　　　　　　68, 67
耳痛　　　　　　　　　　　　77
湿性咳嗽　　　　　　　　　　71
児童虐待防止法　　　　　　　266
自動血圧計　　　　　　　　　103
児童相談所　　　　　　　266-270
シバリング　　　　　　　　　343
ジピリダモール　　39, 144, 145, 177
自閉スペクトラム症（→ASD）
若年発症成人型糖尿病　　　　303
周期性嘔吐症候群　　　　　　194
重症感染症　　　　　　　　　65
重症鼻閉型アレルギー性鼻炎　　26
重症鼻閉型通年性アレルギー性鼻炎
　　　　　　　　　　　　　　25
集簇性痤瘡　　　　　　　332, 333
出生前遺伝学的検査　　　　　280
消化管アレルギー　　　　　　　8
消化管穿孔　　　　　　　　　219
消失精巣　　　　　　　　　　154
上昇精巣　　　　　　　　　　155
小児急性中耳炎　　　　　　76, 77
小児肥満症　　　　　　　　　284
　　診断　　　　　　　　　　289
小児用肺炎球菌ワクチン（PCV）
　　　　　　　　　　　54, 60, 80
初期輸液　　　　　　　　326, 327
食道誘導心電図　　　　　　　95
食物アレルギー　　2-4, 6-8, 12, 14, 15
食物アレルゲン　　　　　　　13
食物依存性運動誘発アナフィラキシー
　　　　　　　　　　　　　　321
食物回避性情緒障害　　　　　239
食物経口負荷試験（OFC）　　2, 3

食欲亢進	295	ステロイド依存性/頻回再発型ネフローゼ症候群	139, 140	重度——	337	
書字困難	261, 264, 265	ステロイド外用薬	4	鼠径部ヘルニア	133, 137	
徐脈	96	ステロイド感受性ネフローゼ症候群	138, 140	鼠径ヘルニア	133-135, 137	
耳漏	77, 80, 81	ステロイド忌避	18	ソマトスタチン	224	
心因性咳嗽	70, 71, 75	ステロイド抵抗性ネフローゼ症候群	140-142	**た**		
腎盂形成術	176	ステロイド軟膏	15	第2世代抗ヒスタミン薬	26	
腎盂尿管移行部通過障害（UPJO）	172-176	ステロイドパルス療法	179	第3世代セフェム系抗菌薬	49, 50, 80	
心エコー検査	216-218	ストラテラ®	246	体位性頻脈症候群	228, 231-234	
心拡大	216	スパイロメトリー	19, 20, 22, 23, 73	体液量減少評価ツール	107	
新起立試験	232, 235, 236	**せ**		体重減少	237, 276, 295, 296, 302, 303	
心筋虚血	40	性虐待	270	体重評価	241	
心筋シンチグラフィ	39	制限性食物摂取症	239	代償性ショック	49, 50	
神経筋性脊柱変形	337	成長ホルモン分泌刺激試験	291, 292	耐性菌	76	
神経筋性側弯症	336	清涼飲料水ケトーシス	289	大脳基底核	260	
神経性過食症	237	咳→咳嗽（がいそう）		タクロリムス	13, 15, 17	
神経性やせ症	237, 238, 241	咳喘息	75	多呼吸	68, 95, 205, 221	
——制限型	238	脊柱側弯症	334	脱臼	198, 199	
神経発達症群	247	脊柱変形	335, 337	脱水症	106	
腎血管性高血圧症	101	咳払い	256	警告徴候（red flags）	109	
人工呼吸器関連肺炎（VAP）	68	咳モニター	70, 71	ダニ	25, 28	
心雑音	216	舌下免疫療法	25, 26	——の駆除・回避	26	
心室再同期療法（CRT）	94	摂食障害	237, 238, 240, 276	単一遺伝子インスリン抵抗性症候群	303	
腎実質性高血圧	99-101	接触蕁麻疹	322	単一症候性夜尿症（MNE）	156, 157, 159	
心室性不整脈	96	セフォタキシム（CTX）	68	単純性血管腫	311	
滲出性中耳炎（OME）	83-86, 88, 282	セフトリアキソン（CTRX）	55, 58, 59, 68, 81	タンパク尿	145, 147, 170, 177-181	
尋常性痤瘡	329, 330	遷延性起立性低血圧	233	**ち**		
腎シンチグラフィ	164, 165, 168-170	遷延性細菌性気管支炎（PBB）	74	チアノーゼ	95, 183, 220, 221	
腎生検	147, 179, 180	前頸部腫脹（腫大）	295, 297	チアマゾール	296, 299	
新生児高インスリン性低血糖症	220	全身性炎症反応症候群（SIRS）	49, 52	チック	255	
新生児低血糖（症）	220, 281	喘息	26, 29, 71, 234	チック症	248, 255, 260, 275, 276	
新生児糖尿病	303	先天性高インスリン血症	220	知的発達症	248	
新生児・乳児食物蛋白誘発胃腸炎	8	先天性股関節脱臼	198, 199	知能検査	261, 263	
新生児ビタミンK欠乏性出血症	203-206	先天性心疾患	44, 45	注意欠如多動症（→ADHD）		
心臓カテーテル検査	40, 41	先天性腎尿路異常（CAKUT）	163, 178, 181	中耳炎-結膜炎症候群	92	
身長SDスコア	291-293	先天性水腎症	172, 175	中心静脈ライン感染症	64	
心電図	94, 95	喘鳴	20, 21, 72, 73, 75	虫垂炎	124, 125, 127, 128	
蕁麻疹	3, 316, 317, 322	呼気性——	22, 24	虫垂周囲膿瘍	124	
す		**そ**		超音波検査	127, 129, 131	
水腎症	172, 173, 175	早期発症側弯症	335, 336	腹部——	126, 164	
水性鼻漏	26	早産児	45	腸重積症	129, 130, 131, 132	
髄膜炎	55, 60	創傷治癒	328	鎮咳去痰薬	71	
髄膜炎菌性髄膜炎	58, 59	創傷被覆材	324, 325	**て**		
睡眠時無呼吸（症）	84, 86, 286	巣状分節性糸球体硬化症	141	低FODMAPダイエット	122, 123	
睡眠障害	248, 249	巣状メサンギウム増殖型IgA腎症	144, 146	低T_3症候群	237, 241	
スギ花粉症	26, 28	側弯症	335, 336	低栄養	237-241	
スキンケア	15, 23			低カルシウム血症	307, 308	
頭痛	102, 193, 227, 228			低血圧	313	
貧血による——	196			低血糖	220, 221, 223, 237, 313	
頭痛ダイアリー	196					
ステロイド	13, 16, 33, 143, 148, 320					

て

テイコプラニン	62, 63, 65
低出生体重児	292
低身長	290, 292, 293
ディスレクシア	261, 263-265
低体重	237, 238
停留精巣	150-155
低リン血性くる病	308, 309
ティンパノグラム	88
適応障害	226
デスモプレシン	156-160, 162
鉄欠乏	210, 212, 213
鉄欠乏性貧血	197, 210
テトラサイクリン	62
てんかん	185, 220, 248
てんかん重積状態	186
点鼻血管収縮薬	29

と

動悸	94, 95
糖尿病	294, 300, 304
糖尿病性ケトアシドーシス	303, 304
動脈管結紮術	214, 217
ドーパミン	50
特発性蕁麻疹	318
特発性ネフローゼ症候群	138-140
トスフロキサシン	166

な

内臓脂肪面積	287
難治性けいれん重積状態（RSE）	192
難聴	83, 85, 86, 88, 280

に

ニカルジピン	102, 103
にきび	329, 333
二次性頭痛	197
ニトロプルシド	103
ニフェジピン	103, 222
乳児アトピー性皮膚炎	4
乳児血管腫	312-314
乳児ビタミンK欠乏性出血症	207, 208
乳幼児IgE関連喘息	22
乳幼児喘息	19, 21, 24
尿ケトン	305
尿失禁	156, 157, 160
尿潜血	144, 146, 148, 177
尿タンパク	144, 146, 148, 172
尿路感染症	49, 50, 120, 166, 167
尿路結石	296
妊娠糖尿病	221, 284, 293

ね

ネオーラル®	34
熱けいれん	341, 342
熱失神	342
熱傷	323
深達度分類	324
熱性けいれん	183-187, 298
重積	188
熱中症	339, 340, 342
ネフローゼ症候群	138-143, 148, 149, 179

の

脳室内出血	214, 215
囊腫	332
脳腸相関	122, 123
脳波異常	248
脳浮腫	305, 306
膿疱	330, 331
囊胞性線維症	74
ノルアドレナリン	50, 51
ノロウイルス胃腸炎	108

は

バーストサプレッション	192
肺炎球菌	54, 55, 66, 67, 68, 76, 81
肺炎球菌結合型ワクチン（PCV）	54, 60, 80
敗血症	49, 52, 53
敗血症性ショック	51, 52, 53
敗血症・多臓器不全	327
肺水腫	327
バイタルサイン	49, 52, 74, 99
ハウスダスト	27
曝露反応妨害法	275, 277
播種性血管内凝固症候群（DIC）	59, 343
発育性股関節形成不全	198
発育不全	269
発達障害	271
発達性協調運動症（DCD）	248
発達性トラウマ障害	271
発達性読み書き障害	261
発達遅滞	220
バリウム整復	129
パリビズマブ	43, 44, 46, 47, 279
バルサルタン	100, 101
パルス色素レーザー	311, 314, 315
バルビツレート	191
ハロペリドール	260
バンコマイシン	54, 61-65, 69
瘢痕	328

ひ

反跳痛	125-128
汎発性腹膜炎	124
反復性中耳炎	81, 83, 88
鼻咽頭冷却法	344
非けいれん性てんかん重積状態（NCSE）	187, 192
ピコスルファートナトリウム	115, 116
微細神経学的徴候	247
鼻汁	28, 29
非触知精巣	151, 152, 154, 155
皮疹	5, 17, 311-313, 329, 330
ビタミンD	308
ビタミンD欠乏症	310
ビタミンD欠乏性くる病	307-309
ビタミンD欠乏性低カルシウム血症	307
ビタミンD製剤	307
ビタミンK欠乏性出血症（VKDB）	203, 205-207, 209
非単一症候性夜尿症（NMNE）	157, 160
ヒトヘルペスウイルス6（HHV-6）	188
ヒドララジン	103
ヒドロコルチゾン	52
ビバンセ®	246
鼻副鼻腔炎	83-85
鼻噴霧ステロイド	26, 29
鼻閉	25, 26-29
肥満症	283, 284
びまん性中毒性甲状腺腫	295
びまん性汎細気管支炎	73, 74
びまん性メサンギウム増殖型IgA腎症	146, 148, 177
肥満度	308
病的鼓膜	86
ひらがな音読検査	261, 263-265
鼻漏	28
粘性——	26
頻脈	94, 95

ふ

フィブラスト®スプレー	325, 326
フィブリノゲン	207
フィンガー・チップ・ユニット	15, 18
フェニトイン	190, 206
フェノバルビタール	190, 191, 206
フェリチン	210, 211, 212
腹腔鏡下経皮的腹膜外ヘルニア閉鎖術（LPEC法）	133, 135-137
副甲状腺ホルモン	309

副腎アンドロゲン	285
副腎皮質ステロイド	60
腹痛	118, 120, 121, 124, 125, 127
腹部片頭痛	118
腹部膨満	10, 133, 281
腹膜刺激症状	125, 128
浮腫	141, 316, 321, 325
不整脈	93, 96
不全型川崎病	39
不登校	197, 225, 227-229
不登校児対応教室	226, 230
不登校状態	226, 230
ブドウ糖	220, 221, 222, 304, 305
ブラジキニン起因性の血管性浮腫	322
プラスミノーゲン	322
フルボキサミン	276, 277
プレドニゾロン（PSL）	
	17, 33, 138, 139, 145, 177, 190, 320
プロアクティブ療法	16
フロセミド	142
プロピルチオウラシル（PTU）	
	296, 299
プロプラノロール	313-315

へ

ペースメーカー	96
ペニシリン系抗菌薬	67
ペニシリン耐性肺炎球菌（PRSP）	
	55, 67, 80
ペニシリン中等度耐性肺炎球菌	
（PISP）	81
ヘパリン	35, 147
片頭痛	193-195
便塞栓	111, 113, 117
除去	115, 116
便貯留	111, 114
扁桃腺炎	67
A群連鎖球菌による——	66
扁桃摘出	148
扁桃肥大	26
便粘液好酸球検査	10
便秘型 IBS	120
便秘症	111, 112, 114, 116, 120, 121
——の悪循環	117

ほ

膀胱直腸障害（BBD）	171
膀胱尿管逆流（VUR）	
	99, 163-165, 167-170
房室回帰性頻拍（AVRT）	98
房室結節回帰性頻拍（AVNRT）	98
保湿剤	15
ホスフェニトイン	190

ホスホマイシン	166
発作性上室頻拍（PSVT）	96
ポリエチレングリコール製剤	111, 116
ホルター心電図	96
本態性高血圧	104

ま

マイコプラズマ	66
マイコプラズマ肺炎	68
マクロライド系抗菌薬	67
末期腎不全	147
まばたき	255
マラセチアアレルギー	15, 16
マラセチア毛包炎	332
慢性咳嗽	70-73
慢性機能性便秘症	111
慢性緊張型頭痛	195
慢性糸球体腎炎	149
慢性滲出性中耳炎	87
慢性腎臓病（CKD）	100, 169, 170, 182
慢性腎不全	181
慢性特発性蕁麻疹	319
慢性肺疾患	45
マンニトール	304, 305

み

右鼠径部膨隆	134, 135
未熟児動脈管開存症（未熟児 PDA）	
	214-218
ミゾリビン	148, 177
ミダゾラム	185, 186, 188-191
ミドドリン	232

む

無呼吸	83, 85
——発作	220, 221
無症候性水腎症	172
無症候性中耳貯留液（ASMEE）	
	83, 84, 88

め

メイロン®	306
メサンギウム増殖	144, 146-148
メタボリック症候群	303
メチシリン耐性黄色ブドウ球菌	
（→ MRSA）	
メチマゾール（MMI）	295-299
メチルプレドニゾロン	33, 141, 190
メトホルミン	302, 303
めまい	94, 228, 231, 232
メレナ	204
メロペネム（MEPM）	55, 56, 58, 59
免疫グロブリン	81

免疫グロブリン静注療法（→ IVIG）	
免疫不全症	45
免疫抑制療法	144
免疫療法	30
面皰	329-331, 333

も

毛細血管奇形	311, 312, 314
毛細血管再充満時間（CRT）	106
モビコール®	116
モラクセラ・カタラーリス	93

や・ゆ

薬剤耐性菌	61, 66
やせ	237, 276
やせ願望	239
夜尿症	156-160, 166
遊走精巣	153, 155
有熱性尿路感染（→ fUTI）	
輸液	325
輸液公式	328

ら・り

ラクトフェリン	11
リウマチ	46
リザトリプタン	195
リシノプリル	100, 145, 146, 148
リツキシマブ	141
利尿薬	101, 102
利尿レノグラム	173, 175
緑膿菌	68, 166
隣接椎間障害	338
リンデロン® VG	16

る・れ・ろ

るいそう	269, 270
冷水灌流法	344
レニン－アンジオテンシン-アルドステロン（RAA）系	101
ロイコトリエン受容体拮抗薬	72
ロサルタンカリウム	146

わ

矮小腎	180, 181
ワルファリン	35, 41, 42, 145, 206

欧文索引

数字

I 型アレルギー疾患	27, 28
1 型糖尿病	300-303
2 型糖尿病	300, 302

非肥満—— 303
3歳児検尿 177, 182
5の法則 324
6種抗原除去 12
10-Days Mark 91
^{18}F-DOPA PET 223
24時間自由行動下血圧測定（ABPM） 101, 104

A

A群連鎖球菌 66, 67
acute sever hypertension 102
ADHD（attention deficit hyperactivity disorder） 242, 248, 263, 264
　併存症 245
adolescent idiopathic scoliosis (AIS) 334-336
Allis サイン 199, 201
Alport 症候群 178
Alvarado score 124-127
ambulatory blood pressure monitoring（ABPM） 101, 104
ANCA 関連血管炎症候群 296
ANCA 関連腎炎 179, 180
angiotensin Ⅱ receptor antagonist（ARB） 100, 102, 103, 145, 146, 170
angiotensin converting enzyme inhibitor（ACEI） 100, 102, 103, 145, 146, 170
antimicrobial stewardship program（ASP） 61
Apgar スコア 203, 205, 220, 221, 313, 336
Apnea Hypopnea Index（AHI） 287
Artz の基準 323
ASD（autism spectrum disorder） 240, 248, 249, 252, 264
　知能が高い—— 250, 251, 253
Asperger 症候群 248
asymptomatic middle ear effusion（ASMEE） 83, 84, 88
ATP 感受性 K チャネル 224
atrioventricular nodal re-entrant tachycardia（AVNRT） 98
atrioventricular re-entrant tachycardia（AVRT） 98

B

β_2 刺激薬 19-22, 24
β 遮断薬 95, 96, 101, 234
β-ラクタマーゼ 166
Basedow 病 295, 296, 298, 299

bladder and bowel dysfunction（BBD） 171
BLNAR（β-ラクタマーゼ非産生アンピシリン耐性インフルエンザ菌） 67, 93
Blumberg 徴候 128
bradykinin mediated angioedema 322
Bristol 便スケール 116
burst-suppression 192

C

CAKUT（congenital anomalies of the kidney and urinary tract） 163, 178, 181
capillary refill time（CRT） 106
cardiac resynchronization therapy（CRT） 94
CGM（continuous glucose monitoring） 300, 301
Child Protection Team（CPT） 268
chronic spontaneous urticaria（CSU） 319
CKD（chronic kidney disease） 100, 169, 170, 182
congenital hyperinsulinism（CHI） 222, 223
continuous antibiotic prophylaxis（CAP） 164, 165-167
continuous subcutaneous insulin infusion（CSII） 301
convulsive status epilepticus（CSE） 187
coronary artery lesions（CAL） 31
CRP（C-reactive protein） 128
CY-BOCS（Children's Yale-Brown Obsessive Compulsive Scale） 274

D

Dance 徴候 129
DCD（developmental coordination disorder） 248
diabetic ketoacidosis（DKA） 304-306
DIC（disseminated intravascular coagulation） 59, 343
Double Sickening 91
Down 症（症候群） 46, 43, 278, 279
　出生前診断 278
　トリソミー型 280
　モザイク型 281
DSM-5 237, 241, 250, 261, 274
dyslexia 261, 263-265

E

eosinophilic esophagitis（EoE） 12
eosinophilic gastroenteritis（EGE） 12
eosinophilic gastrointestinal disorders（EGIDs） 10, 12

F

febrile urinary tract infection（fUTI） 99, 118, 163-169
FGF23（fibroblast growth factor 23） 309
FGM（flash glucose monitoring） 300, 301
FMP（focal mesangial proliferation） 144
FMP 型小児 IgA 腎症 145, 146
food-protein induced allergic proctocolitis（FPIAP） 8
food-protein induced enterocolitis syndrome（FPIES） 8
food-protein induced enteropathy（FPE） 8
functional abdominal pain-not otherwise specified（FAP-NOS） 118
functional dyspepsia（FD） 118
functional gastrointestinal disorders（FGIDs） 118

G

GH（growth hormone）治療 290-294
glucose infusion rate（GIR） 220
glucose uptake transporter-1（GLUT-1） 314
GOSC（Great Ormond Street criteria） 238-241

H

H_2 拮抗薬 318, 319
hereditary angioedema（HAE） 322
Hib ワクチン 54, 55, 59
Hirschsprung 病 112
human herpesvirus 6（HHV-6） 188

I

IBD（inflammatory bowel disease） 119
IBS（irritable bowel syndrome） 118-120, 122
ICS（inhaled corticosteroid） 20-22
IDD（intellectual developmental disorder） 248

IgA 腎症	144, 145, 148
ILAE (International League Against Epilepsy)	188
implantable cardioverter defibrillator (ICD)	94
instantaneous orthostatic hypotension (INOH)	235
ISSVA (International Society for the Study of Vascular Anomalies)	311
ISSVA 分類	312
IVIG (intravenous immunoglobulin)	31, 33, 34, 35, 37, 41, 58, 81, 82

K

K_{ATP} チャネル	220, 221, 224
K_{ATP} チャネル遺伝子	222
Kaufmann 療法	241
Kaup 指数	307, 308
Kussmaul 呼吸	305

L

laparoscopic percutaneous extraperitoneal closure (LPEC 法)	133, 135-137

M

maturity-onset diabetes of the young (MODY)	303
McBurney 点	126, 127
MMI (methimazole)	295-299
monosymptomatic nocturnal enuresis (MNE)	156, 157, 159
MRSA (methicillin resistant *Staphylococcus aureus*)	54, 62-65, 69
MRSA 感染症	61
multi-detector computed tomography (MDCT)	40

N

National Clinical Database (NCD)	125
Netherton 症候群	13
non-convulsive status epilepticus (NCSE)	187, 192
non-IgE-mediated gastrointestinal food allergy (non-IgE-GIFA)	8, 12
non-invasive prenatal genetic testing (NIPT)	280
non-monosymptomatic nocturnal enuresis (NMNE)	157, 160

O

O 脚	308
obsessive compulsive disorder (OCD)	274-277
OD (orthostatic dysregulation)	228, 229, 231
身体症状項目	228, 232, 234
oral food challenge test (OFC)	2, 3
oral rehydration solution (ORS)	107, 110
oral rehydration therapy (ORT)	105, 110
ostiomeatal complex (OMC)	92
otitis media with effusion (OME)	83-86, 88, 282

P

Panayiotopoulos 症候群	188, 189
paroxysmal supraventricular tachycardia (PSVT)	96
PCV (pneumococcal conjugate vaccine)	54, 60, 80
PDA (patent ductus arteriosus)	214-218
Pediatric Appendicitis Score (PAS)	125
PETIT スタディ	6
Peutz-Jeghers 症候群	131
PIVKA-II (protein induced by vitamin K absence or antagonists-II)	209
postural tachycardia syndrome (POTS)	228
Potts 法	133, 137
protracted bacterial bronchitis (PBB)	74
pseudokidney sign	129, 130, 132
PSL (→プレドニゾロン)	

Q

QRS 波	98
QT 延長症候群	94, 96
先天性——	96

R

RA 系阻害薬	145, 146
RAA 系阻害薬	102, 103
refractory status epilepticus (RSE)	192
Risser サイン	338
Rome IV	118-120, 122

S

RS ウイルス	43-45, 47
細気管支炎	46

S

Schellong 試験	235, 236
Scoliosis Research Society (SRS)	335
SFU (Society for Fetal Urology)	173, 178
SFU 分類	176
SGA (small for gestational age)	223, 290
SGA 性低身長症	290-294
SSRI (selective serotonin reuptake inhibitor)	274, 277
ST 合剤	61, 62
status epilepticus (SE)	187
Sturge-Weber 症候群	311
systemic inflammatory response syndrome (SIRS)	49, 52

T

TARC (thymus and activation-regulated chemokine)	13, 18
target sign	129, 130, 132
TDM (therapeutic drug monitoring)	65
Tourette 症	257, 258, 260
TSH receptor antibody (TRAb)	295-297

U

ureteropelvic junction obstruction (UPJO)	172-176

V

VCUG	164, 166, 168
ventilator-associated pneumonia (VAP)	68
vesicoureteral reflux (VUR)	99, 163-165, 167-170
vitamin K deficiency bleeding (VKDB)	203, 205-207, 209

W

Wet Bulb Globe Temperature (WBGT)	339
WISC-IV	261, 263
WPW 症候群	94, 95

中山書店の出版物に関する情報は，小社サポートページを御覧ください．
https://www.nakayamashoten.jp/support.html

小児コモン 60 疾患
実践的ガイドライン活用術

2019年5月7日　初版第1刷発行 ©〔検印省略〕

編集 ………… 伊藤秀一（いとうしゅういち）

発行者 ………… 平田　直

発行所 ………… 株式会社 中山書店
〒112-0006　東京都文京区小日向4-2-6
TEL 03-3813-1100（代表）　振替 00130-5-196565
https://www.nakayamashoten.jp/

装丁 ………… ボブカワムラ（BOB-K. Design）

DTP ………… 株式会社 Sun Fuerza

印刷・製本 ………… 三松堂株式会社

ISBN978-4-521-74757-6
Published by Nakayama Shoten Co., Ltd.　　　　　　Printed in Japan
落丁・乱丁の場合はお取り替えいたします

・本書の複製権・上映権・譲渡権・公衆送信権（送信可能化権を含む）は株式会社中山書店が保有します．

|JCOPY|　＜（社）出版者著作権管理機構　委託出版物＞
本書の無断複写は著作権法上での例外を除き禁じられています．複写される場合は，そのつど事前に，(社)出版者著作権管理機構（電話 03-5244-5088，FAX 03-5244-5089，e-mail: info@jcopy.or.jp）の許諾を得てください．

本書をスキャン・デジタルデータ化するなどの複製を無許諾で行う行為は，著作権法上での限られた例外（「私的使用のための複製」など）を除き著作権法違反となります．なお，大学・病院・企業などにおいて，内部的に業務上使用する目的で上記の行為を行うことは，私的使用には該当せず違法です．また私的使用のためであっても，代行業者等の第三者に依頼して使用する本人以外の者が上記の行為を行うことは違法です．

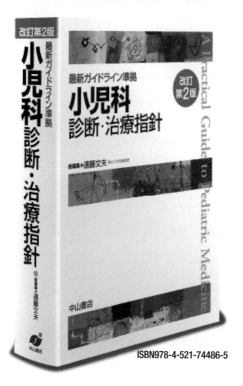